中国中医科学院中医药信息研究所自主选题科研成果

民国名中医临证教学讲义选粹丛书

恽铁樵伤寒论讲义（上）

孟凡红　杨建宇　李莎莎　主编

中国医药科技出版社

图书在版编目（CIP）数据

恽铁樵伤寒论讲义．上/孟凡红，杨建宇，李莎莎主编．—北京：中国医药科技出版社，2017.5

（民国名中医临证教学讲义选粹丛书）

ISBN 978－7－5067－9059－8

Ⅰ.①恽…　Ⅱ.①孟…　②杨…　③李…　Ⅲ.①《伤寒论》-研究　Ⅳ.①R222.29

中国版本图书馆 CIP 数据核字（2017）第 023585 号

美术编辑　陈君杞

版式设计　麦和文化

出版　中国医药科技出版社

地址　北京市海淀区文慧园北路甲 22 号

邮编　100082

电话　发行：010－62227427　邮购：010－62236938

网址　www.cmstp.com

规格　889×1194mm $^{1}/_{32}$

印张　17 $^{7}/_{8}$

字数　285 千字

版次　2017 年 5 月第 1 版

印次　2017 年 5 月第 1 次印刷

印刷　三河市航远印刷有限公司

经销　全国各地新华书店

书号　ISBN 978－7－5067－9059－8

定价　46.00 元

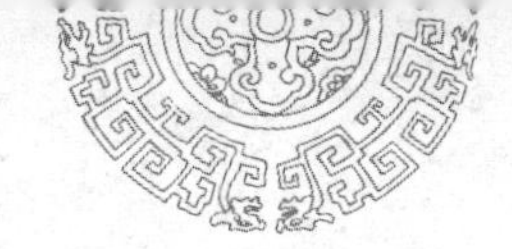

民国名中医临证教学讲义选粹丛书

编委会

院士寄语

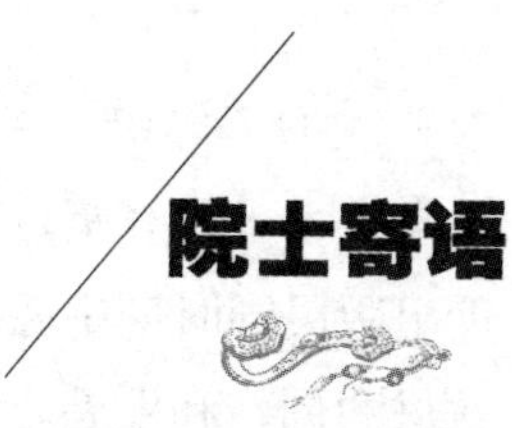

近年来，关于中医药高等教育改革问题的讨论比较多，不但涉及中医药高等教育模式改革问题，而且涉及中医药高等教育教材创新问题。新中国成立以来，自从吕老（原卫生部中医司第一任司长吕炳奎主任中医师）组织编辑我国第一套中医药高等教育教材以来，中医药高等教育教材先后做了一些创新和适度修订。上个世纪80年代，又是在吕老的倡导、指导、组织下，由光明中医函授大学编辑了我国第一套中医药高等教育函授教材。此后，中医药高等教育函授教材和自学教材陆续出版了不少。但是，总体来讲，大家对目前的中医药高等教育教材并不是十分满意，已引起了广泛的关注。因此，中医药高等教育教材的改革创新是目前全国中医药教育的重点研究课题之一。

中国中医科学院和光明中医杂志社等单位的教学和研究人员联合选辑点校民国时期中医教学讲义，是利国利民、振兴中医之举！正当大家努力探索中医药高等教育教材创新之时，选辑点校民国时期中医教学讲义，这是“以史为鉴”之举，是继承创新之必需！这必将对中医药高等教育教材改革有新的启迪。

“创新”是时代的最强音，也是科技界尤其是中医界近来最为关注的“词语”。然而，没有继承的创新，必然是无源之水，无本之木。只有坚持在继承基础上创新，才能求得新的发展，整理出版民国时期中医教学讲义，必将有助于当前中医药高等教育教材的创新和发展。对中医界来讲，这次选辑、点校出版民国时期中医教学讲义，是新中国成立以来的第一次重大创举！是实实在在的在继承基础上的“创新”！

民国时期中医教学讲义有不少，我们这一代有很多老大夫在初学中医时读的就是这些教材（讲义），这些讲义和现代中医药教育教材相比较，最大的特点是——重实用、重经典，但又决不泥古，并且及时把握最新科研成果，把临床病案直接纳入教材，而且学习模式大多是边读书学习，边跟师实践。这次重新校辑这些讲义，不但可以给全国中医药高等教育教材改革提供参考，而且也给全国中医药高校教师提供新的教学参考书，也给中医药院校的在校生及社会自学人员提供新的学习辅导用书。同时，对临床医师有重要的临床指导意义，无疑，也是临床中医师继续教育的参考用书。换言之，民国时期中医教学讲义精选的出版，必会有大量的读者群，必将给中医界提供一套实用的教学和临床参考用书。

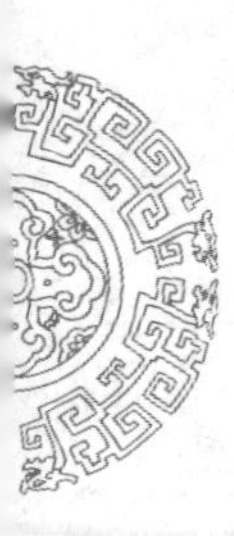

这套教材选辑了“铁樵函授医学讲义”“承淡安针灸学讲义”“秦伯未国医讲义”“兰溪中医专门学校讲义”和“伯坛中医专科学校讲义”5部分，当然这并不是民国时期中医教学讲义的全部，但是，这是“精华”，这是见微知著，窥“斑”知“豹”。因此，这次能再版这些讲义教材，实属不易，这是科研人员和出版人员的心血和汗水的结晶！

民国时期中医教学讲义的选辑点校出版，是诸多民国时期讲义第一次从图书馆阁楼书架上走下来，与现代中医学子、广大师生和医务工作者见面，肯定会得到广泛的欢迎和喜爱。我相信，今后会有更多的民国时期中医教学讲义陆续再版。这次开拓创新之举，必将对中医教材改革起到促进作用，对中医学术发展起到推动作用，必将有助于中医药学的再创辉煌！

中国工程院院士

程莘农

2012年5月于北京

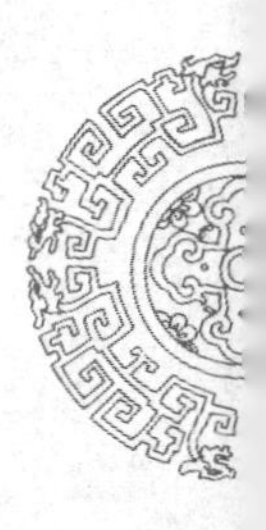

余序

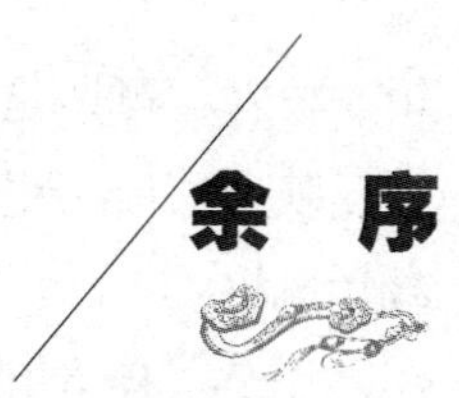

中国中医科学院和光明中医杂志社等单位的相关专家，他们合作纂辑点校了《民国名中医临证教学讲义选粹丛书》，我在展阅后不胜欣悦。此选辑刊行是对以儒学奠基的中华传统医药文化领域一项新的贡献。

在中医药学传承、发展的历史长河中，民国时期处于“西学东渐”益趋鲜明、旺盛的岁月。当时全国的中医院校当然不能与新中国成立后相比，但名医名著亦较为昭著、丰富，而医药教学则以“师带徒”“父传子女”作为“主旋律”，但在一些较大的城市或某些地区，也创办了若干中医院校。回忆在上世纪三四十年代，我在上海读中小学阶段，市内有中国医学院、新中医医学院、上海中医专科学校、中国医学专修馆等校；在此以前的民国前期，上海有丁甘仁先生主办的“上海中医专门学校”，在当时是卓有影响的中医名校，培育了众多的后继杰出人才，该校前辈们所编撰的教学讲义，惜已流散失传殆尽。先师秦伯未先生是丁甘仁先生的高足，他从事中医教学数十年，早年成立“秦氏同学会”，自编了多种中医教材，传世者几希。现《民国名中医临证教学讲义选粹丛书》的编者们，能从多种渠道探索授求，并予选辑、校释，可谓是对我国优秀传统文化传承的历史性贡献，因为它反映了这段历史时期的中医教学讲义不同于今古的学术内涵和教学风格。

中华人民共和国成立后，中医的临床、教学渐趋正规。1955年，原卫生部组建了中医研究院（现中国中医科学院），组织专家们主编了九种中医教材，江苏省中医进修学校也编纂了多种中医教材。1956年，我国部分地区建立了中医高等院校，在原卫生部中医司首任司长吕炳奎同志的倡导下，组织各院校编写了基础与临床的各科教材，经过多次审订、修改，产生了全国中医高校统一应用的多种教学讲义，并在数十年中多次修订、改版，教学内容趋于系统、全面而丰盈。当然也存在一些不同的看法，但鄙见认为：不同历史时期的中医教学课本内容仍有相互交流、取长补短的学术价值。民国时期的教学讲义，其中的“重经典、重临床”以及部分教材中的中西医学术融会，是其主要学术特色，也是它所展示具有重要参阅价值的学术平台，值得予以深入研究。

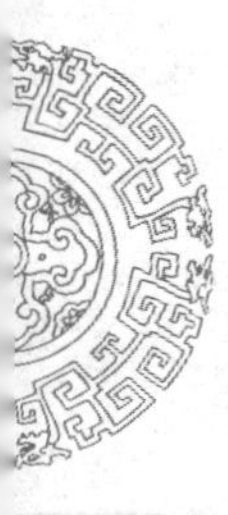

我在阅习了《民国名中医临证教学讲义选粹丛书》后，为编者们的精心纂辑和出版社同仁们的慧眼相识通力协作，感触良深，并殊多欣慰，遂漫笔以为序。

中国中医科学院

余瀛鳌

2016年12月

总前言

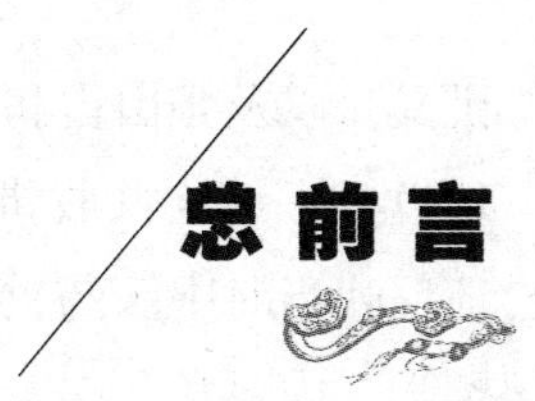

民国时期（1911—1949）是中医学发展独特的、多难的时期，然而，由于人为地分类，民国时期的中医典籍未被划到古医籍中，故而不被列入中医古籍整理出版之列。因此，民国时期的许多中医著作一直没能与广大读者见面，尤其是民国时期中医教学讲义。随着许多老前辈、老中医的退休、仙逝，很有可能就被淹没。现在，中医学教学模式、中医学教材的改革被提到当前中医教育改革重要的议事日程，此时此刻，选辑点校整理出版民国时期中医教学讲义，一可填补民国时期中医书籍讲义类出版之空白，二可为当前中医教改和教材编写提供参考、启迪思路。这也是这次选辑民国时期中医教学讲义的意义所在！

民国初期，由于当时的北洋政府将中医教育在整个国家教育体系中漏列，导致中医界的奋起抗争，中医界有志之士积极筹办中医学校，以期既成事实，希望当时的政府承认中医教育的合法性。由此，服务于学校面授及函授教育的教材就应运而生了。然而，由于历经国内战乱和抗日战争，再加之印刷技术的局限和信息交通不便，使许多优秀的中医学讲义未能幸存。本次我们收集了恽铁樵全部医学教学讲义、秦伯未国医讲义、承淡安针灸学讲义，以及张山雷和陈伯坛编著的部分中医教材讲义进行点校整理以类汇编，共收讲义39种，按类分为15个分册，以期尽可能地反映当时中医药教学的情况。这些讲义分属中医基础理论、针灸学、内科学、中医经典类、临床类等，还有充分体现衷中参西的内容。

2006年，我们就开始了对民国时期中医药文献的现存状况进行调研，并对文献整理和保护加以研究，提出“民国中医药文献抢救整理的思路及设想”，论文发表于中国科技核心期刊《中国中医药信息杂志》2006年第11期，引起同行专家的关注。在众多医史文献专家的支持、指导、帮助下，我们开始了民国时期中医教学讲义的收集、整理工作。近几年间，由于工作繁忙，收集、点校整理工作在艰难地持续地缓慢进行着，我们始终坚持着，为了中医梦，不抛弃，不放弃！天道酬勤，柳暗花明，我们的工作终于得到中国中医科学院中医药信息研究所领导的重视，使我们更有了干劲，信心更足，从而促成本套丛书得以顺利面世。

本套丛书是中国中医科学院自主选题研究项目“民国中医药教材调研及代表性教材整理研究”（项目编号：ZZ070326）成果之一，在此衷心感谢中国中医科学院中医药信息研究所领导对本项目的支持；感谢众多医史文献、教育、临床专家的悉心指导；感谢全国各地图书馆对我们工作资料收集等方面的帮助。同时，对各位参与丛书点校、整理和研究的工作者的辛勤劳动、无私奉献精神和干劲，表示敬佩和谢意！对中国医药科技出版社的鼎力出版，表示感动、感激和感谢！

最后还是要说明一下，本丛书仅是民国时期优秀中医讲义的“豹斑”而已，还需要我们继续努力，收集、整理、点校、出版更多更好的民国时期名中医教学讲义，以飨读者。毋庸讳言，本丛书中或许存在着这样那样的不足和疏漏，恳请各位专家、同仁、广大读者批评指正，以求修订和完善！为了实现美好的中医梦而共同努力！共同进步！

《恽铁樵临证基础讲义》

《脉学讲义》

《十二经穴病候撮要》

《医学入门》

《病理概论》

《病理各论》

《神经系病理治要》

《恽铁樵医学史讲义》

《医学史》

《医家常识》

《恽铁樵内经讲义》

《内经讲义》

《群经见智录》

《课艺选刊》

《答问汇编》

《恽铁樵伤寒论讲义》（上）

《伤寒论讲义》

《恽铁樵伤寒论讲义》（下）

《伤寒广要》

《恽铁樵金匮要略讲义》

《金匮要略辑义》

《金匮翼方选按》

《金匮方论》

《恽铁樵温病讲义》

《温病明理》

《热病讲义》

附：《热病简明治法》

《章太炎先生霍乱论》

《霍乱新论》

《梅疮见垣录》

《恽铁樵临证各科与药学讲义》

《杂病讲义》

《妇科大略》

《幼科讲义》

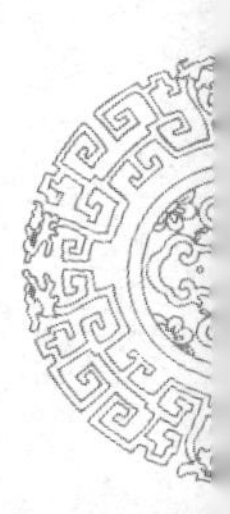

《药物学讲义》
《验方新按》
《恽铁樵临证医案讲义》
《药盦医案》
《临证笔记》
《秦伯未国医基础讲义》
《生理学讲义》
《诊断学讲义》
《药物学讲义》
《秦伯未国医临证讲义》
《内科学讲义》
《妇科学讲义》
《幼科讲义》
《张山雷脉学讲义》
《脉学正义》
《张山雷中风讲义》
《中风斠诠》
《陈伯坛金匮要略讲义》
《读过金匮论》
《承淡安中国针灸学讲义》
《中国针灸学讲义》

编者

2016年12月

于北京·中国中医科学院

整理凡例

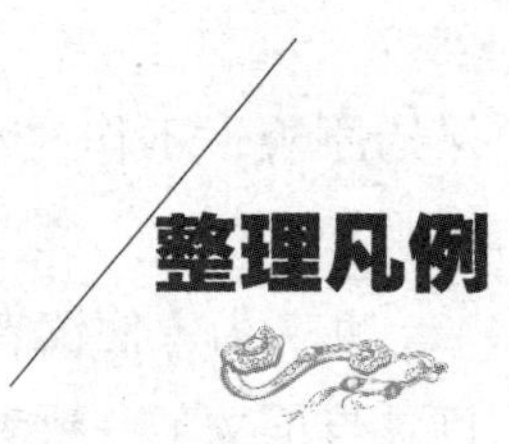

一、原书系繁体字本，今统一使用简体字；通假字或异体字径改，如“藏府”一律改为“脏腑”，“纎微”均改为“纤维”。

二、原书系竖排本，现易为横排本，依照惯例，书中的“右”或“左”字，径改为“上”或“下”字，不出注。

三、正文按内容分段，并按现代汉语规范进行标点断句。

四、本书以点校为主，凡书中明显刊刻错误，予以径改，不出注。如：本与末，已与己，岐与歧，大与太，佗与陀，臀与臂，隔与膈，温与湿，热与熟，炮与泡，等等。对个别疑难字词酌加注释。校注及注释均采用页下注形式。

五、原底本中的双行小字，今统一改为单行，字号较正文小一号。

六、原书中的医学名词，有与现代不一致处，仍依其旧，保留原貌。如白血球、阿司匹灵等。

七、原书药名错误径改，不出注。如芫花（误为“莞花”），辛夷（误为“辛荑”），蒺藜（误为“夕利”）等。

八、原文所提及的书名一律加书名号。书名为简称时，为保持原貌，不作改动。个别比较生僻、容易产生歧义的加注说明。

九、为方便读者查阅，原书有目录的照录，补上序号；原目录与正文不一致者，则依照正文改正；原书无目录的，依据正文补上序号和目录。

十、书中的一些观点与提法，有的带有明显的时代局限性，但为保持原著的完整性，本次均不作删改，希望读者研读时有分析地加以取舍。

十一、本丛书的整理和点校严格按照古籍整理原则进行，尊重历史，忠实原著，除上述说明外，凡改动之处，均出注说明。

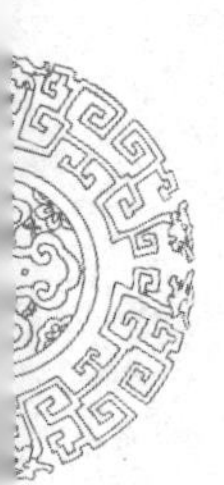

本册总目录

伤寒论讲义

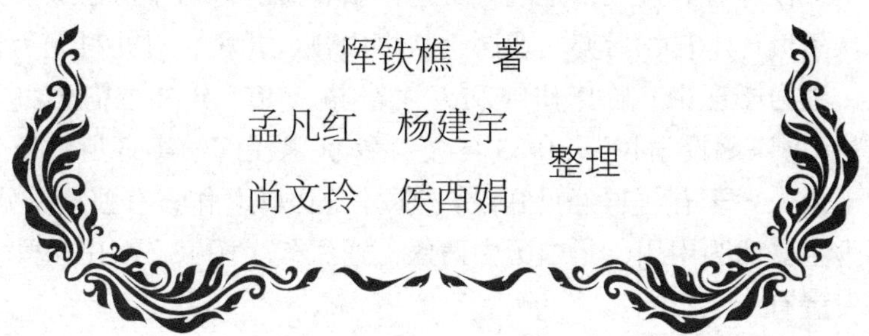

恽铁樵　著

孟凡红　杨建宇
尚文玲　侯西娟　整理

内容提要

恽铁樵（1878—1935），名树珏，字铁樵，别号冷风、焦木、黄山，江苏省武进人，是近代具有创新思想的著名中医学家。早年从事编译工作，后弃文业医，从事内科、儿科，对儿科尤为擅长，致力于理论、临床研究和人才培养。1925 年在上海创办了“铁樵中医函授学校”，1933 年复办铁樵函授医学事务所，受业者千余人。著有《群经见智录》等24 部医学著作，有独特新见，竭力主张西为中用，是中国中西医汇通派代表医家，对中医学术的发展有一定影响。

作为“铁樵函授中医学校”教材之一，本书共 20 期，后附《伤寒后按》3 期。恽氏以日本丹波元简之《伤寒论辑义》为蓝本，将个人的读书临证体会写成按语附于各节条文之后。正文体例为：首先，列出伤寒条文，并以各家《伤寒论》注解版本互校，以削其讹；其次，列出中国历代各家及日本丹波元简之《伤寒论》注释；最后，恽氏对上述诸家进行评论，既引证中医经典理论予以佐证，又结合西医病理疾病知识，对《伤寒论》衷中参西，以求汇通中西。书中联系西医生理、病理等加以论述，难免有牵强附会之处。

《伤寒论讲义》第 1 期包含《恽铁樵函授医学开学演讲》《伤寒论》仲景自序及丹波元简注释、恽氏之《伤寒论讲义》自序，其后为正文，谨依体例；第 2 期至第 20 期，亦依照体例编写。各个分期未以《伤寒论》章节为准，多见一篇散见诸期，终于辨厥阴病脉证并治篇，其后辨霍乱病脉证并治篇、辨阴阳易差后劳复病证并治篇等章节未收录。

后附《伤寒后按》3 期为《伤寒论》重点条文，条文前标以

《伤寒论》条文序号以便查阅，大部分条文后附有恽氏按语，以补《伤寒论讲义》正文之未及。

本书依据1924年函授中医学校铅印本点校整理。

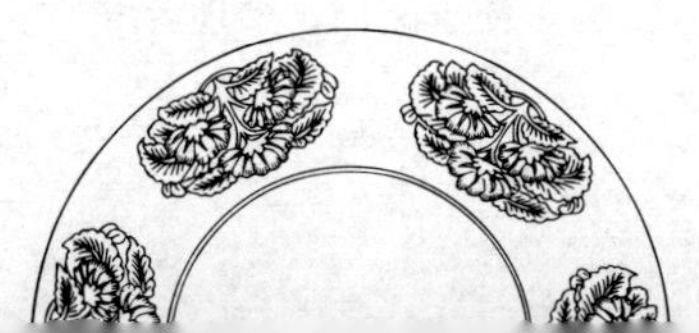

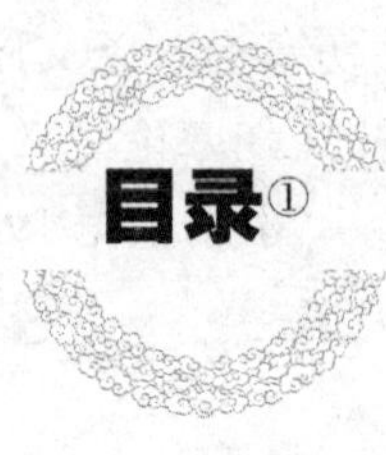

目录①

① 原书没有目录，为了便于阅读，整理者增加了此目录。

第一期

铁樵函授医学开学演辞

读吾书者，第一，当知中国医学是平正的，非玄妙的；是近情着理人人可解的，非艰深难晓不可思议的。何以言之？将健体与病躯比较，见病躯种种异状而知其为病；从种种不同之病推究致病原因，而知病之来路；从种种病状观察其将来，而知病之结果；从病因、病状以求免祸之道，而产生治法；以治法之有效者能愈甲病，更能用同样之法愈乙病、愈丙病，推而至于十、百、千、万皆能愈者，著为定法，即医术也。然而健体与健体相较，不能无几微之差异：遗传其一也，环境其二也，年龄其三也，男女其四也。病状不同之中求其同，同样之病亦不能无几微之差异。山泽平陆，地之异也；春夏秋冬，时之异也；阴晴旱潦①，气候之异也；剧劳盛怒嗜好，乃至大兵荒年太平盛世，人事之异也。种种异点既极复杂，而各异点又复交互错综而生变化，则歧途之中又有歧途。从此诸多复杂异点之中求得其公例，消息其治法，治甲乙丙丁而效，治十百千万人而皆效，然后著为定例，而为之说明；太繁冗也，为之术语；难辨析也，为之证例，夫是之谓医理。理与术相合，见病能知起源，循因能测结果；望颜色，听声音，诊脉搏，候权衡规矩，可知痛苦，可知寿夭，能预定可治与不可治；返躬可以自信，语人可以了解，著书可以传后，夫是之谓医学。

---

① 潦（lào）：古同“涝”，雨水过多，水淹。

吾闻国人之学西医者，述其师德人某之言曰："中国殆无医之国"（此语见北京某医学杂志）。吾国现在之医生，诚不少笑话，然以卫生行政与泰西较，良有逊色。若以平均人民之寿夭言之，以人民之死亡数增殖数言之，虽无精密之统计，要亦相去不远。若以中德医生治病之功过言之，更不能指出确证可以轩轾。若谓中医不能出国门一步，此则有国力关系，况现在情形是暂时的，统千百年计之，将来固未可知。又况现在科学能力非无限的，即让一步说，亦五十步之于百步。然则有则皆有，无则皆无，中国果可谓是无医之国，德国亦不可谓是有医之国。若云中国无医学，则更不然。夫执果可以溯因，循因可以测果，预言可以征验，语人可以了解，著书可以传后。若此者不足当学，吾不知"学"字之范围当如何而后可也。若云中国治医者不能知脏腑之真相、体工之变化，以故不足当学，此尤更不然。脏腑血肉骨脉，躯体之内景也；喜怒动作痛苦，躯体所标著也。躯体，物质也，其所标著，物质所发生之势力也。凡物质皆有势力，凡势力皆附物质，物质消灭，势力消灭，物质变化，势力变化。就势力之变化，欲明其所以然之故，而研究物质之内景，两两对勘，然后知内景若何变化，斯势力若何变化，此即西方人士所自负之二十世纪新医学。见势力之变化，心知是物质内景之变化，然无术研求内景，仅仅就势力变化之不同，以推测内景而为之说，见某种势力有变化，悬拟必其所附之物质内景有若何变化，结果其所悬拟不能与真实相符，此即今日为人诟病之中国旧医学。新旧之争，千言万语，只此数言，已题无剩义。夫所悬拟不能与真实相符，旧医学之劣，已无从为之辩护。天演公例，优胜劣败，既确知其为劣，摧残之可也，废弃之可也，尚安足以言"学"？然此种见解可以判断他种事物，不足以判断医学，尤不足以判断中国医学，何以故曰此，其理由有三。

凡理论，欲结果不误，必先前提不误。若前提有疑义，则结果鲜有能真确者。今问："西国医学之优点，在能知躯体内景。西国治医者，何故欲知躯体内景?"夫亦曰："躯体为物质，疾病为势力，欲知势力之所以发生，必先明物质之若何变化。"此语良是。然动物之躯体内景与其动作所标著之关系，确有不可思议之秘密，人为尤甚。如云"物质消灭，势力消灭"，而动物之死，躯体绝不消灭，即是一可怪之事，以故近顷学者颇注力于生命之研究。夫躯体机能完全存在，而有死时之动作忽然息灭，然则躯体为物质，疾病痛苦为此物质所发生之势力，其然而不尽然也。抑不仅生命，即睡眠亦一绝大神秘。西国人谓睡眠是脑筋休息，或谓是仅仅官能休息，但何故睡中有梦，而又不定有梦？于是又有梦的研究，至今莫能揭破其秘密。而西医遇失眠症，辄用安眠药，吾曾值三人，其二皆用安眠药不效，竟至数星期之久目不交睫，后延不佞诊治，用珍珠母丸应手而效，其一为同乡张琴耜之妹，其一为南市场富豪沈某也。至于第三人则为合肥李少川之老太太，因失眠西医予以多量之安眠药，竟长眠不醒。延不佞诊治，时已在大渐之顷，口唇目珠均呈筋挛如中风状，是似痳而实非痳也。据此，是人类之动作与躯体其关系尤为不可思议。但就解剖以研究体工，对于治病果能胜任、愉快无遗憾乎？此其一也。

中国古医书之荒谬者，无过于《难经》。《难经》号称"秦越人"著，而《汉书·艺文志》不见其目，《隋书·经籍志》亦无之，《新唐书》始列之，此必后出之书，当在东汉之后。夫躯体内景，决非肉眼可见者，能于治疗有所辅益，以故古书皆不言，而《难经》独言之。肝何故沉，肺何故浮，胃重几斤，肠长几丈，粗劣荒谬，至为可笑。至于今日，乃劳时贤之习西医者为汉医之剪辟，岂知一为考校"肝沉肺浮"之说出《白虎通》，"肠长胃重"之说出王莽时，是必不通医生拾汉人唾余，托名伪撰之书，本无些微价值，何劳剪辟？然即此可见吾汉医对于躯体

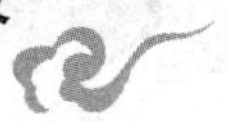

内景的确茫然无所知，此亦时代为之，无可讳言者。然汉医对于外面可见之病状，所为之条例，创立之治法，则精确无误，往往神行意会，超乎象外，得其环中。例如：呕血面红而脚冷，血液奔迫上溢，此时之有效治法为热酒熨脚，则血可立止；又用生附子、麝香贴涌泉穴，则血可以不复上行。又如妇人难产，肠随胎下，以艾火灸头顶百会穴，则已出之肠可以立收。是故《内经》云："病在上者，取之于下；病在下者，取之于上。"此有"铜山西崩，洛钟东应"之妙，后世不知其妙，妄自造作，惯作神话，羌无理由。社会普通人以为中医之治病，无非"医者，意也"，而中医之不肖者亦云"医者，意也"，几何不令人齿冷？再就西医言之，例如遇呕血之病，谓是肺脏血管破裂，此于内景诚不啻见垣一方。因血管破裂，血出如决堤溃防，无法可止，则用冷罩，口中、胸部均以冰冰之，于是血立止。然血虽立止，病人因去血过多，则呈心房衰弱症，于是注射强心药以为挽救，而病人则又发热，热甚则喘，肺张叶举，经脉愤兴①，所谓"支气管毛细管炎症"者，继续发生则于肺部加重冷罩，而以喷雾器助其呼吸，更打盐水针以补血，一面仍用强心剂维持现状。设备可谓周矣，而病者喘之不已，热之不已，不但肺炎，又见筋挛、抽搐之脑症，于是更用冰枕后脑，俾延髓不得发炎，于是病者之体温不能及于脑部，更不能及于肺部。四肢肠胃诸大小脉管，因失血过多起反应而变硬，心房因注射药之力，暂时局部兴奋，兴奋过当，全体不能得其平均，体工之作用全隳，至于不胜压迫而死。今日西医学可谓神速进步时代，以吾所见西医治血症大都如此法，吾曾见十人以上，无一幸免者。此种知内景、讲解剖之治法，较之汉医不知内景者之治法，一相比较，其相去之悬绝，恐不止百里、千里，又孰者当剪辟，孰者不当剪辟也？此其二也。

---

① 愤兴：即兴奋。原作"坟（墳）兴"，据下文"筋脉愤兴"改。

我国之医学，亘二千年无进步者也。日本汉医丹波元坚谓“中国之医，自宋以后即渐渐退化”。自鄙见言之，直是唐以后已无医书。第观王叔和之《脉经》，岂复有些微切于实用者？而自汉以前，文字既极简古，且又无书非残编断简，不佞所以疲精劳神治医学者，不过在此残编断简中，于无字处悟得数条精义。假使向者不能于此残编断简中有所领悟，则吾亦将谓“中国无医”。须知学问为内美，膏粱文绣为外美。世固不乏处膏粱、文绣之中，负有绝大学问之人，亦不乏用其学问，猎取膏粱、文绣之人。然内美外美，毕竟是两件事。而世人往往误认以为有外美者必有内美，以故劬学穷儒，言虽是，不为世所重；缙神阀阅，言虽非，不为世所轻。此亦目光之视差，识阅之幻觉。此种视差幻觉，振古如斯，于今为烈，而西洋人为尤甚。吾国习惯，他种学问，内美、外美尚不甚相远，惟医学则极端相反。例如章太炎、蔡鹤卿、康长素、梁卓如诸先生，皆负一时盛名，皆有名实相副之学问。假如有西国学者向以上四人，扣中国中古哲学，吾知其答语必有价值，耐人寻味，不为中国羞也。而医学则愈负盛名者愈无所有，怀抱绝学者往往仅为乡医（如《诊余集》中之孟河贾先生，艺术①之精如神工鬼斧，而衣食不能自给。又东国三十年前亦有草鞋医生，其人常挈草鞋备阴雨，而能愈西医不能愈之病）。吾曾目击有西人，挈洋行中买办为翻译，至某君处叩问中国医学。事在壬寅、癸卯间。当时上海西医仅寥寥数人，某固中医中收入丰而交游广者，然其医学仅《汤头歌诀》《验方新编》。西人甚热心，问“中医治病以脉，脉学之究竟如何”，又问“五行真意若何”，某既答非所问，而买办复以意译之，结果乃怏怏以去。度彼西人日记中必有一条极可笑之文字，而某则扬言于人，谓西医来访中医学，其营业乃愈盛。世事阳差阴错，大

---

① 艺术：据文义当为“医术”。

都如斯，安有如玉盒子底盖相遇而吻合者？而此种视差幻觉，遂演成东方医学史之笑柄。又，近顷治医者方奉叶天士为“第二仲景”，又谁则能知《难经》《脉经》皆谬妄者？此中最高手方且死守其“太阴湿土、阳明燥金”之学说，自命为抱残守缺，抵死不服从西国新医学，亦抵死不能为有条理之论议以自申其意，故中国医学为尤不易判断。此其三也。

现在西医无有不蔑视中医者，然就吾以上三个理由观之，蔑视果正当否，恐正多商量余地。鄙人此篇之作，初不欲向西医饶舌，但世有学习西医之人，对于中国国粹毫不爱惜，甚至谓轩岐杀人已四千年于兹。如此者，其人神经实太躁急，得吾说而存之，亦一剂安脑药也。第二，当知学术乃天下之公器，无所谓秘密，又当知凡学有必具之条件，条件云何，即可以自喻，可以喻人，可以著书，可以传后。既如此，无所谓“可以意会，不可以言传”。中国医学所以如此破碎，皆“秘”之一字为之厉阶①，详秘之来由，仍因于无学。譬如吾有验方数十，持此方以治病，可以糊口致富，若公开之，则不复能得钱。因所有者仅仅此方，安得不秘？若医学则如吾上文所言，有学理，学理至细密，辨别至不易，若小有讹误，毫厘千里。如此，苟不欲传人则已，如欲传人，耳提面命之不暇，又安所用秘。

又，凡学术之真际，皆演进的，其假象则退化的，拙著《伤寒研究》导言中已详言之。是故一种学术，吾受之于师，治之十年、二十年，必有所损益。既有损益，必有变化，其所受学苟不误，则所损益变化必为演进的。如此，则其学当成片段，既成片段，则其人必思于学术史上占一位置。既有此思想，则必设法使吾学能传而后已。此与“传种思想”同一天性，虽孔、

---

① 厉阶：指祸端；祸患的来由。《左传·昭公二十四年》：《诗》曰：“谁生厉阶，至今为梗。”

颜、孟、荀之贤圣，浑敦穷奇之凶恶，胥不能外此轨道，则又安有所谓秘密？《千金》云：“昔江南诸师，得仲景方，秘不示人，历年既久，遂使《伤寒论》破碎不完”。所谓“江南诸师”皆俗医，不能读仲景书者。吾尝以此自验学力，一两年前尚未能免俗，偶有心得，辄思秘而不宣。今则不然，乃知“秘”之一字未尽涤除者，学力限之也。客或难曰：君之不辞疲精劳神以讲医学，无非于古书中悟得数条精义，今既不秘，直捷宣布此数条精义可矣，安用函授？曰：此却不然。所谓“精义”，当于无字处求之，是有本源，非可一蹴几者。况吾历无数艰苦，迄今凡十三年，乃仅得之，今兹所定课程，仅两年耳。安有两年书不读，而能得所谓“精义”者。读者又虑脉学不能了解，必须临诊，此亦不然，若如王叔和、李濒糊之脉学，虽耳提面命，亦不能了解。若吾所言者，苟一悉心探讨，无有不彻底明白者。实习固必不可少，然亦不必有师，第最初当于家人、父子、亲戚朋友之有病者，潜心研求其脉，以观其究竟。既确有把握，然后可为人处方耳。凡医谓“脉学仅可意会，不可言传”，皆自文之辞，不通之论也。

仲景自序丹波元简注释

论曰：程本删“论曰”二字，锡志柯同。余每览越人入虢之诊，望齐侯之色，二事见《史记·扁鹊传》。未尝不慨然叹其才秀也。慨、嘅通。《说文》：嘅，叹也。《诗·王风》：嘅其叹矣；又《曹风》：忾我寤叹，“忾”即“慨”字。案：晋·潘岳《闲居赋·序》：岳尝读《汲黯传》，至司马安，四至九卿，而良史书之以巧宦之目，未尝不慨然废书而叹。文法略同，并原于《史记·孟轲列传》。怪当今居世之士，曾不留神医药，精究方术，《史记·秦始皇纪》：召文学、方术之士。《汉·平帝纪》：方术本草。上以疗君亲之疾，下以救贫贱之厄，中以保身长全，以养其生，但竞逐荣势，企踵权豪，《汉书·萧望之传》：天下之士，延颈企踵，争愿自效。孜孜汲汲，《博雅》：孜孜汲汲，剧也。惟名利是务。崇饰其末，忽弃其本，华其外而悴其内，皮之不存，毛将安附焉？《左传·僖十四年》文。卒然遭邪风之气，婴非常之疾，婴疾，又见《后汉·李膺传》。患及祸至，而方震栗，降志屈节，《论语·微子》：不降其志，不辱其身。《家语》：宰予进于孔子曰，夫子之于司寇也，日少而屈节数矣，不可以已乎。钦望巫祝，《尔雅》：钦，敬也。《楚语》：在男曰觋，在女曰巫。《说文》：祝，祭主赞词者也。告穷归天，束手受败，束手，见《后汉·光武纪》。赍百年之寿命，赍，常作齐，《千金方》作齐，齐亦持也。《左传·僖三十二年》注：上寿百有二十岁，中寿百岁，下寿八十。《庄子·盗跖篇》：人上寿百岁，中寿八十，下寿六十。持至贵之重器，委付凡医，恣其所措，咄嗟呜呼！何休《公羊注》曰：噫，咄嗟也。厥身已毙，神明消灭，变为异物，贾谊《鹏鸟赋》：化为异物兮，又何足患？幽潜重泉，江淹《述哀诗》：美人归重泉。李善注引潘岳《悼亡诗》：之子归穷泉，重壤水幽隔。徒为啼泣，痛夫！举世昏迷，莫能觉悟，不惜其命，若是轻生，彼何荣势之云哉？案：从当今居世之士至此，《千金方·序论》引“张仲景曰”，文与此少异。而进不能爱人知人，退不能爱身知已，遇灾值祸，身居厄地，厄，何本作死。蒙蒙昧昧，惷若游魂，惷，《千金》作“戆”；柯本作“蠢”。《礼记·哀公问》：寡人惷愚冥烦。《易·系辞》：游魂为变。皇甫谧《甲乙经·序》曰：夫受先人之体，有八尺之躯，而不知医事，此所谓游魂耳。盖此义也。哀乎，趋世之士，驰竞浮华，不固根本，忘躯徇物，《庄子·让王篇》：今世俗之君子，危身弃生以徇物。危若冰谷，潘岳《寡妇赋》：若履冰而临谷。李善注《毛诗》曰：惴惴小心，如临于谷；又曰：战战兢兢，如履薄冰。《北史·周武帝纪诏》曰：每一念及，若临冰谷。至于是也！

余宗族素多，向余二百，建安纪年案：纪年，纪元之年也。《汉书·武帝纪》：元狩元年，冬十月，祠五畤，获一角兽以燎，始以天瑞纪元。以来，犹未十稔，《左传·襄二十七年》：不及五稔。注：稔，年也，熟也。谷一熟为一年。其死亡者，三分有二，案：此乃当今居世之士，委付凡医，故如是尔。伤寒十居其七。感往昔之沦丧，《书·微子篇》：今殷其沦丧。《博雅》：沦，没也。伤横夭之莫救，乃勤求古训，《书·毕命》：不由古训，于何其训。博采众方，撰用《素问》《九卷》《八十一难》志云：《素问》《九卷》者，《素问》八十一篇，内有遗阙，故举其卷。《灵枢》君臣问答八十一篇，毫无遗阙，故举其篇。案：《九卷》即《灵枢》，《八十一难》即《难经》也。志聪注，太谬妄。《阴阳大论》案：林亿等以《素问》运气七篇为《阴阳大论》，然无明据焉。《胎胪药录》，志云：《胎胪药录》者，如《神农本经》，长桑阳庆禁方之类。胎胪者，罗列之谓。案：此说未有所据。并《平脉辨证》，柯云；仲景言《平脉辨证》为《伤寒杂病论》，是脉与证，未尝两分也。案：《平脉辨证》亦似书名，然史志未著录，今无所考。为《伤寒杂病论》，合十六卷。虽未能尽愈诸病，庶可以见病知源，若寻余所集，思过半矣。《易·下·系辞》：知者观其

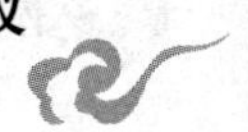

象辞，则思过半矣。王弼云：过半之益，不亦宜乎？孔颖达云：聪明知达①之士，观象辞，则能思虑有益，以过半矣。

夫天布五行，以运万类，人禀五常，以有五脏，《白虎通》曰：五常者，何谓？仁义礼知信也。五脏，肝仁、肺义、心礼、肾知、脾信也。经络府俞，气府俞穴，阴阳会通，《易·上·系辞》：观其会通，以行其典礼。玄冥幽微，变化难极，自非才高识妙，岂能探其理致哉？案：才高与首段才秀应。上古有神农、黄帝、岐伯、伯高、雷公、少俞、少师、仲文，案：仲文，史书医传等无考。中世有长桑、扁鹊，汉有公乘阳庆及仓公，下此以往，未之闻也。观今之医，即前段所谓凡医，不念思求经旨，以演其所知，各承家技，终始顺旧，省疾问病，务在口给。《论语》：御人以口给。何晏注：佞人口辞捷。相对斯须，斯须，犹须臾。《礼记·乐记》：礼乐不可斯须去身。便处汤药，按寸不及尺，寸谓寸口，尺谓尺肤。握手不及足，人迎趺阳，三部不参，《十便良方》引《王贶脉诀》曰：说脉之法，其要有三，一曰人迎，在结喉两旁，法天；二曰三部，谓寸关尺，在于腕上侧，法人；三曰趺阳，在足面系鞋之所，法地。三者皆气之出入要会，所以能决吉凶死生。凡三处，大小迟速，相应齐等，则为无病之人。故曰：人迎趺阳，三部不参，动数发息，不满五十，未知生死。所以，三者决生死之要也。动数发息，不满五十，《灵枢·根结篇》曰：脉不满五十，动而一止者，一脏无气，故须候五十动。短期陆机《叹游赋》：嗟人生之短期。李善注：《素问》雷公曰：请问短期。未知决诊，九候见《素问·三部九候论》曾无仿佛，《说文》：仿，相似也；佛，见不审也。明堂阙庭，尽不见察，《灵枢·五色篇》：明堂，鼻也；阙者，眉间也；庭也，颜也。所谓窥管而已。《庄子·魏牟》谓：公孙龙曰：乃规规而求之以察，索之以辨，是直用管窥天，用锥指地，不亦小乎？夫欲视死别生，实为难矣！案：齐侯犹生，而视其死；虢太子已死，而别其生。首以越人之才秀起，故结以此二句。夫天之下，止难矣。

---

① 知达：明智通达。

《千金方》载“治病略例”，首文与此少异。

孔子云：生而知之者上，学则亚之，多闻博识，知之次也。《论语·季氏篇》曰：孔子曰，生而知之者上也，学而知之者次也，困而学之又其次也。文异义近。余宿尚方术，请事斯语。《论语·颜渊篇》：雍虽不敏，请事斯语。案：生而知之者乃前段所谓“其才之秀者也”，学与多闻博识乃前段所谓“勤求古训，博采众方”之类是也。盖生而知之者，天之所赋，不可企而及；学与多闻博识，人之所能，皆可勤而至矣。当今居世之士，不留神医药，精究方术，独仲景宿尚之。然无越人之才之秀，唯欲多闻博识，以精究之。故诵孔子语，以服膺之而已。此盖仲景之谦辞。

汉长沙宋南阳张机著

补《后汉书·张机传》元和陆九芝撰

张机，字仲景，南郡涅阳人也。灵帝时，举孝廉，在家仁孝，以廉能称。建安中，官至长沙太守，在郡亦有治迹。博通群书，潜乐道术，学医于同郡张伯祖，尽得其传。总角①时，同郡何永称之，许为良医，果精经方，有《寒食散论解》。寒食散，寒食药者，世莫知焉。或言华佗②，或曰仲景，考之于实，佗之精微，方类单省；而仲景有候氏黑散、紫石英方，皆数种相出入，节度略同。然则寒食品草石二方，出自仲景，非佗也。且佗之为治，或刳断肠胃，涤洗五脏，不纯任方也。仲景虽精不及于佗，至于审方物之候，论草木之宜，亦妙绝众医。昔神农尝草而作《本经》，为开天明道之圣人。仲景、元化起而述之，故仲景黄素、元化绿帙并有名称，而仲景论广伊尹《汤液》为数十卷，用之多验。

既至京师，为名医，于当时称上手。见侍中王仲宣，时年二十余，曰："君有病，四十当眉落，半年而死。"令服五石汤可免。仲宣嫌其言忤，受汤勿服。居三日，见仲宣，谓曰："服汤否?"仲宣曰："已服。"仲景曰："色候固非服汤之诊，何轻命也?"仲宣犹不信，后二十年，果眉落，一百八十七日而死，终如其言。美哉乎，仲景之能候色验眉也！居尝慷慨叹曰："凡欲和汤、合药、针灸之法，宜应精思，必通十二经脉，知三百六十九孔穴荣卫气行，知病所在，宜治之法，不可不通。"

---

① 总角：古代未成年的人把头发扎成髻。借指童年时期，幼年。语出《诗经》，如《诗·卫风·氓》"总角之宴，言笑彦彦"，又《齐风·甫田》"总角兮"。

② 华佗：（145—208）汉末医学家。字元化，沛国谯（今安徽亳县）人。

古者上医相色，色脉与形不得相失，黑乘赤者死，赤乘青者生。中医听声，声合五音。火闻水声，烦闷干惊；木闻金声，恐畏相刑。脾者土也，生育万物，迥动四傍，太过则四肢不举，不及则九窍不通，六识闭塞，犹如醉人。四季运转，终而复始。下医诊脉，知病原由，流转移动，四时逆顺，相害相生，审知脏腑之征，此乃为妙也。又曰：欲疗诸病，当先以汤荡涤五脏六腑，开通诸脉，治道阴阳，破散邪气，润泽枯朽，悦人皮肤，益人气血。水能净万物，故用汤也。若四肢病久，风冷发动，次当用散，散能逐邪，风气湿痹，表里移走，居无常处者，散当平之。次当用丸，丸药者，能逐风冷，破积聚，消诸坚癖，进饮食，调和荣卫。能参合而行之者，可为上工。故曰：医者，意也。又曰：不须汗而疆①汗之者，出其津液，枯竭而死；须汗而不与汗之者，使诸毛孔闭塞，令人闷绝而死；勿须下而疆下之者，令人开肠，洞泄不禁而死；须下而不与下之者，令人心内懊侬，胀满烦乱，浮肿而死；不须灸而疆与灸之者，令人火邪入腹，干错五脏，重加其烦而死；须灸而不与灸之者，令人冷给重凝，久而深固，气上冲心，无地消散，病笃而死。

以宗族二百余口，死者三之二，伤寒居其七，乃引《阴阳大论》云：春气温和，夏气暑热，秋气清凉，冬气凛冽，此则四时正气之序也。冬时严寒，万类深藏，君子固密，则不伤于寒，触冒之者，乃名伤寒耳。其伤于四时之气者，皆能为病，以伤寒为毒者，以其最成杀厉之气也。中而即病者，名曰伤寒；不即病者，寒毒藏于肌肤，至春变为温病，至夏变为暑病。暑病者，热极重于温病也。是以辛苦之人，春夏多温热病，皆由冬时触冒寒冷所致，非时行之气也。凡时行者，春时应煖而反大寒，夏时应热而反大凉，秋时应凉而反大热，冬时应寒而反大温，此非其时

① 疆：通“强”。下同。

而有其气，是以一岁之中，长幼之病多相似者，此则时行之气也。又引《素问》“黄帝曰：夫热病者，皆伤寒之类”及“人之伤于寒也，则为病热”五百余言，为伤寒日数，著论二十二篇，证外合三百九十七法，一百一十三方。自序之其辞曰（文见前，仅略）。其文辞简古奥雅，凡治伤寒，未有能出其右者。其书推本《素问》之旨，为诸方之祖。华佗读而善之曰：此真活人书也！

灵献之间，俗儒末学，醒醉不分，而稽论当世，疑误视听，名贤濬哲，多所防御。至于仲景，特有神功，乡里有忧患者，疾之易而愈之速，虽扁鹊、仓公无以加之。时人为之语曰：医中圣人张仲景。江南诸师秘仲景要方不传，所传之世者，《伤寒杂病论》十卷，或称《方十五卷》，或又称《黄素药方二十五卷》、《辨伤寒》十卷、《评病要方》一卷、《疗妇人方》二卷、《五脏论》一卷、《口齿论》一卷。弟子卫汎有才识。

论曰：凡言成事者，以功著易显；谋几初者，以理晦难昭。汉自中世以下，太官大医，异端纷纭，泥滞旧方，互相诡駮，张机取诸理化，以别草木之性，高志确然，独拔群俗。言者虽诚，而闻者未譬，其为雷同者所排，固其宜也，岂几虑自有明惑，将期数使之然欤？夫利不在身，以之谋事则智；虑不私已，以之断义必厉。诚能释利以循道，使生以理全，死与义合也，不亦君子之为乎？孔子曰：危而不持，颠而不扶，则将焉用彼相矣。左邱明有曰：仁人之言，其利博哉！此盖道术所以有补于世，后人皆当取鉴者也。机撰著篇籍，辞甚典美，文多故不载，原其大略，蠲去重复，亦足以信意而感物矣。传称“盛德必百世祀”，语云“活千人者，子孙必封”，信哉！

铁樵按：读者观一序一传，可以知《伤寒论》为何如书，仲景为何如人矣。五石散，余另有考证一篇，详《千金方论略》中。仲景预知仲宣眉落，必非虚语，此病为内风，凡内风皆望色可知，其云四十眉落，亦非不可解。经云：年四十，阴气自半。凡伏病皆于此时发作，所以然之故，四十乃由盛入衰之转捩处。现在实验所得，大都三十五至四十为伏病发作之期。例如患中风者，其先必有风信。所谓风信者，或偏身一块死肌，或指头麻木，或某处筋肉忽然瞤动。此种风信，三十五以前必不见，至四十则无有不见者。《千金》云：大风有七十二种，落眉乃七十二种之一种。凡须眉、毛发皆脏气之见于外者，脏气先坏，然后毛发脱落，故眉落，病不在眉而在脏。脏坏至于眉落，是已不可救药，故知半年当死。五石散，即寒食散，与《金匮》侯氏黑散仅数味出入，详《千金方》及《巢氏病源》两书中。所谓世莫能知，非谓世人不知五石散药味，谓世人不知五石散所由起也。观《金匮》侯氏黑散为治中风第一方，即可知五石散能治风病。又，凡病伏根于襁褓，发作于中年，惟大风为然，因此推知仲宣之病必风病。其云四十、云半年，举其大略，固不必恰恰一百八十日，后人故神其说，则云一百八十日。大分重病必发于二分二至，死于二分二至。此仲景半年说之所由来也。人情好奇，凡神话皆喜附和，不复深思，因之亘千数百年莫名其妙，医学安得有进步哉？

《伤寒论讲义》自序

恽铁樵曰：本讲义中所列古人注释，凡二十五家，非铁樵自辑，乃东国先哲丹波元简之《伤寒辑义》实为蓝本。吾曾得伤寒数十种，均无此本完善者。东国喜多村著《伤寒疏义》，初见觉视《来苏集》为善，然而较之此本，犹觉逊色。自余诸家，更无有能与抗行者。箧中所藏，更有相州片仓、惟忠子文两家，皆能深入显出，言下有物者，吾皆取而镕入本讲义中。凡此皆欲使读者于仲景之书能彻底了解而已，然而犹未尽善也。凡东方学问，初入手类懵懵懂懂，至于成熟之顷，然后豁然贯通，不仅医学为然，而医为尤甚，竟有终身由之而莫名其妙者。尝谓《内经》一书，有重重锁钥，虽鸿儒硕学，苟非苦心研索，而又有猝然触机领悟之机缘，则此重重锁钥直无由启发，以故中国医学终竟与科学异趣。既与科学异趣，则凡有志学医者，能否将来有所成就，须视其人缘法何如矣，是故名医当旷代遇之。吾今为函授，非复如寻常人所为，以谋得数千金利益为目的，吾盖有大愿望，在使吾中国医学能维持于不敝。维持之方法甚多，第一要义在使真正之医学能普及，假使重重锁钥必待缘法，若何能达吾希望？故非使中国医学入科学之轨道不可，此却非易事。然使欲将中医学编为教科书，固当谨谢不敏，若解说医理，使具科学精神，尚非不可能之事。故学者于本讲义集注，若苦捍格，第观篇末鄙人所赘按语，当能涣然冰释也。

辨太阳病脉证并治上第一

太阳之为病，脉浮，头项强痛而恶寒。

方中行云：太阳者，六经之首，主皮肤而统荣卫，所以为受病之始。《难经》曰：浮脉在肉上行也。滑氏曰：脉在肉上行，主表也，表即皮肤荣卫丽焉，故脉见尺寸俱浮，知病在太阳证也。项，颈后也。强痛者，皮肤荣卫一有感受，经络随感而应，邪正争扰也。恶寒者，该风而言也，风寒初袭表而郁于表，故不胜。复被风寒外迕，畏而恶之，及其过表入里，则不复恶。此揭太阳之总病，乃三篇之大纲。以下凡首称太阳病者，皆指此而言之也。

程应旄云：凡云太阳，便知为皮肤受邪，病在腠理荣卫之间，而未涉于腑脏也。太阳之见证，莫确于头痛恶寒，故首揭之，使后人一遇卒病，不问何气之交，而但兼此脉此证，便可作太阳病处治，亦必兼此脉此证，方可作太阳病处治。虽病已多日，不问其过经已未，但尚见此脉此证，仍可作太阳病处治。

柯韵伯云：凡言太阳病者，必据此条脉证，如脉反沉，头不痛，项不强，不恶寒，是太阳之变局矣。仲景立六经总纲法，与《内经·热论》不同。太阳只重在表证表脉，不重在经络主病。看诸总纲，各立门户，其意可知。

丹波元简云：太阳者，以太阳经所主之部属皮肤言也。皮肤为人一身之表，表之为言外也。风寒本天之二气，于人身为外物，故其中伤于人，必自外而内。人之中伤之，必皮肤先受起，以病方在皮肤，皮肤属太阳，故曰太阳病。盖举大纲而言，始以见周身皮肤具病。后人不察，以经络之一线而嚣讼，岂不大谬？此说出于《痉书》，以其论太阳之大纲，故附于此。

柯氏“凡例”云：太阳病，“脉浮，头项强痛”六字，当作六句读。言脉气来，尺寸俱浮，头与项强而痛。若脉与浮两字连读，头项强痛而恶寒作一句读，疏略无味。字字读断，大义先明矣。

铁樵按：诸家解释不为不明了，然初学读此总不免捍格。第一句先有几微模糊影响在内，势必愈读愈不明了。吾今以意释之，凡医经“阴阳”字，含有寒热、虚实、内外意义。热为阳，寒为阴，此一种也；实为阳，虚为阴，二种也；外为阳，内为阴，三种也。此三种意义随处而异，并非同时包含三种。此处太阳之“阳”字，即是“内外”之“外”字，“太”字简直是“最”字。“太阳”两字，即“最外”两字。然则何不曰“最外”，而曰“太阳”？此所谓术语也。因最外二字不能定界限，究竟何物之最外，不明了也。若“太阳”二字则有界限，即指躯体之最外层。是故论字义，可云“太阳”二字等于“最外”二字；论其所包孕之内容，则“太阳”两字乃言躯体之最外层。仅仅“最外”两字，不过为最内之对待，次外之等差而已，凡术语皆如此。

其次，此为伤寒第一节。欲第二节何故如此说，则当先明古人所谓伤寒之意义。《难经》所谓“伤寒有五”之说，虽不的确，观仲景书有伤寒、中风、风温、温病诸名目，则知伤寒有五乃古来如此传说，否则仲景既以伤寒名书，不当复有与中风对待之伤寒。可知在宋以后，异说纷纭，视为难解者，在仲景之世，固不烦解释也。仲景之书名《伤寒卒病论》，后人解释“卒病”字，或以为“卒”字乃“杂”字之讹，伤寒、卒病乃两书，其一即今之《伤寒论》，其《杂病论》即《金匮》。或谓卒病即指热病，凡病之卒然而来者皆是，犹之今日西医所谓急性传染病，其《金匮》中各病皆慢性也，此说亦通。鄙意古人“伤寒”一名词，有广狭两义，广义包括一切热病而言，狭义即指脉浮紧无汗恶寒者而言，是广义的伤寒二字，犹之今人外感二字。

复次，须知“寒暖”二字是躯体之感觉，犹之甜苦是舌面之感觉，绚素是眼光之感觉。夏葛冬裘，所以适寒暖；若冬葛夏裘，则不适矣。惟是冬裘只能御寒，夏葛须不能生凉，故谓裘葛本身有寒暖，其说不通。谓冬寒夏暖乃气候为之，此说是矣。然有冬日欲裸体入泥淖中者，有夏日御重裘战栗无人色者，此又何故？又有道之士，冬不知寒，夏不知热，盛年体强，寒暖皆不甚措意。老年体弱，寒暖均非所能堪，此又何故？因知寒暖云者，虽属气候，当以人身感觉为主，而感觉之差等，又视本体之抵抗力为进退。因体察本身抵抗力之所在与其变化，而名之曰卫气，为之界说曰：卫气者，卫外者也。是故卫气强，则外界之寒暑不能侵侮；卫气弱，则外界之寒暑均容易侵侮。若外寒侵入，卫气扰乱，则寒暖之感觉反常，如是者谓之卫气不能卫外，是为卫气不和，卫不和者其人当病。凡如是之病，非本体发生剧变而有病，乃因卫气不能抵抗外界之寒暑，外界之寒暑侵入躯体，卫气不和而为病。如此之病，纯由外铄，谓之外感。古人不谓之外感，谓之伤寒，是即广义的伤寒。此种外铄之病，其最初一步皆在躯体最外层。躯体最外层，名之曰太阳。躯体最外层之病，名之曰太阳病。大约古人之治医者，此等皆是应具之常识，皆不待烦言而了解，故仲景《伤寒论》第一语曰“太阳之为病”。

余第一次办函授为民国十四年，夏历岁乙丑，今九年矣，篇首演辞，为当时信笔直书者。今阅时虽久，仍无以自易其说，只觉砚枯笔秃，更不能如当日笔锋之恣肆。文字退化与年龄衰老为正比例，故虽旧稿，未忍割弃，结尾一段已删去。此文于医术治病无甚关系，略存旧面目，为吾曾办函授之纪念而已。

仲景自序，丹氏注释，皆绝妙文章。陆九芝《补后汉书张机传》，亦渊然大雅之作，凡此皆可见古人本领。医学晦涩，乃时代限人之故。古人用力之勤，绝非吾侪后生小子所能望其项背者。《补传》拙按：谓侯氏黑散、五石散能治风病，并非经验语。九年之中，此两方亦未曾用过，而所见风病，似都非此两方所能治者，语详《金匮方论》。医学以实验为主，文章考据，皆非可以治病者，故此事仍当存疑。

伤寒者，冬日之热病也。《内经》以肝配春，以心配夏，以肺配秋，以肾配冬。寒气袭人，凛然恶寒，体温反应，灼然而热，从时定名，谓之伤寒，故伤寒是肾病。肾之腑为膀胱，膀胱之经气为太阳，太阳是一身之外层，古人谓之皮毛。凡热病由浅入深，由外之内，治法先浅后深，治其浅处，使病不能深，即是古人所谓治未病。故云：善治者治皮毛，其次治六腑，其次治五脏。太阳为膀胱之经气，少阴为肾脏之经气，故又云：太阳之底面即是少阴。

民国廿二年五月岁癸酉铁樵自注

太阳病，发热，汗出，恶风，脉缓者，名为中风。《玉函》《千金翼》“出”下有“而”字，“脉缓者”作“其脉缓”，无“名”字。

方云：太阳病，上条所揭云云者是也，后皆仿此。发热，风邪干于肌肤而郁蒸也。汗出，腠理疏，玄府开而不固也。此以风邪郁卫，故卫逆而主于恶风。缓，即下文阳浮而阴弱之谓。中，当也。凡首称太阳中风者，则又皆指此而言也。

喻嘉言曰：中字与伤字无别，即谓之伤风亦可。江琥《伤寒辨注》云：脉缓当作浮缓，浮是太阳病脉，缓是中风脉。

钱潢《伤寒溯源》云：缓者，紧之对称，非迟脉之谓也。风为阳邪，非劲急之性，故其脉缓也。

丹云：中风又称伤风。《活人书》云：伤风之候，头痛，发热，脉缓，汗出，恶风。《三因方·叙伤风论》：寒泣血，无汗恶寒；风散气，有汗恶风，为不同。《本事方》：今伤风，古谓之中风。

太阳病，或已发热，或未发热，必恶寒，体痛，呕逆，脉阴阳俱紧者，名为伤寒。“逆”成本作“嗌”，“为”作“曰”。《玉函》“脉”上有“其”字，无“者名”二字。

方云：或，未定之辞。寒为阴，阴不热，以其着人而客于人之阳经，郁而与阳争，争则蒸而为热。已发热者，时之所至，郁争而蒸也；未发热者，始初之时，郁而未争也。必，定然之辞，言发热早晚不一，而恶寒则必定即见也。

钱潢云：体痛者，寒伤营分也。营者，血中精专之气也。血在脉中，随营气而流贯，滋养夫一身者也。此因寒邪入于血脉之分，营气涩而不快于流行，故身体骨节皆痛也。

《医宗金鉴》云：胃中之气，被寒外束，不能发越，故呕逆也。寒性劲急，故脉阴阳俱紧也。此承首条，言太阳病，又兼此脉此证者，名曰伤寒，以为伤寒病之提纲。后凡称伤寒者，皆指此脉此证而言也。

喻云：仲景恐见恶寒、体痛、呕逆又未发热，认为直中阴经之证，早于辨证之先揭此一语，虑何周邪。丹云：“一语”乃“或未发热”。

柯琴云：阴阳，指浮沉而言，不专指尺寸也。

魏荔彤《伤寒论本义》云：伤寒中风，同一浮脉，而彼为浮缓，此为浮紧，阳邪舒散故缓，阴邪劲急故紧。同为在表之浮，而一缓一紧，风寒迥异矣。

丹云：验之病者，有其未发热则脉沉紧，而其已发热则浮紧者，诊视之际，宜仔细辨认也。张介宾《脉神草》有说，当考。《脉神草》附后。

《明理论》云：恶风则比之恶寒而轻也。恶寒者，啬啬然憎寒也，虽不当风而自然寒矣。恶风者，谓常居密室之中，帏帐之内，则舒缓而无所畏也。一或用扇，一或当风，淅淅然而恶者，此为恶风者也。

丹又云：风寒二证，譬如人之呵与吹，呵之风属阳，吹之寒属阴。阳主泄，阴主闭，故人之感邪气，其表虚泄而汗出者名为中风，其表实闭而无汗者名为伤寒。其实受邪之风寒，不知果何如，只就其表虚、表实、无汗、有汗而立其目，以为处疗之方耳。故不曰此伤寒也，此中风也，而下“名为”二字，其意可自知也。

铁樵按：丹波氏“其实受邪之风寒，不知果何如”以下共十句，为从来未经人道之言，亦为各注家不能见到之言。此人若生于现代，必能昌明中国医学，以其用力勤而头脑清明也。若方有执之解释，真是第一等颟顸头脑。试问“发热风邪干于肌肤而郁蒸也”数语究竟若何意义？风邪是否干肌肤，已是无凭证之谈；“风邪干肌肤而郁蒸”，是否肌肤郁蒸，更是不明不白。干是干犯，详其语意，干犯的原动力是风邪，被干犯的是肌肤，郁蒸即是因干犯产生的，然则是风寒与肌肤合并而郁蒸。“风邪干肌肤而郁蒸”八个字是解释发热两个字的，然则郁蒸即是发热，换句话说，就是风邪干肌肤而发热。以此句例下句，自然是腠理疏、玄府开而出汗了，但上句肌肤不会自己郁蒸，因风邪干而郁蒸。下句腠理何故疏，玄府何故开，却未有着落。如云疏与开即因郁蒸之故，是则简言之出汗即是发热之故，但发热固明明有不出汗者，此语已属不妥，乃更申之曰：此以风邪郁卫。试问卫与肌肤关系若何？风邪干肌肤而郁蒸，何时从肌肤之中跑到卫里去了？下文更接一句，故卫逆而恶风，更不成文理。其释名为伤寒，节云寒为阴邪，客于人之阳经，郁而与阳争，争则蒸而为热。然则所以蒸，由于争。不知风邪干肌肤之郁蒸亦争否？如云风为阳邪，客于阳经，是不争的。不争如何亦会蒸？况且相争而蒸，与不争而蒸，是两样蒸法，还是一样的呢？且阳经又是何物？如此解释，真是寸寸烂断，随意捏造，信口开河，愈说愈不明白，那得不太息于医界之无人。

此两节为《伤寒·太阳篇》之眼目，下文麻黄、桂枝两方即从此出，且太阳篇中各方均从麻桂二方变化而出，此两节须不得含糊放过。吾尝反复推求，知古人确能知中风、伤寒之真相，第其理稍赜①，试为推演如下。

太阳病，发热、汗出、恶风，释之者曰，风伤卫也；其无汗、脉紧、恶寒者，寒伤营也。此为最简单明了之说，治医者无不宗之。然使问卫是何物，营又是何物？则其答语必为“卫是气，营是血，气为阳，血为阴，风为阳邪，寒为阴邪，物从其类，故风伤卫，而寒伤营。”问风伤卫，何故有汗、脉缓？寒伤营，何故脉紧、无汗？则不能置答。其有据类似方氏说之颟顸医理为答，吾亦认为不满意，须知此乃“中医理”之精髓。此处懂得，全部伤寒可以破竹而下；此处不懂，终竟成为门外汉。晋唐以后的古人，无有能言此者。吾敢大胆说，晋唐以后的古人，皆门外汉也。欲为门内汉，须先明白营卫是何物，更须明白何故脉紧、无汗，何故脉缓、有汗。

“卫“之一字，如吾第一次讲义所释，为躯体对于寒暖之抵抗力，此抵抗力所以保卫躯体，故名之曰卫。卫不可见，故曰卫气。卫气何所附丽？曰：附于营血。血之所至，气亦至焉。苟血少，即卫气弱；血无，即卫气亦无，故不得血则无卫，此就卫气一方言也。若就营血一方言之，血之所以遇寒而不凝，遇热而不沸，全赖有卫为之调节，故“营卫”二字常并举。《内经》“阳者卫外者也，阴者内守而起亟者也”，正是说的这个。又，“荣行脉中，卫行脉外”，亦是说的这个。血是在脉管中行的，故曰荣行脉中。卫是血中生出来的，热气就是现在人所谓体温。体温确是在脉管之外的，血赖卫气以保护调节，而此所倚赖的东西，就是他自身所产生的，倒用得着一句韩文来诠释，叫做“其所凭

① 赜（zé）：深奥。

依，乃其所自为也”，此是“营卫”两字真确解释。至于《内经》“卫外内守”两句，不言营卫而言阴阳，那是就他行文之便，并无深意。若要明白何故发热，何故出汗，何故不出汗，何故恶寒，何故不恶寒而恶风，何故脉缓，何故脉紧，这就道理深奥了。我如今将他逐层剖析出来，使得大家明白。第一要知道，凡是动物的躯体都有反射作用；第二须知道，卫气不是专在躯体最外一层的。何以叫做反射作用呢？譬如有一座破屋，我们走这破屋檐下过，突然有一块瓦掉下来打在头上，在这当儿，我们就会两手疾速向上举，捧牢自己的头。须知事先并不知道有瓦要打在头上，等到瓦片打在头上时节，还不知道是什么东西，只知道头部着了一下罢了。头部方才着了一下，那手已同时举起，瓦着头与手举起，中间间不容发。这个全不关系知识问题，通才硕学是如此，小孩子亦是如此，就下至猴类亦是如此。原来这样的举手，并不是意思命令，两手举起，是生理天然的组织此呼彼应，所以用为保护的。凡是这样的动作，名为反射的动作。故可以下一定义曰：反射动作者，不由意识命令之自然动作也。

不由意识命令之反射动作，不但肢体官能有之，即筋肉神经亦有之。例如伤寒病，欲知有燥矢与否，可按其腹部。若拒按者，即是有燥矢之一证。所谓拒按者，按之作痛，不愿人之按之。故有病人当被按时，其两手不期而作掩护之势，是为肢体之反射动作。若其人已病至不能动，则两手不能作掩护之势，当其被按之顷，惟见蹙额攒眉之忍痛状况。盖不能掩护，惟有忍痛。其攒眉蹙额非由意志命令而然，乃筋肉之反射动作也。又如平人遇极可惊怖之事，则心房异常震动，旧小说有形容语曰，如十五只吊桶，七上八下。当此之顷，竟不能用意思制止，是神经之反射动作也。

肢体官能有反射动作，肌肉神经有反射动作，荣卫亦有反射动作。欲知荣卫之反射动作，说明殊不易，然苟验之于物理，证之于《内经》，则其理甚显。吾今先言荣血之反射。凡肌肤，受仆擲则肿，为火灼则红，冻则瘃，何以故？曰：因血聚。血何故聚？所以为挽救也。假如血不聚，奈何？曰：受擲仆，肌肤当因剧烈之压迫而低陷，不当反隆起；为火灼当焦，不当反红；冻则当冰，不当反热而瘃。此为急性的。车夫之腿，铁工之臂，异常发达，何以故？曰：因血聚。血何故聚？曰：所以供给工作。假令血不聚，奈何？曰：岂但不能任剧劳，将手足皆废。故《内经》曰：掌得血而能握，足得血而能步。此为慢性的。慢则习惯成自然，使体健而发育。剧急变化，体工不及应付则痛苦而为病，皆营血反射之作用。此与伤寒关系犹浅。若卫气反射之作用，则纯粹是伤寒原理。

卫气既即是体温，体温者，内而脏腑，外而肌腠，无乎不在者也。遇刺激则其作用显，不遇刺激则其作用不显。《内经》谓阴阳是“同出异名”，又曰“揆度奇恒，道在于一”，以及“阴阳者，数之可千，推之可万，其要一也”等语，都是说的这个。健体本无阴阳，可见是一是同。病则偏胜，病状万变，故阴阳可千可万。诊病之法，用健体的同与一，以衡量病体的不同不一，故曰“揆度奇恒，道在于一”。此有寻常与非常两种：天寒则体温集于表层以为抵抗，所以保护脉管中之血，使能运行而不凝泣，故冬令人之体温，常高于外界之空气；天热则体温低落，其低落之方法，以出汗使体温外散而减少，使血行不至过当疾速，故夏日之体温恒低于外界空气。卫气者，所以保护荣血，其目的在能维持血行之平均。故无论冬夏，健体之温度常不过九十八度，此其常也。

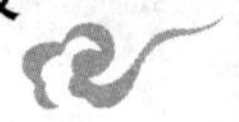

严冬冱寒①，以手搏雪，掌与指骤遇寒，本有之体温不胜压迫而骤缩，而手掌与指均奇冷，当此之时，两手之肤色均白，十指皆痛。何故冷？冰雪之冷外袭，取固有之体温而代之，固有之体温退避而却行，故冷。何故肤色白？当体温却行之先，血已先退其处，无血故色白。何故痛？痛有两个意义：其一，凡肢体一部分不得血，则神经当痹，而肌肉当死。痛者，痹与死肌之渐也；其二，四肢之末，比于国家之边陲，痛乃神经报告中央政府之大脑，若曰“此处骤被外侮侵占，其速调大兵来援，驱此侵占之外侮”。须臾之间，神经之报告已发生效力，全身体温奔集于两手，冷者转热；卫气所至，荣血随之，皮肤转红；神经得血，自然痛止。惟此时，反觉两手火热，肌肤如炙，则因向者遇冷太暴之故。物理：原动力强者，反动力亦强。以卫气营血奔集于两手者，其分量逾于适当之数，故觉火热如炙也。此其非常也。言躯体之一部分，其理如此；若推而至于全体，亦若是而已矣。然犹未也，欲明伤寒之真相，当明白何故有汗，何故无汗。

汗之功用，所以调节体温；汗之机能，在末梢神经。汗从汗腺出，汗腺即所谓玄府。司汗腺之启闭者，为末梢神经。其启闭，视外界空气冷暖与体内温度为衡。此种启闭亦是反射动作。须知反射动作不由意志命令，其好处在不待意志命令，其坏处在不听意志命令。冬月空气冷，因一方须抵抗外来之寒，一方须保存本体之热，而玄府闭。夏月空气热，因对于外界无取乎抵抗，对于体内且疏泄体温，保持血行程序，则玄府开。然而假使冬月有剧劳，动血行疾，体热骤增，此时有疏泄之必要，则玄府亦开。乃至饮酒、房室皆然，故剧劳、饮酒、房室皆出汗。当汗出之顷，外寒袭之，玄府因疏泄而开，因抵抗而闭，人虽不觉，末

① 冱寒（hùhán）：寒气凝结。谓极为寒冷。《左传·昭公四年》：“其藏冰也，深山穷谷，固阴冱寒，于是乎取之。”

梢神经自不失职。所谓其好处在不待意志命令也。当其疏泄未已，外寒骤袭，玄府急闭，然寒则已入，因寒入而沥析恶寒，于是荣血与卫气均起反射作用，奔集外层，驱逐外寒使出。此时已入之寒，因荣卫格拒于里不得深入，复因玄府固闭于外不得逸出，遂成相持之局；而营卫因驱此外寒不得，则全身所有者继续奔集于外层，遂成壮热。在理，体内热高，玄府当开，以尽其疏泄之职，然因有洒析恶寒之故，而闭拒愈甚，不复可以理喻，于是既壮热而又恶寒。此所以说神经末梢之反射作用，其坏处在不听意志命令也。全身体温均奔集表层，则成一外重内轻之局势，动脉自与气血故相应，故见浮脉。《内经》“寒胜则浮”，正是指此。筋脉愤兴，自当有紧张之象，故脉浮且紧。

第二期

辨太阳病脉证并治上第二

中风与伤寒异者，不但恶寒、恶风之不同，其根源时不同也。《内经》之法，风寒暑湿燥火配春夏秋冬，其病之命名亦准此，故冬曰伤寒，春曰温病，夏曰飧泄，秋曰咳嗽。若以六气命名者，在春曰风，在夏曰暑，在秋曰湿，在冬曰寒，详解在《内经讲义》中。就吾第一卷《伤寒讲义》所释者言之，则中风之意义自有确诂，未许望文生义。

冬日冱寒，玄府常闭；夏日暑热，玄府常开。若春秋二时，人体温度与空气温度不甚相远，则玄府启闭之作用乃在不甚重要之列，而此时汗腺中司启闭之神经，因无外寒之压迫，其感觉亦不如冬时之敏活，故在此时期中，倘有感冒而发热，通常以有汗者为多。是即冬日之热病，大多数无汗；春日之热病，大多数有汗。就大多数而定名，在最初之时，必名冬日之热病为伤寒，名春日之热病为中风。然热病之种类甚繁，第就初病时病状剖别，既有有汗、无汗之异，又有恶寒、不恶寒之异，于是以有汗之恶寒者，与无汗之恶寒者为同类，为之立对待之名词，曰伤寒，曰中风；而别名有汗、不恶寒者为温病，故曰"身热而渴、不恶寒者，为温病。"然同是身热而渴不恶寒之病，有发汗而即愈者，有发汗而热反炽者。初一步虽同，继一步则异，是明明为另一种病，不得指发汗为误，而列入坏病之中。而此病亦以春时为多，从时定名，别于温病，而曰风温。故又有"若发汗已，身灼热者，名曰风温"之文。凡名称与其所定大纲指《内经》不符，而且不甚整齐者，必曾经多次之沿革。后人不解此意，横说不妥，竖说不妥，纷纷聚讼，致分门户，费尽无数笔墨，著书汗牛充栋。历唐、宋、金、元、明、清至于今日，终竟不曾明白。天下可叹之事，无有过于此者。

中风之病，所以有汗者，因玄府不闭之故。玄府所以不闭者，因春时空气热度与体温不甚相远，无取抵抗之故。审是可以知《内经》“东方生木，木生风”定义之精。其中风之外，另有风温名目者，则因前此必曾经甚久之时间有沿革，故而中风之为病独与伤寒相提并论。不言春时者，则因冬有非时之暖及居处衣被之异。所谓四时皆有伤寒，言其最初名从时定，至于后来沿革已多，不能泥于名称，望文生义也。中风之病，外感透过卫气，留于肌腠，体温虽起反射作用，以事驱逐，然外感不遽出，即与表闭者同，一方因玄府开而瑟瑟恶风，一方因体温集而翕翕发热。体温集表，故脉亦浮；汗出即发泄，筋脉不致甚兴奋，故脉浮而缓。吾言至此，对于何故发热，何故有汗恶风脉缓，何故无汗脉紧恶寒，已题无剩义，且于温病、风温两条，亦已涣然冰释。凡吾所言，皆古人所未言，今人所不晓。得此以治伤寒，可以破竹而下；得此以临床治病，可以见垣一方。吾所以能知此者，十之四五得之《内经》，十之二三得之西国医籍，其余则由诊病阅历悉心体会而来。吾所以公布之者，一则恨江湖医之谬妄，二则痛国粹之将亡，三则鉴于社会之懵懂，直道之不行，愿牺牲个人利益，结合一大团体，为人民谋幸福，为医学谋进步。吾愿得吾书者，刻意珍惜，本《内经》之旨，非其人勿教，非其真勿授也。

伤寒一日，太阳受之，脉若静者，为不传；颇欲吐，若躁烦，脉数急者，为传也。“躁”，成本、方本作“燥”。《玉函》无下“若”字，“为传也”作“乃为传”。

钱云：伤寒一日，太阳受之者，即《内经·热论》所谓

"一日巨阳受之，二日阳明受之"之义也。因太阳主表，总统荣卫，故先受邪也。然寒伤营之证，其脉阴阳俱紧，或见浮紧之脉。若一日之后，脉安静恬退，则邪轻而自解，不至传入他经矣。倘见证颇觉欲吐，则伤寒呕逆之证犹未除也。况吐则邪入犯胃，乃内入之机。若口燥而烦热，脉数急者，为邪气已郁为热，其正气盛，势未欲解，故为传经之候也。

方云：一日二日三日四五六日者，犹言第一第二第三四五六之次序也。大要譬如计程如此，立个前程期式约模耳，非计日以阳病之谓。

丹云：燥烦即躁烦之讹，以为口燥烦热者，误矣。诸注并以烦躁为解。

张锡驹云：数急对静而言。

柯云："欲"字、"若"字是审其将然，脉之数急是诊其已然，此因脉定证之法也。

伤寒二三日，阳明少阳证不见者，为不传也。

《鉴》云：伤寒二日，阳明受之；三日，少阳受之，此其常也。若二三日，阳明证之不恶寒，反恶热、身热、心烦、口渴、不眠等证，与少阳证之寒热往来、胸胁满、喜呕、口苦、耳聋等证不见者，此为太阳邪轻热微，不传阳明少阳也。

方云：不传有二：一则不传而遂自愈，一则不传而犹或不解。若阳明少阳虽不见，太阳亦不解，则始终太阳者有之。余经同推，要皆以脉证所见为准，若只拘拘日数以论经，则去道远矣。

太阳病，发热而渴，不恶寒者，为温病。《玉函》无"者"字。

《鉴》云：发热、不渴、恶寒者，太阳证也。发热而渴、不恶寒者，阳明证也。今太阳病始得之，不俟寒邪变热，转属阳明，而即热渴不恶寒者，知非太阳伤寒，乃太阳温病也。由于膏粱之人，冬不藏精，辛苦之人，冬伤于寒，内阴已亏，外阳被郁，周身经络，早成温化，所以至春一遇外邪，即从内应，感寒邪者，则名曰温病。

程应旄曰：太阳初得之，一日即发热而渴不恶寒者，因邪气早已内蓄，其外感于太阳，特其发端耳，其内蓄之热，固非一朝一夕矣。盖自冬不藏精而伤于寒时，肾阴已亏，一交春阳发动即病，未发动而周身经络已莫非阳盛阴虚之气所布濩，所云至春发为温病者，盖从其胚胎受之也。此证初治可用辛凉治标，一经汗下后，芩连栀膏只增其热。王冰云：寒之不寒，责其无水，须大剂六味地黄汤，重加生地、天冬，救肾水为主。若干呕、烦热者，加山楂、贝母，折其冲势；金水两亏者，宜二地、二冬加人参，为固本汤，滋水之上源；若见斑衄等证，此为上竭，宜四物汤倍生地、赤芍，加山楂、丹皮，复营分之亏，以生阴气。煎法俱用童便，或加金汁和服。盖病源得之冬不藏精，故滋阴可以退火，而凉血即能清热，余以此活人多矣，因附志于此。

钱云：其见证之初，以大青龙汤之凉解为治病首剂，而作一大柱石也，然无汗者宜之耳；其有发热而渴，不恶寒而汗自出者，不宜更汗，则有桂枝二越婢一汤之法也；其无表证，但热而渴，不恶寒者，为已入阳明，又有白虎汤可用也。

丹云：《活人书》温病渴而不恶寒者，主以竹叶石膏汤，盖其方清凉润补相兼也。又案：钱氏主用石膏，程氏主用地黄，不知孰是，尝验温病，亦不能无虚实之分。虚者宜从程法，实者当依钱法。学者要须参诸脉证，勿令误也。

铁樵按：伤寒之外，有中风，又有温病、风温。而温病、风温两条，仲景又不出方，求之《内经》，又因此中风、温病、风温三个名目，不甚整齐，无可比拟，又不肯阙疑，则除却牵强附会，更无他法。见《内经》“冬不藏精”“冬伤于寒”两语，以为温病之来源不外此二者。然何以仲景不说？于是以为伤寒自伤寒，温病自温病，仲景之书乃专言伤寒者，不然仲景必更有温病论，年久书佚耳。此其蔽在未通《内经》。后来又有仲景白虎、栀豉、芩连必是治温病之方，则温病又似包括伤寒之内，于是有对仲景而怀疑者，浸乃有蔑视者，渐渐变更古法，畏辛温而用苦寒，变苦寒而为腻补。河间、丹溪之学，盛行于世者数百年；至方喻则大放厥词，尊仲景辟叔和，改定伤寒章节；后来陆九芝复攻方喻，袒叔和。自今视之，诸家所得者实少，而于所争之点终竟不能明了，此其蔽在好上人。就吾解释者观之，凡哆口谈温病者皆妄也，此当本之《内经》，参用西说，证之实验，然后能为比较真切之谈。今且不暇多说，他日《内经讲义》中当详言之。读者但当知，理论未明用药必多妄。现在当注意医理，勿轻谈用药，则可以寡过矣。

若发汗已，身灼热者，名曰风温。风温为病，脉阴阳俱浮，自汗出，身重，多眠，鼻息必酣①，语言难出。若被下者，小便不利，直视失溲。若被火者，微发黄，色剧，则如惊痫，时瘈瘲。若火熏之，一逆尚引日，再逆促命期。成本“名”上有“曰”字。张卿子本无“鼻”字。《玉函》“被下者”作“下之”，无“火者”之“者”及“色”字；“瘈瘲”作“掣纵”，下有“发作”字；“若以火熏之”作“复以火熏之”。

成无已云：伤寒发汗已则身凉。若发汗已身灼热者，非伤寒，为风温也。风伤于上，而阳受风气，风与温相合则伤卫，脉阴阳俱浮。自汗出者，卫受邪也。卫者气也，风则伤卫，温则伤气。身重多眠者，卫受风温而气昏也。鼻息必酣、语言难出者，风温外甚而气壅不利也。若被下者，则伤脏气，太阳膀胱经也。《内经》曰：膀胱不利为癃，不约为遗溺。癃者，小便不利也。太阳之脉起目内眦，《内经》曰：瞳子高者太阳不足，戴眼者太阳已绝。小便不利，直视失溲，为下后竭津液，损脏气，风温外胜，经气欲绝也，为难治。若被火者，则火助风温成热，微者热

① 酣：《伤寒论辑义》作“鼾”。

瘀而发黄，剧者热甚生风，如惊痫而时瘛疭也。

方云：灼热，谓热转加甚也。风温，谓触犯于温而有风也。

程云：冬时伤肾则寒水被亏，是温病源头。误治温病，而辛温发散，是风温源头。风温即温病之坏病，非温病外又有风温也。一逆者，若汗、若下、若火也；再逆者，汗而或下，下而或火也。温乃阳盛阴虚之病，一逆已令阴竭，况再逆乎？甚矣，温热病不同于风寒治也。

钱云：阴阳脉俱浮，则以寸口为阳，尺中为阴，即关前为阳，关后为阴之法也。阳脉浮则风邪伤胃，毛孔不闭故汗自出；阴脉浮则热伤阴分，温邪熏灼，郁冒神昏，故身重多眠，而昏睡中之鼻息必鼾鼾也。其语言难出者，非舌强、失音、瘖哑之病，乃神昏不语也。温病得火，内外充斥，浸淫于脏腑、肌肉、筋骨之间，所以时时瘛疭也。瘛疭者，筋骨瞤动，十指抽掣，臂胻坚劲转折而不自知也。

丹云：诸家以温病、风温为二证。特程注以风温为温病之坏证。今考宋版及《玉函》，温病、风温连接为一条，且据“若发汗已”之若字，则程注为得矣。庞安时《总病论》云：病人素伤于风，又复伤于热，风热相搏，则发风温。四肢不收，头痛身热，常自汗出不解，治在厥阴、少阴。不可发汗，汗出则谵语、内烦扰、不得卧、善惊、目光无精。治之复发其汗，如此者，医杀之耳。风温之为病，脉阴阳俱浮，汗出体重，其息必喘，默默但欲眠。下之则小便难，发汗则谵语，加温针则耳聋、难言，但吐下之则遗尿，宜萎蕤汤。案：诸家以风温为别证，昉出于斯。

汪琥云：“小便不利”四字当在“若被下者”四字之上，否则既云“不利”，又曰“失溲”，悖矣。

铁樵按：诸家以风温为别证，以风温为温病之坏证，均未能彻底明了。须知“风温为病”以下共十六句，只言汗下火熏之非，未言风温若何证状。“脉阴阳俱浮”一句，非风温所独有，温病亦有之。上文云：太阳病身热而渴，不恶寒者为温病，是有脉浮在内。是风温若何证状，仲景简直未言，既未言，即可知风温治法包括本书之内。何以知之？以本节之首冠以“太阳病”三字知之。因凡太阳病，皆属外感，皆由外之内之病。本论即是外感论，断无更向书外求治之理。仲景所以不言者，以读者苟能明白“太阳篇”理论，治法不言自喻也。此处所以独提下与火熏不可者，明热病中有此一种，即是古来相传之风温，汗后当清，不可攻下与火熏也。所以未言其他者，因当日时师惯用泻药与艾火之故。第观本论中救逆法，强半是救误下，即可推知巴豆、小圆子及温针，等于今日最时髦之石斛、保赤散也。各注家之所以误，在崇古思想太过，而疏于医理。何以知之？诸家以为仲景为医圣，治病当如《史记·扁鹊传》所云见垣一方，岂有必待汗后身灼热方始知为风温之理。即程注明明指出汗后始见，又以为必非仲景自用汗药，故有“坏病”二字，岂知即此已自误误人不浅。以今日实验所得，凡发热之病，细别之可分为十数种，如西医籍所谓急性传染病者，其初起强半皆相同，无从辨别其为何种。如小儿出痧子，有风痧、有白面痧。风痧虽重无危险，白面痧却有危险，而当其第一步疹点未见之时，能断定出疹，即是高手，谁又能预知是风痧、是白面痧者？夫所谓坏病者，必经误治之后，外邪深入，病型悉乱，不可条理之病。今乃以“若发汗已”一句竟武断名之，岂非疏之甚者？且上文“脉若静者为不传”、“阳明少阳证不见者为不传”两条，仲景非明明自言，有第一日即可知其传不传，有必待二三日之后观其证状，然后可定传否乎？仲景之圣，固不能一例于病之初起，逆料其将来，乃于前条不怀疑，于风温独加以鉴说何邪？

（四）[①] 伤寒一日，太阳受之。（五）伤寒二三日，阳明少阳不见者，为不传。此两条解释如下：颇欲吐与躁烦脉急是两件事，即下条阳明少阳证，钱说理由不充足。凡伤寒为外感，但外感不得深入，必有内因应之，然后得深入，其在胃则有食积，在少阳则有胆火，皆所谓内因也。胃因外感，消化不良益甚，积复为梗，胃气因上逆欲迫而去之，故呕吐。感寒体温集表以为救济，其救济之物是热。热者上行，本有胆火则头痛躁烦，脉安得复静？颇欲吐、躁烦、脉数即所谓阳明少阳证也。

抑经文甚简，其训人处皆仅示端倪，读者须知隅反。例如本文仅举阳明、少阳，其实少阴、厥阴亦有之。初得病时胫酸者，即有直传少阴、厥阴之倾向。后文所谓肢厥、蜷卧，即胫酸之较甚者，胫酸乃肢厥、蜷卧之轻浅者，胫酸乃神经酸也。然则躁烦亦不限定少阳，果初病虚而躁烦，脉躁疾即可知其必传少阴；实而脉数、躁烦，乃是少阳。假使单纯感冒，体工本足以自救济，不能为病，故不传。

（六）太阳病，发热而渴不恶寒者，为温病。（七）若发汗已，身灼热者，名为风温。以上六七两条，第七条本文有讹误，已详前按，兹不复赘。所谓温病、风温，前此所释，义尚未莹，兹再补之。按：伤寒是冬病，温病是春夏病。冬病属肾，夏病属心，此本《内经》以时名病之义。属心之温病，与伤寒异治，其病汗多而不可发汗。后人所谓温病，如《温热经纬》《温病条辨》所说之温病皆是。此不过王孟英、吴鞠通言之未能彻底，故添许多缴绕，而界限不清楚。此处（指《伤寒》本文）所谓温病，乃伤寒之从热化者，拙按所谓“伤寒系之温病者”是，其病仍属肾，其治法悉在本论中，即葛根芩连、白虎诸汤之无热性

① （四）：此处表示《伤寒论》条文次序的数字编码，后（五）（六）（七）同。

药者是。属心之温病，绝对不可发汗，葛根只处副药地位。读者可参观《病理概论》篇。

岁癸酉铁樵自注

病有发热恶寒者，发于阳也；无热恶寒者，发于阴也。发于阳者，七日愈；发于阴者，六日愈。以阳数七，阴数六故也。《玉函》《千金翼》“病”上有“夫”字，“热”下并有“而”字，“无热”作“不热”，“七”“六”上并有“者”字。成本亦有。

成云：阳为热也，阴为寒也。发热而恶寒，寒伤阳也；无热而恶寒，寒伤阴也。阳法火，阴法水。火成数七，水成数六。阳病七日愈，火数足也；阴病六日愈，水数足也。

程云：经虽有六，阴阳定之矣。阴阳之理虽深，寒热见之矣。在发热恶寒者，阳神被郁之病，寒在表而里无寒，是从三阳经为来路也；在无热恶寒者，阴邪独治之病，寒入里而表无热，是从三阴脏为来路也。同一证而所发之源自异，七与六不过“奇偶”二字解，特举之为例，以配定阴阳耳。日子上宜活看，重在阳数、阴数之数字上。

张璐云：此条以有热无热，证阳病阴病之大端。言阳经受病，则恶寒发热；阴经受病，则无热恶寒。《尚论》以风伤卫气为阳，寒伤营血为阴，亦属偏见。

钱潢《伤寒溯源》云：此一节提纲挈领，统论阴阳，当冠于六经之首。自叔和无已诸家，错简于太阳脉证之后，致喻氏以“未热”注“无热”，悖于立言之旨矣。盖仲景以外邪之感受本难知，发则可辨，因发知受有阴经、阳经之不同，故分发热、无热之各异，以定阳奇阴耦之愈期也。发于阳者，邪入阳经而发也；发于阴者，邪入阴经而发也。即《阴阳应象论》所谓阳胜则身热，阴胜则身寒，阴阳更胜之变也。

丹云：《外台》云王叔和曰，夫病发热而恶寒者，发于阳；无热而恶寒者，发于阴。发于阳者，可攻其外；发于阴者，宜温其内；发表以桂枝，温里以四逆。庞安时《总病论》亦同。叶文龄①《医学统旨》云：愚谓发于阳而发热者，头必疼；发于阴而发热者，头不疼。

黄炫《活人大全》云：或问发热恶寒发于阳，无热恶寒发于阴，且如伤寒，或发热或未发热，必恶寒、体痛，二说皆曰恶寒，如何辨之？曰：伤寒，或发热，或未发热，必恶寒，体痛，呕逆，头痛，项强，脉浮紧，此在阳可发汗；若阴证，则无头痛，无项强，但恶寒而蜷，脉沉细，此在阴可温里也。

铁樵按：自“太阳之为病起，至病人身大热，反欲得衣”节止，十二节，皆概论太阳之为病，不当此时阑入“蜷卧、脉沉细”之少阴证，是《活人大全》说可商。又，详本节似承上节温病、风温说，仍是概论太阳之为病。若曰：惟温病发热而渴、不恶寒，若伤寒，则无有不恶寒者，惟在太阳时有发热，有不发热，其不发热，非终竟不发热，乃未热耳。所以有此差异者，因病之发作有阴阳之别，人体有肥瘠，时间有昼夜，皆所谓阴阳也。如此解释，似较为中肯，此无关新生理，不知何故各家皆误。首句“太阳之为病”，自是开卷第一语语气，继出伤寒、中风两条，为全篇主脑。以下两条，明若何是不传，接温病、风温明其为例外。再接此下三条，言治之不误，则其愈期大略如此。共十一条，为太阳篇之首段。自十三节起，乃言治法，条理极明白，惟第十二节“病人身大热”数语，疑有错简。然亦无充足之理由可以断言，何得以无热恶寒，武断释为阴证而用四逆。“太阳篇”首段即著三阴病，已万无此理。谓是直中阴经之病，更不当列于此；谓是错简，又无理由。且病之当用姜附者，果能六日愈乎？桂枝证七日愈，四逆证反六日，将四逆证较桂枝为轻乎？是真勿思之甚矣！“阳数七阴数六”二语，颇不可晓，注家

① 龄：原作“林”，据文义改。

以成数为言，然不佞有未达者，在恐一宗此说，便入魔道，是当阙疑。

太阳病，头痛至七日以上自愈者，以行其经尽故也。若欲作再经者，针足阳明，使经不传则愈。《玉函》《千金翼》无“以行”二字，“尽”作“竟”。

方云：太阳头痛，首条已具言之，此又独言者，举大意也。七日已上，该六日而言也。行，亦传也。经尽，谓传遍也。欲作再经，谓病加进也。针足阳明，夺其传路而遏之也。“传”与阳明篇“转”互音义，犹古之驿传，今之过所云也。

周扬俊《伤寒三注》云：七日而云已上自愈者，明明邪留太阳至七日，则正气复而邪气退也。所谓经尽，盖六日之间营卫流行，复至七日而行受邪之经耳。岂诚一日太阳，二日阳明，六日间六经证见，至七日乃又显太阳经证也邪①？针足阳明者，谓太阳将传阳明，故于趺阳脉穴针之，以泄其邪，则邪散而自愈矣。

柯云：旧说伤寒一日传一经，六日至厥阴，七日再传太阳，八日再传阳明，谓之再经。自此说行，而仲景之堂无门可入矣。夫仲景未尝有一日传一经之说，亦未有传至三阴而尚头痛者，曰头痛，是未离太阳可知。曰行，则与传不同。曰其经，是指本经，而非他经矣。发于阳者七日愈，是七日乃太阳一经行尽之期，不是六经传变之日。岐伯曰：“七日太阳病衰，头痛稍愈”，有明证也。故不曰传足阳明，而曰欲再作经，是太阳过经不解，复病阳明而为并病也。针足阳明之交，截其传路，使邪气不得再入阳明之经，则太阳之余邪亦散，非归并阳明，使不犯少阳之谓也。

丹云：成、喻、程、钱、《金鉴》，均以六日传经之说为注

---

① 邪：同“耶”。

解，皆不可从。

铁樵按：此节诸家解释均可取。然学者欲得心下了彻，仅谨守各注仍不免隔膜。当于“传经”两字真个领悟，方能扫除翳障。欲明传经，当先明经是何物。今固明知，古人非能知躯体内景而定所谓六经也，不知内景，则其所根据者，舍病状莫属。例如伤寒自始病即不服药，听其自然变化，则第一步恶寒、头痛、体痛、呕逆，第二步恶热、汗出、多寐、口渴，第三步腹痛、谵语、神昏，继此以往，即两目直视、烦躁、刻不得宁，以至于死。积多年经验，知此种病大都如此。而所谓第二步、第三步，以时间计之，大都每换一种病状，约相距七日。于是，从病状定名第一步曰太阳，第二步曰阳明。何以谓之太阳？为其在躯体之最外层也。何以谓之阳明？阳明者，阳之极盛，谓病之属阳者，至死为极，不能复加也。然自但恶热，不恶寒，至于神昏谵语，其大多数亦七日。于是定前者为阳明经，后者为阳明腑。所谓经者，因病状每七日一变化，古人知“揆度奇恒，道在于一”之理，从病人之不一以推测健体之一。于是知病状七日一变，必根于人体之变化而来。特不病时，则变化不可见。古人名此不可见之变化曰“经气”。所谓腑，不烦多解释，因燥屎在肠，宿积在胃，腑指肠胃而言耳。而太阳与阳明相续之间，往往见一种病状，其寒热有起落，起落有定时，于是别名此一时期，谓之少阳。

凡病见太阳之后，无有不续见少阳或阳明者。太阳在外，是以深入也。走而不守，故谓之传。病又不止如上所言躯体外层之寒热汗否，肠胃宿积之燥屎、腹痛而已。凡太阳辄见头痛项强，凡少阳辄见口苦咽干，凡阳明辄见鼻干目痛，于是名是种种谓之证。凡治伤寒，当明白此等，否则总不免模糊影响。读者既知此，然后可以明白何者是太阳病，何故说七日以上自愈，行其经尽云云究何所指。然古人所知者，犹不止此。分病之经，观经之证，以证之所见，定经之径路，然后能事毕矣。例阳明之证，有鼻干、龈痛、发颐、头痛、喉痛、胃中停食、腹痛诸证，故云阳明之脉，起于鼻之交頞中，下循鼻外，入上齿中…却循颐后下廉…循发际，至额颅；其支者……循喉咙，入缺盆，下膈，属胃，络脾；其直者，从缺盆下乳内廉，下挟脐，入气街中。又，伤寒之经，往往兼见。例如阳明证已见，太阳证未罢，此为极寻常事，故足阳明脉有旁纳太阳脉之语。凡胃病者必兼见肠病，古人以腹部属太阳，故云阳明之脉，下膈，属胃，络脾，此其大较也。经络之来由，决非由于解剖，解剖亦不能寻出特殊路径，况古人不知脏腑内景乎。故浅者以为古人经络之说有神秘，而新医学家则一笔抹煞，以为其说皆妄，是两失之。

太阳病，欲解时，从巳至未上。《玉函》《千金翼》“至”作“尽”，无“上”字。

成云：巳为正阳，则阳气得以复也。始于太阳，终于厥阴，六经各以三时为解。而太阳从巳至未，阳明从申至戌，少阳从寅至辰，至于太阴从亥至丑，少阴从子至寅，厥阴从丑至卯者，以阳行也速，阴行也缓。阳主于昼，阴主于夜。阳三经解时从寅至戌，以阳道常饶也；阴三经解时，从亥至卯，以阴道常乏也。《内经》曰：阳中之太阳，通于夏气。则巳午未太阳乘王也。

风家表解，而不了了者，十二日愈。

方云：风家，谓中风之病也。表，外证也。解，罢也。了了，犹惺惺也。言中风之病，外证俱罢，大势已除，余邪未净，犹未复初也。十二日，经尽之时也。言至此时则余邪当悉去，而初当复也。盖晓人当静养以待，勿多事反扰之意。

柯云：七日表解后，复过一候，而五脏元气始①充，故十二日精神慧爽而愈。此虽举风家，伤寒概之矣。

---

① 始：原作“如”，据《伤寒论辑义》改。

《鉴》云：不了了者，不清楚也。

吴仪洛《伤寒分经》云：经中凡“勿药，俟其自愈”之条甚多，今人凡有诊视无不予药，致自愈之证反多不愈矣。

庞氏《总病论》：《方言》曰，南楚疾愈，或谓之差，或谓之了。

铁樵按：一年最与病有关者，为二分、二至；一日夜与病有关者，为黎明、薄暮、日中、夜半。此乃一日之二分二至也。故以六经配十二时，其说甚有理，惟不必能恰如分际，大分固不甚相远也。

病人身大热，反欲得衣者，热在皮肤，寒在骨髓也；身大寒，反不欲近衣者，寒在皮肤，热在骨髓也。成本“得衣”间有“近”字。

成云：皮肤言浅，骨髓言深；皮肤言外，骨髓言内。身热欲得衣者，表热里寒也；身寒不欲得衣者，表寒里热也。

汪云：或言此条非仲景论，系叔和所增入者。详其文义，与“阳盛阴虚，汗之则死”云云，又“桂枝下咽，阳盛则毙”云云同。构此危疑之词，以惊惑人耳，例宜从删。

铁樵按：汪说甚是，不但语气类叔和，抑亦无甚深意。且自第一节至此为太阳概论，性质略如导言，独此节不类，故当存疑。

太阳中风，阳浮而阴弱，阳浮者，热自发，阴弱者，汗自出，啬啬恶寒，淅淅恶风，翕翕发热，鼻鸣、干呕者，桂枝汤主之。“阴弱”，《玉函》《脉经》《千金翼》作“阴濡弱“。《千金》“啬”作“涩”，“翕”作“噏”。

方云：太阳中风，乃掇上条所揭，攒名以指称之，犹上条掇首条①所揭，而以太阳病为首称，同一意也。阳浮而阴弱，乃言脉

---

① 条：原脱，据《伤寒论辑义》补。

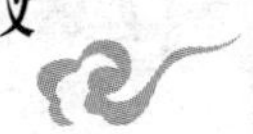

状以释缓义也，《难经》曰“中风之脉，阳浮而滑，阴濡而弱”是也。阳浮者热自发，阴弱者汗自出。言外为阳，卫亦阳也。风邪中于卫则卫实，实则太过，太过则强然。卫本行脉外，又得阳邪而助之强于外，则其气愈外浮，脉所以阳浮；阳主郁，气郁则蒸热，阳之性本热，风善行而数变，所以变热亦快捷，不待闭郁而即自蒸热，故曰阳浮者热自发也。内为阴，荣亦阴也。荣无故，则荣比之卫为不及，不及则不足，不足则弱；然荣本行脉内，又无所助，而但自不足于内，则其气愈内弱，脉所以阴弱；阴主血，汗者血之液，阴弱不能内守，阳强不为外固，所以致汗亦易，不待覆盖而即自出泄，故曰阴弱者汗自出也。啬啬恶寒，淅淅恶风，乃双关之句。啬啬，言恶寒由于内气馁不足以耽当其渗逼，而恶之甚之意；淅淅，言恶风由于外体疏，犹惊恨雨水猝然淅沥其身而恶之切之意。盖风动则寒生，寒生则肤粟，恶则皆恶，未有恶寒而不恶风，恶风而不恶寒者，所以经皆互文而互言之也。翕翕发热，乃形容热候之轻微。翕，火炙也。翕为温热，而不蒸蒸大热也。鼻鸣者，气息不利也。干呕者，气逆不顺也。盖阳主气而上升，气通息于鼻，阳热壅盛，故鼻窒塞而息鸣，气上逆而干呕也。主，主当也，言以是为主当，而损益则存乎人。盖脉证无有不相兼而见者，所以经但活泼泼，不欲人拘执之意也。

程云：阴阳以浮沉言，非以尺寸言。观伤寒条只曰脉阴阳俱紧，并不著“浮”字，可见唯阳浮同于伤寒，故发热同于伤寒，唯阴弱异于伤寒，故汗自出异于伤寒，虚实之辨在此。热自表发，故浮以候之；汗自里出，故沉以候之。得其同与异之源，而历历诸证自可不爽。

柯云：两“自”字，便见风邪之迅发。

喻云：风寒互言，后人相传谓伤风恶风，伤寒恶寒，苟简率易，误人多矣。翕翕发热，乃气蒸湿润之热，比之伤寒之干热不同。

方氏或问云：啬，悭吝也。恶寒者，譬如悭吝、啬细、惧事之人，恁的常常怯怯然畏恶也。淅淅，米也，《孟子》“接淅而行”是也。恶风者，譬如裸体之人，被人卒然以水沥淅于身，蓦地惊恐，恨恨然而畏恶也。然特迎风动扇则如此，间静坐卧则不恶，此二者所以有大同小异之分也。

顾氏《溯源集》云：翕翕者，热在表也，如鸟翼之附外也。《方言》：翕，炙也；又曰：翕，炽也。

《伤寒选录》云：张氏曰，对病施治，乃依方疗疾也。事理平正，无曲折可否之责，止对证而用药，即无疑难，故曰主之。假如此条理明而言简，曰主之者当然。其他虽有病证冗杂者，而理终归一途，别无差失相反。方内凡言主之，理同一体也。

黄炫《活人大全》云：或问经言用药，有言可与某汤，或言不可与，又有言宜某汤及某汤主之。凡此数节，旨意不同。敢问曰《伤寒论》中一字不苟，观是书片言只字之间，当求古人之用意处，轻重是非得其至理，而始可言医矣。所问有言可与某汤，有言不可与者，此设法御病也；又言宜某汤者，此临证审决也；其言某汤主之者，乃对病施药也。此三者，即方法之条目也。

铁樵按：方氏注释，往往在可解不可解之间，疑是文学关系。吾辈以阐明医理为的，古人文字不当求疵索瘢。惟其说脉之浮沉，与发热之有汗无汗，实多未达。读者苟以吾第一期讲义中所言者一相比拟，得失自判。吾故曰：苟能明白何故发热，何故有汗，何故无汗，《伤寒论》全书可以破竹而下也。方氏医学知识不过尔尔，乃敢改定《伤寒论》章节；喻嘉言《尚论篇》更尤而效之，二人皆可谓无忌惮者。吾所以不加删节，俾读者一聆此等人绪论，庶知吾中医不进步之所由。尝谓治医学当明死活，如处处从根本解决，热病须推求何故发热，有汗无汗须推求何故有汗无汗，是即活医学；仅向故纸堆中求医学，不明所以然之故，便是死医学。活的有进步，死的无进步，诸君当知所以致力之道矣。

第三期

辨太阳病脉证并治上第三

桂枝汤方

桂枝三两，去皮　**芍药**三两　**甘草**三两，炙　**生姜**三两，切　**大枣**十二枚，擘

上五味，㕮咀，以水七升，微火煮取三升，去滓，适寒温，服一升。服已须臾，歠热稀粥一升余，以助药力；温覆，令一时许，遍身漐漐微似有汗者益佳，不可令如水流漓，病必不除。若一服汗出病瘥，停后服，不必尽剂；若不汗，更服依前法。又不汗，后服小促其间，半日许令三服尽。若病重者，一日一夜服，周时观之，服一剂尽，病证犹在者，更作服；若汗不出，乃服至二三剂。禁生冷、黏滑、肉面、五辛、酒酪、臭恶等物，

《鉴》云：名曰桂枝汤者，君以桂枝也。桂枝辛温，辛能发散，温通卫阳；芍药酸寒，酸能收敛，寒走阴营。桂枝君芍药，是于发汗中寓敛汗之旨；芍药臣桂枝，是于和营中有调卫之功。生姜之辛，佐桂枝以解表；大枣之甘，佐芍药以和中；甘草甘平，有安内攘外之能，用以和中气，即以调和表里，且以调和诸药。以桂芍之相须，姜枣之相得，藉甘草之调和，阳表阴里、气卫血营，并行而不悖，是刚柔相济以相和也。而精义在服后须臾啜稀粥以助药力，盖谷气内充，不但易为酿汗，更使已入之邪不能稍留，将来之邪不得复入也。又妙在温覆令一时许，漐漐微似汗，是授人以微汗之法也。不可令如水流漓，病必不除，是禁人

以不可过汗之意也。此方为仲景群方之冠，乃解肌发汗、调和营卫之第一方也。凡中风、伤寒，脉浮弱、汗自出而表不解者，皆得而主之。其他但见一二证即是，不必悉具也。此汤倍芍药、生姜加人参，名桂枝新加汤，用以治营表虚寒，肢体疼痛；倍芍药加饴糖，名小建中汤，用以治里虚心悸、腹中急痛；再加黄芪，名黄芪建中汤，用以治虚损、虚热、自汗、盗汗，因知仲景之方可通治百病也。若一服汗出病瘥，谓病轻者，初服一升病即解也。停后服，不必尽剂，谓不可再服第二升，恐其过也。若不汗，更服依前法，谓初服不汗出未解，再服一升，依前法也。又不汗后服，谓病乃不解，后服第三升也。小促其间，半日许令三服尽，谓服此第三升，当小促其服，亦不可太缓，以半日三时许为度，令三服尽，始适中其服之宜也。若病重者，初服一剂三升尽，病不解，再服一剂，病犹不解，乃更服三剂，以一日一夜周十二时为度，务期汗出病解而后已。后凡有曰“依服桂枝汤法”者，即此之谓也。

《玉函·方药炮制》云：生姜皆薄切之，大枣擘去核，桂削去皮，用里黑润有味者佳。

陶隐居云：凡用桂心、厚朴、杜仲、秦皮、木兰之辈，皆削去上虚软甲错处，取里有味者秤之。《总病论》云：桂，刮去粗皮。《直格》云：削去皴皮，官桂是也。《元戎》云：去浮皮。

丹云：方氏谓桂去皮而用枝，张志聪谓用梢尖嫩枝，内外如一，而去皮骨。钱潢、《金鉴》删“去皮“二字，并失考耳。

陶氏《本草·序例》云：㕮咀者，谓秤毕，捣之如大豆。

《楞严经·五种辛菜》注：五辛者，谓大蒜、茖葱、慈葱、兰葱，兴渠。《本草纲目》：大蒜、小蒜、韭、胡荽、芸苔。

《伤寒附翼》云：此为仲景群方之魁，乃滋阴和阳、调和营卫、解肌发汗之总方也。凡头痛发热、恶风恶寒，其脉浮而弱，汗自出者，不拘何经，不论中风、伤寒、杂病，咸得用此，惟以脉弱自汗为主耳。愚常以此汤治自汗、盗汗、虚疟、虚痢，随手而愈，因知仲景之方，可通治百病。后人分门证类，使人无下手处者，可同年语邪？

《总病论》云：凡桂枝汤证，病者常自汗出，小便不数，手足温和，或手足指稍露之则微冷，覆之则温，浑身热微烦而又憎寒，始可行之。若病者身无汗，小便数，或手足逆冷，不恶寒反恶热，或饮酒后，慎不可行桂枝汤也。

铁樵按：桂枝汤功用为汤药之冠，亦为自有汤药以来之第一方，学者须于古人所说用法非常注意。古人经验多，于病理往往多谬误，其论用药则语皆后进师资。吾侪所以能治病者以此，即后此有所发明，亦藉此为基础，其功不可没也。仲圣自云“桂枝本为解肌”，方后说明则继进与否，当以有汗与否为衡，于以知本论所谓可发汗、不可发汗皆指麻黄而言。凡伤寒禁汗之病，荆防在所不禁，柴胡桂枝亦非所忌。此不可不知者也。

又，柯韵伯云“用桂枝汤以脉弱自汗为主”，其语甚精。此外更有一紧要关键，凡热病舌干者，桂枝不可用。所以然之故，热病津液少者，即是阴虚热化之证。桂枝虽解肌，其性则温，凡热病治以热药，例不得汗，况津液已干，更以温化之品予之，阴液如何能作汗？不得汗则热无出路，是益之热也，故误用往往劫津难救。王叔和谓“阴虚阳盛，桂枝下咽即亡”，正是指此，此言其浅者。伤寒未传、少阴危证、津液枯涸，宁用附子，不用桂枝，此言其深者，语详后附子证中。然无论深浅，凡热病舌干者，不得用石斛。古人著书恒用极简之文字，无论如何，不肯破例，以故恒言之不详。后之业医者，苦于无学，如喻嘉言者，又粗豪自喜，且不能无私心，遂不能细心体会；如陈修园者，拘牵文义，更不能领会，致古书无人懂得。桂枝之用既不明了，于是石斛起而代之，今则遍地皆是石斛，镇日杀人而不自知，则因彼等入手时皆死医学，非活医学，故无进步如此。此不可不知者二也。

《千金》云：古秤惟有铢两，而无分名。今则以十黍为一铢，六铢为一分，四分为一两，十六两为一斤，此神农之称①也。陆九芝《世补斋医书》考定古量，一两合今量七分六厘，准此则桂枝三两合今称二钱余。分三次服，则每次不过七分六厘。今有用桂枝、麻黄至两许者，自以为较仲景尚少一半，不知其较仲景已多至十四倍。吾曾见过五六次，有误药之后，已临危不可救药者，有尚能至敝寓门诊者，然形与神离，亦终必死。门人有以不遽死为疑者，其理诚不可晓。然亦有说，须知药当与病相得。药与病相得，药中病则病愈，药反病则病危。故有服药少许，下咽竟死者，非药杀之，病杀之也。若多服至于非常，则药不与病相得，药不与病相得，病不当药，而正气当药；正气当药，则全身气脉、筋肉均起反射作用，故其人神志斗呈异状，反得不即死者，以五脏中毒均也。吾曾见误服大山人参数两，其人肌肤腴润，气色不变，惟双目失明，头不得动，中西医皆穷于应付，呻吟床褥，至八月之久乃死者。可知用药逾量，虽人参有大毒，何论本经中中下品哉？此不可不知者三也。

又，药苟中病，无有不应手立效者。若一服不效，至于再服；一剂不效，至用第二剂。此非可以贸然学步者。须知药既中病，而又不效，乃绝对例外之事。须有真知灼见，所谓捏得稳、算得定，然后可以再进、三进，否则无有不败事者。吾治陶希丈之女公子，生才四个月，连用麻黄，一夜尽五剂，然后汗出得寐。当时从各方考虑，煞费脑力，故能言之亲切如此。此又初学者不可不知者也。

太阳病，头痛发热，汗出恶风，桂枝汤主之。“风”下，《脉经》有“若恶寒“字，成本有“者”字。

---

① 称：同“秤”，下同。

方云：此与前条文虽差互详略，而证治则一。前条有脉无头痛，以揭病名；此有头痛无脉，以言治，互相详略耳，无异殊也。

柯云：此条似[①]桂枝本证，辨证为主，合此证即用此汤，不必问其为伤寒、中风、杂病也。今人凿分风寒，不知辨证，故仲景佳方，置之疑窟。四证中，头痛是太阳本证，头痛发热恶风与麻黄证同。本方重在汗出，汗不出者便非桂枝证。

丹云：《金鉴》以此条为重出衍文，误。

铁樵按：柯氏“辨证为主”四字，是初学从入之门。

太阳病，项背强几几，反汗出恶风者，桂枝加葛根汤主之。“几几”程本作“兀兀”，误。《玉函》云：桂枝汤主之。论云：桂枝加葛根汤主之。《千金翼》同，“论云”作“本论云”。

成云：几几，伸颈貌，动则伸颈，摇身而行。项背强者，动则如之。

张志聪云：此承上文头痛，而及于项背，以见太阳循经，自上而下之义也。太阳经脉循于脊背之间，今风邪涉于分部而经气不舒，故项背强而几几然也。是当无汗，反汗出者，肌腠不密也。肌腠虚，故恶风，用桂枝汤以解太阳肌中之邪，加葛根宣通经脉之气，而治太阳经脉之邪。

《明理论》云：几，音殊，引颈之貌。几，短羽鸟也。短羽之鸟不能飞腾，动则先伸引其头尔。项背强者，动亦如之。

《金匮直解》云：按《说文》“几”字无钩挑者[②]，有钩挑者，乃“几案”之几字也。“几”乃鸟之短羽，象小鸟毛羽未盛之形，飞几几也。故“凫”字从几，盖形容其颈项强急之意。

---

① 似：《伤寒论辑义》作“是”。

② 者：《伤寒论辑义》无“者”字。

桂枝加葛汤方

葛根四两　**麻黄**三两，去节，成本、《玉函》无“去节”字　**芍药**二两，“可发汗篇”作三两　**生姜**三两，切　**甘草**二两，炙　**大枣**十二枚，擘　**桂枝**二两，去皮，《玉函》作三两

上七味，以水一斗，先煮麻黄、葛根，减二升，去上沫，内①诸药，煮取三升，去滓，温服一升，覆取微似汗，不须啜粥，余如桂枝法将息及禁忌。【原注】臣亿等谨按：仲景本论，太阳中风、自汗用桂枝，伤寒无汗用麻黄。今证云汗出也。第三卷有葛根汤，恶风，而方中有麻黄，恐非本意。证云无汗恶风，正与此方同，是合用麻黄也。此云桂枝加葛根汤，恐是桂枝中但加葛根耳。《玉函》无“麻黄”二字，“一斗”作“九升”，无“将息及禁忌”五字。成本亦无五字。方本不载本方，但云“于桂枝汤内加葛根三两，余依桂枝汤法”。

《活人书》云：伊尹《汤液论》桂枝汤中加葛根，今蓝本用麻黄，误矣。

丹云：方氏以降，均以此方为太阳、阳明合病之的方，只张志聪、张锡驹之解为太阳病项背强者之主剂，其说似长矣。盖以葛根为阳明之药者，昉乎张洁古，诸家未察耳。仲景用葛根者，取之于其解表生津，痉病亦用，葛根其意可见也。《本草经》云：葛主治消渴、身大热。《名医别录》云：疗伤寒中风头痛，解肌发表，出汗开腠理，亦可以为佐证也。《圣济总录》“桂心汤治四时伤寒初觉”，即桂枝加葛根汤。

铁樵按：桂枝汤加葛根，谓是太阳、阳明合病之的方，未尝不可通，其意盖以枝桂属太阳，葛根属阳明，太阳从寒化，桂枝性温，阳明从热化，葛根性凉故也。伤寒之法，以恶寒已罢为传入阳明之候，是阳明但恶热不恶寒也。三阳之病皆正治，正治

① 内（nà）：古同“纳”，受纳。

者，治寒以热，治热以寒。不化热，不名为阳明，故洁古以凉性之葛根为阳明主药。病固有已传阳明而太阳未罢者，斯各家以桂枝葛根并用之方，为太阳阳明合病之主方矣。然按之经文，则殊不尔。《伤寒论》之法，有一证则有一药。背几几者加葛根，等于呕者加半夏，喘者加厚朴杏仁，足蜷者加附子，故谓桂枝加葛根汤，为项背强几几之主剂，其说较正确。两阳合病，必自下利，葛根汤主之，是葛根第二个作用。盖下陷则为利，陷者举之，葛根性升，所以举陷也。后人有疑葛根是阳明药，深恐病在太阳时用之引邪入里，其实那有此事？凡读书无真知灼见，故当一步不可行。

太阳病，下之后，其气上冲者，可与桂枝汤，方用前法。若不上冲者，不得与之。《玉函》《千金翼》无“后”字及“方用前法”四字，“得”作“可”。

成云：太阳病属表，而反下之，则虚其里，邪欲乘虚传里；若气上冲者，里不受邪，而气逆上与邪争也，则邪仍在表，故当复予桂枝汤解外；其气不上冲者，里虚不能与邪争，邪气已传里也，故不可更予桂枝汤攻表。

钱云：太阳中风，外证未解之时，而误下之，则胃气虚损，邪气乘之，当内陷而为痞为结，下陷而成协热下利矣。以下后而其气上冲，则知外邪未陷，胸未痞结，当仍从外解，可与桂枝汤，不须加减，悉照前方服法可也。若其气不上冲者，恐下后邪或内入，胃气已伤，将有逆变，尚未可知，桂枝汤不可与也，姑待其变，然后随证治之可耳。

张志聪云：气上冲者，谓太阳之气从下而上，根气盛，不因下后内陷，故上冲也，可与桂枝汤以解肌中之邪；若不上冲者，太阳之气下陷，邪亦从之内入，无庸桂枝以解肌，故曰不得与之。

丹云：“上冲”字，诸家未有明解，盖此谓太阳经气上冲，

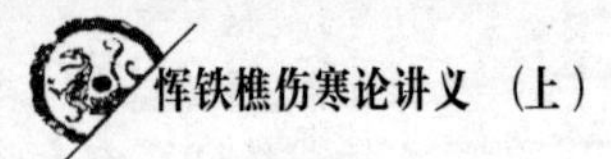

为头项强痛等证，必非谓气上冲心也。

铁樵按：此条甚可疑。太阳病误下，仅商量于桂枝汤之可与不可与。就本节论，语气殊不完，与他节比较，文字亦不类，以故丹波氏疑之，舒氏亦疑之。舒语甚武断，谓“误下无他变，正可用桂枝解表，何论其气上冲与不上冲，仲景必无此法”。东国喜多村亦疑之，其言较为缜密。喜云：此释太阳误下之证治，太阳病外证未解而误下之，则胃气虚损，邪气乘之，当内陷而为痞为结胸，下陷而成协热下利矣。以下后而其气上冲，则里气尚持，与邪冲争。如外邪未陷，胸未痞结，当从外解，可与桂枝汤。所谓上冲者，上冲于心胸也。《金匮·痉病篇》葛根汤证曰：气上冲胸。又，“腹满篇”曰：夫瘦人，绕脐痛云云。反下之，其气必冲；不冲者，心下即痞。又，“咳嗽病篇”：气从少腹，上冲胸咽。又云：与茯苓桂枝甘草汤治其气冲。其次条云：冲气即低云云。前方去桂，《外台》引深师木防己汤，即《金匮》防己黄芪汤方，复云气上冲者加桂心。《本经·不可发汗》篇云气上冲，正在心端，并可以见也。前辈或谓经气上冲，为头痛项强等证，非是。若不上冲，则里气虚馁，其邪已下陷，变病不一，当随宜施治。论中误治诸法，详观自明。桂枝汤不可与之也。

鄙意虽喜多村所说如此，而此节经文总是不完不类。如其上一条云：太阳汗下之后，桂枝证仍在者，宜桂枝汤，接此一条，不为无根。今无故忽著一气上冲，则气上冲当有气冲治法，何得遽作商量之辞？例如前一条云：反汗出恶风者，桂枝加葛根汤主之。若易作汗出恶风者，可与桂枝加葛根汤；不汗出恶风者，不可与之。亦复成何话说？故云语气不完。他如“太阳病医反下之，遂利不止”、“脉促者，表未解”节，又如“太阳病，下之后，脉促胸满”节。凡言太阳误下，任举一节，皆含有要义，耐人寻绎。若此节只说得可与不可与，且未言何故，宁非不类？

又，每一节文字，必有其重心。诸家虽释“不上冲”为“下陷”，奈与原文重心完全不符，盖此节文字重心，只在可不可，不在冲不冲。更求其他类此之文，如桂枝本为解肌节，发热汗不出者不可与，是桂枝禁。与作商量口吻者，迥然不同。故吾疑此节，乃“可与不可与”篇中错简在此，乃叔和文字，非仲景文字也。

太阳病三日，已发汗，若吐若下，若温针，仍不解者，此为坏病，桂枝不中与也，观其脉证，知犯何逆，随证治之。《玉函》《千金翼》“仍”作“而”，“不中与之”作“不复中与”也。

方云：坏，言历遍诸治而犹不愈，则反覆杂误之余，血气已惫坏，难以正名名也。不中，犹言不当也。末三句，言所以治之之法，盖既不可名以正名，则亦难以出其正治，故但示人以随机应变之微旨。

程云：如汗后亡阳动经，渴躁谵语，下后虚烦，结胸痞气，吐后内烦，腹胀满，温针后吐衄惊狂之类，纷纭错出者，俱是为前治所坏。

王宇泰云：逆者，谓不当汗而汗，不当下而下，或汗下过甚，皆不顺于理，故云逆也。

张志聪云：太阳病至三日，而已发汗，则肌表之邪已去。假使里证未除，若吐之而治其中膈，若下之而清其肠胃，若温针而理其筋脉，里证仍不解者，此为坏病。夫自败曰坏，言里气自虚而自败也。

柯云：坏病者，即变证也。若误汗，则有遂漏不止、心下悸、脐下悸等证。妄吐，则有饥不能食，朝食暮吐，不欲近衣等证。妄下，则有结胸痞硬，协热下利，胀满清谷等症。火热，则有发黄圊血，亡阳奔豚等证。是桂枝证已罢，故不可更行桂枝汤也。桂枝以五味成方，减一增一，便非桂枝汤，非谓桂枝竟不可用。

钱云：论中凡属误汗吐下之变，皆坏病也。故治之之法，即下文误汗、误吐、误下、误烧针诸条是也。

丹云：坏，成氏注①为古坏切，云为医所坏病也，似于义不稳。有太阳病为医所坏，转为少阳、为阳明者，则不得谓之为坏病也。巢氏《病源》云：或已发汗吐下，而病证不解，邪热留于腑脏，致令病候多变，故曰坏伤寒。《外台秘要》引文仲云：伤寒八九日不瘥，名为败伤寒，诸药不能消。又引《古今录验》云：伤寒五六日以上不解，热在胸中，口噤不能言，唯欲饮水，为败伤寒，医所不疗。《千金方》作坏伤寒，所谓败伤寒，盖是败坏之义，即坏病耳，当互证也。

又云：温针，诸注欠详。王纶《明医杂著》云：问：近有为温针者，乃楚人法，其法针于穴，以香白芷作圆饼，套针上，以艾蒸温之，多取效。答：古者针则不灸，灸则不针，未有针而加灸者，此后人俗法也。此法行于山野贫贱之人，经络受风寒致病者，或有效，只是温经通气而已。仲景楚人，此岂古温针之遗法邪？

又云：不中，方氏解为“不当”，恐不尔。萧参《希通录》云：俚谈以“不可用”为“不中用”。自晋时已有此语。《左传·成二年》却子曰：克于先大夫，无能为役。杜预注云：不中为之役使。王充耘《读书管见》云：中土，见事之当其可者，谓之中；其不可者，谓之不中。简按：简，丹氏自谓。“不中用”，见《始皇本纪》《韩延寿传》等。《名医类案》云：一人伤寒坏证垂死，手足俱冷，气息将绝，口张不能言，张致和以人参一两去芦，加附子一钱，于石铫内煎至一碗，以新汲水浸之，若冰冷一服而尽，少顷，病人汗从鼻梁上涓涓如水，此其验也。盖鼻梁上应脾，若鼻端有汗者可救，以土在身中周遍故也。世谓伤寒汗

① 注：《伤寒论辑义》作“读”。

吐下三法差谬，名曰坏证。孙真人云：人参汤，须得长流水煎服，若用井水则不验。盖长流水取其性之通达耳。

铁樵按：近日西医籍，有所谓病型，谓各病之进行，皆有一定程序。伤寒西籍所谓伤寒，与仲景《伤寒论》不同，拙著《伤寒研究》中曾言。他日《新生理讲义》中当更详之。之病型为三期，以逐日之热度，列之成表。千百人伤寒之热度表，如出一型，故谓之病型。此因西国对于伤寒治法无特效药，仅有对证治疗法，无根本治疗法，常听病毒循自然进行之轨道，故有病型。苟用仲景法治之，病在太阳即愈于太阳。若用《温病条辨》法，清宫、增液，热不得退，则出白瘖，是又一病型。病型，即巢氏《病源》所谓病候。凡治医稍久、经验稍多者，对于伤寒，但问日期，可以知病证，但观病状，可以知起病日数及所感苦痛，无他，以病有型。故各家于“坏病”字解释颇歧异，吾以为凡病候不循常轨，无型可言者，即是坏病。因不经误药，或误药不甚，病型必不乱，病型不乱，则各经皆有定法，乱则不能泥于常理。起病日期，虽尚在桂枝证时期，亦不得遽与桂枝汤。故曰桂枝不中与也。（温病病型与伤寒不同，详《热病讲义》。）

桂枝本为解肌，若其人脉浮紧，发热汗不出者，不可与之也。常须识此，勿令误也。《玉函》《千金翼》“桂枝”下有“汤”字，“汗不出”作“无汗”，无“之”字，成本亦无。

成云：脉浮、发热、汗出、恶风者，中风也，可与桂枝汤解肌。脉浮紧、发热、不汗出者，伤寒也，可与麻黄汤。常须识此，勿妄治也。

丹云：肌，《说文》：肉也。《折骨分经》：白为肌，赤为肉。而肌有两义，有肌肤之肌，有肌肉之肌。《注证发微》详辨之，方氏因注云：肌，肤肉也，盖分肌肉之肌也。

丹又云：解肌，解散肌表邪气也。言桂枝虽为解肌之剂，若其人脉浮紧、发热、汗不出者，不可与桂枝汤，当以麻黄汤解散其肌表之邪也。解肌二字，不专属于桂枝。《外台秘要》有麻黄解肌汤、桂枝解肌汤，《名医别录》麻黄主疗云解肌，可以见耳。古人于定名，不甚讲究，故费解。如此著之于篇，以见读中医籍之不宜鉴解。

若酒客病，不可与桂枝汤，得之则呕，以酒客不喜甘故也。《玉函》《千金翼》无“若”字、“病”字、“以”字。成本“得之”作“得汤”。

成云：酒客内热，喜辛而恶甘。桂枝汤甘，酒客得之则中满而呕。柯云：仲景用方，慎重如此，言外当知有葛根芩连以解肌之法矣。丹云：程氏谓酒客脉浮，汗自出，似风伤卫。《金鉴》云：酒客病，谓过饮而病也。并非是。

喘家作，桂枝汤加厚朴、杏子佳。方云：“佳”一本作“杏子仁”。

成云：太阳病为诸阳主气，风甚气壅则生喘也，与桂枝汤以散风，加厚朴、杏仁以降气。

魏荔彤云：凡病人素有喘症，每感外邪，势必作喘，谓之喘家，亦如酒客等，有一定治法，不同泛常人一例也。

钱云：气逆喘急，皆邪壅上焦也。胃为水谷之海，肺乃呼吸之门，其气不利，则不能流通宣布，故必加入厚朴、杏仁乃佳。杏子即杏仁也。前人有以“佳”字为“仁”字之讹者，非也。

凡服桂枝汤吐者，其后必吐脓血也。《玉函》《千金翼》无“凡”字、“也”字。

钱云：其后必吐脓血句，乃未至而逆料之词也。言桂枝性本甘温，设太阳中风，投之以桂枝汤而吐者，知其人本阳邪独盛于上，因热壅上焦，以热拒热，故吐出而不能容受也。若邪久不衰，熏灼肺胃，必作痈脓，故曰其后必吐脓血也。此以不受桂枝而知之，非误用桂枝而致之也。乃各注家俱言胃家湿热素盛，更服桂枝则两热相搏，中满不行，势必上逆而吐，热愈淫溢，蒸为

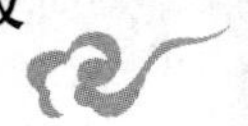

败浊，必吐脓血。此一大禁也。方、喻均云尔。不知桂枝随已吐出，何曾留着于胸中，岂可云“更服桂枝，两热相搏”乎？前人遂以此条列为桂枝四禁，岂不谬乎？

魏云：桂枝既不可用，将坐以候之乎？此处俱无一语救正，不几令主治者茫然邪？湿热家之中风，于用桂枝之内，必佐以五苓之治法，或易桂枝为葛根，即葛根芩连汤之义也。

汪云：此条证①仲景无治法。《补亡论》常器之云：可服《类要》芍药地黄汤。郭白云云②：见脓血而后可服。

丹云：舒氏云，酒客得桂枝则呕，其后果吐脓血乎？盖积饮素盛之人，误服表药以耗其阳而动其饮，上逆而吐，亦常有之；若吐脓血者，从未之见也。定知叔和有错。此说似有理。

铁樵按：吐脓血当求其理，体工之变化原多不可思议之事，然不能言其理，当求之经验。若二者皆无，当阙疑耳。纵曲为之说，宁有当乎？如云熏灼肺胃，必作痈脓；蒸为败浊，必吐脓血。此等只算信口开河，不值识者一哂。（此连以上两条，皆属误用桂枝，酒客不过得之而呕，若阳盛得桂枝，胃不能受而呕，则其后当见血。可疑处在“脓”字，当是讹字。本条是承接上条说。）

太阳病，发汗，遂漏不止，其人恶风，小便难，四肢微急，难以屈伸者，桂枝加附子汤主之。《玉函》《脉经》《千金翼》“汗”上有“其”字，“漏”下有“而”字。

成云：太阳病，因发汗遂漏不止而恶风者，为阳气不足，因发汗阳气益虚，而皮腠不固也。《内经》云：膀胱者，州都之官，津液藏焉，气化则出。小便难者，汗出亡津液，阳气虚弱，不能施化。四肢者，诸阳之本也。四肢微急，难以屈伸者，亡阳

① 证：原脱，据《伤寒论辑义》补。
② 云：原脱，据《伤寒论辑义》补。

而脱液也。《针经》曰：脱液者，骨属屈伸不利。与桂枝加附子汤，以温经复阳。

柯云：太阳固当汗，若不取微似有汗，而发之太过，阳气无所止息，而汗出不止矣。

方云：恶风者，太阳中风，本自汗出，腠理疏而恶风，既漏不止，则腠理愈疏而恶愈甚也。

徐大椿《伤寒类方》云：此发汗太过，如水流漓，或药不对证之故。中风本恶风，汗后当愈，今仍恶风，则表邪未尽也。丹云：喻氏以恶风为外风复入所致，恐不然也。

铁樵按：自此节以下，一节一法，一证一药，语语金科玉律。汗牛充栋之医书，只是从此中拾得一二剩义。仲景书之可贵者，在此。各注不过供参考、备浏览。凡治学，当胸中先有线索，然后能将所得连成一串，积久自然有成，研求自有意味，否则旧注虽多，异说纷纭，徒乱人意。不但治伤寒如此，学者知之。

又，成注引《针经》脱液为言，乍读之必不能明了，兹为说明如下："脱液者，骨属屈伸不利"，此两语若随便读过，两句本不相连，脱液与骨不利亦无何等连带关系，脱液、骨不利，更与附子不生关涉。若于临床治病之顷，欲寻一脱液、骨不利之病证，恐终竟不可得，附子亦终竟不能用也。须知脱液是津液干枯，凡汗多亡阳者，固津液干枯，即下之过当，亦津液干枯。今人遇此，皆用石斛，皆是不明古书真义，无有不杀人者。

一、须知少阴与阳明皆有津液干枯。阳明当正治，所以津液干枯，由于发热化燥热也，以药清之则愈。所谓清药，黄芩、黄连、知母、石膏、大黄、芒硝皆是。随热之轻重，有积无积而用之，不必石斛，石斛亦不效。少阴当从治，少阴之津液干枯，为下焦之肾阳不能上蒸，气化失职所致虚也。从治当以热治热，舍附子莫属。

二、欲知津液干枯之究属阳明，抑是少阴，当问来路与兼证。例如下后而津液干枯，汗后而津液干枯，即与单纯发热化燥之津液干枯有别。东国喜多村《伤寒疏义》云：实则太阳，虚则少阴；实则阳明，虚则太阴；实则少阳，虚则厥阴，此最明显。三阳皆实，三阴皆虚。太阳有一汗之不足而再汗者，阳明有一下之不足而再下者，再汗再下，以何物为标准？须视其舌色与脉。脉不虚，舌不干，皆阳证；若下后、汗后而干，即是脱液。此特为初学说法。若治医稍久，一望即能辨识。同是干枯之舌，阳明、少阴固迥然不同，且阳明腑证舌苔纵黄厚不干，即干亦不枯。故"脱液"字当专属少阴，阳明无脱液，虚实、寒热之辨以此为标准，生死从此而分界，非可以模糊影响之谈、偏执武断之见，以为应付而胜任愉快者。

故又当注意兼证。本条之汗漏不止，其人恶风，小便难，四肢微急，难以屈伸，皆是也。汗漏不止，恶风，是桂枝证。小便难，四肢微急，难屈伸，是加附子证。何以言之？《内经》云：阳扰于外，阴争于内，九窍不通。盖阴阳为交互的，为相辅的。阴病阳无不病，阳病阴无不病。其云"九窍不通"，目无泪，鼻无涕，口无津液，耳聋，二便难也。阴阳病相似处最多，少阳耳聋，少阴亦耳聋；阳明口干，少阴亦口干；阳病溲短赤，阴病溲亦短赤。前代医集，往往于此等处言之不能详析。今云"小便难"，即九窍不通之渐。本论以蜷卧、但欲寐为少阴证，四肢微急、难以屈伸即蜷卧之渐也。（四肢微急是神经急，即蜷卧之前一步事，属厥阴范围；汗漏不止是亡阳，属少阴范围，所以当用附子。前文第五条"阳明、少阳证不见者为不传"，余谓其全文当云"阳明、少阳、少阴、厥阴、太阴证不见者，为不传"，所谓少阴厥阴证，即是此种。）

桂枝加附子汤

桂枝三两，去皮　**芍药**三两　**甘草**三两，炙　**生姜**三两，切　**大**

枣十二枚　**附子**一枚，泡，去皮，破八片

徐灵胎云：此阳气与阴津两亡，更加风气缠绵。若用四逆，则不宜干姜之燥；若用真武，则不宜苓术之渗湿，故用桂枝汤加附子，以固表祛风，而复阳敛液也。

周扬俊《伤寒三注》云：仲景何遽用附子？观本文云“遂漏不止”，知其漏正未有止期也。人身津液有几，堪漏而无已邪？故以附子入桂枝汤中，即为固表回阳上剂。

钱云：此方于桂枝全汤内加附子，故多一“加”字。“伤寒八九日，风湿相搏”条下之桂枝附子汤，芍药已去，非桂枝全汤，乃另是一方，故无“加”字。

《伤寒类方》云：四肢为诸阳之本，急难屈伸，乃津脱阳虚之象，但不至亡阳耳。若更甚而厥冷恶寒，则有阳脱之虞，当用四逆汤矣。又云，桂枝同附子服，则能止汗回阳。

成本第十卷，此方后附术附汤方。《全书》乃移载本条之后。

丹云：《千金方》治产后风虚，汗出不止，小便难，四肢微急，难以屈伸者，桂枝附子汤，即是此方。正见孙公运用之妙矣。叶氏《录验方》救汗汤，治阳虚自汗，即此方，出虚劳门。《本事方》云：有一士人得太阳病，因发汗，汗不止，恶风，小便涩，足挛曲而不伸，予诊其脉浮而大。浮为风，大为虚。予曰：在仲景方中有两证，大同而小异。一则小便难，一则小便数，用药稍差，有千里之失。仲景第七证云：太阳病，发汗，遂漏不止，其人恶风，小便难，四肢微急，难以屈伸者，桂枝加附子汤。十六证云：伤寒，脉浮，自汗出，小便数，心烦，微恶寒，脚挛，反与桂枝，欲攻其表，此误也，得之便厥，咽中干，烦躁吐逆。一则漏风小便难，一则自汗小便数，或恶风，或恶寒，病各不同也。予用第七证桂枝加附子汤，三啜而汗止，佐以甘草芍药汤，足便得伸。

太阳病，下之后，脉促、胸满者，桂枝去芍药汤主之。《玉函》《千金翼》《脉经》“后”均作“其”。成本与下条连为一节。

成云：太阳病下之，其脉促不结胸者，此为欲解。一百四十一条。此下后脉促而复胸满，则不得为欲解。由下后阳虚，表邪渐入，而客于胸中也。

《鉴》云：太阳病未解而下之，胸实邪陷，则为胸满，气上冲，咽喉不得息，瓜蒂散证也；胸虚邪陷，则为气上冲，桂枝汤证也。今下之后，邪陷胸中，胸满脉促，似乎胸实，而无冲喉不得息之证；似乎胸虚，又见胸满之证，故不用瓜蒂散以治实，亦不用桂枝汤以治虚，惟用桂枝之甘辛，以和太阳之表，去芍药之酸收，以避胸中之满。

张路玉云：脉促，虽表邪未尽，然胸满不结，则以误下而损其胸中之阳也。钱云：脉促者，非脉来数，时一止复来之促也，即急促，亦可谓之促也。

顾宪章《伤寒溯源集》云：促，有短促之义。

铁樵按：下后脉促是事实，钱、顾二说恐非是。不但下后有促脉，汗后、温后均有之。所谓促，即“脉来数，时一止复来”之促也。大约脏气骤变，脉无有不促者。欲明所以然之故，须先明平人脉何故不促。其说甚长，《脉学讲义》中当详论之。

桂枝去芍药汤方

桂枝三两，去皮　**甘草**二两，炙　**生姜**三两，切　**大枣**十二枚，擘

若微恶寒者，桂枝去芍药加附子汤主之。（此条与上条连，故用若字冠首。）丹云：原本无“恶”字，今据成本《玉函》补。

沈明宗云：若脉促、胸满而微恶寒，乃虚而跼蹐①，阳气欲

① 蹐：原作“踖”，据《伤寒论辑义》改。

脱，又非阳实之比，所以加附子固护阳气也。

张志聪、张锡驹皆以“微恶寒”为“脉微而恶寒”之义，丹氏以为非是。

张令邵曰：上节言太阳汗后亡阳，此节言不但汗可以亡阳，即下亦可以亡阳也。

东国喜多村云：此论太阳误下，胸中阳虚之证治。脉促者，表未尽之证也。葛根黄芩黄连汤条曰：太阳病，桂枝证，医反下之，利遂不止，脉促者，表未解也。促，短促也，与“一止复来”之促不同。铁樵按：此本钱说，然非是。短促、急促均非表不解，且钱氏何所根据。仲景既未自言，非时一止之促，注家何由知之？余另有说。胸满，病人自觉之证，非医者可抑按以得之也。此误下，以损胸中之阳，邪气乘客，以为胸满，故去芍药以避胸中之满；然表邪仍在，故用桂枝散表，并亦扶其阳；若更增微恶寒，则阳气大亏，致不能卫外而生外寒矣，乃阳虚稍甚者，是所以加附子救护其阳也。

日医刘茝庭刘氏即丹波元坚，疑与丹波①元简是父子②云：芍药，腹满用之，胸满忌之者，岂以其味酸腻膈欤？

《续易简方》云：芍药一味，独不利于失血虚寒之人，反足增剧。古人云“减芍药以避中寒”，诚不诬也。

---

① 波：原作“布”，据文义改。

② 刘氏……父子：此句原在“刘茝庭云”之后，据文义移。

第四期

辨太阳病脉证并治上第四

太阳病，得之八九日，如疟状，发热恶寒，热多寒少，其人不呕，清便欲自可，一日二三度发，脉微缓者，为欲愈也。脉微而恶寒者，此阴阳俱虚，不可更发汗、更吐、更下也。面色反有热色者，未欲解也。以其不能得小汗出，身必痒，宜桂枝麻黄各半汤。《玉函》《千金翼》“欲自”可作“自调”，“必”下有“当”字。

成云：发热恶寒，热多寒少，为阳气进而邪气退也。里不和者，呕而利。今不呕，清便自调者，里和也。寒热日二三发者，邪气微也。今日数多而脉微缓者，是邪气微缓也，故云欲愈。脉微而恶寒者，表里俱虚也。阳，表也。阴，里也。脉微为里虚，恶寒为表虚。以表里俱虚，故不可更汗、更吐也。阴阳俱虚，则面色青白，反有热色者，表未解也。热色为赤色也，得小汗则和，不得汗则不得和。邪气外散皮肤而为痒也，与桂枝麻黄各半汤，小发其汗，以除表邪。

方云：八九日，约言久也。如疟状，谓有往来寒热，而无作辍之常也。更，再也。不可汗，已过表也。不可吐下，未见有里也。

钱云：邪既浮浅，脉又微缓。微者，非微细之微，言较前略觉和缓也。脉微恶寒之微，乃轻微细小之微，非微缓之微也。

魏云：小汗出。小字亦须留意，意见正邪俱微，大汗流漓，必在所禁也。

张璐云：首节颇似小柴胡证，故以不呕清便自调证之。次节虽脉微恶寒，止宜小建中加黄芪，以温分肉，司开阖，原非温经之谓。后节面色反有热色，言表邪未尽，故宜各半。不可与面合赤色，比类而观也。

《伤寒琐言》云：赵嗣真《活人释疑》曰，仲景之意，盖得病之八九日，如疟状，发热恶寒，热多寒少十六字，为自初至今之证。下文乃是以后拟病防变之辞，当分作三截看。若其人不呕，清便欲自可，一日二三度发，脉浮缓为欲愈，此一节乃表和无病而脉微者，邪气微缓也。阴阳同等，脉证皆向安之兆，可不待汗而欲自愈。脉微而恶寒者，此阴阳俱虚，不可更汗、更下、更吐之，此一节宜温之。若面色反有赤色，未欲解也。以其不能得少汗出，其身必痒，宜桂枝麻黄各半汤，此一节必待汗而愈也。

刘茝庭云：面反有热色，成氏以为赤色。考面赤，证参“二阳并病，面色缘缘正赤”及“阳明病，面合赤色”，当是表郁兼里热者所致。今但表郁而有之，故下一反字，是知以病来未曾小小发汗，故邪郁而身痒也。盖邪迫筋骨则痛，郁肌肉则痒，此当发汗。然本是中风表疏，故不宜麻葛之发。今则郁甚，桂枝之力殆有不及，是以酌量麻桂二汤之间，立此方以主之也。

铁樵按：刘氏此说最允当。其释“反”字、“痒”字，均有意味。不能小汗出，因而身痒，桂枝本不中与，以无汗也。桂麻并用，即为无汗而设，斟酌于桂麻各半，即是欲其小汗出。“清”同“圊”，丹氏引刘熙《释名》① 云，圊，至秽之处，宜常修治，使洁清也。颜师古《急就篇》注云：清，言其处特异常所，当加洁清也。太阳篇中，清谷清血，清字皆与圊同。又诫

① 《释名》：训解词义的书，汉末刘熙作。《释名》是一部从语言声音的角度来推求字义由来的著作，它就音以说明事物得以如此称名的缘由，并注意到当时的语音与古音的异同。

不可更汗更吐更下，因是阴阳俱虚之故。阴阳指表里，何以知之，以上文脉微恶寒也。脉微为里虚，恶寒为表虚，治表以桂枝，治里以附子。张路玉之小建中加黄芪，非法。

桂枝麻黄各半汤方

桂桂一两十六铢，去皮　**芍药**　**生姜**切　**甘草**炙　**麻黄**各一两，去节　**大枣**四枚，擘　**杏仁**二十四枚，汤浸，去皮、尖及两仁者

上七味，以水五升，先煮麻黄一二沸，去上沫，内诸药，煮取一升八合，去滓，温服六合。本云桂枝汤三合，麻黄汤三合，并为六合，顿服，将息如上法。原注：臣亿等谨按，桂枝汤方，桂枝、芍药、生姜各三两，甘草二两，大枣十二枚。麻黄汤方，麻黄三两，桂枝二两，甘草一两，杏仁七十个。今以算法约之，二汤取三分之一，即得桂枝一两十六铢，芍药、生姜、甘草各一两，大枣四枚，杏仁十三个，另三分枚之一收之得二十四个合方。详此方，乃三分之一，非各半也，宜云合半汤。《玉函》“七味”下有“㕮咀①”字，“顿服”下有“今裁为一方”五字。

柯云：桂枝汤三合，麻黄汤三合，并为六合。后人算其分量，合作一方，大失仲景制方之意。

徐云：是风虽外薄，为寒所持，而不能散，所以面显怫郁之热色，必宜总风寒两解之，故桂麻合用。

《伤寒类方》云：此方分量甚轻，计共约六两，合今之秤，仅一两三四钱，分三服，只服四钱零，乃治邪退后至轻之剂，犹勿药也。

太阳病，初服桂枝汤，反烦不解者，先刺风池、风府，却与桂枝汤则愈。《玉函》《千金翼》“先”上有“当”字，《脉经》有“法当”二字。

柯云：此条治中风之变。桂枝汤煮取三升，初服者，先服一

① 㕮咀：原作“咀㕮”，据《伤寒论辑义》改。

升也；却与者，尽其二升也。热郁于心胸者，谓之烦；发于皮肉者，谓之热。麻黄证，发热无汗，热全在表。桂枝证，发热汗出，便见内烦，服汤反烦，而外热不解，非桂枝汤不当用也，以外感之风邪重，内之阳气亦重耳。风邪本自项入，必刺风池、风府，疏通来路，以出其邪，仍与桂枝汤之和营卫。《内经》曰"表里刺之，服之饮汤"，此法是矣。

《伤寒类方》云：此非误治。因风邪凝结于太阳之要路，则药力不能流通，故刺以解其结。盖邪气太甚，不仅在营而在经，刺之以泄经气。

《素问·骨空论》云：风从外入，令人振寒汗出，头痛身重恶寒，治在风府。大风颈项痛，刺风府，风府在上椎。

《甲乙经》云：风池二穴，在颞颥后发际陷中，足少阳阳维之会。风府一穴，在项发际上一寸，大筋宛宛中，督脉阳维之会。

丹云：《针灸资生经》曰，岐伯对黄帝之问曰，巨阳者，诸阳之属也，其脉连于风府，故为诸阳主气也。然则风府者，固伤寒所自起也，北人皆以毛裹之，南人怯弱者，亦以帛护其项，俗谓三角是也。柯氏之说，盖本于斯。

喜多村《伤寒疏义》云：杨上善曰，风为百病之源。风初入身，凡有五种：一者寒，二者汗出，三者头痛，四者身重，五者恶风寒。观其虚实，取之风府。风府者，受风要处也。

服桂枝汤，大汗出，脉洪大者，与桂枝汤如前法。若形似疟，一日再发者，汗出必解，宜桂枝二麻黄一汤。成本"似"作"如"，"脉洪大者"作"若脉但洪大者"。《脉经》"再"下有"三"字。

张隐庵云：大汗出，脉洪大者，肌腠之气而外合于肤表，标阳气盛，故脉洪大而汗出也。如前啜粥之法，以助药力。

柯云：服桂枝汤后，而恶寒发热如疟者，是本当用麻黄汤发汗而用桂枝，则汗出不彻故也。凡太阳发汗太过，则转属阳明；

不及则转属少阳。此虽寒热往来，而头项强痛未罢，是太阳之表尚在。因风邪泊营卫，动静无常，故一日再发，或三度发耳。

《鉴》云：服桂枝汤大汗出，病不解，脉洪大。若烦渴者，则为表邪已入阳明，是白虎汤证也。今脉虽洪大而不烦渴，则为表邪仍在太阳也。

丹云：《玉函》有“但”字，可见其无他证也。

铁樵按：此条是救大汗出之法。服桂枝汤，当令微似汗，不可如水淋漓。今云大汗出，是服桂枝汤未如前法之故。是桂枝汤不误，大汗出误也。惟其误在大汗出，所以见洪大之脉。桂枝证本脉缓，今一服桂枝汤，大汗淋漓，脉反洪大，病之不解已在言外。须知脉洪大，则热必壮也。前云服桂枝汤，当令微似汗，不可如水淋漓。未言如水淋漓，有若何坏处，此条正是前条注脚。如水淋漓，则当见洪大之脉，热不解而反壮也。如此则奈何？曰：不须疑虑，再与桂枝汤，取微似汗即得，故曰与桂枝汤，如前法。

伤寒定法：有汗用桂枝，无汗用麻黄。今上文云大汗出，下文云宜桂枝二麻黄一汤，何以故？曰以其无汗也，何以知之？曰观“汗出必解”四字，可见得桂枝二麻黄一汤则汗出，汗出则热解。是热之不解，正因汗之不出，以是知其因无汗而用桂二麻一汤，非因大汗而用桂二麻一汤也。末二句本是倒装文法，汗出必解四字，当在宜桂枝二麻黄一汤之下，是则然矣。何解于大汗与汗出必解两语之前后矛盾？曰：《玉函》《脉经》均作“若脉但洪大者”，各家注释均注意于“但”字，却不注意大汗出之“大”字。须知下文之汗出必解四字，正因大汗出之“大”字，何以故？本阳证汗之过当，则成阴证，如振振欲擗地及汗漏不止，汗多成痉诸条皆是，是误汗也。本桂枝证与桂枝汤，是不误也，但服桂枝汤，当令微似汗，不可如水淋漓。今服汤后大汗出，是桂枝汤虽不误，而服桂枝汤之法则误；不误则不入阴，法误则救其法；救其法之误，须如前法，故曰如前法，此为一段。

“若”字以下为另一段文字，“若”字下“形”字上，当有“汗闭”两字省去，此古时文法如此。盖必如此，然后简，否则仲景之《伤寒论》岂不如鄙人之讲义一般拖沓乎？然所以知其省却“汗闭”两字，不但因文法，更因病理。凡用药当使药与病相得，与病相得则病当药，病当药药力发而病去；药与病不相得，则病不当药，而正气当药，病不当药，则药力发而病不去；正气当药，则药力发而正愈伤；正气衰一分，病乃进一分，故病与药不相得，则病进。今服桂枝汤后大汗出，即是病与药不相得。汗虽出，病不去，汗出则正衰，正衰则病盛，病盛则传里，传里则表虚，表虚斯形寒，形寒斯汗闭。此所以知汗出必解句，正从大汗出句来也。桂枝证服桂枝汤不为误，不误不至遽变阴证，充其量转属阳明而止。然邪之进亦常以渐，若其势太暴，则正气必起反射作用而格拒于内，病邪欲传阳明不得则退却，因表闭不得与汗俱出，重复入里。此时邪正格拒，互为低昂，故寒热如疟状，一日二三度发。欲救正此失，奈何？曰：当助正气，驱邪外达，不当伐正气使邪内陷。医有喜用泻药者，皆伐正助邪之手笔也。助正驱邪莫如桂枝汤，（以有芍药甘草护阴，姜枣和营卫，桂枝解肌达表之故。）邪之所以不出，因表闭不能与汗俱出。欲令出汗莫如麻黄汤，尤宜注意者，此病之来路，由于大汗出。今须救正大汗出之失，俾但小汗出乃得。欲令小汗出，莫如桂枝二麻黄一汤。（观前桂麻各半与本条，则知伤寒汗后闭汗，外邪未净，热必弛张，一日辄二三度发。）

桂枝二麻黄一汤方

桂枝一两十七铢，去皮　**芍药**一两六铢　**麻黄**十六铢，去节　**生姜**一两六铢，切　**杏仁**十六个，去皮尖　**甘草**一两二铢，炙　**大枣**五枚，擘

上七味，以水五升，先煮麻黄一二沸，去上沫，内诸药，煮取一升，去滓，温服一升，日再服。云桂枝汤二分，麻黄汤一分，各为二升，分再服，今合为一方，将息如前法。此下有林亿等原注，说明药方分量，因无甚关系，从略。大约仲景原意，桂枝汤原方取三之二，麻黄汤原方取三之一，林亿等将其分量折算合为一方，故柯氏有背理之语。

柯云：邪气稽留于皮毛肌肉之间，固非桂枝可解。已经汗过，又不宜麻黄之峻攻，故取桂枝汤三分之二，麻黄汤三分之一，合而服之，再解其肌，微开其表，寓发汗于不发之中。又，用桂枝后，更用麻黄法也，后人合为一方，是大背仲景比较二方之轻重，偶中出奇之妙理矣。

张璐云：详此方与各半药品不殊，惟铢分稍异，而证治攸分。可见仲景于差多差少之间，分毫不苟也。

服桂枝汤，大汗出后，大烦渴不解，脉洪大者，白虎加人参汤主之。《玉函》《脉经》“脉”上有“若”字。《千金翼》作“白虎汤”。

成云：大汗出，脉洪大而不渴，邪气犹在表也，可更与桂枝汤。若大汗出，脉洪大而烦渴不解者，表里有热，不可更与桂枝汤，可与白虎人参汤，生津止渴，和表散热。

钱云：此因大汗出后，遂致胃中津液耗竭，阳邪乘虚入里，至大烦渴而不解。上篇之大汗出脉浮而微热消渴者，及中篇之发汗后脉浮数烦渴之证，皆以误汗亡阳，下焦无火，膀胱之气化不行，失其蒸腾之用，故气液不得上升而渴也。然脉浮则其邪仍在太阳，故以五苓散主之。今大烦渴而脉见洪大，则邪不在太阳，而已传入阳明矣，即阳明篇所谓阳明脉大者是也。故以白虎汤解胃中之烦热，加人参以补其大汗之虚，救其津液之枯渴也。

铁樵按：白虎汤或人参白虎，皆须大热而渴，烦躁汗出，脉洪大或滑者方可用。若太阳病误用此方，则胸闷泛恶，干呕，面青肢冷，有如干霍乱。今之病家与医生，皆喜凉畏热，岂知用之不当，其祸惟均，附桂膏黄，杀人则一。吾所以言此，惧吾同学有中时毒者，习医未成，反自误误人也。

白虎加人参汤方

知母六两　**石膏**一斤，碎，棉裹　**甘草**二两，炙　**粳米**六合　**人参**三两

上五味，以水一斗，煮米熟，汤成，去滓，温服一升，日三服。《外台秘要》作：上五味，切，以水一斗二升，煮米熟，去米，内诸药，煮取六升，去滓，温服一升，日三。成本云：于白虎汤内加人参三两，余依白虎汤法。丹云：《外台》所载，当是仲景旧法。

《活人辨疑》化斑汤，亦治赤斑口燥，烦渴中暍。

《保命集》人参石膏汤，治膈消，上焦烦渴，不欲多食，于本方去粳米，东垣加黄芩、杏仁。

《徐同知方》人参白虎汤，治伏暑发渴，呕吐身热，脉虚自汗，如伏暑作寒热未解，宜和五苓散同煎服。

《疹科纂要》人参白虎汤，治麻疹，化斑发疹，止渴如神，于本方去粳米，加桔梗、竹叶。

《医史》云：吕沧洲治赵氏子，病伤寒十余日，身热而人静，两手脉尽伏，俚医以为死也，弗与药。翁诊之，三部举按皆无，其舌苔滑，而两颧赤如火，语言不乱，因告之曰，此子必大发赤斑，周身如锦纹。夫脉，血之波澜也。今血为邪热所搏，淖而为斑，外见于皮肤。呼吸之气，无形可依，犹沟隧之无水，虽有风不能成波澜。斑消则脉出矣。及揭其衾，而赤斑斓然，即用白虎人参汤化其斑，脉乃复常，继投承气下之愈。发斑无脉，长沙所未论，翁盖以意消息耳。

铁樵按：此医案不甚中肯，因其议论全属臆说，与事实不合。斑为痧疹外之一种，伤寒温病往往有此一种传变，自来传说，谓是血分中郁热。其说可信，因用犀角地黄，往往取效。犀

角地黄，血分药也。然有发、有不发，大多数是伤寒、温病之后起证。亦有开始即斓如锦纹者，谓为误药之坏病，未为确论。然伤寒温病治之得法，传变见发斑者，千不得一，究不能明何故有斑。西医籍亦谓病源不明了，然实无有脉伏不可见者。不佞治吴甄士女公子之病，口不能言，耳不能闻者七日夜，两手无脉，以大承气下之，隔一日再下之，然后有脉。然则所以无脉，胃气窒耳，何得妄谓血之波澜？因斑未出，故脉不见邪？吴小姐医案，详《药盦医案》中。

太阳病，发热恶寒，热多寒少，脉微弱者，此无阳也，不可发汗，宜桂枝二越婢一汤。《千金翼》“者”作“则”。《玉函》“发汗”上有“复”字。

柯云：本论无越婢证，亦无越婢方，不知何所取义，窃谓其二字必误也。此热多是指发热，不是内热。无阳是阳已虚，而阴不虚。不烦不躁，何得妄用石膏？观麻黄桂枝合半、桂枝二麻黄一二方，皆当汗之证。此言不可发汗，何得妄用麻黄？凡读古人书，须传信阙疑，不可文饰，况为性命所关者乎！且此等脉证，最多无阳，不可发汗，便是仲景法旨。柴胡桂枝汤，乃是仲景佳方，若不头项强痛并不须合桂枝矣。读书无目，至于病人无命，愚故表而出之。

舒云：“热多寒少”四字是条中关键，必其人平素热盛津衰，故方中用石膏，以保其津液也。但“无阳”二字，有误。如果无阳，则必寒多热少，当用附子，石膏又在所禁矣。

丹云：无阳，方氏亦尝疑之，然犹释为疾在阴而无在阳之义。张志聪、张锡驹从其说为解，喻氏、周氏、张璐则曰无津液之谓，《金鉴》亦云无太阳表脉，皆强解也。程云正阳虚，钱云命门真阳之虚，果然则安有用石膏之理乎？其他魏氏、汪氏辈皆属附会，只成氏于此一条，不下注解，盖有所见也。至于柯氏断然阙疑，可谓卓越之识矣。

铁樵按：此条经文实不误，诸家自不懂耳，东国喜多村直宽氏解释最妙，今录其全文如下：

喜云：此亦中风证，经日失汗，以致邪郁，更正者与前桂麻各半汤及桂二麻一汤互意，而麻一汤省寒热字，但言如疟状。此段言寒热，而省如疟状字，其人不呕，清便自可，亦此条所同。且前段言日再发者，则其邪稍轻，此节不言发几次，则其热为重，于是设此汤以发越郁阳，殆犹麻黄之有大青龙也。其脉微弱者，不可发汗两语，盖是示此方不可轻用之意，与各半汤之脉微而恶寒，大青龙之脉微弱同例，乃系倒笔法。无阳与亡阳同，只是阳虚之谓。成氏云：无阳者，亡津液也。但本文甚约，故不易察。诸注扭捏，总说不去矣。又云：婢与脾，古字通用。《外台秘要》越婢汤，一云起脾汤；《玉函》经方后煎法，二婢字均作脾，可证。成氏曰：发越脾气，通行津液，乃此义也。此方较之桂麻各半汤，及桂二麻一汤，其力尤峻，盖石膏与麻黄同用，则有走表驱热，以发越郁阳之功也。

喜氏此说，可谓圆满。宜桂枝二越婢一汤句，自当在热多寒少句下，与桂枝二麻黄一条，同一倒装文法。又寒热字，皆与阴阳字互用，读者不可死煞句下。此处热多寒少四字，实与阳多阴少无异，亦与热多阴少无异。发热恶寒，是太阳病；热多阴少，却是阳明病。惟其发热恶寒，故当用麻黄；惟其热多阴少，故当用石膏。脉微弱者，此无阳也，无阳释作亡阳，亦误。须知阴阳二字，往往交互言之，无阳即是无阴。脉微弱者禁汗，所以禁汗，惟恐阴液不能作汗，强汗之必变，故云不可发汗，既不可发汗，自不宜桂枝二越婢一汤。发热恶寒，自当发汗，阳多阴少，自当兼顾救阴。发汗用麻桂，救阴用石膏。自是宜桂枝二越婢一汤，故知末句宜在寒多热少之下。《伤寒论》为中医学根本，但就此节而论，十余家注释均误。东医当日以丹波元简为弁冕，亦复不能解此。喜多村自是不凡，惜乎薛居州只此一人。然则东国中医渐归淘汰，我国中医黯然无色，正非无因。吾侪及今努力，不难在迈越古人，却难在兴废继绝。此吾所以欲结大团体以学术进行为目的，而终不愿以一知半解自秘惜也。

桂枝二越婢一汤方

桂枝去皮　**芍药**　**麻黄**　**甘草**各十八铢，炙　**大枣**四枚，擘　**生姜**一两二铢，切　**石膏**二十四铢，碎，绵裹

上七味，以水五升，煮麻黄一二沸，去上沫，内诸药，煮取二升，去滓，温服一升。本云当裁为越婢汤、桂枝汤，合之饮一升。今合为一方，桂枝汤二分，越婢汤一分。原注：臣亿等谨按：桂枝汤方，桂枝、芍药、生姜各三两，甘草二两，大枣十二枚。越婢汤方，麻黄二两，生姜三两，甘草二两，石膏半斤，大枣十五枚。今以算法约之，桂枝汤取四分之一，即得桂枝、芍药、生姜各十八铢，甘草十二铢，大枣三枚。越婢汤取八分之一，即得麻黄十八铢，生姜九铢，甘草六铢，石膏二十四铢，大枣一枚八分之七，弃之。二汤所取相合，即共得桂枝、芍药、甘草、麻黄各十八铢，生姜一两三铢，石膏二十四铢，大枣四枚，合方。旧云：枝桂三，今取四分之一，即当云桂枝二也。越婢汤方，见仲景杂方中。《外台秘要》一云起脾汤。

柯云：此大青龙无杏仁，有芍药①，与麻杏石甘汤，同为凉解表里之剂。不用杏仁之苦，而用姜枣之辛甘，可以治太阳阳明合病，热多寒少而无汗者，犹白虎汤证背微恶寒之类，而不可以治脉弱无阳之证也。

服桂枝汤，或下之，仍头项强痛，翕翕发热，无汗，心下满微痛，小便不利者，桂枝去桂加茯苓白术汤主之。《脉经》《千金翼》无“或”字，“仍”字。《玉函》“满”下有“而”字。《脉经》无“白”字。

成云：头项强痛，翕翕发热，虽经汗下，为邪气仍在表也。

---

① 无杏仁，有芍药：《伤寒论辑义》原作“无桂枝杏仁”

心下满微痛，小便利者，则欲成结胸。今外证未罢，无汗，小便不利，则心下满微痛为停饮也，与桂枝汤以解外，加茯苓、白术利小便行留饮也。

钱云：头项强痛，中风伤寒均有之证也。翕翕发热，是热在皮毛，中风证也。无汗，则又伤寒之本证矣。就此诸证，为风寒兼有无疑矣。而但服桂枝汤是治风而未治寒也，故仍头项强痛，翕翕发热，无汗而不解也。又或误下之，所以有心下满微痛之证，乃下后邪气陷入，而欲结也。小便不利，太阳之热邪，内犯膀胱，气化不行也。治之以桂枝去桂，加茯苓白术汤，未详其义，恐是后人传写之误，亦未可知也。即或用之，恐亦未必能效也。仲景立法，岂方不对证而能为后世训乎？余窃疑之，大约是历年久远，后人舛误所致，非仲景本来所系原方。近代名家，悉遵成氏所训，俱强解以合其说，谓用之而诸证悉愈，吾不信也。

丹云：成注不及去桂之义，但云桂枝汤以解外，则成所注本无去桂二字乎？若不去桂而用此方，于此证或有效验。王肯堂以降，多谓是水饮所致，然无的据。《金鉴》则依桂枝去芍药之例，谓去芍药之误。其说亦难从矣。

喜多村云：此条为汗下后，表不解而里有水者立治法也。服桂枝汤或下之，均失其治矣。而仍头痛项强，翕翕发热，而为邪气仍在表也。无汗，成氏以为水饮不行，津液内渗之所致是也。心下满微痛，小便不利者，皆停饮之证。盖宿饮为邪所动，而令然也，故予桂枝汤以驱表邪，加茯苓术以行水饮也。案：此证与五苓散证近似，然无烦渴，即里无热之证。况头项强痛，翕翕发热，则里水轻而表证重，故予此汤以专解表邪为主，兼利水也。

铁樵按：此条可疑之点颇多。第一，是“去桂”二字。此二字不妥当有数点：（甲）桂枝既去，药不对证，必然不效，诚如钱氏所云。（乙）桂枝汤以桂枝为主，今云去桂，不词实甚，且无类似之文可为佐证。全部《伤寒论》有麻黄汤去麻黄，附子汤去附子，芍药甘草汤去芍药甘草者乎？第二，是“无汗”二字。此二字之可疑亦有数点：（甲）经文第十八条云，桂枝本为解肌，若其人脉浮紧，发热汗不出者，不可与之。治《伤寒论》者，目此为桂枝禁。据此，是去桂两字既误，则无汗两字亦误。（乙）自实验言之，凡无汗者，溲必长。凡溲少者，汗必多。盖躯体内之液汁，苟未至于大病，常能保其平均。故汗出多者，口必渴；口不渴者，汗则少。今病在太阳，不为深也，下之继误，表证仍在，亦未为大坏，何得体工起非常之变化，既无汗而又溲难乎？（丙）伤寒之例，文字彼此交互而见意，往往举证可以知治者，则省其方；举方可以知证者，则省其证。例如第二十七条之形似疟，实省去发热恶寒字。第二十九条又只言发热恶寒，省去形似疟字，是其例也。今云翕翕发热，是即第十三条之翕翕发热，虽仅举翕翕发热四字，其实省去阳浮热自发，阴弱汗自出，啬啬恶寒，淅淅恶风四句，否则仅举发热两字已足，不必翕翕也。（准前廿二、廿三条，则心下满当去芍，不当去桂。无汗当加麻黄，如桂二麻一例。）

桂枝去桂加茯苓白术汤方本云桂枝去桂，方中无桂枝

桂枝三两　**芍药**三两　**甘草**二两，炙　**生姜**三两　**大枣**十二枚　**白术**三两　**茯苓**三两

上六味，以水八升，煮取三升，去滓，温服一升，小便利则愈。本云桂枝汤，今去桂枝，加茯苓、白术。《玉函》“六味”下有“㕮咀”字，“八升”作“七升”，“云”作“方”。成本不载本方。

《伤寒类方》云：凡方中有加减法，皆佐使之药。若去其君药，则另立方名。今去桂枝，而仍以桂枝为名，所不可解也。

《伤寒疏义》云：术分赤白，昉见陶弘景《本草经集注》。所谓赤术，即苍术也。盖仲景之时，未曾有苍白之分。《素问·病能论》云：泽泻、术各十分。《本草经》亦只称术，不分

苍白。此后人所加，明矣。又苏颂云：古方云术者，皆白术也。

伤寒脉浮，自汗出，小便数，心烦，微恶寒，脚挛急，反与桂枝欲攻其表，此误也。得之便厥，咽中干，烦躁吐逆者，作甘草干姜汤与之，以复其阳。若厥愈足温者，更作芍药甘草汤与之，其脚即伸。若胃气不和谵语者，少与调胃承气汤。若重发汗，复加烧针者，四逆汤主之。《脉经》“心烦”作“颇复”。成本“桂枝”下有“汤”字。《玉函》“脚”上有“两”字。《脉经》无“调胃”字。

成云：脉浮自汗出，小便数而恶寒者，阳气不足也。心烦，脚挛急者，阴气不足也。阴阳血气俱虚，则不可发汗。若与桂枝汤攻表，则又损阳气，故为误也。得之便厥，咽中干，烦躁吐逆者，先作干姜甘草汤，复其阳气。得厥愈足温，乃与芍药甘草汤，益其阴血，则脚胫得伸。阴阳虽复，其有胃燥谵语，少与调胃承气汤，微溏，以和其胃。重发汗为亡阳，加烧针，则损阴。《内经》曰：荣气微者，加烧针则血不流行。重发汗，复烧针，是阴阳之气大虚，四逆汤以复阴阳之气。

《鉴》云：是当与桂枝增桂加附子汤，以温经止汗。今反与桂枝汤攻发其表，此大误也。

汪云：脉浮自汗出，小便数者，阳虚气不收摄也。心烦者，真阳虚脱，其气浮游而上走也。咽中干，烦躁者，误汗损阳，津液耗竭，阳虚烦躁，作假热之象也。吐逆者，阴寒气盛而拒膈也。

喜多村云：此揭中风证血气俱乏者之证。治伤寒脉浮自汗出微恶寒者，为在表，乃桂枝汤证也。然小便数而少，心烦闷，脚挛急，则不啻表疏阳津素歉。经曰：伤寒二三日，心中悸而烦，与此同情，则是建中、新加之属所主也。而反与桂枝本汤，欲攻其表，非误而何？得之便厥者，厥为亡阳，不能与阴相顺接。咽中干为津液寡，烦躁吐逆为寒格于上也。于是作甘草干姜汤，散寒温里，以回其阳，阳回则厥自愈，足自伸。更有其脚未伸者，重与芍药甘草汤，以滋阴养血，舒其筋而缓其拘急，胫乃得伸矣。若其脚得伸后，或谵语者，由自汗小便数。胃家先自津液干少，又服干姜性燥之药，以致阳明内结谵语。然非邪实大满之比，故有但调胃承气以调之，仍少少与之，则胃中和润，而内结自解。乃干姜之燥热，固足以长阳气而不足为患矣。盖阳气内有所主，则虽胃燥谵语，不过仅润滑之耳。若夫正气之脱，虽和扁复生，无所下手。仲景宁惧正气之虚，不嫌干姜之燥也。若前此重发汗，或加烧针，劫取其汗，以致亡阳证具，则又非甘草干姜所能治，故当于四逆汤急救其阳也。

柯氏云：两“若”字有不必然意。

铁樵按：此下一节，“证象阳旦”云云，各家佥以为非仲景原文，然两节实有相似处，或者后人因此节意义不明，将他书类似之文移入此条之后，亦未可知。今已无可稽考，但就此节而论，如各注家所言，总未能洽心贵当。成氏、柯氏、丹波、喜多而外，注释尚多，兹不备征引，仅就鄙意释之如下。窃谓此节包孕头绪颇多，不当一直说下。自首句至得之便厥，是一段文字，是全节之总纲。以下凡四节，是四个救逆法。中间省文甚多，试演为浅文以明之。

伤寒脉浮，自汗出，小便数，心烦，微恶寒，脚挛急，此是桂枝加附子汤证，何以呢？因为此处微恶寒三字，与第廿四节若微恶寒同；小便数，脚挛急与第廿二节小便难，四肢微急，难以屈伸同，这是亡阳的证据。此句从下文“以复其阳”四字生出。虽然有表证，然而是里证为急，若不顾里证，反与桂枝汤，欲攻其表，此误也。桂枝所以能解肌，毕竟要纯表证，里而无病才行。若是阴扰于内，阳争于外的局面，要安内方可以攘外，徒治其外，岂但不解，表阳受攻，内阴不继，自然阴阳不相顺接，所以得之便厥。自第一句“伤寒脉浮”起，至此为第一段。在这第一段之内，先有许多商量，要悉数明白，然后可以讲到下面的。

伤寒所重是证，证有诊法。脉浮是太阳证，前面说过了。所谓寒胜则浮，这个脉浮是指下诊得出的。自汗出，小便数是看护人可以知道的。心烦，恶寒，脚挛急，可是病者自觉证，看护人细心的可以体会得出。然而总不的确，不能据以为准的。病人自己告诉医生，当然较为真确。然而病人神智清楚还好，若是神识不清，就不能告诉你。况且患病不是可喜的事，谁又不烦？病人口里说烦，毕竟是否仲景所说的烦呢？照此说来，岂不是病人的话亦靠不住么？然则如何可以知道呢？倒也不难，只要留心病人的指头冷不冷，若是不冷就是不恶寒，手很冷就是很恶寒，指尖微冷就是微恶寒；其次，要留心脉气躁疾不躁疾。并非迟数之谓，详《脉学讲义》。不躁疾决不烦，躁疾的就定然烦了；又其次，要留心汗是遍身有的，还是但腰以上有汗、腰以下无汗的，或齐颈以上有汗、以下无汗的。若是汗出只齐腰，就可以知道他只四肢微急；若汗出齐颈而还，就定然脚挛急了。若问我如何知道的，也不过统全部《伤寒论》反复研究，无他谬巧。须知《伤寒》省文很多，有看得出的省文，有看不出的省文。看得出的省文，能知道的已经很少。看不出的省文，要能悟彻，就要看机缘宿慧了。如今要我引证数条，倒也说不出来，好在区区不作欺人之谈，将来诸同学实地试验自然知道。如今闲话少说，言归正传。以上各证辨之既确，就可以知道不是桂枝证，是桂枝加附子证。可巧遇着一位伤寒大家的医生，认误做桂枝证，用了一剂桂枝汤，病人厥了。病家慌了，来请到我，这便如何办法？那就要看第二层证据用药。若是咽中干，“咽中干”之上，经文省却一“若”字，故用“者”字。烦躁吐逆并见的，那是用著舒驰远的话，胸中一段阴霾之气，须用甘草干姜汤，以复其阳。这是一个办法。

“厥”字怎讲呢？共有三种意义。在《伤寒论》中，指头冷名为厥，故有“指尖微厥”之文；《内经》中“下厥上冒谓之厥”，是下面脚冷、上焦却很烦躁的意思；此外，猝然不省人事，须臾复苏，谓之“厥”。故通常有肝厥、痰厥之名。最利害的是《史记·扁鹊传》里的尸厥。凡是厥，都是发作一些时，自己会回复过来的；若是一往不复，那就脚冷的是“痹”。肝厥、痰厥是死，不名之为“厥”了。所以本论“厥阴篇”，有“厥五日，热亦五日”之文。本节中“厥”字的意义，既有烦躁和足温字样，当然是“下厥上冒”的厥。厥虽能自回，大约用药回得快一些，不服药回得慢一些。也有很利害，非药不复的。若是因误药而厥，大分药性过后自已会回复的。所以仲景说：若是厥愈足温者，不须甘草干姜汤，只要芍药甘草汤，他的脚就不挛急了。这是第二个办法（经文“更”字，疑是衍文）。若是病人有神昏谵语，就又当别论。从各方面诊察，确是胃不和而然，那就自汗，心烦，脚挛都是阳证，可以将调胃承气汤予服，只要少，不要多，服汤之后，自然会有更确的证据出来。这是第三个办法。

自古良医少，庸医多。我们遇着较重的病证，照例要问他前此服过何药。若是经过汗而再汗，和曾经用过烧针的，就可以知道恶寒，是因为发汗亡阳的缘故，烦躁是因为烧针劫津的缘故。现在病状虽不过如此，然而既经过这两层大误，趋势决然不良。用我们的医学知识，详细考察，若是确有用四逆汤的证据，简直要用四逆汤的，这是第四个办法。本节虽白话，下字极斟酌，学者须悉心研读。铁樵自注（此段文字，实是诊病不传之秘。）

第五期

辨太阳病脉证并治上第五

甘草干姜汤方

甘草四两，炙　**干姜**二两

上二味，以水三升，煮取一升五合，去滓，分温再服。《玉函》甘草二两。成本“干姜”下有“泡”字。

芍药甘草汤方

白芍药《玉函》无“白”字　**甘草**各四两，炙

上二味，以水三升，煮取一升五合，去滓，分温再服。

柯云：仲景回阳每用附子，此用干姜甘草者，正以见阳明之治法。夫太阳、少阴所谓亡阳者，先天之元阳也，故必用附子之下行者回之，从阴引阳也。阳明所谓亡阳者，后天胃脘之阳也，取甘草干姜以回之，从乎中也。盖桂枝之性辛散，走而不守，即佐以芍药，尚能亡阳。干姜之味苦辛，守而不走，故君以甘草，便能回阳。然先天太少之阳不易回，回则诸证悉解；后天阳明之阳虽易回，既回而前证仍在，变证又起，故更作芍药甘草汤继之。盖脾主四肢，胃主津液，阳盛阴虚，脾不能为胃行津液，以灌四旁，故足挛急，用甘草以生阳明之津，芍药和太阳之液，其脚即伸，此亦用阴和阳法也。甘草干姜汤，得理中之半，取其守中，不须其补中。芍药甘草汤，减桂枝之半，用其和里，不取其攻表。

吴遵程方注云：甘草干姜汤，即四逆汤去附子也，辛甘合用，专复胸中之阳气。其夹食夹阴，面赤，足冷，发热，喘咳，腹痛，便滑，外内合邪，难于发散，或寒药伤胃，合用理中，不便参术者，并宜服之，真胃虚挟寒之圣剂也。若夫脉沉畏冷，呕吐自利，虽无厥逆，仍属四逆汤。芍药甘草汤，即桂枝汤去桂枝姜枣也，甘酸合用，专治营中之虚热，其阴虚阳乘，至夜发热，血虚筋挛，头面赤热，过汗伤阴，发热不止，或误用辛热，扰其营血，不受补益者，并宜用之，真血虚挟热之神方也。

《外台备急》疗吐逆，水米不下，干姜甘草汤。《直指方》干姜甘草，治脾中冷痛，呕吐不食，于本方加大枣一枚。又，甘草干姜汤治男女诸虚出血，胃寒不能引气归元，无以收约其血。《朱氏集验方》二神汤，治吐血极妙。治男子、妇人吐红之疾。盖是久病，或作急劳，损其荣卫，壅滞气上，血之妄行所致。若投以藕节、生地等凉剂治之，必求其死矣。每遇患者，用药甚简，即甘草干姜汤。每服二钱，水一中盏，煎五七沸，带热呷，空心日午进之，和其气血荣卫，自然安痊，不可不知。《证治准绳》曹氏必用方，吐血，须煎干姜甘草作汤与服，或四物理中汤亦可，如此无不愈者。若取生地黄、竹茹、藕汁，去生便远。《朱氏旧验方》去杖汤，治脚弱无力，行步艰难，友人戴明远用之奇验。即芍药甘草汤。《活人事证方》神功散，治消渴，即芍药甘草汤。《医学心悟》芍药甘草汤，止腹痛如神，脉迟为寒，加干姜；脉洪为热，加黄连。

调胃承气汤

大黄四两，去皮，酒洗　**甘草**二两，炙　**芒硝**半升

上三味，以水三升，煮取一升，去滓，内芒硝，更上火微煮令沸，少少温服之。

汪云：误与桂枝汤，复与甘草干姜汤，耗胃中津液，因而谵

语。方后云“少少温服”，此不过暂假之以和胃气，而止谵语也。

徐云：仲景用此汤，凡七见，或因吐下津干，或因烦满气逆，总为胃中燥热不和，而非大实满者比，故不欲其速下而去枳朴，欲其恋鬲而生津，特加甘草以调和之，故曰调胃。

柯云：不用气药，而立名承气者，调胃所以承气也。经云：平人胃满则肠虚，肠满则胃虚，更虚更实，故气得上下。今气之不承，由胃家之热实，必用硝、黄以濡胃家之糟粕而气得以下，同甘草以生胃家之津液而气得以上。推陈之中，便寓致新之义。一攻一补，调胃之法备矣。

《千金》本方加枳实五枚，单名承气汤。《外台集验》生地黄汤，疗伤寒有热，虚羸少气，心下满，胃中有噎食，大便不利，于本方加生地黄三斤，大枣二十枚。《卫生宝鉴》治胃热，以本方七钱，加黄连二钱，犀角一钱。《张氏医通》云：饮食不节则胃病。胃病则气短精神少而生大热，有时火上行而独燎其面。《针经》云“面热者是阳明病”，调胃承气汤加犀角、川连。

四逆汤方

甘草二两，炙　**干姜**一两半　**附子**一枚，去皮，生用

上三味，以水三升，煮取一升二合，去滓，分温再服。强人可大附子一枚，干姜三两。

钱云：四逆汤者，所以治四肢厥逆而名之也。《素问·阳明脉解》云：四肢者，诸阳之本也，阳盛则四肢实。即《阴阳应象论》之“清阳实四肢”也。《灵枢·终始篇》云：阳受气于四末，阴受气于五脏。盖以谷入于胃，气之清者为营，行于脉中，浊者降于下焦，为命门真阳之所蒸腾，其气直达皮肤而为卫气，先充满于四末，然后还而温肌肉、密腠理，行于阴阳各二十五度，故四肢为诸阳之本。此以真阳虚衰，阴邪肆逆，阳气不充于

四肢，阴阳不相顺接，故手足厥冷而为厥逆、咽中干也。若重发其汗，更加烧针取汗，则孤阳将绝矣。仲景急以温经复阳为治，故立四逆汤。其以甘草为君者，以甘草甘和而性缓，可缓阴气之上逆；干姜温中，可以救胃阳而温脾土，即所谓“四肢皆禀气于胃，而不得至经，必因于脾，乃得禀焉”，此所以脾主四肢也；附子辛热，直走下焦，大补命门之真阳，故能治下焦逆上之寒邪，助清阳之升发，而腾达于四肢，则阳回气暖，而四肢无厥逆之患矣，是以名之曰四逆汤也。

顾宪章《伤寒溯源集》云：案，言四者，四肢之省文也。四肢，自指至肘，自足至膝是也，其病为深。凡言手足者，自指至腕，足至踝而已，其病尚浅。仲景下字不苟，其轻重浅深，一览了然矣。

丹云：“四逆”字，见于《灵》《素》，亦是四肢厥逆之义。柯氏谓本方脱人参，乃以四物救逆名之，误也。

吴遵程方注云：从前附子皆野生，大者极难得，重半两者即少，不若今时之种附子，重一两外也。近世用二三钱一剂，即与仲景时二三枚分三剂相等耳。

《医经会解》云：阴毒，脉硬、肢冷，加麝香、皂荚，俱用少许；呕吐涎沫或小腹痛，加盐炒吴茱萸、半夏、生姜；呕吐不止，加半夏、生姜汁；泻不止，加白术、人参、黄芪、茯苓、升麻。

《名医类案》云：郭雍治一人，盛年恃健不善养，因极饮冷酒食，内外有所感。初得疾，即便身凉、自利、手足厥、额上冷汗不止、遍身痛、呻吟不绝、偃卧不能转侧，心神颇宁，不昏愦恍惚。医皆敷衍，郭曰：此证甚重，而病人甚静，神清身重、不能起、自汗、自利、四肢厥，此阴证无疑也。又遍身痛不知处所，行则身如被杖，阴毒证也。当急治之。医言悠谬不可听。郭令服四逆汤，灸关元及三阴交，未知，加服九炼金液丹，利厥汗证稍止，稍缓药艾，则诸证复出，再急灸治。如此进退者三，凡三日两夜，灸艾千余壮，服金液丹千余粒，四逆汤一二斗，方能住灸汤药。阳气虽复，而汗不出，证复如太阳病，未敢服药，以待汗。二三日复大烦躁饮水，次则谵语斑出热甚，无可奈何，复与调胃承气汤，得利，大汗而解。阴阳反复，有如此者，前言烦躁不可投凉药，此则可下证具，非小烦躁而已，故不同也。

铁樵按：钱氏所释“清者为营，浊者为卫”，不合事实。《内经》以人生为一小天地，故其说多类此。后人以为经文必不误，认体工之组织实际如此，则受抨击矣。吾尝考之西医籍译本，于《新生理讲义》中详言之。今所当知者，太阳病自汗出，心烦，脚挛急者，非附子不愈；重发汗、加烧针者，非四逆不愈。可知烧针发汗，非四逆证。亡阳厥冷乃四逆证，但既云四逆汤主之，则四逆证具已在言外，故从省，此为读《伤寒论》不可不知者。重发汗、加烧针，例无不亡阳，万一不亡阳，固不用四逆。若认为四逆，为烧针、重发汗而用，则误也。又，郭雍案先用硫、附、艾火，后用调胃承气，乃中阴溜府伤寒重证，类此者颇多，不得举此为本节作证。须知“干姜复阳”以下四节系并列的。若一串讲下，便是以病试药之庸手矣。

问曰：证象阳旦，案法治之而增剧，厥逆，咽中干，两胫拘急而谵言。师曰：言夜半手足当温，两脚当伸。后如师言，何以知此？答曰：寸口脉浮而大，浮为风，大为虚，风则生微热，虚则两胫挛，病形象桂枝，因加附子参其间，增桂令汗出。附子温经，亡阳故也。厥逆，咽中干，烦躁，阳明内结，谵语烦乱，更饮甘草干姜汤。夜半阳气还，两足当热，胫尚微拘急，重与芍药甘草汤，尔乃胫伸。以承气汤微溏，则止其谵语，故知病可愈。《玉函》无“师曰”之“曰”，“此”作“之”，“为”字上并有“即”字。

成云：阳旦，桂枝汤之别名。《金匮·产后门》阳疸汤，即桂枝汤。

张锡驹曰：桂枝一名阳旦，谓阳春平旦之气也。

舒云：此条说出许多无益之语，何所用之？吾不能曲为之解也。

尤在泾曰：此条即前条之意，而设为问答，以明所以增剧及所以病愈之故。然中间语意殊无伦次，此岂后人之文邪？昔人读《考工记》，谓不类于《周官》，余于此亦云。

铁樵按：丹波氏《伤寒辑义》此节下有程、钱两家注释，冗长无味，已删去。脉浮而大，浮为风，大为虚，可谓貌似之论。须知仅仅言浮，既不是风，仅仅言大，又何以见得是虚？更继之曰“风则生微热，虚则两胫挛”，愈说得详细，乃愈不合。何以言之？须知脚挛急，即蜷卧之渐，其脉当细，决不大。其人当微寒，不是微热；若微热，脉浮而大，则两胫必不挛，手足亦不必厥。何以知之？因无此种病也。自此以下，尤杂乱无理，故知此节必伪。尝谓医书较他书为易读，所以然之故，他书校勘奇难，医书则躯体即是标本。凡其说与体工变化不合者，无论是仲景，是仓公、岐伯之语，吾不受其欺也。抑岂但古书，即西国学说，明明实地解剖，铁案如山，证之事实而不合，如治血证用冰，治鼓胀放水，治痢疾杀虫，结果只能促人之命。吾知其解剖有未符事实者在，仅存其说为参考，不盲从也。故用我之法，古书之误者可以整理，古书之是者可以洞明，能不蹈袭古人，能取诸人以为善，能使中医学进步至于无穷。

以上共十九章，统论太阳中风证治。东国喜多村曰：“此篇首论太阳之纲领与寒热之大要，而次以桂枝汤总治。曰桂枝加葛根汤，曰桂枝加厚朴杏仁，曰桂枝加附子，曰桂枝去芍药及加附子，曰桂枝加茯苓白术，皆从本方加减者也；曰桂麻各半，曰桂枝二麻黄一，曰桂枝二越婢一，此三方亦是从本方变化者也；惟白虎加人参一方，乃因桂二麻一汤证连类及之，以便检查一端耳；结以甘草干姜、芍药甘草、调胃承气、四逆诸方，寒热相错，攻补兼胪，用方之机，殆尽于此矣。然前后一贯，总不离乎中风一类之证治。其间有总证，有兼证，或失乎汗，或失乎下，若吐、若温针，误逆之候，禁诫之辞，喘家酒客之治，迄针刺辅治之法，并举骈列，纤悉不遗。所谓绵里有针，草中蛇眠，极变化错综之妙。此乃上篇编次之旨也。学者焉可不潜心考索也哉？观此可知，方氏喻氏之变更章节，直是不曾懂得伤寒。

辨太阳病脉证并治中第一

太阳病，项背强几几，无汗恶风，葛根汤主之。“无汗“《外台》作“反汗不出”四字。《玉函》《外台》“风”下有“者”字。

方云：无汗者，以起自伤寒，故汗不出，乃上篇有汗之反对，风寒之辨别也。恶风乃恶寒之互文，风寒皆通恶，而不偏有无也。魏云：其辨风寒，亦重有汗、无汗，亦不以畏恶风寒多少为准。畏恶风寒，不过兼言互言，以参酌之云耳。

葛根汤方

葛根四两　**麻黄**三两，去节　**桂枝**二两，去皮　**生姜**三两，切　**甘草**二两，炙　**芍药**二两　**大枣**十二枚，擘

上七味，以水一斗，先煮麻黄、葛根，减二升，去白沫，内诸药，煮取三升，去滓，温服一升，覆取微似汗，余如桂枝法将息及禁忌，诸汤皆仿此。《玉函》《千金翼》“似汗”下有“不须啜粥”四字。《外台》有“出不须啖热粥助药发”九字。

柯云：几几更甚于项强，而无汗不失为表实，脉浮不紧数，是中于鼓动之阳风。故以桂枝汤为主，而加麻、葛，以攻其表实也。葛根味甘气凉，能起阴闭而生津液，滋筋脉而舒其牵引，故以为君；麻黄、生姜能开玄府腠理之闭塞，祛风而去汗，故以为臣；寒热俱轻，故少佐桂、芍，同甘、枣以和里。此于麻桂二汤之间，衡其轻重，而为调和表里之剂也。葛根与桂枝同为解肌和里之剂，故有汗、无汗、下利、不下利皆可用，与麻黄专于治表者不同。东垣用药分经，不列于太阳，而列于阳明。易老云：未入阳明者，不可服。岂二子未读仲景书邪？喻氏谓仲景不用于阳明，恐亡津液，与《本草》生津之说左矣。桂枝汤啜粥者，因无麻黄之开，而有芍药之敛，恐邪有不尽，故假谷气以逐之，此

汗生于谷也。

徐云：前桂枝加葛根汤一条，其见证亦同，但彼云“反汗出”，故无麻黄；此云无汗，故加麻黄也。

陶弘景曰：凡汤中用麻黄，皆先别煮两三沸，掠去其沫，更益水如本数，乃内余药。不尔，令人烦。

按：今上海药肆中，麻黄无论生炙，皆无沫。

太阳与阳明合病者，必自下利，葛根汤主之。原注：一云用后第四方。《脉经》作“太阳与阳明合病，而自利不呕者，属葛根汤证”。《千金翼》注：一云用后葛根芩连汤。

成云：伤寒有合病，有并病。本太阳病不解，并于阳明者，谓之并病。二经俱受邪，相合病者，谓之合病。合病者，邪气甚也。太阳、阳明合病者，与太阳、少阳合病，阳明、少阳合病，皆言必自下利者，以邪气并于阴，则阴实而阳虚；邪气并于阳，则阳实而阴虚。寒邪气甚，客于二阳，二阳方外实而不主里，则里气虚，故必下利，与葛根汤以散经中之邪。

《鉴》云：太阳与阳明合病者，谓太阳之发热恶寒无汗，与葛根之烦热不眠等证，同时均病，表里之气，升降失常，故下利也。治法，解太阳之表，表解而阳明之里自和矣。

程云：合病之证，凡太阳之头痛恶寒等证，与阳明之喘渴胸满等证，同时均发，无有先后也，但见一证便是，不必悉具。并病亦如是看。仍须兼脉法断之。

《明理论》曰：太阳与阳明合病，必自下利，葛根汤主之。太阳与少阳合病，必自下利，黄芩汤主之。阳明与少阳合病，必自下利，大承气汤主之。三者皆合病下利，一者发表，一者攻里，一者和解，所以不同也。下利家何以明其寒热邪？且自利不渴属太阴，以其脏寒故也；下利欲饮水者，以有热也，故大便溏，小便自可者，此为有热；自利小便色白者，少阴病形悉具，此为有寒；恶寒脉微，自利清谷，此为有寒；发热后重，泄色黄赤，此为有热。皆可理其寒热也。

铁樵按：今人以发热恶寒无汗者为伤寒，发热而渴有汗不恶寒者为温病。其起初发热恶寒，旋即不恶寒者，亦为温病。通常治以栀、豉、豆卷，不效则继进石斛。外邪因甘凉遏抑，郁不得达，遂成持久之局，无一病不须延至三候。惟至轻之症，不服药亦自愈者，则栀豉可以奏效。其实皆合病也。仲景以发热而渴不恶寒者为温病，后人不知因时定名之故，又因误解《内经》“冬伤于寒，春必病温；冬不藏精，春必病温”数语。首先铸错者为王叔和“序例”中“寒毒藏肌肤，冬月不即病，至春发为温病，至夏则为暑病。病暑者，热极重于温也”数语，嗣后千差万错均从此始。《内经》中明明语人“凡热病，皆伤寒之类”，反无人措意，妄造“江南无正伤寒”之论，而葛根因不曾用惯，反谓此药能升肝阳。病家将信将疑，或竟有预告医生谓，贱躯不宜葛根。于是三五日可愈之病，无有不延至数十日者，令人为之呼冤不置。王叔和语何以确知其误？详《内经讲义》及《温病篇》。

太阳与阳明合病，不下利但呕者，葛根加半夏汤主之。《玉函》无“太阳”以下六字。接上条。

成云：邪气外甚，阳不主里，里气不和，气下而不上者，但下利而不呕，里气上逆而不下者，但呕而不下利，与葛根汤以散其邪，加半夏以下逆气。

葛根加半夏汤方

葛根四两　**麻黄**三两，去节。《玉函》作二两。成本有“汤泡，去黄汁，焙干称”字　**甘草**二两，炙　**芍药**二两　**桂枝**二两，去皮　**生姜**二两，切。丹云：诸本并作“三两”是。　**半夏**半升，洗　**大枣**十二枚，擘

上八味，以水一斗，先煮葛根麻黄，减二升去白沫，内诸药，煮取三升，去滓，温服一升，覆取微似汗。白，《玉函》作

“上”。

汪云：愚以既云呕矣，其人胸中能免满逆之证乎？汤中半夏固宜加矣，而甘草大枣之甘，能不相碍乎？或云：方中止甘草二两，大枣十二枚，已有生姜三两，复加半夏半升，于呕家又何碍？

太阳病，桂枝证，医反下之，利遂不止，脉促者，表未解也。喘而汗出者，葛根黄芩黄连汤主之。原注：“促“，一作“纵”。

成云：桂枝证者，邪在表也，而反下之，虚其肠胃，为热所乘，遂利不止。邪在表则见阳脉，邪在里则见阴脉。下利，脉微迟，邪在里也。促为阳盛，虽下利而脉促者，知表未解也。病有汗出而喘者，为自汗出而喘也，即邪气外甚所致；喘而出汗者，为因喘汗出也，即里热气逆所致。与葛根黄芩黄连汤，散表邪，除里热。

汪云：成注“虚其肠胃”，此非肠胃真虚证，乃胃有邪热，下通于肠而作泄也。

钱云：促为阳盛，下利则脉不应促，以阳邪炽盛，故脉加急促，是以知其邪尚在表而未解也。然未若协热下利之表里俱不解，及阳虚下陷、阴邪上结、而心下痞硬，故但言表而不言里也。

柯云：邪束于表，阳扰于内，故喘而汗出、利遂不止者，所谓“暴注下迫，皆属于热”，与脉弱而协热下利不同，此微热在表，而大热入里，固非桂枝芍药所能和，厚朴杏仁所宜加矣。

《鉴》云：协热利二证，以脉之阴阳分虚实主治固当矣，然不可不辨其下利黏秽鸭溏，小便或白或赤，脉之有力无力也。

张锡驹云：下后发喘汗出，乃天气不降，地气不升之危证，宜用人参四逆辈。仲景用葛根黄芩黄连者，专在“表未解”一句。

《伤寒类方》曰：“促”有“数”意，邪犹在外，尚未陷入三阴，而见沉微等证象，故不用理中等法。

铁樵按： 葛根芩连汤乃常用之药，如各注家说，几令人靡所适从。近人畏葛根，谓是升药，不可用；畏芩连，谓是苦寒，不可用。于是乞灵于豆卷，当表不表，病则传里，壮热而渴；更乞灵于石斛，病毒为甘凉遏抑，不能从汗解，因出白瘖。从此节节与《温病条辨》相合，《伤寒论》乃束之高阁，又岂知用药一误，病型随变？此真千古索解人不得之事也。葛根之升，乃从肌腠升于肤表之谓，非从下上升之谓。病人往往先告医生，谓“我向有肝阳”，请先生勿用柴胡、葛根，或者病已退热，头或微晕，则归咎于柴胡、葛根。其有服解肌药未即退热者，改延他医，则必大骂柴胡、葛根，而恣用石斛，病延至三候，无险不呈，病家终不知所以致此之由，则因时医手笔皆出一辙，彼此互相回护故也。此真举国皆饮狂泉，转以不狂者为狂之类。而西医习与此辈较短长，反以为中国医术不过尔尔，令人为仲景呼冤不置。

详“脉促者，表未解也”，两语意思颇深。脉促即“促结代”之“促”，脉搏有歇止者是也。脉所以促，正因下之不当，下之太骤之故。脉之跳动，因心房之弛张，其弛张最有程序，苟非脉管栓塞、闭锁不全，脉搏断不至有歇止。然当表邪未解，正气未衰，误用泻药，邪欲陷而不得，欲出而不能，互相格拒，脉管中神经因感非常剧变，弛张顿失常态，其气遂乱，脉乃见歇止，此是促脉之真相。然何以云“表未解也”？此句委实是“表未陷也”之变词，何以知之？假使表邪随泻药而陷里，则成为结胸，或痞硬，或热结上膈，凡如此者，其脉不促。既非因心病（即血病）或肝病（即神经过敏病。二者均详后）而脉促，此促脉乃暂局下药太暴，邪正互争，脉气因乱故也。既如此，邪之内陷者不得入里，势必还归于表，因此知表未解，故云“表未解”句是“表未陷”之变词。

“喘而汗出者”一句，亦千古无人解得。须知此节之文字当云“太阳病，医反下之，利遂不止，脉促者，表未解也，葛根汤主之；喘而汗出者，表已解也，葛根黄芩黄连汤主之。”何以知之？表未解当用表药。伤寒之定例，凡言表言汗，皆指麻黄；其桂枝、葛根，只是解肌药，不名为表。故知“表未解”之下，当接葛根汤主之，葛根汤有麻黄者也。内陷，有寒、有实、有热，喘而汗出者，热结上膈，何以知是热？以用芩、连知之。即证可以知药，即药可以知病，亦伤寒之例。故舒驰远谓“喘而汗出，当用人参四逆辈”，张锡驹谓是“天气不降，地气不升”，真是梦呓，丝毫不曾理会得《伤寒》读法。喘而汗出，是表已解，何以知表已解？因“汗出”字知之。观“无汗而喘，麻黄汤主之”，即知无汗是表不解，因而推知有汗是表已解，又因而推知“表未解”之“未”字正对“表已解”说。惟其如此，省去一句。读者可以自明，否则不能省也。故知“喘而汗也”之下，有“表已解也”一句。

余既解释此节，三复之，觉有至理，非如此不可，且亦甚平正，一望而可知者。不料成无已以下诸注家，言人人殊，只是搔不着痒处。诸公之拙，当为仲景所不料。

葛根黄芩黄连汤方　《千金》《外台》作“葛根黄连汤”

葛根半斤　**甘草**二两，炙　**黄芩**三两　**黄连**三两

上四味，以水八升，先煮葛根，减二升，内诸药，煮取二升，去滓，分温再服。

柯云：君气轻质重之葛根，以解肌而止利；佐苦寒清肃之芩连，以止汗而除喘；用甘草以和平。先煮葛根，后内诸药，解肌之力优而清中之气锐，又与补中逐邪之法迥殊矣。

《古方选注》云：是方即泻心汤之变，治表寒里热，其义重在芩连肃清里热也。

《伤寒类方》云：因表未解，故用葛根；因喘汗而利，故用芩连之苦，以泄之坚之。芩连甘草为治痢之主药。

太阳病，头痛发热，身疼腰痛，骨节疼痛，恶风无汗而喘者，麻黄汤主之。《玉函》《脉经》《千金翼》“身疼”作“身体疼”。《千金》“恶风”作“恶寒”。《外台》作“伤寒，头疼腰痛，身体骨节疼，发热恶风，汗不出而喘”。

柯云：太阳主一身之表。风寒外束，阳气不伸，故一身尽疼；太阳脉抵腰中，故腰痛；太阳主筋所生病，诸筋皆属于节，故骨节疼痛；从风寒得，故恶风；风客于人，则皮毛闭，故无汗；太阳为诸阳主气，阳气郁于内，故喘。太阳为开，立麻黄汤以开之，诸证悉除矣。麻黄八证，头痛、发热、恶风，同桂枝证；无汗身疼，同大青龙证；本证重在发热、身疼、无汗而喘。本条不冠伤寒，又不言恶寒，而言恶风。先辈言麻黄汤主治伤寒，不治中风，似非确论。盖麻黄汤、大青龙汤，治中风之重剂；桂枝葛根汤，治中风之轻剂，伤寒可通用之，非主治伤寒之剂也。铁按：此语甚无谓。

钱云：恶风虽或可与恶寒互言，然终是营伤卫亦伤也。何则卫病则恶风？营居卫内，寒已入营，岂有不从卫分而入者乎？故亦恶风也。

《鉴》云：无汗者，伤寒实邪，腠理密闭，虽发热而汗不出，不似中风虚邪发热而汗自出也。

丹云：《本草经》麻黄主治伤寒中风、头痛。《病源候论》曰：夫伤寒病者，起自风寒，入于腠理，与精气分争，营卫否膈，周行不通。病一日至二日，气在孔窍皮肤之间，故病者头痛恶寒，腰背强重，此邪气在表，发汗则愈。夫麻黄发汗而主中风，既言伤寒，而又言起自风寒，乃伤寒、中风可互为外感之称，亦不可凿凿以汗之有无、恶之风寒、伤之营卫为之差别也。

麻黄汤方

麻黄三两，去节　**桂枝**二两，去皮　**甘草**一两，炙　**杏仁**七十个，去皮尖。《千金》云：喘不甚，用五十个。

上七味，以水九升，先煮麻黄，减二升，去上沫，内诸药，煮取二升半，去滓，温服八合。覆取微似汗，不须啜粥，余如桂枝法将息。

钱云：李时珍云，津液为汗，汗即血也，在营则为血，在卫则为汗。夫寒伤营，营血内涩，不能外通于卫。卫气固，津液不行，故无汗发热而憎寒。夫风伤卫，卫气受邪，不能内护于营，营血虚弱，津液不固，故有汗发热而恶风。然风寒之邪皆由皮毛而入，皮毛者，肺之合也。肺主卫气，包罗一身，天之象也。证虽属于太阳，而肺实受邪气，其证时见面赤怫郁，咳嗽痰喘胸满诸证者，非肺病乎？盖皮毛外闭，则邪热内攻，而肺气愤郁，故用麻黄甘草同桂枝，引出营分之邪，达之肌表，佐以杏仁泄肺而利气。是则麻黄汤虽太阳发汗重剂，实为发散肺经火郁之药也。濒湖此论，诚千古未发之秘。惟桂枝为卫分解肌之药，而能与麻黄同发营分之汗者，以卫居营外，寒邪由卫入营，故脉阴阳俱紧，阳脉紧则卫分受邪，阴脉紧则邪伤营分。所以欲发营内之寒邪，先开卫间之出路，方能引邪由营达卫，汗出而解也。后人有用麻黄而监之以桂枝，见节制之妙，更有“驭六马而执辔惟谨，恒虞其泛轶”之说，岂理也哉？

柯云：此方治风寒在表，头痛项强，发热，身痛腰痛，骨节烦疼，恶风恶寒，无汗，胸满而喘，其脉浮紧浮数者，此为开表逐邪发汗之峻剂也。此汤入胃，行气于玄府，输精于皮毛，斯毛脉合精而溱溱汗出，在表之邪其尽去而不留，痛止喘平，寒热顿解，不烦啜粥而藉汗于谷也。其不用姜枣者，以生姜之性，横散解肌，碍麻黄之上升；大枣之性，滞泥于膈，碍杏仁之速降。此欲急于直达，稍缓则不迅，横散则不峻矣。若脉浮弱，汗自出者，或尺脉微迟者，是桂枝所主，非此方所宜也。

《鉴》云：庸工不知其制在温覆取汗。若不温覆取汗，则不峻也，遂谓麻黄专能发表，不治他病。孰知此汤合桂枝汤，名麻桂各半汤，用以和太阳流连未尽之寒热；去杏仁，加石膏，合桂枝汤，名桂枝二越婢一汤，用以解太阳热多寒少之寒热；若阳盛于内，无汗而喘者，又有麻黄杏仁甘草石膏汤，以解散太阳肺家之邪；若阴盛于内，而无汗者，又有麻黄附子细辛甘草汤，以温散少阴肾家之寒。《金匮要略》以此方去桂枝，《千金方》以此方桂枝易桂，皆名还魂汤，用以治邪在太阴，卒中暴厥，口噤气绝，下咽奏效，而皆不温覆取汗，因是而知麻黄汤之峻与不峻，在温覆与不温覆也。此仲景用方之心法，岂常人之所得而窥邪？

柯又云：予治冷风哮与风寒湿三气成痹等证，用此辄效，非伤寒一证可拘也。

《外台》：深师麻黄汤，疗新久咳嗽，唾脓血，连年不差，昼夜肩息，于本方去杏仁加大枣；又疗上气咳嗽，喉中水鸡鸣，唾脓血腥臭，于本方加生姜。

《和剂局方》：三拗汤，治感冒风邪，鼻塞声重，语音不出，或伤风伤冷，头痛目眩，四肢拘蜷，咳嗽多痰，胸满气短，于本方去桂，三味生用，加生姜。麻黄不去节，杏仁不去皮尖，甘草不炙。

脉浮而紧，浮则为风，紧则为寒，风则伤卫，寒则伤荣，荣卫俱病，骨节烦疼，可发其汗，宜麻黄汤。丹云：此一条出宋版“可汗篇”及《玉函》《脉经》《千金翼》，正是本论原文，当在“太阳篇”中，今本系于脱漏，故诸注家未有解释者。钱氏云：寒已入营，岂有不从卫分而入者乎？的与此条符矣。乃知麻黄桂枝之别，在表之虚实，而不在与风寒营卫之分。得此条而甚明，故揭于此。又云，此条出“辨脉法”，“脉”上有“寸口”二字，无“宜麻黄汤”四字，“汗”下有“也”字。

柯云：风寒本自相因，必风先开腠理，寒得入于经络，营卫俱伤，则一身内外之阳不得越，故骨肉烦疼；脉亦应其象而变见于寸口也，紧为阴寒，而从浮见。阴盛阳虚，汗之则愈矣。脉法以浮为风、紧为寒，故提纲以脉阴阳俱紧者名伤寒。大青龙脉，亦浮中见紧，故名中风，则脉但浮者正为风脉，宜麻黄汤，是麻黄汤固主中风脉证矣。麻黄汤证，发热、骨节疼，便是骨肉烦疼，即是风寒两伤，营卫俱病。先辈何故以大青龙治营卫两伤，麻黄汤治伤寒营而不伤卫，桂枝汤治风伤卫而不伤营，曷不以桂枝证之恶寒，麻黄证之恶风，一反勘邪？要之，冬月风寒本同一体，故中风伤寒皆恶风恶寒，营病卫必病。中风之重者便是伤寒，伤寒之浅者便是中风。不必在风寒上细分，须当在有汗无汗上着眼耳。

丹云：柯氏注本以“辨脉”此条移于麻黄证条内，其释义如是，可谓发千古之秘，超越诸注，因亦移为本条之注。

铁樵按：此条本在第九卷“辨不可下病脉证治第二十篇”中，丹氏因柯本移置此处。本讲义因以《伤寒辑义》为蓝本，故悉仍其旧，惟间有冗繁处则稍稍删节耳。此条循绎文气，与经文不类，与《脉经》却相似。然则辨可下不可下诸篇，皆王氏手笔与。

太阳与阳明合病，喘而胸满者，不可下，宜麻黄汤。成本《玉函》“汤”下有“主之”二字。丹云：非。

成云：阳受气于胸中，喘而胸满者，阳气不宣发，壅而逆也。心下满、腹满皆为实，当下之。此以为胸满非里实，故不可下。虽有阳明，然与太阳合病，为属表，是与麻黄汤发汗。

汪云：喘而胸满，则肺气必实而胀，所以李东璧云“麻黄汤虽太阳发汗重剂，实为发散肺经火郁之药”，彼盖以喘而胸满为肺有火邪实热之证。汤中有麻黄、杏仁，专于泄肺利气，肺气泄利，则喘逆自平，又何有于阳明之胸满耶？

钱云：胸满者，太阳表邪未解，将入里而犹未入也。以阳明病而心下硬满者，尚不可攻。攻之，遂利不止者，死，况太阳阳明合病乎？

喜多村直宽云：此太阳阳明合病之变局。前条因利与呕而知之，今此合病，何从而知？必须从两病脉证一一对勘，即无利与呕，而亦可定为合病矣。邪束于表而不舒越，则为喘渴；热壅于里而不宣发，则为胸满。一说“满”与“懑”，古字通用，《脉经》云“肺气实则喘渴胸懑”是也，亦通。是以其表邪未罢，故虽有阳明证，未可妄议攻下，治以麻黄汤散发表邪，则里气随和，不治喘满，而喘满自平。经曰“阳明病，脉浮、无汗而喘者，发汗则愈，宜麻黄汤”，与此条颇同义。盖太阳阳明同病，邪热壅盛，势必为喘可知耳，乃不治阳明而专攻太阳，斯见仲景析义之精矣。

东国中西子文曰：首条先举葛根汤，而次以二阳合病证，今又举麻黄汤而次以合病，此亦编章之旨也。

铁樵按：风伤卫，寒伤荣，风寒两伤荣卫，前人议论甚多，然不因多而能诠明，反觉多而令人头脑作胀。读者注意，本讲义第一二两期中所言，自不致迷惑，胸有主宰，则纷歧之议论，皆足助我之理解。又读《伤寒论》有不可不知之一端，曰：执果溯因，此四字实为中国医学之立脚点，试为说明如下。

例如太阳病，发热无汗而喘。何故发热，何故喘，此极费解者也。然古人所定之治法，为发汗，得汗则热解喘止。是就具结果言之，则知当时之喘，必由于热与无汗。谓喘之所以发，因热盛之故；而热之所以盛，因无汗之故。不得谓此说不中理也。故王朴庄注麻黄汤条云：喘正因无汗。然自西学说言之，凡热病皆微菌为害，然则谓麻黄能杀菌，虽非确论，不得谓此语毫无价值，何则？就实地试验，血清能杀病菌，麻黄汤决不能杀伤寒杆菌，然得麻黄汤而伤寒病竟愈，何以故？且伤寒病为杆菌，喉症病为球菌，喉症血清不能杀伤寒菌，而麻杏石甘汤治喉症神效。是麻黄能杀伤寒菌，复能杀喉症菌也。然则菌之死有两途：一由于血清抗毒，二由于麻黄发汗。麻黄不能杀菌，发汗却能杀菌。是发汗则人体之抗毒素不必有所辅益，而自然增加，故吾疑西国病原菌之说不确。因发汗则菌死，不发汗则菌繁殖。是伤寒喉症，虽由于菌之传染，若在无伤寒流行之时，偶然有一人患此，此一人之伤寒，或竟因发热无汗，血中因而自然生菌。或者因发热无汗，适宜于微菌之故，空气中菌，因得借其躯体为殖民地，都未可知。由前之说，菌不必自外袭入；由后之说，虽由外袭入，却非单纯外因。验热病流行之区，有传染，有不传染，似以后说为是。且西医籍谓如一度传染喉症者，当得十年免疫。乃由事实验之，免疫之说亦竟不确。吾友有连年患甚剧之喉症者，且非喉症流行之时。故吾疑微菌学说，将来有根本动摇之日。

至若中医极不合理之说，反有不能非难者在。例如太阳病，恶寒无汗而喘，谓发热由于感寒，谓喘由于无汗，谓恶寒由于太阳寒水之气，故从寒化，皆极不合理论者。然感寒发热为反应，如吾所释，寒胜则浮，其理由乃极充足。至于发汗而喘定，则喘由于无汗，乃事实；饮麻桂温药，恶寒即解，则太阳从寒化，亦是事实。喉症之面赤喉烂，热壮口渴，谓是蕴热郁不得达，恶寒无汗为太阳，热壮口渴为阳明。此在科学家视之，无一非谬说。然发汗而恶寒解，用石膏而壮热解，喉症乃应手而愈。则就成效言之，凡科学家以为不通者，于事实乃甚符合，科学究不能离事实而独立。所贵乎科学者，较寻常为精密也。今杀菌血清不如麻杏石甘，直是菌学未彻底耳。今骤语人曰“喉症是太阳阳明合病”，闻者必以为妄。然定如何如何之病状为太阳病，麻黄治之而愈，因定麻黄为太阳药；定如何如何之病为阳明病，石膏治之而愈，因定石膏为阳明药。《伤寒论》中本无喉症，是太阳阳明之病证，非为喉症而定也。今忽有喉症求治，观其症状，一部分与太阳病合，又有一部分与阳明病合，于是断为太阳阳明合病，治以麻黄石膏合剂之药，病乃应手而愈。此宁得谓之为妄？故吾谓西医所言不谬，假使西医谓“舍彼之方法，便无医学”则谬。因中医之学，乃循实地解剖之外之另一途径，此所以言执果溯因也。执果溯因，为中医学立脚点，而中医之立脚点，实不止此。此其一端耳。

第六期

辨太阳病脉证并治中第二

太阳病，十日已去，脉浮细而嗜卧者，外已解也。设胸满胁痛者，与小柴胡汤；脉但浮者，与麻黄汤。

《鉴》云：太阳病十日以上无他证，脉浮细而嗜卧者，外邪已解，不须药也。设有胸满胁痛等证，则知少阳之外邪未解，故与小柴胡汤和之；若脉但浮不细，而有头痛发热恶寒无汗等证，则仍是太阳之外邪未解，当与麻黄汤汗之。

丹云：论中脉浮细，太阳少阳脉也。脉弦细，少阳脉也。脉沉细，少阴脉也。脉浮细，身热嗜卧者，阳也；脉沉细，身无热嗜卧者，阴也。脉缓细，身和嗜卧者，已解也。是皆不可不察也。

程云：脉浮细，嗜卧者，较之少阴为病之嗜卧，脉浮则别之；较之阳明中风之嗜卧，脉细又别之。脉静神恬，解证无疑矣。设于解后尚见胸满胁痛一证，则浮细自是少阳本脉，嗜卧为热入胆而神昏，宜与小柴胡汤；脉但浮者，与麻黄汤。彼已见麻黄汤脉，自应有麻黄汤证符合之，纵嗜卧依然，必不胸满胁痛可知。

张志聪云：小柴胡汤、麻黄汤，不过假此以明太少之由枢而外，从外而表，非真与之，故曰“设”也。

铁樵按：胸满胁痛是柴胡证。举胸满胁痛，即该寒热往来，口苦咽干在内。云“外已解”，明此是少阳不和，与太阳无干之意。脉但浮者，是外未解。外未解，当解其外，故曰与麻黄汤。《金鉴》及程注均是。志聪注似无甚意思。

太阳中风，脉浮紧，发热恶寒，身疼痛，不汗出而烦躁者，

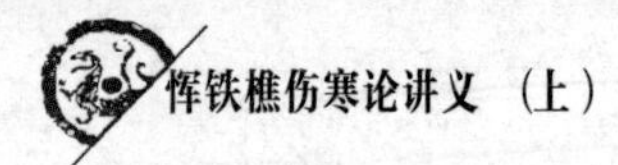

大青龙汤主之。若脉微弱，汗出恶风者，不可服之，服之则厥逆，筋惕肉瞤，此为逆也。丹云：成本“逆也”下更有“大青龙汤主之”六字。方氏依黄仲理，改“真武汤”，非是。

成云：此中风见寒脉也。浮则为风，风则伤卫，紧则为寒，寒则伤荣，荣卫俱病，故发热恶寒，身疼痛也。风并于卫者，为荣弱卫强；寒并于荣者，为荣强卫弱。今风寒两伤，则荣卫俱实，故不汗出而烦躁也，与大青龙汤发汗，以除荣卫风寒。若脉微弱，汗出恶风者，为荣卫俱虚，反服青龙汤，则必亡阳，或生厥逆筋惕肉瞤，此治之逆也。

喻西昌云：天地郁蒸，得雨则和，人身烦躁，得汗则解。大青龙汤证为太阳无汗而设，与麻黄汤证何异？因有烦躁一证兼见，则非此法不解。

程云：脉则浮紧，证则发热恶寒，身疼痛，不汗出而烦躁。明是阴寒在表，郁住阳热之气在经，而生烦热。热则并扰其阴，而作躁，总是阳气怫郁不得越之故。此汤，寒得麻黄之辛热而外出，热得石膏之甘寒而内解，龙升雨降，郁热顿除矣，然此非为烦躁设。若脉微弱，汗出恶风者，虽有烦躁证，乃少阳亡阳之象，全非汗不出而郁蒸者比也。

张锡驹云：若脉微弱汗出恶风者，此阴阳表里俱虚，故不可服，服之则亡阳而厥逆矣。阳气者，柔则养筋，血气盛，则充肤热肉。今虚则筋无所养，肉无以充，故筋惕而肉瞤，此治之逆也。

丹云：《外台秘要》引《古今录验》载本条方后云，张仲景《伤寒论》云：中风见伤寒脉者，可服之。《活人书》曰：盖发热恶风，烦躁，手足温为中风候，脉浮紧为伤寒脉，是中风见寒脉也。大青龙汤治病，与麻黄汤证相似，但病尤重，而又加烦躁者。大抵感外风者为中风，感寒冷者为伤寒，故风则伤卫，寒则伤荣。桂枝主伤卫，麻黄主伤荣。大青龙主荣卫俱伤故也。此成

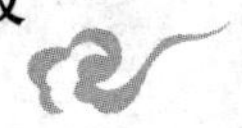

氏注解所原，其来久矣。然风寒荣卫两伤，尤不可信据，何则？脉浮紧，发热恶寒，身疼痛，不汗出者，伤寒之候。烦躁，亦非中风之候。虽曰太阳中风，并无中风之证候。盖中风二字，诸家纷纭，无有的据显证，故置之阙疑之例而可已。

柯氏云：盖仲景凭脉辨证只审虚实，故不论中风伤寒脉之缓紧，但于指下有力者为实，脉弱无力者为虚；不汗出而烦躁者为实，汗出而烦躁者为虚；证在太阳而烦躁者为实，证在少阴而烦躁者为虚。实者可服大青龙，虚者便不可服，此最易知也。凡先烦不躁而脉浮者，必有汗而自解；烦躁而脉浮紧者，必无汗而不解。大青龙汤为风寒在表而兼热中者设，不是为有表无里而设，故中风无汗烦躁者可用，伤寒而无汗烦躁者亦可用。盖风寒本是一气，故汤剂可以互投。论中有中风伤寒互称者，如大青龙是也；有中风伤寒兼提者，如小柴胡是也。仲景但细辨脉证而施治，何尝拘拘于中风伤寒之别其名乎？如既立麻黄汤治寒，桂枝汤治风，而中风见寒，伤寒见风者，曷不用桂枝麻黄各半汤，而更用大青龙为主治邪？妄谓大青龙为风寒两伤荣卫而设，不知其为两解表里而设。请问石膏之设，为治风欤？治寒欤？营分药欤？卫分药欤？只为热伤中气，用之治内热也。

铁樵按：不汗出用麻黄，烦躁用石膏。有一证有一药，伤寒之定例。如此石膏之于烦躁，犹之半夏之于呕，葛根之于背几几。盖里热甚则躁，所以汗多而烦渴者，主以白虎；无汗而烦躁者，主以青龙。如此条条直直之文，必加以扭扭捏捏之说，恶寒恶风、伤营伤卫，纠缠不清，盈车废括，大是可省。尤可笑者，黄伯荣谓此一证中全在“不汗出”之“不”字内藏机，且此“不”字是微有汗而不能得出，因生烦躁，非若伤寒之全无汗也。此说尤令人不可捉摸。“不”字是微有汗，不知黄氏从何处见得，微有汗与微似汗不知如何分别？照例，微似汗则热当退。今乃微有汗而反烦躁邪？伤寒定法，有汗用桂枝，无汗用麻黄。

今大青龙麻黄为主药，乃施之微有汗之病乎？微有汗可以等于不汗出乎？此种不通之论，丝毫不能有益于读者，且徒乱人意。故尚有数家类此之说，概从删节。

大青龙汤方

麻黄六两，去节　**桂枝**二两，去皮　**甘草**二两，炙　**杏仁**四十枚，去皮尖　**生姜**三两，切　**大枣**十枚，擘　**石膏**如鸡子大，碎

上七味，以水九升，先煮麻黄，减二升，去上沫，内诸药，煮取三升，去滓，温服一升，取微似汗。汗出多者，温粉扑之。一服汗者，停后服。若复服，汗多亡阳，遂虚，恶风烦躁，不得眠也。柯本“汗出多者”以下二十二字移前，麻黄汤方后“如桂枝法”下注云，此麻黄汤之禁也。

柯云：此即加味麻黄汤也。诸证全是麻黄，而有喘与烦躁之不同。喘者是寒郁其气，升降不得自如，故多杏仁之苦以降气；烦躁是热伤其气，无津不能作汗，故特加石膏之甘以生津。然其质沉，其性寒，恐其内热顿除，而外之表邪不解，变为寒中而协热下利，是引贼破家矣。故必倍麻黄以发汗，又倍甘草以和中，更用姜枣以调营卫，一汗而表里双解，风热两除。此大青龙清内攘外之功，所以佐桂麻二方不及也。

汪云：或问，病人同是服此汤而汗多亡阳，一则厥逆筋惕肉瞤，一则恶风烦躁，不得眠，二者之寒热迥然不同，何也？答云：一则病人脉微弱，汗出恶风，是阳气本虚也，故服之则厥逆而虚冷之证生焉；一则病人脉浮紧，发热汗不出而烦躁，是邪热本甚也，故服之则正气虽虚而邪热未除，且以①厥逆之逆为重，以其人本不当服而误服之也。烦躁不得眠为犹轻，以其人本当服而过服之也。

---

① 以：原作“也”，据文义改。

丹云：温粉未详。《总病》载《肘后》，川芎、苍术、白芷、藁本、零陵香，和米粉粉身。《辟温粉方》云：凡出汗太多，欲止汗，宜此法。《活人书》去零陵香，直为粉方，录大青龙汤后。尔后《本事方》《三因方》《明理论》等皆以辟温粉为温粉，不知川芎、白芷、藁本、苍术能止汗否？吴氏《医方考》有扑粉方，龙骨、牡蛎、糯米各等分，为末，服发汗药出汗过多者，以此粉扑之。此方予常用有验。又，《伤寒类方》曰：此外治之法，论中无温粉方，后人用牡蛎、麻黄根、铅粉、龙骨亦可。又，《孝慈备览》扑身止汗法，麸皮、糯米粉二合，牡蛎、龙骨二两，上共为极细末，以疏绢包裹，周身扑之，其汗自止，免致亡阳而死，亦良法也。《产宝》粳米散，疗产后汗不止，牡蛎三两，炮附子一两，白粳米三升，上为散，搅令匀，汗出敷之，此亦扑粉之一方也。

铁樵按：丹氏所言扑粉法良。余常用市上爽身粉，汗甚多者仍不能御，非龙牡糯米不为功，且不必病至亡阳而始用。凡热病或服汗药或本自汗出，病家往往暖衣重被，致大汗淋漓，热则不解。此时不减衣被，则汗愈多，阴愈涸。若减衣被，尤虞骤凉感寒。且汗多不但亡阳可虑，反汗则受湿，热甚反应则闭汗，闭汗之后，往往不能再汗，强汗之则劫津，病之由轻入重，此实一大原因。故遇热甚汗多之病，必须先用温粉，然后减去衣被，则无亡阳反汗及劫津汗闭诸险。古人既有温粉之制，可见对于此等早有会心。特文字简甚，后世学者遂无人理会及此，温粉之制亦不为人重视。读书时只是随口滑过，非至亡阳大汗不复念及此物，但必至亡阳大汗然后用此，则成效亦有限矣。

伤寒，脉浮缓，身不疼，但重，乍有轻时，无少阴证者，大青龙汤发之。程本、张本作“小青龙汤发之”。

柯云：寒有重轻，伤之重者，脉阴阳俱紧而身疼；伤之轻者，脉浮缓而身重。亦有初时脉紧后渐缓，初时身疼继而不疼者，诊者弗执一以拘也。然脉浮紧者身必疼，脉浮缓者身不疼，中风伤寒皆然，又可谓之定脉定证矣。“脉浮缓”下，当有发热恶寒，无汗烦躁等证。盖脉浮缓、身不疼，见表证自轻；但身重、乍有轻时，见表证将罢。以无汗烦躁，故合用大青龙。无少阴证，仲景正为不出汗而烦躁之证。因少阴亦有发热恶寒、无汗烦躁之证，与大青龙同，法当温补；若反与麻黄之散、石膏之寒，阳立亡矣。必细审其所不同，然后不失其所当用也。

《鉴》云：身轻，邪在阳也；身重，邪在阴也；乍有轻时，谓身重而有时轻也。若但欲寐，身重，无轻时，是少阴证也；今无但欲寐，身虽重，乍有轻时，则非少阴证。

魏云：“发”字，诸家多不置议，然不过发之之①义耳，不必求深②反晦也。

舒云：发热、恶寒、无汗、烦躁，乃大青龙汤之主证也。有其主证，虽脉浮缓，身不疼但重，乍有轻时，即可用大青龙汤，然必辨其无少阴证方可用，否则不可用也。

丹云：程本作“小青龙”，坊本俱作“大青龙”。

程云：余幼读古本实是小青龙，观条中脉证，总非大青龙病，宜世人有伤风兼寒之说。张氏《缵论》亦改作“小青龙汤”，然无明据，不可从也。且程氏所谓古本，不知何等本，恐是依托之言也。

《伤寒类方》曰：案：此条必有误。脉浮缓，邪轻易散；身不疼，外邪已退；乍有轻时，病未入阴，又别无少阴等证，此病之最轻者，何必投以青龙险峻之剂？此必别有主方，而误以大青龙当之者也。

铁樵按：此条与上条合看自明，盖所注意者在“不汗出而烦

---

① 之之：《伤寒论辑义》只有一个“之”字。

② 求深：《伤寒论辑义》作“深言之”。

躁”。抑证之病情，所谓脉紧、恶寒、发热、身疼、不汗出而烦躁，是大青龙已具之证；脉浮缓，身不疼但重，乍有轻时，不汗出而烦躁，是大青龙将具之证。云“无少阴证”者，明其病之未深；云“发之”者，有迎机而导，弗使增剧之意。此与余所治陈小龙案极相似，读者可以参看。如云是小青龙，省去“不汗出，烦躁”句，固不似大青龙证，亦岂与小青龙证有相似处哉？

伤寒表不解，心下有水气，干呕、发热而咳，或渴，或利，或噎，或小便不利、少腹满，或喘者，小青龙汤主之。《玉函》《千金翼》“干呕、发热而咳”作“咳而发热”。《玉函》《脉经》《千金翼》“少腹”作“小腹”，“喘”上有“微”字。程本“噎”作“噫”。

成云：伤寒表不解，心下有水饮，则水寒相搏，肺寒气逆，故干呕、发热而咳。《针经》曰“形寒饮冷则伤肺，以其两寒相感，中外皆伤，故气逆而上行”，此之谓也，与小青龙汤发汗散水。水气内渍，则所传不一，故有或然之证，随证增损以解化之。

钱云：伤寒表不解，谓头痛、项强、发热、体痛、无汗之证，未得汗解也。心下，心之下，胃脘之分。水气，水饮之属。干呕发热，太阳表证也。喘咳，水寒伤肺而气逆也。以肺主皮毛，寒邪在表，水气停蓄，故伤肺气也。或利者，水溜于肠而下流也。或噎者，水气寒邪窒碍胃中，气不通行也。或渴或小便不利者，水寒固闭于中焦，则下焦之阳气不得上腾而为津液，故渴；上焦之清气不得下降而为渗利，其升降之气化不行，故小便不利而少腹满也。或者，或有或无，非必诸证皆见也。前以风寒郁热之邪不得外泄而烦躁，故以大青龙汤汗泄凉解之。此条以寒邪未解，水饮停蓄，肺脏伤而喘咳并见，中气寒而气滞不行，宜温宜散，可发可收，故以小青龙汤主之。

周扬俊《伤寒三注》云：素常有饮之人，一感外邪，伤皮毛而闭肺气，则便停于心下，而上下之气不利焉。于是喘满咳呕相因而见，尔时竟一汗之，外邪未解，里证转增，何也？为水气所持不能宣越故也。况水饮停蓄者，中州必不健运，缠兼外感，遂令上逆，尚可徒以风药上升作治乎？

丹云“噫”字，成注饲同，水寒窒气也，即是膈噎之噎，又作饐。钱氏云：饐者，呃逆也。徐大椿云：《内经》无“噎”字，疑即呃逆之轻者。皆臆解也。程氏作噫者，亦未知何据。

铁樵按：如各注家所言，无论是否，于我辈读者丝毫无益。岂但无益，且滋疑义。如钱氏、周氏均谓是水饮停蓄，周氏更谓素有饮之人，饮即痰，水饮云云，是指痰饮。按痰饮之成，无不由于肺肾并病，然则小儿患病，将无有用小青龙者矣。此实不可通。吾以经验所得证之，此条经文必有讹字，且各家对于文中连用“或”字均未识其义，兹为说明如下。

心下有水气，例无不喘。肺本主行水。肺不能行水，水聚胸下，肺气不降，故当作喘。若问肺何以不能行水，则因肺伤寒故。宋·窦材《扁鹊心书》中有一条病名肺伤寒，见证乃与寻常伤风相去不远，而其治法则用附子。窦固偏于用附者，然伤风小疾而用附子，初颇莫名其妙。近五年来屡遇其病，名远旅馆杨某案，即吾所治第一肺伤寒。其病与寻常伤风迥异，即西医所谓急性肺炎证，亦即仲景所谓小青龙证，不过《扁鹊心书》言之不详，《伤寒》经文各家又多误解，遂致古意尽失，而小青龙汤之用仅限于痰饮，卒之用之于痰饮亦不效，于是此方等于虚设。兹先言肺伤寒之病证。

伤风咳嗽乃病之最小者，亦为气候寒暖剧变时普通流行病，随处可见者。其症状不过咳嗽喉痒，鼻塞涕多痰多，通常皆以为肺为风束，治法不外乎宣肺，药品不外乎荆、防、象贝、杏仁、桑叶、蒌皮、枇杷叶、桔梗、橘红、兜铃诸味。其有喉痛者，有发热者，随证加药以治之，大分不出一候可愈，此固仲景所不论者。肺伤寒之异点，在证则有气急鼻扇，在用药则非麻黄、姜桂

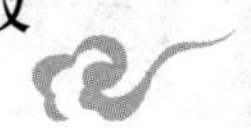

不可，此固非伤风可同年语者。而肺伤寒之为病，亦有转属、非转属之不同。有初起确为普通伤风，其后变为肺伤寒者，亦有起病即属肺伤寒者。同是肺伤寒，其病亦有寒热之分，有起初寒而后化热者，亦有起病即属热证者。所以别于伤风者，只在一喘字。亦有有汗者，亦有无汗者。无汗而喘，与麻黄汤条不同；有汗而喘，与葛根芩连汤条不同，其辨别只在喘且咳而鼻扇。（以上是肺伤寒之病状）

凡普通伤风，初起白痰，继而黄痰，最重者于吐黄痰时痰中略带一丝血。此与咯红症迥然不同，乃伤风将愈之候，非病情增剧之候。其有由咳嗽而发热者，既发热则咳瘥减。恶寒者作太阳证治，但热不恶寒者作阳明证治，无有不应手愈者。肺伤寒之传变则不然，属寒者可以汗出如珠、手足厥冷，作亡阳证状；属热者可以大咳特咳，亘数日夜无片刻宁静。无论寒热皆不离一喘字，不及一候，面部四肢均见浮肿，气则坌涌而出。四末之血先死，其生命乃在旦夕间矣（详情可参观许指严案及镇江朱世兄案）。以上为肺伤寒之传变。

肺伤寒之为病，如此其险且恶，故仲景治以小青龙汤。小青龙名词，虽冠以小字，不过分量稍轻，读者勿认以为小方。须知此是伤寒论中第一等大方，与十枣汤、大建中相伯仲，些微误用可以立刻致命（参观家北生案）。惟其病如此之可怕，故方亦与之相称，否则岂有仲景之圣，而割鸡用牛刀者。本条云伤寒、云表不解、云心下有水气干呕，是言肺伤寒之属寒者。举寒者，论其治法，不言热证，读者当自已隅反。古人著书往往如此。此条次于大青龙之下，大可寻味，以大青龙正可假以治肺伤寒之属热者，以上言小青龙专为肺伤寒而设之理由。

伤寒表不解而咳，殆无有不喘者。云伤寒、云表不解，而用麻黄，其为无汗可知。无汗而喘，本与麻黄汤证同，即所谓“喘证，正因于无汗”。以此推之，则知喘上之一或字，必系衍文，以喘乃必见证，非或然证也，故云本条必有讹字。无汗而喘，所以用麻黄；其病属寒，所以有水；惟其寒且有水，所以用干姜；呕为半夏主证，干呕亦属寒，故姜桂、半夏同用；表不解，故热不解，所以麻桂并用；咳，故用细辛，细辛专为咳而设。东医吉益东洞云：干姜、细辛专能镇咳。试之而信。其五味一味，专为细辛而设，此于家北生一案得之。须知以人体为标本，万无一误。据体工之变化可以改正《内经》之讹字，此不容以口舌争者。惟其如此，乃知本条之正文为"伤寒表不解，心下有水气，干呕发热而咳喘者，小青龙汤主之"，共二十四字。其"或渴"以下至"腹满"共十四字，乃本条之副文。正文二十四字为主要证，副文十四字为兼见证。其冠以"或"字者，并非或然之谓，乃训后之学者不必以此等兼见证为重之义。若曰但见主证，便当以小青龙汤主之，纵有种种兼见证，可以置之不问。仲景之意，盖以为此病至重，当以全力务其大者，不可因小节而多所顾忌，致有歧路亡羊之误。即"豺狼当道，不问狐狸"之义也。"喘"上"或"字，衍。"喘者"两字当在发热而咳下。

吾三复此条本文，证之实地经验，参之文义、病理，与《伤寒》用约之例、省文之例。又以吾所解释与古人解释之文两两比较，觉古人所释者，全属糟粕，然后敢确信其不误。而《伤寒论》本文陈义之高，蕴蓄之厚，文字之精，亦可窥见一斑。

小青龙汤方

麻黄去节　**芍药**　**细辛**　**干姜**　**甘草**炙　**桂枝**各三两，去皮　**五味子**半升　**半夏**半升，洗。程本作"汤洗"。

上八味，以水一斗，先煎麻黄，减二升，去上沫，内诸药，煎取三升，去滓，温服一升。若渴，去半夏，加瓜蒌根三两；若微利，去麻黄，加荛花如一鸡子，熬令赤色；若噎者，去麻黄，加附子一枚，泡；若小便不利，少腹满者，去麻黄，加茯苓四

两；若喘，去麻黄，加杏仁半升，去皮尖。且荛花不治利，麻黄主喘，今此语反之，疑非仲景意。原注：臣亿等谨按，小青龙汤大要治水。又按：《本草》荛花，下十二水，若水去，利则止也。又按：《千金》形肿者，应内麻黄乃内杏仁者，以麻黄发其阳故也。以此证之，岂非仲景意也?《千金》荛花作“芫花”。《总病论》同。若噎者，《外台》作“若食饮噎者”，《总病论》作“咽”字，《玉函》无“且”字，“主喘”作“定喘”，无“此语”二字，反之下有“者”字。《外台》同。成本无“且荛花”以下二十字。

《鉴》云：表实无汗，故合麻桂二方以解外。去大枣者，以其性滞也；去杏仁者，以其无喘也，有喘者仍加之；去生姜者，以有干姜也，若呕者仍用之；佐干姜细辛，极温极散，使寒与水俱得从汗而解；佐半夏，逐痰饮，以清不尽之饮；佐五味，收肺气，以敛耗伤之气；若渴者，去半夏，加花粉，避燥以生津也；若微利与噎，小便不利，少腹满，俱去麻黄，远表而就里也；加附子以散寒，则噎可止；加茯苓以利水，则微利止。案：《金鉴》以“荛花如鸡子大，熬令赤色”为传写之误，改作“加茯苓四两”。少腹满可除矣。

柯云：两青龙俱治有表里证，皆用两解法。大青龙是里热，小青龙是里寒，故发表之药相同，而治里之药则殊也。此与五苓同为治表不解而心下有水气。然五苓治水之蓄而不行，故专渗泻以利水，而微发其汗使水从下而去也。此方治水之动而不居，故备举辛温以散水，而大发其汗使水从外而出也。仲景发表利水诸法，精义入神矣。

钱云：详推后加减法，凡原文中每具诸或有之证者皆有之，如小青龙汤、小胡柴汤、真武汤、通脉四逆汤、四逆散皆是也。愚窃揆之以理，恐未必皆出于仲景也。

丹云：荛花以下二十字，盖叔和语。大柴胡方后云“不加大黄，恐不为大柴胡汤”。许氏《本事方》引为叔和语，此段语气亦与彼条相类，可以证也。且《玉函》《外台》并有此语，可见不出于后人手。又云：《金匮要略》本方治溢饮，又加石膏，治肺胀咳而上气、烦躁而喘、脉浮者，心下有水气。又，本方治咳逆、倚息不得卧。《外台秘要》《古今录验》沃雪汤即本方去芍药、甘草，治上气不得息，喉中如水鸡声。凡《局方》温肺汤、杏子汤之类，从此方增损者颇多。日本《御医院方》细辛五味子汤，治肺气不利，咳嗽喘满，胸膈烦闷，痰涎多，喉中有声，鼻塞清涕，头痛目眩，肢体倦怠，咽嗌不利，呕逆恶心，即本方。

铁樵按：上《御药院方》，即肺炎证初步，但所叙症情与寻常伤风相混，其弊亦与《扁鹊心书》同，因无的确证据，则将误用小青龙治伤风，不但割鸡不须牛刀，抑大方治小病亦无有不败事者。伤风与急性肺病之辨，只在鼻扇与否。须知小儿热病，有气促鼻扇者，成人则绝少。凡高热苟未至于危险时期，虽气促亦不鼻扇。伤风小病更无有鼻扇者，其他有鼻扇者皆热病未传之见证，即《内经》所谓“出入废则神机不守，升降息则气立孤危”者是也。出入指饮食二便，升降即指呼吸。凡人之呼吸停匀者，因肺气能降，肾气能升，肺肾失职则喘，故曰“气立孤危”。又，西医籍常谓肺脑诸证并见，肺即指气喘，肺脑连说，亦是指未传时而言。凡此等喘无有不鼻扇者，若初起病时绝无此事，有之惟急性肺病耳。故种种症状悉是伤风，独加以气急便是肺伤寒。独气急而鼻扇，则不但肺伤寒，其气管已起非常变化，即西医所谓支气管发炎者是也。如此之病，实有万分危险，非小青龙汤不救。而小青龙一方，亦非如此之病不许轻用也。以故吾敢断言经文“或喘者”句之“或”字，决是衍文，他若《外台》沃雪汤、《金匮》小青龙加石膏，皆当以鼻扇与否为准。吾意古人未必不知，不过不肯说耳。仲景未言者，自是古文简质之故。自余诸家不言者，恐不免是守秘，因鼻扇是显而易见之事。

伤寒，心下有水气，咳而微喘，发热不渴，服汤已渴者，此寒去欲解也，小青龙汤主之。

成云：咳而微喘者，水寒射肺也。发热不渴者，表证未罢也。与小青龙汤发表散水，服汤已渴者，里气温，水气散，为欲解也。

钱云：与上文同义。发热不渴者，因心下有水气，故虽发热亦不渴也。服汤，谓服小青龙汤也。服汤已而渴，则知心下之水气已消，胃中之寒湿已去，但以发热之后，温解之余，上焦之津液尚少，所以反渴也。前以有水气，故发热不渴。今服汤已而渴，故知寒水去而欲解也。“小青龙汤主”之句，当在“发热不渴”句下。今作末句者，是补出前所服之汤，非谓寒去欲解之后，更当以小青龙主之也。此与“发烦，目瞑衄乃解之后”及“不发汗因致衄者”，皆以麻黄汤主之之义相同。

《伤寒缵论》云：虽渴而不必服药，但当静俟津回可也。

《伤寒类方》曰：小龙青汤主之，此倒笔法。即指“服汤已”三字，非谓欲解之后，更服小青龙汤也。

丹云：汪氏引《补亡论》，“小青龙汤主之”六字，移在“发热不渴”字下。张璐、志聪、《金鉴》皆从其说。不知仲景章法固有如此者，盖未考耳。

尤在泾曰：或问，水饮之证，或渴或不渴，云何？曰，水积于中，故不渴也。其渴者，水积一处而不得四布也。然而不渴者常也，其渴者变也。服小青龙汤已而渴者，乃寒去饮消之常道也。

喜多村云：以上十一章统论麻黄一类证治。

太阳病，外证未解，脉浮弱者，当以汗解，宜桂枝汤。

方云：外证未解，谓头痛项强恶寒等犹在也。浮弱即阳浮而阴弱，此言太阳中风。凡在未传变者，仍当从于解肌，盖严①不得早下之意。

柯云：如但浮不弱，或浮而紧者，便是麻黄证，要知本方只主外证之虚者。

太阳病，下之，微喘者，表未解故也，桂枝加厚朴杏仁汤主之。《千金翼》作“桂枝汤”。注：一云“麻黄汤”。

成云：下后大喘，则为里气大虚，邪气传里，正气将脱也。下后微喘，则为里气上逆，邪不能传里，犹在表也。与桂枝汤以解外，加厚朴、杏仁以下逆气。

程云：喘之一症，有里有表，不可不辨。下后汗出而喘者，其喘必盛，属里热壅逆，火炎故也；下后微喘者，汗必不大出，属表邪遏闭，气逆故也。表未解，仍宜从表治，于桂枝解表内加厚朴、杏子，以下逆气。不可误用葛根芩连汤，使表邪淆入里分，寒从热治，变证更深也。

张志聪云：此与“喘家作桂枝汤，加厚朴、杏子”同一义也。

桂枝加厚朴杏子汤方

桂枝三两，去皮　**甘草**二两，炙　**生姜**三两，切　**芍药**三两　**大枣**十二枚，擘　**厚朴**二两，炙，去皮　**杏仁**五十枚，去皮尖

上七味，以水七升，微火煮取三升，去滓，温服一升，覆取微似汗。成本不载此方，第十卷曰：如桂枝汤方内加厚朴二两、杏仁五十个，去皮、尖，余依前法。

《伤寒类方》曰：《别录》厚朴主消痰下气。《本经》杏仁主咳逆上气。

《本事方》曰：戊申正月，有一武臣为寇所执，置舟中艎板

① 严：据文义，当作“言”。

下，数日得脱，乘饥恣食，良久解衣扪虱，次日遂作伤寒，自汗而隔不利。一医作伤食而下之，一医作解衣中邪而汗之。杂治数日，渐觉昏困，上喘息高，医者仓皇失措。予诊之，曰：太阳病下之，表未解，微喘者，桂枝加厚朴杏仁汤，此仲景之法也。指令医者急治药，一啜喘定，再啜漐漐微汗，至晚身凉而脉已和矣。医曰：某生平未曾用仲景方，不知其神捷如是。予曰：仲景之法，岂诳后人也哉？人自寡学，无以发明耳。

太阳病，外证未解，不可下也，下之为逆。欲解外者，宜桂枝汤。成本《玉函》“未解”下有“者”字，“汤”下有“主之”二字，无“欲”字。

钱云：太阳中风，其头痛项强，发热恶寒，自汗等表证未除，理宜汗解，慎不可下，下之则于理为不顺，于法为逆，逆则变生，而邪气乘虚内陷，结胸痞硬，下利喘汗，脉促胸满等证作矣。故必先解外邪，欲解外邪者，宜桂枝汤主之，无他法也。

《鉴》云：凡表证，无论已汗未汗，虽有可下之证，而非在急下之例者，均不可下。

《准绳》云：但有一毫头痛恶寒，即为表证未解也。

张璐云：下之为逆，不独指变结胸等证而言，即三阴坏病，多由误下所致也。柯云：外证初起，有麻黄桂枝之分，如当解未解时，惟桂枝汤可用。故桂枝汤为伤风杂病解外之总方。凡脉浮弱，汗自出而表不解者，咸得而主之也。即阳明病，脉迟汗出多者宜之；太阳病，脉浮者亦宜之。则知诸经外证之虚者，咸得同太阳未解之治法，又可见桂枝汤不专为太阳用矣。

铁樵按：如《金鉴》《准绳》两说，即“伤寒下不厌迟”说之所由来，其实太笼统。愚意治病以证为主，有表证不得误用下药，有里证亦不得误用表药。阳明腑证神昏谵语，因有燥屎，屎之所以燥，即因热甚而无津液之故。凡见燥屎者，多手足汗出，故手足汗出亦为下证之一。当此之时，宁得惩羹吹荠①，惮于攻下乎？本论有麻黄与桂枝同用，与石膏同用，与附子同用，有桂枝与黄芩同用，葛根与芩连同用，柴胡与枳实同用。河间知其意，因创双解散，麻黄、桂枝、大黄、芒硝同用。陶节庵知其意，因有大柴胡加芒硝之制，大承气加人参之制，则庶几不愧为通人手笔也。否则，泥于"表证未罢，不得攻下"，然病情万变，有表证确未罢，而攻下则不可缓，不且穷于应付耶？昧者因创为"温病下不厌早"之说。彼又恶知温病是广义的伤寒之一，亦是自外而入之病，亦复自有其表证，果可以下不厌迟而不偾事乎？至于叶天士、吴鞠通辈，乃并不敢用下药，更不敢用表药，惟乞灵于甘凉，遂造成今日晦盲否塞之局，皆未能读书而已。叶氏以江湖欺人，享盛名垂二百年，假使果报之说而信，恐其魂灵至今犹在地狱中耳。

太阳病，先发汗，不解，而复下之，脉浮者，不愈。浮为在外，而反下之，故令不愈。今脉浮，故在外，当须解外则愈，宜桂枝汤。柯本删"而反"以下十四字。

成云：经曰，柴胡汤证具，而以他药下之，柴胡汤证仍在者，复与柴胡汤。此虽已下之，不为逆，则其类矣。

钱云：中风本应解肌，不当发汗，即用桂枝汤亦有如水流漓而疾不除者。况前条亦有初服桂枝汤反烦不解，必待先刺风池、风府，使风邪得泄，然后却与桂枝汤则愈者。可见表证未解，未可遽用。他医见汗后不解，疑其邪已入里，而复下之，仍见浮脉而不愈者，何也？因浮脉为风邪在外，不应反下之。下之而不愈者，以药不中病，故令不愈也。今以脉仍浮，故知邪仍在外，幸而未陷入也，当须仍解其外，邪则愈矣，宜以桂

---

① 惩羹吹荠：比喻受到过教训，遇事过分小心。出自《楚辞·九章·惜诵》："惩于羹者而吹齑兮，何不变此志也。"

枝汤主之。

太阳病，脉浮紧，无汗发热，身疼痛，八九日不解，表证仍在，此当发其汗。服药已，微除，其人发烦目瞑，剧者必衄，衄乃解，所以然者，阳气重故也。麻黄汤主之。《玉函》《脉经》“证”作“候”，《脉经》“仍”作“续”。张璐本“麻黄汤主之”五字移“此当发其汗”句下。

成云：脉浮紧，无汗发热，身疼痛，太阳伤寒也。虽至八九日而表证仍在，亦当发其汗。

方云：微除，言虽未全罢，亦已轻减也。发烦，风壅而气昏也。目瞑，寒郁而血滞也。剧，作衄之兆也。衄，鼻出血也，鼻为肺之窍，肺为阳中之阴，而主气。阳邪上盛，所以气载血上，妄行而逆出于鼻也。阳气以风而言也，风为阳而由气道，所以得随衄散解，故曰阳气重故也。

钱云：邪之所除既微，则留邪甚盛，郁而不泄，所以发烦炫①冒而目瞑也。其邪气之剧者，必至郁热伤荣，阴受煎迫，血热上行，从鼻窍而衄矣。衄则热邪上越，乃得解也。

柯云：“麻黄汤主之”句当在“发其汗”下。此于结句补出，是倒序法也。仲景于论证时，细明其所以然，未及以方故耳。前辈随文衍义，谓当再用麻黄以散余邪，不知“得衄乃解”句，何处着落。

丹云：重，平声。吴云：阳者，兼以寒气挟持而其气加重故也。

《伤寒准绳》曰：张兼善云，太阳脉浮紧，发热无汗，自衄者愈。此一定之论也。何故复用麻黄汤以汗之？仲景岂有前后相反之理哉？然前条“麻黄主之”五字，合当用于“当郁其汗”之下。盖以汉之文法，用药诸方皆赘于外条之末。且如大青龙汤

① 炫：据文义，当作“眩”。

证，既云“脉微弱，汗出恶风者不可服，服之厥逆，筋惕肉瞤，此为逆也”，又以大青龙汤主之，皆此例也。

丹云：成氏、方氏、喻氏、程氏，并谓衄后更用麻黄汤。故张璐、张志聪、张锡驹、汪琥、《金鉴》皆从其说，以“麻黄汤主之”句移此“当发其汗”下。不知此乃仲景倒句法，与“此寒去欲解也，小青龙主之”同。不可改易原文矣。

喜多村曰：此邪郁经表，发后得衄而自解之证。脉浮紧而无汗，发热身疼痛，乃系太阳伤寒证。若不早发其汗，至八九日之久而不解，然未闯入于里而表证仍在，以上数端是也，仍当以麻黄汤发其汗也。服药，服麻黄汤也。《广雅》：除，愈也。若服药已，微除者，盖邪之羁留日久，故其郁亦为甚，虽得麻黄汤汗解，病势稍减轻，留邪尚太盛，怫郁不泄，故发烦目瞑。瞑，莫见翻，盖目眩之义。瞑、眩，古相通用。若其热郁之剧者，则迫血上行，从鼻窍而衄。衄，女六翻，《说文》鼻出血也，从血，丑声。衄则热从血而解矣，乃原其所以然者，以阳热之邪气，重亢上越故也。阳气，阳热之邪也。重，尊重亢盛之貌。《脉经》引《四时经》曰：重客有里，慎不可熏。注：重客，犹阳气也。“麻黄汤主之”句，当在“发其汗”下。此于结句补出，乃倒叙法，与“脉微弱云云，大青龙主之”、又“此寒去欲解也，小青龙汤主之”同义。前辈或谓衄后更用麻黄汤，颠倒甚矣。

柯氏又曰：血之与汗，异名同类。不得汗，必得血。不从汗解，而从衄解。此与热结膀胱，血自下者，同一局也。

程云：须知阳气重，由八九日所郁而然。得衄则解者，阳气解也。

太阳病，脉浮紧，发热，身无汗，自衄者，愈。

成云：风寒在经，不得汗解，郁而变热。衄则热在血散，故云“自衄者愈”。《鉴》云：太阳病凡从外解者，惟汗与衄二者而已。今既失汗于营，则营中血热妄行。自衄，热随衄解，必自愈矣。

《三因方》麻黄升麻汤，治伤寒发热，解利不行，血随气壅，鼻衄，世谓红汗者是也。麻黄二两半，升麻一两一分，黄芩、芍药、甘草、石膏、茯苓各一两，上剉散，每服四大钱，水一盏半，姜三片，煎七分，去滓，热服，微汗解。

二阳并病，太阳初得病时，发其汗，汗先出不彻，因转属阳明，续自微汗出，不恶寒。若太阳病证不罢者，不可下，下之为逆，如此可小发汗。设面色缘缘正赤者，阳气怫郁在表，当解之熏之。若发汗不彻，不足言阳气怫郁不得越，当汗不汗，其人躁烦，不知痛处，乍在腹中，乍在四肢，按之不可得，其人短气，但坐，以汗出不彻故也，更发汗则愈。何以知汗出不彻？以脉涩故知也。《玉函》“在表”二字作“不得越”三字，无“若发汗不彻，不足言阳气怫郁不得越”十五字；《脉经》作“若发汗不大彻”；《玉函》《脉经》“濇”作“涩”，“故知也”作“故知之”。

成云：太阳病未解，传并入阳明，而太阳证未罢者，名曰并病。续自微汗出，不恶寒者，为太阳证罢，阳明证具也，法当下之。若太阳证未罢，为表未解，则不可下，当小发其汗，先解表也。阳明之经循面，色缘缘正赤者，阳气怫郁在表也，当解之熏之，以取其汗。若发汗不彻者，不足言阳气怫郁，只是当汗不汗，阳气不得越散，邪无从出，拥甚于经，故躁烦也。邪循经行，则痛无常处，或在腹中，或在四肢，按之不可得。而短气，但责以汗出不彻，更发汗则愈。《内经》曰：诸过者切之，涩者，阳气有余，为身热无汗，是以脉涩，知阳气拥郁，而汗出不彻。

汪云：此条虽系二阳并病，其实太阳证居多。始则太阳经汗先出不彻，因转属阳明成并病，此作首一段看。虽续得微汗，不恶寒，然太阳证不因微汗而罢，故仍可小发汗，此又作一段看。

设其人面色缘缘正赤，此兼阳明邪热，郁甚于表，当解之熏之，此又作一段看。若是者，总是初得病时，发汗不彻之误，以致因循而当汗不汗。其人阳气怫郁而面赤，犹不足言也，当见躁烦短气，浑身上下痛无定著。此虽与阳明并病，而太阳之邪不稍衰也，故云更发汗则愈，此又作一段看。不彻者，不透也。不足言者，犹言势所必至不须说也。

魏云：缘缘，云自浅而深，自一处而满面之谓。古人善于用字，故取象至妙。

周云："躁烦"以下种种证候，不过形容躁烦二字，非真有痛，曰故"按之不可得"也。《总病论》无"其人躁烦"以下十二字。"不彻故也"下有"宜麻黄汤"四字。注云：古本字多差误，以从来所见病人证候中，符合如此，故改正。

丹云：更发汗，喻氏云"桂枝加葛根汤"，张璐云"桂枝二越婢一汤"，程氏云"不但用解剂如大青龙辈，而且兼熏法，用麻黄等煎汤从外蒸，以助其汗"，张志聪云"可小发汗者，或用桂枝麻黄各半汤可也"，姚氏云"更发其汗，宜桂枝汤"，《金鉴》云"麻桂各半汤或桂枝二越婢一汤，小小发汗，以和其表，更用大青龙汤或葛根汤，以发其汗"，魏氏云"风因仍用桂枝汤，寒因仍用麻黄汤，风寒两感仍用麻黄桂枝各半汤"，诸家处方如此。然原文语意未大明，故未审定为何是也。

喜多村云：此章论二阳并病，其等不同，当分作三截看。条首至"如此可小发汗"是一截，言二阳并病，太阳得病，发汗不彻，邪进入阳明，而表证仍在者是也。彻，透也。此邪既属里，而表证仍存者，故未可攻下，须小发其汗，先解表也。"设面色缘缘正赤"三句是一截。缘缘，接连不已貌。正赤，不杂他色也。

《说文》：怫，郁也。从心，弗声。颜师古注《汉书·邹阳传》曰：怫，郁，蕴积也。《外台》引《近效》：谷疸，食则眩，惺忪怫郁不安。陶氏曰：怫郁者，阳气蒸越，形于头面体肤之间，聚赤而不散也。此表热郁甚，里气从壅，相并为面赤。“阳明篇”所谓面合赤色，即一类已。然其他见证，必有数端，此亦举一隅，殆意寓言外也。故不啻可汗解之，并施熏法以发其汗，盖自非病之剧者，不如此峻发也。解之，亦有发汗之义。熏法，见《外台秘要》。陈禀邱、张苗并云“连发汗不出，用之”，乃在汗法中最紧者可知矣。《圣惠方》凡难得汗者，可蒸之，如蒸中风法，蒸湿之气于外迎之，不得不汗出也。“发若汗不出”，至条末是一截。“不足言阳气怫郁不得越”十字当为一句读，不足言，犹言不至言，与腹满不减、减不足言同义。上文“在表”二字，《玉函》作“不得越”，亦可以互证。

铁樵按：欲明了此节之意义，当先了解阳明是何物。吾前解太阳为外层，则阳明当然是里层。然“太阳”二字不啻“最外”二字，“阳明”二字却非“最里”之意。第就层次言，少阳半表半里云者，原是指太阳、阳明之间而言。“阳”字作“外”字解释，太阳为躯体最外层，少阳未始不可谓之次外层，阳明是三阳之最里层。然“阳明”字之意义，实非“最里”之意义。三阳三阴之名词，根源出于四时。

第七期

辨太阳病脉证并治中第三

脉浮数者，法当汗出而愈。若下之，身重心悸者，不可发汗，当自汗出乃解。所以然者，尺中脉微，此里虚，须表里实，津液自和，便自汗出愈。“乃”《玉函》作“而”。

程云：经曰，“诸脉浮数，当发热而洒淅恶寒”，言邪气在表也，法当汗出而解无疑矣。若下之而身重心悸者，不唯损其胃气，虚其津液，而营血亏乏，可知其人尺中之脉必微。夫寸主表，今脉虽浮数，而尺中则微，是为表实里虚。麻黄汤之伐营，为表里俱实者设，岂可更用之以虚其里乎？须用和表实里之法治之，使表里两实，则津液自和，而邪无所容，不须发汗而自汗出愈矣。

钱云：身重者，因邪未入里，误下而胃中阳气虚损也。凡阳气盛则身轻，阴气盛则身重。故童子纯阳未杂而轻儇跳跃，老人阴盛阳衰而肢体龙钟，是其验也。误下阳虚，与误汗阳虚无异。此条心悸，与发汗过多，叉手冒心之心下悸，同一里虚之所致也。

魏云：程法谓须用表和里实之法治之，亦足匡补仲师之法，而未出方。愚谓建中、新加之属，可以斟酌而用，要在升阳透表、温中和里而已。

丹云：案，张璐、《金鉴》并主小建中汤，周氏引东垣，亦主建中，然东垣说未知何书载之，录俟后考。

铁樵按：仲圣以尺脉微者为里虚，尺脉实者为里实，证之实验，甚确。乃知《内经》"上竟上者，胸喉中事也；下竟下者，少腹、腰股、膝胫、足中事也"为颠扑不破。但《伤寒》所指里虚，实是指肠部之有积、无积。有积为实，表罢者可攻下；无积者其病易愈，不为虚。若经误攻，或自下利，乃是虚证。此虽未至于阴争阳扰之局，于是已有阴争阳扰之朕兆，往往汗之不应。若强责其汗便多变故，其曾经误下者，尤甚。新加汤、建中汤可以选用，若不能用桂枝者，须于解表药中重用当归、甘草，以顾正气，为效颇良。解表药亦只荆、防、羌、独之类，勿轻用麻黄。但动脉见处，不止两手，何以寸口应胸喉，尺部应少腹、腰膝，其理实难明了。然则古人独取寸关尺候病，非偶然矣。又，凡病误之后，或虽非误治而投药不效之后，即当审慎，不得放胆用药。盖徐以俟之体工能自复，然后相其机宜，以为进退，则所全较多。否则鲜有不以暴易暴者。故本节经文"不可发汗下"，接"当自汗出"句，不可轻滑读过。

脉浮紧者，法当身疼痛，宜以汗解之。假令尺中迟者，不可发汗，何以知然，以营气不足，血少故也。"疼痛"《玉函》作"身疼头痛"，《脉经》作"身体疼痛"。"知"下成本有"之"字。《玉函》作"何以故，此为荣气不足，血气微少故也"。《脉经》亦有此"为"字及"微"字。张璐本，"知""然"间，补一"其"字。

钱云：浮紧，伤寒之脉也，法当身疼腰痛，宜以麻黄汤汗解之为是。假若按其脉而尺中迟者，不可发汗，何以知之？夫尺主下焦，迟则为寒。尺中迟，是以知下焦命门真阳不足，不能蒸谷气而为荣为卫也。盖汗者，荣中之血液也，为热气所蒸，由营达卫而为汗。若不量其虚实而妄发之，则亡阳损卫，固不待言。此以寒气伤营，汗由荣出，以尺中脉迟则知肾脏真元衰少，荣气不足，血少之故，未可以汗夺血也。

柯云：假令，是设辞，是深一层看法。此与"脉浮数而尺中微者"同义。

魏云：治之之法，建中而外，少阴温经散寒诸方，犹不可不加意也。

丹云：汪氏云，《补亡论》郭白云云，宜小建中汤，次则柴胡桂枝汤。愚以此二汤实祖《活人书》之意。盖小建中者，即桂枝汤加饴糖一味。但仲景法，无汗者不得服桂枝。又柴胡桂枝汤，即小柴胡汤加桂枝。药不对证，更属不解。案：张氏、周氏辈，并以小建中为主，不若魏氏不定一方之为当矣。

《本事方》云：昔有乡人丘生者，病伤寒，予为诊视，发热，头痛，烦渴，脉虽浮数而无力，尺以下迟而弱。予曰：虽麻黄证，而尺迟弱。仲景云：尺中迟者，荣气不足，血气微少，未可发汗。予于建中汤加当归、黄芪，令服，翌日，脉尚尔。其家煎迫，日夜督发汗药，几不逊矣。予忍之，但只用建中调荣而已，至五日，尺部方应，遂投麻黄汤，啜第二服，发狂，须臾稍定略睡，已得汗矣。信知此事是难，仲景虽云不避晨夜，即宜便治，医者亦须顾其表里虚实，待其时日。若不循次第，暂时得安，亏损五脏，以促寿限，何足贵也。

铁樵按：脉浮紧，身疼痛，即是第三条“脉紧、体痛、呕逆之证”。云尺中迟，寸口亦必不数，是即《脉学讲义》中之弱脉，所谓脉搏与体温不俱进者。此种病在《伤寒论》即是太阳病已伏，少阴病在内。在《新生理》乃迷走神经兴奋之故，虽属伤寒，已伏脑证在内。时医不知，一例用豆豉、豆卷敷衍，三五日遂见种种恶候，致不可救者，比比皆是。若用石斛敷衍，则更去题万里。现在人多不审，古人亦多不审。观各家注释，皆无真知灼见，万不可从。脉紧身疼，本宜汗解之病。奈何用黄芪固表？宜其后用麻黄而发狂矣？此其发狂，当是战汗，即因误用黄芪所致，幸而未死，乃可著以为法耶？许叔微鼎鼎大名，其谬如此，他可知矣。此病鄙意当用桂枝二麻黄一汤。仲景书凡云不可发汗，皆指大发汗而言。若用桂二麻一汤即是不可汗之汗法。

又，凡无汗者，不可与桂枝，此却是定例，丝毫不得通融。盖经文下语皆有分寸，在读者善悟耳。故此条断断不可予桂枝汤。

脉浮者，病在表，可发汗，宜麻黄汤。原注：法用桂枝汤。《玉函》注：一云桂枝汤。《脉经》作“桂枝汤”。

程云：麻黄汤为寒伤营之主剂，而所禁多端乃尔，将令后人安所措手乎？曰：亦于脉与证之间，互参酌之，不必泥定“紧”之一字，始为合法也。脉浮无紧，似不在发汗之列。然视其证，一一寒伤营之表病，则不妨略脉而详证，无汗可发汗，宜麻黄汤。

脉浮而数者，可发汗，宜麻黄汤。

程云：脉浮数者，虽与浮紧稍异，然邪势拥遏在表可知，则不必寒伤之表病具备，自不妨略证而详脉，无汗可发汗，亦宜麻黄汤。

病常自汗出者，此为荣气和。荣气和者，外不谐，以卫气不共营气和谐故尔。以荣行脉中，卫以脉外，复发其汗，营卫和则愈，宜桂枝汤。《玉函》作“病常自汗出者，此为营气和，卫气不和，故也。营行脉中，为阴主内；卫行脉外，为阳主外。复发其汗，卫和则愈，宜桂枝汤。”《千金翼》同。《脉经》《千金》“荣气和者”云云十八字，作“营气和，而外不解，此卫不和也”十二字，无营卫和之“营”。吴本作“病常自汗出者，营气和，卫气不共荣气和谐故尔，复发其汗，营卫和则愈，宜桂枝汤。”注云：此段旧本多衍文，今删正。

张锡驹云：卫气者，所以肥腠理、司开阖、卫外而为固也。今不能卫外，故常自汗出。此为营气和，而卫不和也。卫为阳，营为阴，阴阳贵乎和合。今营自和而卫气不与之和谐，故营自行于脉中，卫自行于脉外，两不相合，如夫妇之不调也。宜桂枝汤发其汗，调和营卫之气则愈。

方云：此言“常”者，谓无时不然也。

程云：此不必其为太阳中风，而桂枝汤亦宜者，如今人滋阴敛汗等类。

柯云：下条发热汗出，便可用桂枝汤。见不必头痛恶风俱备，此只自汗一症，即不发热者亦用之，更见桂枝方于自汗为亲切尔。

丹云：《伤寒类方》云，营气和者，言营气不病，非调和之和。自汗与发汗迥别，自汗乃营卫相离，发汗使营相合，自汗伤正，发汗驱邪。复发者，因其自汗而更发之，则营卫和而自汗反止矣。丹案：《灵枢·营卫生会篇》云“营在脉中，卫在脉外”。又《卫气篇》云“其浮气之不循经者，为卫；其精气之行于经者，为营气”。正此段之所根柢也。

病人脏无他病，时发热、自汗出而不愈者，此卫气不和也。先其时发汗则愈，宜桂枝汤。《千金》作“时时发热”。“汤”下成本有“主之”二字。

汪云：脏无他病者，谓里和能食，二便如常也。

程云：如病人脏无他病，属之里分者，只发热自汗出，时作时止，缠绵日久而不休，此较之太阳中风证之发无止时，不同矣。既无风邪，则卫不必强，营不必弱，只是卫气不和，致闭固之令有乖。病既在卫，自当治卫。虽约同于中风，服法不同。先其时发汗，使功专于固卫，则汗自敛，热自退而病愈。此不必为太阳中风，而桂枝汤可主者一也。凡脏病，亦有发热汗自出，连绵不愈者，骨蒸劳热类是也。

成云：《外台》云，里和表病，汗之则愈。

铁樵按：“脏无他病”云者，疑即第五条“伤寒二三日，阳明少阳证不见者，为不传”之意。阳明少阳证不见，法当自愈，乃又不愈，此无他故，只是卫气不和，予桂枝汤即愈。成氏引外说，最为明爽。程注解作“既无风邪，可商之至”。

伤寒，脉浮紧，不发汗，因至[1]衄者，麻黄汤主之。

《金鉴》云：伤寒脉浮紧，法当发汗。若不发汗，是失汗也。失汗则热郁于营，因而致衄者，宜麻黄汤主之。若能于未衄之先，早用麻黄汤汗之，汗出则解，必不致衄；其或如前条之自衄而解，亦无须乎药也。

程云：大抵伤寒见衄者，由其人营分素热，一被寒闭，营不堪遏，从而上升矣。

《三因》云：夺血者无汗，既致衄，不可轻用麻黄汤，须审之又审，点滴不成流者，可也。

丹云：《活人书》云，衄家不可发汗，汗出额上陷，脉紧急，直视不能瞬，不得眠。然而无汗而衄，脉尚浮紧者，须与麻黄汤；脉已微者，不可发汗，黄芩芍药汤，犀角地黄汤。

江瓘《名医类案》云：陶尚文治一人，伤寒四五日，吐血不止，医以犀角地黄汤等治而反剧。陶切其脉，浮紧而数。若不汗出，邪何由解？遂用麻黄汤，一服汗出而愈。或问：仲景言“衄家不可发汗，亡血家不可发汗”，而此用麻黄汤，何也？瓘曰：久衄之家，亡血已多，故不可汗。今缘当汗不汗，热毒蕴结，而成吐血，当分其津液乃愈。故仲景又曰“伤寒，脉浮紧，不发汗，因致衄血者，麻黄汤主之”。盖发其汗则热越而出，血自止也。丹按：柯本此条作“伤寒，脉浮紧者，麻黄汤主之。不发汗，因致衄。”注云：不发汗，阳气内扰，阳络伤则衄血，是夺血者无汗也。若用麻黄汤再汗，液脱则毙矣。言不发汗因致衄，岂有因致衄更发汗之理乎？愚故亟为校正，恐误人者多耳。此执泥之说，难从矣。

铁樵按：此节经文文义极明显，亦并非倒装句。详不发汗因致衄者之“者”字，确是为失表而发。陶尚文按，可从。不过

① 至：《伤寒论辑义》作“致”，下同。

阳盛而衄，似宜麻黄汤去桂枝，加芩连，此当参之见证如何，不可执滞。各家所以扭扭捏捏，不敢下确断语者，为“亡血家不可发汗”条所拘。经文有“不可强责少阴汗”之文，因恐强汗动血也。有“阳盛而躁者必衄，衄乃解”之文，少阴动血则难治，太阳阳盛衄血则热解。虽同是见血，其病则异。若本条则既因失表而衄，衄仍不解，审度情势，可汗者当汗之；否则，不发汗，热无由解也。所谓审度情势者，指麻黄证具否而言。若见衄，可汗不可汗之标准，全在辨别病之深浅。所谓阳胜而热为第二层，阴虚而热为第四层，第四层断断不能发汗，若在第二层而已伏有脉弱者，亦断断不能发汗。如此则不致无所适从矣。所谓第二层、第四层，参看《脉学讲义》卷四。若仅云衄少、衄多，及点滴不成流云云，学者仍惝恍无凭，几何不偾事耶？

伤寒，不大便六七日，头痛有热者，与承气汤。其小便清者，原注：一云“大便青”。**知不在里，仍在表也，当须发汗。若头痛者，必衄，宜桂枝汤**。《玉函》作“未可与承气汤”。是其小便清者，《玉函》《外台》并作“小便反清”。《脉经》《千金翼》作“大便反青”。柯本作“大便圊”。知，《玉函》《脉经》《千金翼》作“此为”二字。王肯堂校本《千金翼》“有热”作“身热”，“热”下有“小便赤”三字，“其小便清”作“若小便利”。

成云：不大便六七日，头痛有热者，故宜当下。若小便清者，知里无热，则不可下。经曰：小便数者，大便必硬，不更衣十日无所苦也。况此不大便六七日，小便清者，不可责邪在里，仍是在表也，与桂枝汤以解外。若头痛不已，为表不罢，郁甚于经，迫血妄行，上为衄也。

程云：欲攻里，则有头痛之表证可疑；欲解表，则有不大便之里证可疑。表里之间，何从辨之？以热辨之而已。热之有无何从辨之？以小便辨之而已。有热者，小便必短赤，热已入里，头痛只属热壅，可以攻里；其小便清者，无热可知，热未入里，不大便只属风秘，仍须发汗。

汪云：若头痛不已者，为风寒之邪上壅，热甚于经，势必致衄，须乘其未衄之时，宜用桂枝汤以汗解之。

周云：此因发汗之后，不得再用麻黄也。

魏云：此条之衄，意料之辞，非已见之证，用桂枝汤则可不衄而解，与用麻黄汤一条亦有别。

丹云：《伤寒选录》云，丹溪曰，谨按外证未解不可下，下为逆。今头痛有热，宜解表，反与承气，正是责其妄下之过也。故下文又言小便清者，知其无里邪，不当行承气。又继之曰，当须发汗。曰，头痛必衄血，宜桂枝汤。反复告戒，论意甚明。而注反直曰，故当宜下，想因六七日不大便尔。虽不大便，他无所苦，候表解然后攻之，正仲景法也。汪意似未莹。丹按：此说与《玉函》符矣。

丹又云：《伤寒类方》云，伤寒不大便六七日，宜下之候。头痛有热者，未可与承气汤。太阳证仍在，不得以日久不便而下也。案："未可"二字，从《金匮》增入，《伤寒论》失此二字。丹按：徐氏注解近是，故表而出焉。又案：张志聪"发汗用麻黄汤"，柯氏改"小便清"作"大便圊"，并非也。

铁樵按：此条与前第五十一条"二阳并病"，及第三十二条"问曰证象阳旦"，文字皆不甚顺，皆不可凿解。吾人于大纲研究明白，小节纵有错误，亦不致胸无主宰。此读书但观大略之所以可贵。若枝枝节节以为之，则此等处皆足为大障碍矣。本条既是伤寒不大便六七日，别无其他里证，自与承气无关，可知与承气汤句之上下文，必尚有讹误。又细绎"若头痛者必衄"句，于上文亦不甚允洽。且据本条见证，无论如何解释，苟见头痛，亦未见衄之可必。此则证之实验而知，本文必有讹误也。伤寒小便清者，常常遇之，其证确是里寒，万不可用承气攻下。亦有溲清，由于肺热者，非一表可以济事，则首句"伤寒"字须着眼。

盖无汗发热头痛，小便清者，宜发表。若有汗，热不解，渴甚者，乃是肺热。其六七日不大便，必须有腹痛，转矢气，表证已罢者，方可与承气。盖头痛有表证，头痛亦有胃气上逆而头痛，非可执一。是本条大致尚可理会，惟总有阙文耳。

伤寒发汗已解，半日许复烦，脉浮数者，可更发汗，宜桂枝汤。《玉函》《脉经》《千金翼》“脉”上有“其”字，“可更发汗”作“与复发汗”。《脉经》《千金翼》作“可复发其汗”。成本无“已”字，“汤”下有“主之”二字。

成云：烦者，热也。发汗身凉，为已解。至半日许，身复热，脉数者，邪不尽也。可更发汗，与桂枝汤。

《金鉴》云：伤寒服麻黄汤发汗，汗出已，热退身凉解。复烦热而脉浮数者，是表邪未尽，退而复集也。可更发汗，其不用麻黄汤者，以其津液前已为发汗所伤，不堪再任麻黄，故宜桂枝更汗可也。

丹云：案，方氏、喻氏辈并云伤寒已解，复伤风邪，且以更为改之义，非是。更，再也。《玉函》作“复”，其意可见耳。

铁樵按：发汗已解，半日许复烦，不必再受寒始有。盖发汗之后，肌表虚，不胜冷空气之侵袭，体温因而复集，亦阴胜阳复之理。若无汗者，是麻一桂二或桂麻各半证；有汗者，桂枝证。此丝毫无可疑者。各家因不明原理，故议论不一致。

凡病若发汗，若吐，若下，若亡血，亡津液，阴阳自和者，必自愈。成本无“亡血”二字。《玉函》《脉经》“亡津液”作“无津液”，“液”下有“而”字。

锡云：此论汗吐下三法，不可误用也。盖汗吐下三法，皆所以亡血亡津液者也。用之不当，不惟亡血亡津液，而亡阴亡阳也；用之得宜，虽亡血亡津液，而亦能和阴和阳也。故曰“阴阳自和者，必自愈”。

《鉴》云：凡病，谓不论中风伤寒，一切病也。其邪正皆衰，可不必施治，惟当静以俟之。

丹云：案，程氏、柯氏、汪氏并谓用生津益血之剂，则阴阳自和而病自愈。此不必矣。今审察原文语意，自和、自愈两“自”字，分明不假药力，可以见耳。方氏、志聪、《金鉴》以阴阳为脉之阴阳，此必不然。盖亡血则亡阴，亡津液则亡阳。阴阳即指气血而言。

大下之后，复发汗，小便不利者，亡津液故也。勿治之，得小便利，必自愈。《玉函》《脉经》《千金翼》“汗”下有“其人”二字，“得”作“其”。

成云：因亡津液，而小便不利者，不可以药利之，俟津液足小便利，必自愈也。

汪云：先汗后下，治伤寒之正法也。今病未曾发汗，而先大下之。既下之后，复发其汗，是为汗下相反，津液重亡。案：此条论，必病人表里证悉具，以故汗下相反，但小便不利，无他变也。设使无里证而先下，无表证而后汗，则病人变证蜂起，岂但小便之不利哉。

喻云：言下后复发汗，有俟津液自回之法；若强责其小便，则膀胱之气化不行，有增硬满喘胀者矣，故宜以不治治之。程云：得小便利，“得”字宜着眼。

铁樵按：此即上条之意，亦是阴阳和者。夫所谓阴阳和，即不发热之谓。阴胜则寒，阳胜则热；阳虚则寒，阴虚则热，是皆阴阳不和者，可知阴阳和是不发热也。热病至热退则愈，纵有其他余波，但不发热，体工便能自复。故上条曰“必自愈”，此条曰“得小便利，必自愈”。

下之后，复发汗，必振寒，脉微细，所以然者，以内外俱虚故也。《玉函》《脉经》《千金翼》“汗”上有“其”字。

程云：下后复发汗，则卫外之阳必虚，故振寒；而守内之阳亦弱，故脉微细。能明其所以然，则虽有一应热证相兼而来，只补虚为主。良工于汗下之际，稍失治于其初，辄不可不慎持于其后。脉证之间，各有本标，万不可因标误本也。

柯云：内阳虚，故脉微细；外阳虚，故振栗恶寒，即干姜附子汤证。

丹云：案，汪氏引《补亡论》常器之云，素无热人，可与芍药附子汤；有热人，可与黄芪建中汤。

魏氏云：四逆汤之属，学者宜从其轻重，而择用耳。

下之后，复发汗，昼日烦躁不得眠，夜而安静，不呕不渴，无表证，脉沉微，身无大热者，干姜附子汤主之。《玉函》《脉经》《千金翼》“汗”上有“其”字，“渴”下有“而”字，“脉”上有“其”字。

成云：下之，虚其里；汗之，虚其表；既下又汗，则表里俱虚。阳王于昼，阳欲复，虚不胜邪，正邪交争，故昼日烦躁不得眠；夜阴为主，阳虚不能与之争，是夜则安静。不呕不渴者，里无热也。身无大热者，表无热也。又无表证，而脉沉微，知阳气大虚，阴寒气胜，与干姜附子汤退阴复阳。

程云：昼日烦躁不得眠，虚阳扰乱，外见假热也；夜而安静，不呕不渴，无表证，脉沉微，身无大热，阴气独治，内系真寒也，宜干姜附子汤，直从阴中回阳。不当于昼日烦躁一假证狐疑也。

柯云：身无大热，表阳将去矣。幸此微热未除，烦躁不宁之际，独任干姜生附，以急回其阳。此四逆之变剂也。

魏云：身无大热，非太阳发热，并非阳明大热也。洵是阳虚于内，露假乱真耳。案：昼间虽烦躁，亦不呕不渴，更明呕亦有寒逆，而渴不容假，渴亦有阴逼阳浮，面赤口燥之渴，但与水不能饮，则真寒立见矣。

丹云：案，无大热，又出麻黄杏仁甘草石膏汤、大陷胸汤、白虎加人参汤条，并谓身微热，无翕翕蒸蒸之势也。此条烦躁，与茯苓四逆汤、吴茱萸汤、大青龙汤方后“汗多亡阳遂虚，恶风烦躁不得眠”者，同属亡阳，但不过有小异耳。案：楼氏《纲目》作“日夜烦躁，不得安眠，时安静”，不知何据。

铁樵按：此是阳虚而寒之证。不渴，脉沉微是阴寒确据。无表证，即是汗自出之变词。昼日烦躁乃假象，故主干姜附子。此条与上一条，皆是阴阳不和者。上条虽未出方，曰振寒，曰脉微细，曰表里俱虚，当干姜附子无疑。盖表虚必汗自出，里虚必振振形寒。两条连接说下，令人自明，与六一、六二条之阴阳和者迥不侔矣。

干姜附子汤方

干姜一两　**附子**一枚，生用，去皮，切八片。成本“切”作“破”。

上二味，以水三升，煮取一升，去滓，顿服。

徐云：脉微无大热，是外无袭邪。而更烦躁，非阳虚发躁之渐乎？故以生附干姜，急温其经。比四逆不服甘草者，彼重在厥，故以甘草先调其中而壮四肢之本。此重在阳虚上泛，寒极发躁，故用直捣之师，而无取扶中为治耳。

丹云：柯氏曰，茯苓四逆，固阴以收阳；干姜附子，固阳以配阴。二方皆从四逆加减，而有救阳救阴之异。茯苓四逆，比四逆为缓，固里宜缓也；姜附者，阳中之阳也，用生附而去甘草，则势力更猛，比四逆为峻，回阳当急也。一去甘草，一加茯苓，而缓急自别，加减之妙，见用方之神乎。

又云：卢祖常《续易简方》曰，干姜一两，附子一枚，生，去皮、脐。然附子纵重一两，去皮脐，已不等分，况有不重一两者乎？兼其方载干姜，既为主治之君，在附子之上，已知其不贵附子之等分也。又曰，仲景一百十三方，用附子者二十一。熟用者十有三，必佐麻黄、桂枝、大黄、黄连、黄芩、细辛辈；生用者八，姜附汤、四逆汤、白通汤、白通猪胆汤、通脉四逆汤、通脉四逆加猪胆汤、四逆人参汤、茯苓四逆汤是也，必方方皆用干姜为佐，未闻用熟附佐干姜也。《千金翼》姜附汤，主痰冷澼气方，于本方以生姜代干姜。

又云：《和剂局方》姜附汤，又治暴中风冷，久积痰水，心腹冷痛，霍乱转筋，一切虚寒并皆治之。即本方。又云：《卫生宝鉴》曰，身冷脉沉数，烦躁不饮水，此名阴盛格阳，干姜附子汤加人参半两治之。

又云：《张氏医通》曰，腰痛属寒者，其腰如冰，其脉必紧，得热则减，得寒则增。本方加肉桂、杜仲，外用摩腰膏。

发汗后，身疼痛，脉沉迟者，桂枝加芍药生姜各一两，人参三两，新加汤主之。《玉函》《脉经》《千金翼》“身”下有“体”字，“脉”上有“其”字，作“桂枝加芍药生姜人参汤”。

钱云：此本中风，而以麻黄汤误发其汗，遂使阳气虚损，阴液耗竭，不能充灌滋养，故身疼痛而脉沉迟，非伤寒脉沉紧而身疼痛之可比也，仍以桂枝汤和解卫阳。因误汗之后，多加芍药之酸收，以敛营阴之汗液，生姜以宣通其衰微之阳气，人参以扶补其耗散之元真，故名之曰桂枝新加汤。然身疼痛而脉沉迟，皆无阳之证，而不加附子以温经复阳者，以未如肉瞤筋惕、汗漏不止之甚，故不必真武汤及桂枝加附子汤救急之法也。若服而未除者，恐亦必当加入也。

丹云：《伤寒准绳》张兼善曰，仲景凡言发汗后，以外无表证，里无热证，只余身疼一事而已。若脉稍浮盛，则为表邪未尽解。今言脉沉迟，此血虚而致然也，故加人参、生姜、芍药以益血。

铁樵按：此条与上条异者，无“下之后”字样。详其用药，亦是阳虚而寒之第三步病。曰脉沉迟，必表寒多汗，可知桂枝、生姜均走表；重用芍药，意不在解表，而在实表，益可以证明其病必表寒汗多。身疼痛，是因汗多，气血俱虚，纤维神经作痛，与风邪之客于经络间而痛者不同。然云脉沉迟，则纤维神经尚未起反应。因神经若起反应，脉必细。细者，弦之稍缓者也。今不云脉细，是未起反应之证据。此等极有出入，度仲景下字必不苟，人参不但补血，兼补气，用三两，则非三五七分可比，既能恢复其虚，俾不至入第四步，又可以止痛也。同是第三步病，有服此汤之一种特殊境界，藉非实验何从得之，藉非有《伤寒论》，吾侪又何从得知。

桂枝加芍药生姜各一两人参三两新加汤方

桂枝三两，去皮　**芍药**四两　**甘草**二两，炙　**人参**三两　**大枣**十二枚，擘　**生姜**四两，《千金翼》有“切”字。

上六味，以水一斗二升，煮取三升，去滓，温服一升。本云桂枝汤，今加芍药、生姜、人参。成本不载本方。第十卷云：于第二卷桂枝汤方内更加芍药、生姜各一两，人参三两，余依桂枝汤法服。《玉函》“味”下有“㕮咀四味”四字，“云”作“方”。方本“煎”上有“微火”二字。注云：微火皆当仿效首方，此盖后人之赘耳。

张志聪云：曰新加汤者，谓集用上古诸方，治疗表里之证，述而不作，如此汤方则其新加者也，亦仲祖自谦之意。

丹云：《古方选注》曰，新加者，申明新得其分两之理而加之也。《伤寒类方》曰：素体虚而过汗者，方可用。又云：案，柯氏作“桂枝去芍药生姜新加人参汤”。云：坊本作加芍药生姜者，误。未知何据，恐是僭妄也。又云：案，钱氏“霍乱篇”吐利而身痛不休云云注。如发汗后，身疼痛，脉沉迟者，此乃汗后亡阳，阳虚里寒，无阳气以嘘培和缓其筋骨，营血凝涩而痛，此桂枝加芍药生姜人参新加汤证也。

发汗后，不可更行桂枝汤。汗出而喘，无大热者，可与麻黄杏仁甘草石膏汤。杏仁，《玉函》《脉经》作“杏子”。成本“汤”下有“主之”二字。

方云：更行，犹言再用。不可再用[①]桂枝汤，则是已经用过，所以禁止也。

《鉴》云：太阳病下之后，微喘者，表未解也，当以桂枝加厚朴杏仁汤，解太阳肌表，而治其喘也。太阳病桂枝证，医反下之，下利，脉促，汗出而喘，表未解者，当以葛根黄连黄芩汤，解阳明之肌热，而治其喘也。今发汗后，汗出而喘，身无大热，而不恶寒者，知邪已不在太阳之表，且汗出而不恶热，知邪亦不在阳明之里，是邪独在肺中，肺气满而喘矣，故不可更行桂枝汤。

兼云：予观仲景常言发汗后，乃表邪悉解，止余一证而已，故言不可更行桂枝汤。今汗出而喘，无大热，乃上焦余邪未解，当用麻黄杏仁甘草石膏汤以散之。桂枝加厚朴杏仁汤，乃桂枝证悉具，而加喘者用之。

钱云：因邪热在肺，或时有微热，未可知也。然非若表里有邪之热，故曰无大热也。

丹云：案，柯氏“无大热”删“无”字，云“无”字，旧本讹在“大热”上。前辈因循不改，随文衍义，为后学之迷途。此说不可从。

麻黄杏仁甘草石膏汤方　《千金》名四物甘草汤

麻黄四两，去节　**杏仁**五十个，去皮、尖，《玉函》作杏子五十枚　**甘草**二两，炙，《玉函》作一两　**石膏**半斤，碎，绵裹。

上四味，以水七升，煮麻黄减二升，去上沫，内诸药，煮取二升，去滓，温服一升。本云黄耳坯[②]。成本《玉函》《千金翼》升煮间有“先”字。《玉函》无“本云黄耳坯”五字。《千金翼》坯作“杯”。

---

① 用：原脱，据《伤寒论辑义》补。

② 坯：《伤寒论辑义》作“杯”，下同。

汪云：黄耳坯，想系置水器也。

钱云：李时珍云，麻黄乃肺经专药，虽为太阳发汗之重剂，实发散肺经火郁之药也。杏仁利气，而能泄肺。石膏寒凉，能肃西方金气，乃泄肺肃肺之剂，非麻黄汤及大青龙之汗剂也。世俗不晓，惑于《活人书》及陶节庵之说，但见一味麻黄，即以为汗剂，畏而避之。不知麻黄汤之制，欲用麻黄以泄营分之汗，必先以桂枝开解卫分之邪，则汗出而邪去矣。所以麻黄不与桂枝仝①用，只能泄肺邪，而不至大汗泄也。观后贤之麻黄定喘汤，皆因之以立法也。

丹云：《千金方》贝母汤，治上气，咽喉窒塞，短气，不得卧，腰背痛，胸满不得食，面色萎黄，于本方加贝母、桂心、半夏、生姜。

又云：《三因方》惺惺散，治伤寒发热、头痛脑痛，本方去杏仁，加茶、葱，煎服。

又云：《仁斋直指·附遗》五虎汤，治喘急痰气，于本方加细茶。《万病回春》有桑白皮、生姜、葱白。

又云：《张氏医通》冬月咳嗽，寒痰结于咽喉，语声不出者，此寒气客于会厌，故卒然而瘖也，麻杏石甘汤。

发汗过多，其人叉手自冒心，心下悸，欲得按者，桂枝甘草汤主之。

成云：发汗过多，亡阳也。阳受气于胸中，胸中阳气不足，故病叉手自冒心。心下悸，欲得按者，与桂枝甘草汤，以调不足之气。

钱云：阳本受气于胸中，故膻中为气之海，上通于肺而为呼吸，位处心胸之间。发汗过多，则阳气散亡，气海空虚，所以叉手自冒，覆其心胸，而心下觉惕惕然悸动也。凡病之实者，皆不

① 仝：同“同”。

可按，按之则或满或痛，而不欲也。此以误汗亡阳，心胸真气空虚而悸动，故欲得按也。

柯云：叉手冒心，则外有所卫，得按则内有所依，如是不堪之状，望之而知其虚矣。汪云："冒"字，作"覆"字解。

丹云：按，"悸"，《说文》云"心动也"。今云心下悸，脐下悸，《活人书》云"悸气者，动气也"，乃知"悸"，假为动气之总称。《活人指掌》云"悸，即怔忪之别名"。未允。

桂枝甘草汤方

桂枝二两，去皮　**甘草**二两，炙。成本并脱两数

上二味，以水三升，煮取一升，去滓，顿服。

柯云：此用桂枝为君，独任甘草为佐，以补心之阳，则汗出多者不至亡阳矣。姜之辛散，枣之泥滞，固非所宜。并不用芍药者，不欲其苦泄也。甘温相得，气和而悸自平。与心中悸而烦、心下有水气而悸者，迥别。

丹云：《伤寒类方》曰，此以一剂为一服者。二味扶阳补中，此乃阳虚之轻者。甚而振振欲擗地，则用真武汤矣。一证而轻重不同，用方迥异。又云，按：此方与甘草干姜汤、芍药甘草汤立方之妙，在于单捷。

钱氏则云：如芍参之补敛，恐不可少。仲景立方，谅不只此，或有脱落，未可知也。此乃后人之见耳。

铁樵按：详此条病证，疑是振振欲擗地之轻者，《伤寒类方》说是。所以不遽用真武者，不欲引热入里，亦深恐药力太峻，与病不相得也。

第八期

辨太阳病脉证并治中第四

发汗后，其人脐下悸者，欲作奔豚，茯苓桂枝甘草大枣汤主之。奔，《玉函》《脉经》作“贲”。

魏云：此条乃申明发汗后阳虚之变证也。汗出过多，阳浮于上，阴阳二者，相维而不相离，阳既上浮，阴即下动，其脐下悸者，阴气欲上乘而作奔豚，容不急温中固阳以御之乎？阳盛于中，阴自安于下，斯奔豚欲作而终不能作也乎。

柯云：脐下悸时，水气尚在下焦，欲作奔豚之兆，而未发也。

方云：欲作，待作未作之谓。

汪云：奔豚，《难经》云“肾之积”名。此言奔豚，乃肾气发动，如欲作奔豚之状，非真脐下有积如豚也。

茯苓桂枝甘草大枣汤方

茯苓半斤　**桂枝**四两，去皮　**甘草**二两，炙　**大枣**十五枚，擘

上四味，以甘烂水一斗，先煮茯苓，减二升，内诸药，煮取三升，去滓，温服一升，日三服。作甘烂水法：取水二斗，置大盆内，以杓扬之，水上有珠子五六千颗相逐，取用之。烂，《玉函》作“澜”。方氏诸家同。《千金翼》作“水一斗”，不用甘烂水。

《鉴》云：此方即苓桂术甘汤，去白术加大枣，倍茯苓也。彼治心下逆满，气上冲胸；此治脐下悸，欲作奔豚。盖以水停中焦，故用白术；水停下焦，故倍茯苓。其病由汗后而起，自不外

乎桂枝之法也。若已作奔豚，又非此药所能治，则当从事乎桂枝加桂汤法矣。

吴云：汗后，余邪挟下焦邪水为患，故取桂枝汤中之三以和表，五苓散中之二以利水。

丹云：《总病论》曰，甘烂水，郎肝切，熟也。不击则生，击之则熟。水之味本咸，击熟之则归土性矣，以土之味本甘故也。暴崖之水，击之而成沫，干而成土，水归土性，故谓之甘烂水。案：甘烂水，诸说不一。成氏云：扬之有力，取不助肾邪也。徐氏云：甘而轻，取其不助肾邪而益脾土也。柯氏云：甘烂水，状似奔豚，而性则柔弱，故又名劳水。钱氏云：动则其性属阳，扬则其势下走故也。张锡驹云：扬之无力，以其不助水气也。徐大椿云：大约取其动极思静之意。数说未知孰是，姑举于斯。又云，《伤寒类方》曰：先煮茯苓者，凡方中专重之药，法必先煮。

铁樵按：此条用茯苓桂枝甘草大枣汤，即药以测证，则知脐下悸者，病系聚水无疑。悸或释为怔忡。鄙意仅一“悸”字，不得谓之怔忡。脐下悸者，当是脐下筑动不适之谓。奔豚却是怔忡。《金匮》奔豚病，从少腹起，上冲咽喉，是怔忡之甚者也。豚，《内经》谓之水蓄，病源是水，而向上奔突，故名奔豚。脐下例不聚水，聚水为病，所以聚水，因排泄失职，故用药以苓桂分利为主。排泄既失职，水不得下，势必逆而上行，故曰“欲作奔豚”。又按：水之从来，不必由于引饮。凡毛细血管，皆有淋巴液渗出，以供给各脏器之需要。在健体，此种液体由毛细血管渗出，复由淋巴管吸入，以还流入于静脉，以营其新陈代谢之作用。此亦另一种循环（详《生理》）。若血行起非常变化，则渗出者可以多至数倍。若淋巴管不及吸收，则为聚水。聚于胸者，为胸水；聚于腹者，为腹水；聚于皮下者为水肿。今云脐下悸，是水聚于腹者也。

此方之效，其得力处在桂枝之和营。盖营和则血行复常度，血行成轴，淋巴液有所统摄，不致多量流出于脉管。是桂枝一味，所以减少水之来路。水既聚，肾脏不事疏泄，行且成大患，故重用茯苓以渗之。是茯苓一味，所以濬水之去路。所以必用甘烂水者，取其动。水之为物，由气体微点凝结集合而成。井水与金山泉、惠山泉不同者，乃水中所含之成分不同。流水与止水、生水与熟水不同者，乃水之各微分原子交互不同也。今以二斗之水，以杓扬之，至水上有珠子五六千颗，是即各微分原子交互凝结不同之确证。盖未扬以前，决不有珠子五六千颗；是既扬以后，是水中已有力加入也。此加入之力，必经一定时间，然后消耗净尽。当其力未消耗之时，用以煎药，使入腹之后，圆转流动，不生障碍，是则用甘澜水之微意。盖惟水圆不生障碍，然后能助体中循环，使血流成轴；血流成轴，然后能摄淋巴液，使不多渗出血管。此为西医书所未言。吾于病之形能，参以西说，熟虑而后得之。不知古人又何以知此，此真一奇妙不可思议之事。孙思邈晚年得《伤寒论》，刊入《千金翼》中。今按：《千金翼》此条下，不言用甘澜水，是孙氏或不解甘澜水是何用意，故削去之。未可知也。自余诸子，宜乎异说纷纭，索解人不得矣。

发汗后，腹胀满者，厚朴生姜半夏甘草人参汤主之。

成云：吐后腹胀与下后腹满，皆为实，言邪气乘虚入里为实。发汗后，外已解也。腹胀满，知非里实，由脾胃津液不足，气涩不通，壅而为满。与此汤，和脾胃而降气。程云：胃为津液之主。发汗亡阳则胃气虚，而不能敷布诸气，故壅滞而为胀满。是当实其所虚，自能虚其所实矣。虚气留滞之胀满，较实者自不坚痛。丹云：《伤寒准绳》张兼善曰，凡言发汗后者，以外无表证，里无别病，只有腹胀一事而已。除此之外，即获全安。

厚朴生姜半夏甘草人参汤 《千金》名厚朴汤，分两稍异

厚朴半斤，炙，去皮　**生姜**半斤，切　**半夏**半升，洗。《玉函》作半斤　**甘草**二两。成本《千金翼》有"炙"字　**人参**一两

上五味，以水一斗，煮取三升，去滓，温服一升，日三服。《玉函》"五味"下有"㕮咀"二字。

钱云：此虽阳气已伤，因未经误下，故虚中有实。以胃气未平，故以厚朴为君；生姜宣通阳气，半夏蠲饮利膈，故以为臣；参、甘补中和胃，所以益汗后之虚耳。

喻云：移此治泄后腹胀，果验。

丹云：《证治大还》曰，孙召治一女子，心腹胀满，色不变。经曰：三焦胀者，气满皮肤，硁硁然石坚。遂以仲景厚朴生姜半夏人参甘草汤，下保和丸，渐愈。又云：《张氏医通》曰，石顽治总戎陈孟庸，泻利腹胀作痛，服黄芩、白芍之类，胀急愈甚，其脉洪盛而数，按之则濡，气口大三倍于人迎。此湿热伤脾胃之气也。与厚朴生姜甘草半夏人参汤二剂，痛止胀减，而泻利未已。与干姜黄芩黄连人参汤二剂，泻利止，而饮食不思；与半夏泻心汤二剂而安。

伤寒，若吐、若下后，心下逆满，气上冲胸，起则头眩，脉沉紧，发汗则动经，身为振振摇者，茯苓桂枝白术甘草汤主之。《玉函》"若下"下有"若发汗"三字，"脉"上有"其"字。《脉经》《千金翼》作"伤寒吐下发汗后"少一"振"。《脉经》无"白"字。

成云：吐下后里虚。气上逆满心下逆者①，气上冲胸。表虚阳不足，起则头眩。脉浮紧，为邪在表，当发汗；脉沉紧，为邪在里，则不可发汗。发汗则外动经络，损伤阳气。阳气外虚，则不能主持诸脉，身为振振摇也。与此汤，以和经益阳。

---

① 气上逆满心下逆者：《伤寒论辑义》作"气上逆者，心下逆满"。

钱云：伤寒本当以麻黄汤汗解。若吐下之，则治之为逆。心下者，胃脘之间也。逆满，气逆中满也。

汪云：里虚气逆，心下作满，且上冲于胸膈之间，更上逆于头，起则作眩。

《金鉴》云：脉沉紧，是其人必素有寒饮相挟而成。若不头眩，以瓜蒂散吐之，亦自可除。今乃起则头眩，是又为胸中阳气已虚，不惟不可吐，亦不可汗也。张云：至若吐下后，重发汗太过，亡阳，厥逆、烦躁，或仍发热、心悸、头眩、身瞤、振振欲擗地者，又属真武汤证，非此汤可能治也。

丹云：《伤寒准绳》曰，凡伤寒头眩者，莫不因汗吐下，虚其上焦元气之所致也。眩者，目无常主。头眩者，俗谓旋眼花是也。《针经》曰：上虚则眩，下虚则厥。又云：按，逆满者，上虚而气逆不降，以为中满；气上冲胸者，时时气撞抢于胸胁间也。二证递别。

茯苓桂枝白术甘草汤方 《千金》名茯苓汤

茯苓四两　**桂枝**三两，去皮　**白术**《金匮》及《玉函》作“三两”　**甘草**各二两，炙

上四味，以水六升，煮取三升，去滓，分温三服。《玉函》“三服”下有“小便即利”四字。

《鉴》云：身为振振摇者，即战振身摇也。身振振欲擗地者，即战振欲坠于地也。二者皆为阳虚失其所恃，一用此汤，一用真武者。盖真武救青龙之误汗，其邪已入少阴，故主以附子，佐以生姜、苓术，是壮里阳以制水也；此汤救麻黄之误汗，其邪尚在太阳，故主以桂枝，佐以甘草、苓术，是扶表阳以涤饮也。至真武汤用芍药者，里寒阴盛，阳衰无依，于大温大散之中，若不佐以酸敛之品，恐阴极格阳，必速其飞越也；此汤不用芍药者，里寒饮盛，若佐以酸敛之品，恐饮得酸反凝

滞不散也。

丹云：按《金匮要略·痰饮篇》曰，心下有痰饮，胸胁支满，目眩，苓桂术甘汤主之。乃知此条心下逆满，气上冲胸，起则头眩者，阳虚痰饮所致也。又云：《伤寒类方》曰，此亦阳虚而动肾水之证，即真武证之轻者，故其法亦仿真武之意。

铁樵按：吐下之后，腹中空虚，心下不当逆满。盖积停于上膈者，吐之则除；积停于中脘以下者，下之则除。病除则爽慧，宁有反逆满者？惟不当吐而吐，不当下而下，则体工起救济作用。其云逆满，因误吐而虚。各脏气之分泌液汁，皆奔集于胃以为救济，故吐而反逆满。其云气上冲胸，因误下而病不当药。胃肠之筋肉蠕动习惯，使食物下降者，因药力之强抑，皆变性上逆，以为救济，故下之气反上冲胸。脉沉紧者，沉为里，紧为寒。盖所谓阳明者，皆已化燥之证。太阳者，未化燥之证。所谓误下者，乃未化燥之太阳证，误认为已化燥之阳明证，而下以寒药，故里无不寒；且误下则重心在里，故脉沉且紧也。如此之病，贸然汗之，复虚其表，则脏气必乱，故云动经。经，是古人习用名词，详字义，经，常也。各脏器互助工作以维生活，是无病时之经气。一部分受病，他部分起而救济，有其常轨，是有病时之经气。若用药谬误，治丝而紊，是名动经。大约仅见振摇者，苓桂术甘已足挽救，故不言真武。此条按语，末二语义尚未莹澈，当从《药物学》。又注此书时，未能即知此便是奔豚，故所说总隔着一层膜。

发汗病不解，反恶寒者，虚故也，芍药甘草附子汤主之。《玉函》《脉经》《千金翼》“发汗病不解”作“发其汗不解而”。

成云：发汗病解，则不恶寒；发汗病不解，表实者亦不恶寒。今发汗病且不解，又反恶寒者，荣卫俱虚也。汗出则营虚，恶寒则卫虚，与芍药甘草附子汤，以补荣卫。

徐云：汗后而表不解，是证仍如故，而恶寒独曰“反”，比前有加也。

钱云：或曰，既云发汗病不解，安知非表邪未尽乎？曰：若伤寒汗出不解，则当仍有头痛、发热、脉浮紧之辨矣，而仲景非唯不言发热，且毫不更用解表，而毅然断之曰“虚故也”，则知所谓虚者，阳气也。其脉必微弱或虚大虚数，而见汗出但恶寒之证，如附子泻心证，及用桂枝加附子汤、桂枝去芍药加附子汤之类，故曰“虚故也”。

芍药甘草附子汤方

芍药　甘草各三两，炙。《玉函》作各一两　**附子**一枚，炮，去皮，破八片

上三味，以水五升，煮取一升五合，去滓，分温三服。疑非仲景方。《玉函》《千金翼》“五升”作“三升”，无“疑非仲景方”五字。五合，《玉函》作三合，《千金翼》作二合。成本无三服之“三”字，“方”作“意”。

周云：汗多为阳虚，而阴则素弱。补阴当用芍药，回阳当用附子，势不得不芍附兼资。然又惧一阴一阳两不相和也，于是以甘草和之，庶几阴阳谐而能事毕矣。

柯云：脚挛急，与芍药甘草汤。本治阴虚，此阴阳俱虚，故加附子，皆仲景治里不治表之义。

汪云：叔和认为伤寒病发汗不解而恶寒，乃表邪未尽，仍宜发汗。因疑此方为非仲景意，似不可用。故《内台方议》亦云“若非大汗出又反恶寒，其脉沉微及无热证者，不可服也”。明乎此，而此方之用可无疑矣。

丹云：柯氏曰，案，少阴亡阳之证，未曾立方。本方恰与此证相合。芍药止汗收肌表之余津，甘草和中，除咽痛而止吐利；附子固少阴，而招失散之阳，温经络而缓脉中之紧。此又仲景隐而未发之旨欤？丹又云：案，此方于芍药甘草汤中加附

子，于四逆汤中去干姜，代芍药，阴阳双救之意可自知也。

发汗，若下之，病仍不解，烦躁者，茯苓四逆汤主之。《脉经》《千金翼》作“发汗、吐下以后不解，烦躁”。

成云：发汗若下，病宜解也。若病仍不解，则发汗外虚阳气，下之内虚阴气。阴阳俱虚，邪独不解，故生烦躁。与茯苓四逆汤，以复阴阳之气。

程云：发汗下后，病仍不解而烦躁者，此时既有未解之外寒，复有内热之烦躁，大青龙之证备具矣，不为所误者，几何？不知得之汗下后，则阳虚为阴所凌，故外亡而作烦躁，必须温补兼施。

徐云：此证惑人，在“病仍不解”四字。

汪云：此虚烦属躁，乃假热之象也。《鉴》云：大青龙证，不汗出之烦躁，乃未经汗下之烦躁，属实；此条病不解之烦躁，汗下后之烦躁，属虚。然脉之浮紧沉微，自当别之，恐其误人，故谆谆言之也。

丹云：案，此汤证，阳证具备而不然者，身虽烦热，而手足指尖微有厥冷；虽有烦渴引饮，亦自喜热而恶冷；舌苔白滑，或假生燥苔；脉虽洪大，或散而数，或弦大、浮疾而空虚，无力无底。总之，取脉不取证，庶几无失真的矣。

茯苓四逆汤方

茯苓四两，成本作六两　**人参**一两　**附子**一枚，生用，去皮，破八片　**甘草**二两，炙　**干姜**一两半

上五味，以水五升，煮三升，去滓，温服七合，日二服。《玉函》“味”下有“㕮咀”二字，“三升”作“一升二合”，“去滓”以下作“分温再服，日三”，《千金翼》“三升”作“二升”。

成云：四逆汤以补阳，加茯苓人参以益阴。

柯云：先汗后下，于法为顺。而表仍不解，是妄下亡阴，

阴阳俱虚，而烦躁也，故制茯苓四逆，固阴以收阳。先下后汗，于法为逆。而阴证反解，内不呕渴，似于阴阳自和，而实妄汗亡阳，所以虚阳扰于阳分，昼则烦躁也，故专用干姜附子，固阳以配阴。二方皆从四逆加减，而有救阳救阴之异。此比四逆为缓，固里宜缓也。姜附者，阳中之阳也，用生附而去甘草，则势力更猛，比四逆为峻，回阳当急也。一去甘草，一加茯苓，而缓急自别，加减之妙，见用方之神乎。

丹云：案，《千金方》妇人产后，淡竹茹汤方后云：若有人参入一两，若无，内茯苓一两半，亦佳。盖人参、茯苓皆治心烦闷及心虚惊悸，安定精神。又云：《圣济总录》治霍乱、脐上筑悸，平胃汤。即本方。

铁樵按：此与上一条皆指阳虚。阳虚而烦躁是阴，所以用茯苓，即是第七十条误下水聚之理。所以用四逆，自必有四逆证而后用。操之既熟，阴证阳证一望可辨，故经文省略如此，各注多为之说，殊非是。

发汗后，恶寒者，虚故也。不恶寒，但热者，实也，当和胃气，与调胃承气汤。原注：《玉函》云，与小承气汤。《玉函》《脉经》《千金冀》“故也”下有“芍药甘草附子汤主之”九字，乃合前条为一则耳。又，调胃承气汤作“小承气汤”。《千金翼》注：一云“承气汤”。程、喻、钱及玉肯堂校《千金翼》“热”上有“恶”字。

成云：汗出而恶寒者，表虚也；汗出而不恶寒，但热者，里实也。经曰，汗出不恶寒者，此表解里未和。见下篇十枣汤条。与调胃承气汤，和胃气。

程云：汗后，不恶寒反恶热，其人大便必实，由发汗后，亡津液所致，病不在营卫而在胃矣，法当和胃气。

钱云：既汗之后，阳气已虚，不宜大下，故当与调胃承气汤，即阳明篇所谓与小承气汤，微和胃气，勿令大泄下是也。

柯云：虚实俱指胃言。汗后正气夺则胃虚，故用附子芍药；邪气盛则胃实，故用大黄芒硝；此自用甘草，是和胃之意。此见调胃承气是和剂，而非下剂也。

丹云：按，阳明篇“太阳病三日，发汗不解，蒸蒸发热者，属胃也，调胃承气汤主之”，正与此条相发矣。

太阳病，发汗后，大汗出，胃中干，烦躁不得眠，欲得饮水者，少少与饮之，令胃气和则愈。若脉浮，小便不利，微热，消渴者，五苓散主之。原注：即猪苓散，是。《脉经》“后”作“若”，“干”字作“燥”，无烦躁之“躁”字。欲得饮水，《玉函》作“其人欲引水”。《玉函》《脉经》“少少与”作“当稍”二字，“胃气”作“胃中”。“五苓”上成本《玉函》并有“与”字。非也。

汪云：此条论当作两截看。太阳病发汗后云云，至胃气和则愈，此系胃中干，烦躁作渴。只须饮水，以和胃气，非五散苓证也。若脉浮，小便不利，微热，消渴，此系水热结于膀胱而渴，乃为五苓散证。太阳病，乃合中风、伤寒而言之也。方、喻列入中风，何其执也。

魏云：大汗出，所谓如水流漓也，于是胃中津液受伤而干，因干而燥，因燥而烦，因烦躁而不得眠。此一串而至者，惟恐人误认为传里之躁烦，误下也，于是标出欲饮水者一证。

张志聪云：不可恣其所欲，须少少与饮之。

《鉴》云：若脉浮，小便不利，微热，消渴者，则是太阳表邪未罢，膀胱里饮已成也。经曰：膀胱者，津液之府，气化则能出矣。今邪热薰灼，燥其现有之津，饮水不化，绝其未生之液，津液告匮，求水自救，所以水入则消渴而不止也。用五苓散者，以其是外解表热，内输水府，则气化津生，热渴止而小便利矣。

方云：消，言饮水而小便又不利，则其水有似乎内自消也；渴，言能饮且能多也。

锡云：案，大汗出，胃中干者，乃胃无津液而烦躁，故与水以润之；小便不利，消渴者，乃脾不转输，水津不布而消渴，故用五苓以散之；若胃中干者，复与五苓散利其小便，则愈干矣。故阳明篇云，汗出多而渴者，不可与猪苓汤，以汗多胃中燥，猪苓汤复利其小便故也。

丹云：《伤寒准绳》张兼善曰，烦渴，用白虎汤宜也。其用五苓散渗津液，何哉？曰：白虎乃表证已解，邪传里而烦渴者用之，今脉尚浮，身有微热而渴，乃表邪未全解，故用桂枝之辛和肌表，白术、茯苓之甘淡以润虚燥也。

铁樵按：自此至七十七条为五苓散证，与前苓桂甘枣、苓桂术甘大同小异，不离一个“水”字。凡水入胃，吸收入于血液，其命意在使血液稀薄，利于运行；血液稀薄，然后能分润各脏器，各脏器得此分润，分工制造之以成内分泌，然后有唾、有涕、有泪、有汗、有精、有黏液、有尿。汗与尿，其专职在排泄糟粕；涕泪黏液，其专职在保护官能；精之为用，目的在生殖，而使本身发营滋长，实为生殖之手段。此生理形能之大略也。详说在《生理》第四篇。凡在健体，此种机能均不失职。凡百疾病，亦无非此种机能失职。失职则各种液体，非过多，即涸竭。大约初步则过多，最后则涸竭，过多则脏器坏，涸竭则脏气死。是故泪过多则目不明，涕吐过多则肺萎缩，溲过多则胃消渴，汗过多则体温散亡。又，全身液体之总量有其一定程限，甲种液消耗过多，则乙种液不敷供给。故汗多者口必渴，溲多者汗则少，大便水泻，溲则无有。又，在健体，排泄与吸收类能保持平均，病则欹侧①，失其平均，既经欹侧，遂成一往不返之局。故咳甚者可以成肺炎，溲多者可以成消证，停水者可以成水肿。此则病理之形能也。当其既成欹

① 欹侧（qī cè）：歪倒摇晃貌。唐杜甫《瘦马行》：“绊之欲动转欹侧，此岂有意仍腾骧。”

侧之顷，形质尚未大坏之时，须制止其一往不返之局，则涓涓之塞，毫毛之斫，医药所当有事也。

本论六十八节“脐下悸，欲作奔豚”，与本节“小便不利，微热，消渴”，正是已失平均，制止其一往不返者。发汗致大汗出，汗液消耗太多，唾液不敷供给，是即失其平均，唾液少，乃其著于外者。须知唾液既少，内部各种液体皆少，胃中急待吸收外来之液体，以为救援，故云胃中干。液为阴，热为阳，阴阳互为消长。失液既多，内热且作，虽未至于阴虚而热，实已有阴虚而热之倾向，故烦躁。胃不和，照例不得眠，液少则更甚，故云“不得眠”。欲得饮水者，即渴欲引水自救，太骤则不及吸收，故云“稍稍与饮”。令“胃气和则愈”句，胃和对胃中干而言，则愈对下文微热而言，本无热，所苦者只是胃中干，故胃和则愈。其云脉浮，微热，虽大汗而仍有微热也。小便不利者，不得疏泄也。消渴者，饮水多，渴不解，是予之太骤，不及吸收也。在外仅微热，在里乃消渴，是热聚于里可知。因热聚于里，胃中干，引水自救，却因予之太骤，不及吸收，饮虽多，不解，而成消渴证象。愈是消渴，愈是饮多，因而不及排泄，因而停水。此类事皆相因而至，且皆愈趋愈甚，所谓一失平均，遂成一往不返之局。用五苓散，所以制止此一往不返者也。五苓何以能制止？盖此病之紧要关键，在表微热而里消渴，桂枝和营达表，可以使热趋里者转而向外，病之形能，必不表里俱热。既能达表，则里热必减，理势然也。此机括一转，其余各节无不随之俱转。更以猪苓助其排泄，溲通则水不聚，营和则血行成轴，脉营中渗漏亦少。参观《生理》第四篇。胃肠之吸收，亦复常态，尚何有于一往不返之虞？此五苓散之所以神妙也。准此以谈，则方中桂枝乃极重要之药。后人用此方，畏桂枝之辛温而去之，名为四苓，失之远矣。但桂枝禁例，仍不可忽。假如无汗暵热，自非五苓证；

若舌干而绛者，桂枝亦非宜。须知五苓证虽渴，乃燥湿不能互化，唇虽焦，其舌面决不干燥也。

五苓散方

猪苓十八铢，去皮　**泽泻**一两六铢，成本“铢”下有“半”字　白术十八铢　**茯苓**十八铢　**桂枝**半两，去皮。成本《玉函》无“枝”字，后人故生异议。考成氏本注并《明理论》俱作“桂枝”，知其脱误也。

上五味，捣为散，以白饮和服方寸匕，日三服，多饮暖水，汗出愈，如法将息。捣为散，《金匮》、成本、《玉函》作“为末”二字，《千金翼》作“各为散，更于臼中治之”，《外台·天行病》作“为散，水服”，《千金》亦作“水服”。多饮暖水，《千金》无“暖”字，《外台·温病》作“多饮暖水，以助药势”。成本无“如法将息”四字。

试将此方如法炮制，观一方寸匙中桂枝之量，则可知用药分量。奈何人都不省，动辄钱半三钱。①

锡云：散者，取四散之意也。茯苓、泽泻、猪苓，淡味为渗泄者也，白术助脾气以转输，桂枝从肌达表，外窍通而内窍利矣，故曰多饮暖水，汗出愈也。

汪云：方中用术，昔贤如孙真人、朱奉议、许学士等皆用白术，近医方中行、喻嘉言，改用苍术，然苍术过于燥烈，不若白术之甘平滋腻，能补津液而润燥。纵使仲景时无白术，于今业已有之，在医人亦可权宜取用。方后云“多服暖水，令汗出愈”，此即桂枝汤方下，啜热稀粥一升余，以助药力之义。建安许氏云：五苓散，乃汗后一解表药，于此可见。

魏云：五苓必为散，以白饮调服，方能多服暖水，而汗出始愈。设煎汤而服，则内外迎拒，药且不下。故必服药如法，

① 试将此方如法炮制，……动辄钱半三钱：《伤寒论辑义》无此句，疑是恽铁樵批注。

然后可效。

丹云：按，《明理论》曰：苓，令也，号令之令矣。通行津液，克伐肾邪，专为号令者，苓之功也。五苓之中，茯苓为主，故曰五苓散。马永卿《懒真子录》云：关中名医骆耕道曰，五苓散五味，而以木猪苓为主，故曰五苓。庄子之言曰：药也，其实堇也，桔梗也，鸡壅也，豕零也，是时为帝者也。疏云：药无贵贱，愈病则良。去水则豕零为君，豕零，木猪苓也。二说未知何是，姑两存焉。又云：案，白饮，诸家无注。《医垒元戎》作白米饮，始为明晰。《活人书》作白汤，恐非也。《千金方》五苓散，主时行热病，但狂言烦躁不安，精采言语，不与人相主当者。《和剂局方》辰砂五苓散，治伤寒表里未解，头痛发热，心胸郁闷，唇口干焦，神志昏沉，狂言谵语，如见鬼神，及治瘴疟烦闷不省者，即本方加辰砂；如中暑发渴，小便赤涩，用新汲水调下；小儿五心烦热，焦躁多哭，咬牙上撺，欲作惊状，每服半钱，温热水下。又云：《三因方》曰，己未年，京师大疫，汗之死，下之死，服五苓散遂愈。此无佗，温疫也。丹案：《医说》引《信效方》。又，五苓散，治伏暑饮热，暑气流入经络，壅溢发衄；或胃气虚，血渗入胃，停留不散，吐出一二升许。《伤寒百问·经络图》五苓散，又治瘴气温疟，不伏水土，黄疸或泻；又治中酒恶心，或呕吐痰水，水入便吐，心下痞闷；又治黄疸，如黄橘色，心中烦急，眼睛如金，小便赤涩，或大便自利。若治黄疸，煎山茵陈汤下，日三服。《济生》加味五苓散，治茯暑热二气，及冒湿泄泻注下，或烦，或小便不利，于本方加车前子。

丹又云：《直指》五苓散，治湿证小便不利。经云治湿之法，不利小便，非其治也。又治伤暑烦渴，引饮过多，小便赤涩，心下水气；又流行水饮，每二钱，沸汤调下，小便更不利，加防己佐之；又治尿血，内加辰砂少许，用灯芯一握，新水煎汤调下；又治便毒，疏利小便，以泄败精，用葱二茎，煎汤调下。

发汗已，脉浮数，烦渴者，五苓散主之。《玉函》“已“作“后”，“浮“下有“而”字，《脉经》《千金翼》“烦“上有“复”字。

方云：已者，言发汗毕，非谓表病罢也。烦渴者，膀胱水蓄，不化津液，故用四苓以利之；浮数者，外表未除，故凭一桂，以和之，所以谓五苓能两解表里也。案：方注系《金鉴》改订，故与原书有异同焉。

《鉴》云：发汗已，为太阳病已发过汗也。脉浮数，知邪仍在表也。若小便利而烦渴者，是初入阳明胃热，白虎汤证也。今小便不利而烦渴，是太阳腑病，膀胱水蓄，五苓证也，故用五苓散，如法服之，外疏内利，表里均得解矣。丹云：案，表邪未解则阳气盛于外，而津液亦走于外；下焦蓄水，则升腾之气液失其常，是以胃中燥而烦渴，故主以五苓，外发表邪，内利蓄水也。成注为“亡津液而胃燥“之解，恐非是也。

伤寒，汗出而渴者，五苓散主之；不渴者，茯苓甘草汤主之。

《鉴》云：此申上条或渴而不烦，或烦而不渴者，以别其治也。伤寒发汗后，脉浮数，汗出烦渴，小便不利者，五苓散主之。惟今曰“汗出”者，省文也。渴而不烦，是饮盛于热，故亦以五苓散主之，利水以化津也；若不烦且不渴者，是里无热也，惟脉浮数，汗出，小便不利，是营卫不和也，故主以茯苓甘草汤，和表以利水也。

丹云：案，柯氏“汗出”下补“心下悸”三字，其说难凭。盖因厥阴篇“伤寒厥而心下悸者，宜先治水，当服茯苓甘草汤，却治其厥；不尔，水渍入胃，必作利也”一条，而生此说耳。

铁樵按：张锡驹于五苓散条下注云“散者，四散之义”，不知有无所本，然颇嫌其望文生义。鄙意，散者不过药末之意，汤、丸、散，各有所宜，大约用药取其水分，少则用散。观于本条，其义益显。所谓“渴者五苓散主之”，非谓渴当用五苓散，乃渴则引饮，饮多水聚，小便不利，然后用五苓。既水聚，用汤非，宜故用散。何以知小便不利而引饮聚水？因伤寒之例，即药可以知证。五苓散者，治汗出，脉浮，微热，消渴，小便不利之药也。云“五苓散主之”，即省却汗出，消渴，小便不利等语。其云不渴者，即各证皆同，惟不渴耳。不渴，何以不主五苓？其唯一原因，即因不渴，则不饮水，不致停饮，猪苓、泽泻非必要矣。是“不渴”云者，乃不消渴之谓，不用猪、泽而加生姜。《金鉴》谓“不渴，则里无热”。其说是也。

茯苓甘草汤方

茯苓二两。《玉函》作三两　**桂枝**二两，去皮　**甘草**一两，炙　**生姜**三两，切

上四味，以水四升，煮去二升，去滓，分温三服。

《鉴》云：有脉浮数、汗出之表，故主以桂枝；去大枣、芍药者，因有小便不利之里，恐滞敛而有碍于癃闭也；五苓去术、泽、猪苓者，因不渴不烦，里饮无多，惟小便一利可愈，恐过于燥渗伤阴也。

丹云：《伤寒类方》曰，此方之义，从未有能诠释者。汗出之后，而渴不止，与五苓，人所易知也。乃汗出之后，并无渴证，又未指明别有何证，忽无端而与茯苓甘草汤，此意何居？要知此处“汗出”二字，乃发汗后汗出不止也。汗出不止则亡阳，在当即与以真武汤，其稍轻者当与以茯苓桂枝白术甘草汤，更轻者则与以此汤。何以知之，以三方同用茯苓知之。盖汗大泄，必①引肾水上泛，非茯苓不能镇之，故真武则佐以附子回阳，此

① 必：原“必”后有“肾”字，据文义删。

二方则以桂枝、甘草敛汗，而茯苓则皆以为主药。此方之义不了然乎？观“厥阴篇”心悸治法，益明。又云：《虚实辨疑》曰，水停心下而悸者，茯苓甘草汤加芫花主之。《金匮要略》云：食少饮多，水停心下，甚则发悸，是以悸当治其饮也。

中风发热，六七日不解而烦，有表里证，渴欲饮水，水入则吐者，名曰水逆，五苓散主之。名曰，《玉函》及《千金翼》《外台》作“此为”。喻本、程本、柯本、张本，“主之”下有“多服暖水，汗出愈”七字。

魏云：表里证。里证何？即所谓烦、渴、饮水，水入即吐是也。表证何？即前条所谓头项强痛而恶寒，发热汗出是也。于是用桂枝以驱表邪，佐以术、苓、泽泻以固土逐水，加以多饮暖水，使汗出而表解。水既不逆，小便利而里解，而病有不愈者乎？

柯云：是其人心下有水气，膻中之火用不宣，邪水凝结于内，水饮拒绝于外，既不能外输于玄府，又不能上输于口舌，亦不能下输于膀胱，此水逆所由名也。

方云：伏饮内作，故外者不得入也。盖饮亦水也，以水得水，涌溢而为格拒，所以谓之曰水逆也。

丹云：吴遵程《方论》曰，五苓散，逐内外饮水之首剂。《金匮》治心下支饮，眩冒，用泽泻汤；治呕吐、思水，用猪苓散。只用二三味，总不出是方，为祖剂。云：凡太阳表里未解，头痛发热，口燥咽干，烦渴饮水，或水入即吐，或小便不利者，宜服之。又治霍乱吐利，燥渴引饮，及瘦人脐下有动悸，吐涎沫而颠眩者，咸属水饮停蓄，津液固结，便宜取用，但须增损合宜耳。若津液损伤，阴血亏损之人，作渴而小便不利者，再用五茯苓利水劫阴之药，则祸不旋踵矣。

又云：张杲[①]《医说》曰，春夏之交，人病如伤寒，其人汗自出，肢体重痛，转仄难，小便不利，此名风湿，非伤寒也。阴雨之后卑湿，或引饮过多，多有此证，但多服五苓散，小便通利，湿去则愈。切忌转泻发汗，小误必不可救。

初虞世云：医者不识，作伤风治之，发汗死，下之死。己未年，京师大疫，正为此。予自得其说，救人甚多。壬辰年，予守官洪州，一同官妻有此证，因劝其速服五苓散，不信，医投发汗药，一夕而毙，不可不谨也。大抵五苓散能导水去湿耳。胸中有停痰，及小儿吐痫，欲作痫，服五苓散最效。初君之说，详矣。予因广此说，以信诸人，出《信效方》。

又云：《博闻类纂》曰，春夏之交或夏秋之交，霖雨乍歇，地气蒸郁，令人骤病，头疼、壮热、呕吐，有举家皆病者，谓之风湿气。不知服药，渐成温疫，宜用五苓散，半贴，入姜钱三片，大枣一枚，同煎，服一碗立效。

铁樵按：水逆与奔豚，病不同而理则同。小便既不利，复消渴不止，胃肠复不能吸收，水入不已则无所可容，下口闭，上口例不得入。奔豚之逆，与呕吐之逆，正是同一[②]个理。诸家释作伏饮，非是。《金匮》之饮，与《伤寒》之水逆，当是两件事。

---

① 张杲：底本及《伤寒论辑义》原文均为“张景”，今据文义改。张杲：宋代医家（生卒不详），字季明。新安（今安徽歙县）人。著《医说》一书，载有治疗多种疑难杂病的经验，有一定实用价值。

② 一：原“一”后有“不”字，系衍文而删。

第九期

辨太阳病脉证并治中第五

未持脉时，病人手叉自冒心，师因教试令咳而不咳者，此必两耳聋无闻也。所以然者，以重发汗，虚故如此。《脉经》“手叉”作“叉手”，《玉函》《脉经》《千金翼》“不咳”间有“即”字，作“以重发其汗，虚故也”。

张云：此示人推测阳虚之一端也。阳虚耳聋，与少阳传经耳聋迥别，亟宜固阳为要也。叉手冒心，加之耳聋，阳虚极矣。尝见汗后阳虚耳聋，诸医施治，不出小柴胡加减，屡服愈甚，必大剂参附庶可挽回也。

钱云：误汗亡阳，则肾家之真阳败泄，所以肾窍之两耳无闻。独老年肾惫阳衰，亦两耳无闻，其义一也，治法宜固其阳。

魏云：盖阳虚之甚，两耳无闻，则阳浮于上，根离于下，待时而脱，昏蒙之状，神明已乱矣。

丹云：案，汪氏引《补亡论》曰：素无热人，可与芍药附子汤；素有热人，可与黄芪建中汤。

魏氏曰：轻则桂枝甘草，重则加参附。程氏亦云用桂枝甘草汤。然桂枝甘草汤证，虚特在膻中，今加之以耳聋，精气将脱，危险殊甚，张氏用大剂参附，固为得矣。

铁樵按：此条注家侃侃而谈，似乎持之有故，言之成理，然吾总疑之。病者耳聋与否，乃他觉证，非自觉证，看护者自能知之。在理，诊脉之先，医当先问，不然，病家当先以告医，岂必待医教令咳不咳，然后辨为聋乎？抑病人既因发汗过多，致叉手自冒，则神志已不清楚，岂但教咳不咳，即医欲视其舌色，病人瞢然不应者，亦常有之，又何能断定是耳聋？又病至叉手自冒，往往惮烦不欲发言，亦并不愿人与之言。果其如此，自然教咳不咳，又岂能断定是耳聋乎？尝思医者之于病人及病家，处处当以诚意为应接，不可有机心。一有机心，致多误会，既有误会，未免歧路之中复有歧路，亡羊不可追矣。今试令病人咳，而意不在咳，是机心也。不直接爽快问病家，而必如此做作，意果何居？吾意此条，必彼江南诸师之得仲景书者，自记其心得之语，展转传授，误为正文。叔和编次时未加裁剪，遂留此污点，未可知也。否则《伤寒论》全书皆以病为主，独此条有江湖气味，无论仲景之人格，决不以此教人，即以文字论，亦不致如此不伦也。

“心”字仍是衍文，与前同。

发汗后，饮水多，必喘，以水灌之，亦喘。《玉函》《脉经》《千金翼》“多”下有“者”字。

成云：喘，肺疾。饮水多喘者，饮冷伤肺也。以冷水灌洗而喘者，形寒伤肺也。钱云：中风发汗后，欲得饮水者，少少与之可也。若饮水过多，则胃虚不运，水冷难消，必至停蓄不滲，水寒侵肺，呼吸不利，故肺胀胸满、气逆而喘急也。若以冷水灌濯，则营卫先已空疏，使寒邪入腠，水气侵肤，内通于肺，而亦为喘也。

柯云：汉时治病，有火攻、水攻之法，故仲景言及之。

丹云：案，水攻，论中无所考，唯《玉函》《脉经》有“可水篇”。其中一条云：寸口脉洪而大，数而滑云云，针药所不能制，与水灌枯槁，阳气微散，身寒，温衣覆，汗出，表里通利，其病即除。正其义也。文蛤散条，反以冷水灌之，若灌之。又云：案，此条喻氏、张氏、魏氏，并以麻黄杏仁甘草石膏汤为主，盖本于郭壅《补亡论》。水寒伤肺，恐非所宜也。柯氏主以五苓散，汪氏则用茯苓桂枝生姜甘草汤加厚朴、杏仁，钱氏云去麻黄加葶苈之小青龙汤，或可酌用。盖钱所处，似切当矣。

铁樵按： 上为丹波氏按语，颇右钱氏之说。其实小青龙去麻黄加葶苈，不可用也。近顷沪上盛行急性肺病，推考此病所以盛行，乃由医药酿成。初起不过伤风咳嗽三数日，后继以发热，盖流行感冒常有之病状也。而沪上通行《临证指南》《温热经纬》等书，甚且并此等书亦不读，惟专用清水豆卷、淡豆豉、海贝齿、路路通等魔道药敷衍，此等药服之当然不效。又三数日，便继之以鲜石斛。咳嗽本属伤风，自得石斛等甘凉药，病无出路，咳乃愈甚，渐渐脉络兴奋，气急鼻扇。此时仍不按病理，惟用其以讹传讹之方药。因《温热经纬》有温病忌表之说，抵死不敢用麻黄，却敢用葶苈，且葶苈之分量动辄一钱，因此致毙者，比比皆是。彼用此者，初不问葶苈服后作何光景，第知此药泻肺，以为肺气壅盛，泻之当也，故肆无忌惮。不知肺为风束，当宣；肺寒不行水，当表。葶苈非其治也。本节汗后饮水多必喘，正与七十四节“汗后胃中干，欲饮水者，稍稍予之”文字相应。柯氏主五苓，汪氏主苓桂姜枣，差为不谬。若小青龙去麻黄加葶苈，究何所取义乎？至于水灌之法，现在无用之者，故此种误治不经见。然衡量病情，其所以喘，仍是肺不行水，当麻黄，不当葶苈。近来曾两见用麻黄者，其一满纸魔道药中间，忽杂麻黄二分；其二则当头用麻黄一钱半。前者病不愈，后者更不救。此则用药之人，全无学识，非麻黄之咎也。

发汗后，水药不得入口，为逆，若更发汗，必吐下不止。 《脉经》“发”① 字下有“其”字，《玉函》“若”字以下九字无。

成云：发汗后，水药不得入口，为之吐逆，发汗亡阳，胃中虚冷也；若更发汗，则愈损阳气，胃气大虚，故吐下不止。

程云：发汗后见此者，由未汗之先，其人已是中虚而寒，故

---

① 发：原“发”前有“下”字，系衍文而删。

一误不堪再误。

钱云：误汗则胃中阳气虚损。胃本司纳，因胃中虚冷，气上逆而不受，故水药俱不得入口，以主纳者不得纳，故谓之逆。然与水逆证之水入则吐，不同也。

汪云：汗多亡阳，胃中元气虚，不得消水。此治之之逆，谓治不以理也。《补亡论》常器之云：可与半夏茯苓汤。

丹云：按，《活人书》曰：发汗后，水药不得入口，为逆；若更发汗，必吐下不止，小半夏加茯苓汤、大半夏加橘皮汤。喻氏、魏氏、周氏、张氏皆以为水逆，以五苓散为主。柯氏曰：此热在胃口，须用栀子汤、瓜蒂散，因其势而吐之，亦通因通法也。并于本条义难叶。盖此条证，其人素有痰饮，清阳之气久虚者，误汗则风药挟饮结聚上焦，以至水药拒格不入也，故主以小半夏加茯苓汤等，下逆驱饮者为允当；若寒多者，理中去术加生姜汤之属，须酌用也。又云：为逆，成氏、喻氏辈为吐逆之义，不可从也。《金鉴》以吐下之下为衍文，亦非也。

铁樵按：水药不得入口，是有格拒之意。综前后各条观之，是必胃中寒者，若热则胃燥消渴矣。七十八条重发汗之虚，七十九条水多必喘，与本条水不得入之逆，皆所以明五苓证之外，有此等类似证。五苓证属热属实，此类似证属虚属寒，教人当审寒热虚实，不得执泥，则编次之微意也。“若更发汗，必吐下不止”九字，文义未尝不顺，盖“为逆”字，当作误治解，不当作吐逆解，与后九十五条“为逆”字同。发汗既属误治，自不可再汗，再汗必有变故，是情理中事。惟云“若更发汗，必吐下不止”，此却未曾见过，亦不能言其理，疑当从《玉函》，删去若字以下九字为是。

汗腺与肠胃彼此互为承制，发汗过当，吐下不止，确有其事，有其理。前注此书时，主删九字，非是。

发汗吐下后，虚烦不得眠，若剧者，必反覆颠倒，心中懊

侬，栀子豉汤主之；若少气者，栀子甘草豉汤主之；若呕者，栀子生姜豉汤主之。“发汗”上，《脉经》有“伤寒”二字，《玉函》《脉经》《千金翼》无“若剧”之“若”及“必”字。《外台》“者必”二字作“则”一字。“心中懊侬”作“心内苦痛懊侬”。

汪云：发汗吐下后者，谓虽经汗吐且下，而伤寒之邪热犹未解也。邪热未解，必乘其人之虚，而客于胸中，胸中郁热，因生烦躁，阳气扰乱，不得眠也。剧者，烦极也。烦极则知其人郁热愈甚，故不惟不眠，而且反覆颠倒而不安。心中懊侬，郁郁然不舒畅而愦闷也。虚烦证，虚者，正气之虚；烦者，邪气之实，乃不可作真虚看、作汗吐下后暴虚看。少气者，乃热伤气而气促急，非真气虚也。

丹云：按，懊侬①，成氏曰：心中懊侬而愦闷。懊侬者，俗谓鹘突是也。《伤寒直格》曰：懊侬者，烦心热躁，闷乱不宁也，甚者似中巴豆、草乌头之类毒药之状也。王氏曰：侬，即“恼”字，古通用。杨雄《方言》曰：愁恚愦愦，毒而不发，谓之氐惆。郭璞注云：氐惆，懊侬也。孙奕《示儿编》云：糊涂，读“鹘突”，或曰不分明也。鹘，隼也，突起卤莽之状。又案：此似后世所谓嘈杂。《医学统旨》曰：侬者，似饥而甚，似躁而轻，有懊侬不自宁之况，皆因心下有痰火而动，或食郁而有热，故作是也。又云，《准绳》曰少气者，气少不足以言也。

铁樵按：自此以下至八十六节，乃栀子豉汤法。栀豉之为用，就经文观云，可得而言者如下。

发汗吐下后，虚烦不得眠，其甚者懊侬颠倒，栀豉主之，则知栀豉能治懊侬。八十二节：烦热，胸中窒，主栀豉，则知栀豉能清烦热、通胸窒。八十三节：身热、心中结痛，主栀豉，则知栀豉能除心痛、身热。其云“若少气者，栀豉甘草”，则知栀豉

① 懊侬：原作“懊懊”，据《伤寒论辑义》改。

不补，补须加甘草也。凡药皆当相配，今以甘草一味为出入，则知栀豉为最平剂。栀豉既为平剂，则知所谓懊憹、所谓少气，皆非甚剧之病证。其云呕者，栀子生姜豉汤，则知栀豉并不能止呕，止呕有赖乎生姜。同时即可以反证栀豉，决不令人作呕。注家以栀豉为吐剂者，非也。至于腹满者加厚朴，中寒者加干姜，与麻桂各方见证加入之副药同例。惟据此可知，栀豉自是一种病候，此据经文本文可知者。至就经验言之，栀豉汤以升降为用，其事甚确。瓜蒂散条下附有医按可证也。伤寒之例，闭者汗之，热者清之，寒者温之，阳证正治，阴证从治。注家谓栀豉性凉，能清热。然阳明热甚，已有石膏芩连，栀豉何取？又，凡阳病之热，皆体温为变，若误治，即虚，虚即成阴证。今观栀豉之用，皆在大汗下之后。在理，大汗下之后当虚，则所谓微烦、微热者，当系虚烦、虚热。虚则为阴证，例当从治。从治，热因热用。栀豉既为凉药，不与此背义乎？又《医宗金鉴》于栀子厚朴汤条下有云：既无三阳实证，又非三阴虚证云云。夫《伤寒论》以六经为主，今云非三阳，亦非三阴，岂在六经之外乎？凡此皆能令学者迷惘，故非洞明原理不可。

凡治病用药之标准，以证。色脉皆是证。当对证用药，与西医所谓对症疗法不同，学者勿误会。不当以药试病，此尽人所知也。然当知苟非万不得已，切禁大出入。王海藏云：有本是阳证，因攻下而遂成阴证者，既见阴证，即须从阴证治。见海藏《阴证略例》，原文如何，未经检查，仅撮其大意。攻下用凉，从阴证治用温，故病有今日用凉，明日用温者；有上午用凉，下午用温者；攻用大黄，温用附子，此所谓大出大入。然此种治法，必须真知灼见，其为刻不容缓，证据既确，然后毅然放手为之。盖畏首畏尾，即不能挽回危局，而审证不确，即轻药亦祸不旋踵。此治医所以难也。又当知此等挽回之法，只能一次，断无第二次。阳明腑证之大承气，阴证之四逆、真武、通脉、白通皆是。假如第一次已用大起大落之药，用之过当，而再加以第二次之挽回，则脏气必乱，败证悉见，不可救药。故仲景于此，非常审慎，如承气证，辨矢之已结、未结，有种种商量，是其例也。又当知病有初终，误有浅深。伤寒末期而误，是误之深者；伤寒初期而误，是误之浅者。用药背谬而误，是误之深者；用药过当而误，是误之浅者。凡在末期用药背谬，无可挽回之理；在初期则为难治，论中救逆诸法皆是也。在末期用药过当，亦难治；若初期用药过当，虽见逆象，乃是逆之浅者，栀豉证是也。发汗后，虚烦不得眠，甚者懊憹颠倒，此非用药背谬之逆，乃用药过当之逆。药力重，脏气猝，不得转，因有此现象。若复以重药救之，则脏气乱而为重险之证。故取豆豉之升发，栀子之苦降，以徐俟其定。以故，既非阳证治法，亦非阴证治法也。准此可知，栀豉是轻药，是不欲战而取守之方法，是大汗下后，一日半日内事。

栀子豉汤方 《脉经》《千金翼》无“豉”字

栀子十四个，擘。成本《玉函》“个”作“枚”，下并同 **香豉**四合，绵裹

上二味，以水四升，先煮栀子，得二升半，内豉，煮取一升半，去滓，分为二服，温进一服。得吐者，止后服。《外台》“二升半”下有“去滓”二字，“取”上有“更”字。《玉函》《千金并翼》“吐”上有“快”字。

锡云：栀子性寒，导心中之烦热以下行。豆豉黰熟而轻浮，引水液之上升也。阴阳和而水火济，烦自解矣。案：栀子豉汤，旧说指为吐药，即王好古之高明。亦云《本草》并不言栀子能吐，奚仲景用为吐药，此皆不能思维经旨，以讹传讹者也。如瓜蒂散二条，本经必曰“吐之”。栀子豉汤六节，并不言一“吐”字，且吐下后虚烦，岂有复吐之理乎？此因瓜蒂散内用香豉二合，而误传之也。

志云：旧本有“一服得吐，止后服”七字，此因瓜蒂散中有香豉，而误传于此也，今为删正。盖栀子苦能下泄，以清在内之郁热；香豉甘能发散，启阴液为微汗，以散在外之身热。案：葛翁《肘后方》用淡豆豉治伤寒，主能发汗。

丹云：《伤寒直格》曰，或吐者，止后服。凡诸栀子汤，皆非吐人之药，以其燥热郁结之甚，而药顿攻之不能开通，则郁发而吐。因其呕吐，发开郁结，则气通、津液宽行而已，故不须再服也。又云，《伤寒蕴要》曰：香豉味苦甘平，发汗必用之，又能佐栀子治懊憹之药也。《伤寒明条》曰：得汗，止后服。丹又云：案，本方，成氏而降诸家，率以为吐剂，特志聪、锡驹断为非吐剂，可谓卓见矣。汪氏曰：余曾调此汤，与病人服之，未必能吐，何也？盖栀子之性苦寒，能清胃火，润燥；豉性苦寒微甘，能泻热而兼下气调中，所以其苦未必能使人吐也。医工必欲升散火郁，当于病人喉中探之便吐可耳。又，用豉法，须陈腐极臭者能使人吐。方中云“香豉”，恐医工用豉反取新制而气不臭者，无怪乎其不能使人吐也。今验之极臭者能使人吐，然以为吐剂者，竟似乖乎本条之旨焉。又云：汪氏曰栀子十四枚，当是四十枚①，否则香豉四合，分两多寡不相称矣。案：此说不必矣。又云，《名医类案》曰：江应宿治都事靳相主，患伤寒十余日，身热无汗，怫郁不得卧，非躁非烦，非寒非痛，时发一声，如叹息之状，医者不知何证，迎余诊视，曰：懊憹怫郁证也。投以栀子豉汤一剂，十减二三，再以大柴胡汤下燥屎，怫郁除而安卧，调理数日而起。又云：《小儿药证直诀》栀子饮子，治小儿蓄热在中，身热狂躁，昏迷不食，大栀子仁七个，破槌，豆豉半两，上共用水三盏，煮至二盏，看多少服之，无时，或吐或不吐，立效。

---

① 枚：原作“枝”，据《伤寒论辑义》改。

栀子甘草豉汤方 《千金翼》无“豉”字

栀子十四个，擘　**甘草**二两，炙　**香豉**四合，绵裹

上三味，以水四升，先煮栀子甘草，取一升半，内豉，煮取一升半，去滓，分二服，温进一服。得吐者，止后服。“得”下《玉函》有“快”字，成本不载本方，第十卷云：栀子汤方内入甘草二两，余依前法，得吐，止后服。

锡云：少气者，中气虚而不能交通上下，加甘草以补之。

丹云：《古方选注》曰，栀子豉汤，吐胸中热郁之剂，加甘草一味，能治少气。而诸家注释皆谓益中，非理也。盖少气者，一如饮家之短气也。热蕴至高之分，乃加甘草载栀豉于上，须臾即吐，越出至高之热。案：此说以甘草为涌吐之品，今验能吐胸中痰饮，然此方所用不必在此。又云：案，志聪本、锡驹本，本方及栀子生姜豉汤、栀子厚朴汤、栀子干姜汤，方后删“得吐者，止后服”六字。似是。

栀子生姜豉汤方

栀子十四个，擘　**生姜**五两　**香豉**四合，绵裹

上三味，以水四升，先煮栀子生姜，取二升半，内豉，煮取一升半，去滓，分二服，温进一服，得吐者，止后服。“二升半”下，《外台》有“去滓”二字。“吐”上，《玉函》有“快”字。《外台》引《千金翼》得吐者三字作“安即”二字。成本不载本方，第十卷云栀子汤方内加生姜五两，余依前法，得吐，止后服。

锡云：呕者，中气逆而不得交，加生姜以宣通之。

《鉴》云：呕者，是热迫其饮也，加生姜以散之。

发汗，若下之，而烦热，胸中窒者，栀子豉汤主之。《脉经》“窒”作“塞”，《千金》“窒”下有“气逆抢心”四字。

锡云：窒，窒碍而不通也。热不为汗下而解，故烦热。热不

解而留于胸中，故窒塞而不通也。亦宜栀子豉汤，升降上下而胸中自通矣。

方云：窒者，邪热壅滞而窒塞，未至于痛，而比痛较轻也。

程云："烦热"二字互言，烦在内，热在外也。或虑汗吐下后，津液已亡，何堪更用吐剂，须知此汤以宣郁为主。火郁于胸，乘其虚而客之。凡氤氲布气于胸中者，皆火为之，而无复津液为之，枯液不得布，遂有窒痛等证，宣去其火气，清液自回也。

丹云：《明理论》曰，烦热与发热，若同而异也。发热，是佛佛然发于肌表，有时而已者是也；烦者，为烦而热，无时而歇者是也。二者均是表热。而烦热为热所烦，非若发热而时发时止也。

伤寒，五六日，大下之后，身热不去，心中结痛者，未欲解也，栀子豉汤主之。《玉函》作"此为不解"。

柯云：病发于阳，而反下之，外热未除，心中结痛，虽轻于结胸，而甚于懊侬矣。结胸是水结胸胁，用陷胸汤，水郁则折之也。此乃热结心中，用栀豉汤，火郁则发之也。

程云：所结者，客热烦蒸所致，而势之散漫者，尚连及于表，故云未欲解也。

丹云：《伤寒类方》曰，案，胸中窒、结痛，何以不用小陷胸？盖小陷胸证乃心下痛，胸中在心之上，故不得用陷胸。何以不用泻心诸法？盖泻心证乃心下痞，痞为无形，痛为有象，故不得用泻心。古人治病，非但内外不失厘毫，即上下亦不踰分寸也。

伤寒下后，心烦腹满，起卧不安者，栀子厚朴汤主之。《玉函》《脉经》《千金翼》"心烦"作"烦而"。

《鉴》云：论中下后满而不烦者有二，一热气入胃之实满，以承气汤下之；一寒气逆上之虚满，以厚朴生姜甘草半夏人参汤温之。其烦而不满者亦有二：一热邪入胸之虚烦，以竹叶石膏汤清之；一懊侬欲吐之心烦，以栀子豉汤吐之。今既烦且满，故卧起不安也。然既①无三阳之实证，又非三阴之虚证，惟热与气结，壅于胸腹之间，故用栀子枳朴，胸腹和，而烦自去，满自消矣。

栀子厚朴汤方

栀子十四个，擘 **厚朴**四两，炙，去皮。成本作四两，姜炙 **枳实**四枚，水浸，炙令黄。《玉函》无“水浸”二字，成本《玉函》“炙令黄”作“去穰炒”

上三味，以水三升半，煮取一升半，去滓，分二服，温进一服。得吐者，止后服。上字，成本、《全书》作“已上”二字。三升半，《玉函》无“半”字。《千金翼》“吐”上有“快”字。

志云：栀子苦寒，能泄心下之热烦；厚朴之苦温，能消脾家之苦满；枳实之苦寒，能解胃中之热结。

丹云：《集注》高世栻曰，枳实，按：《神农本经》主除寒热结气，长肌肉，利五脏，益气轻身。盖枳实炙香色黄，味辛形圆，宣达胃中之品也。炙香而配补剂，则有长肌益气之功；生用而配泄剂，则有除邪破结之力。元人谓枳实泻痰，能冲墙倒壁。而后人即为破泄之品，不可轻用，且实乃结实之通称，无分大小。宋《开宝》以小者为实，大者为壳。而后人即谓壳缓而实速，壳高而实下。此皆不明经旨，以讹传讹耳。又云，《伤寒直格》曰：枳实不去穰，为效甚速。又云：柯氏曰，栀子干姜汤，去豉用姜，取其横散；栀子厚朴汤，以枳朴易豉，是取其下泻，皆不欲上越之义。旧本二方后俱云“得吐，止后服”，岂不谬哉。

伤寒，医以丸药大下之，身热不去，微烦者，栀子干姜汤主之。《玉函》《脉经》“丸”作“圆”。

王云：按，丸药，所谓神丹甘遂也，或作巴豆。

---

① 既：原作“即”，据《伤寒论辑义》改。

喻云：丸药大下，徒伤其中，而不能荡涤其邪，故栀子合干姜用之，亦温中散邪之法也。

钱云：以峻厉丸药大下之，宜乎陷入而为痞结矣，而身热不去，是邪未全陷，尚有留于表者。微觉烦闷，乃下后之虚邪，陷膈将结未结之徵也。

丹云：按，《金鉴》改栀子豉汤为注解，不可从也。又云：《肘后方》客忤猝死，张仲景诸要方，桂一两，生姜三两，栀子十四枚，豉五合，捣，以酒三升搅，微煮之，沫出去滓，顿服，取差。

栀子干姜汤方

栀子十四个，擘　**干姜**一两。成本、《玉函》《千金翼》作“二两”

上二味，以水三升半，煮取一升半，去滓，分二服，温进一服。得吐者，止后服。三升半、一升半，《玉函》并无“半”字，“吐”上有“快”字。

柯云：或以丸药下之，心中微烦，外热不去，是知寒气留中，而上焦留热。故任栀子以除烦，用干姜逐内寒，此甘草泻心之化方也。

丹云：《圣惠》治赤白痢，无问日数老少，干姜散方，即薤方入表白七茎①，豉半合，煎服。又云：《杨氏家藏方》二气散，治阴阳痞结，咽膈噎塞，状若梅核，妨碍饮食，久而不愈，即成翻胃，即本方，用炒栀子。

凡用栀子汤，病人旧微溏者，不可与服之。《玉函》“病”作“证其”二字，无“旧”字。

成云：病人旧微者，里虚而寒在下也。虽烦则非蕴热，故不

---

① 即薤方入表白七茎：疑本句有误，据《伤寒论辑义》应为“即本方入薤白七茎”。

可与栀子汤。《内经》曰：先泄而后生他病者，治其本，必且调之，后乃治其他病。

程云：凡治上焦之病者，辄当顾中下。栀子为苦寒之品，病人今受燥邪，不必其溏否，但旧微溏[①]者，便知中禀素寒，三焦不足。栀子之苦，虽去得上焦之邪，而寒气攻动脏腑，坐生他变，困辄难支。凡用栀子汤者，俱不可不守此禁，非独虚烦一证也。

太阳病发汗，汗出不解，其人仍发热，心下悸，头眩，身瞤动，振振欲擗原注一作"僻"**地者，真武汤主之。**《玉函》作"发其汗而不解"，"瞤"下有"而"字。《医学纲目》"擗"作"躃"。真武，《脉经》《千金》《千金翼》作"玄武"。真武汤方见少阴篇。

《鉴》云：大汗出，仍热不解者，阳亡于外也。心下悸，筑筑然动，阳虚不能内守也。头眩者，头晕眼黑，阳微气不能升也。身瞤动者，蠕蠕然瞤动，阳虚液涸，失养于经也。振，耸动也。振振欲擗地者，耸动不已，不能兴起，欲坠于地，阳虚气力不能支也。

钱云：汗出不解，仍发热者，非仍前表邪发热，乃汗后亡阳，虚阳浮散于外也。心下悸者，非心悸也，盖心之下，胃脘之上，鸠尾之间，气海之中。《灵枢》谓膻中，为气之海也。误汗亡阳，则膻中之阳气不充，所以筑筑然跳动也。振振欲擗地，前注不解，而方氏引《毛诗》注云：擗[②]，拊心也。喻氏谓无可置身，欲辟地避[③]处其内。并非也。愚谓振振欲擗地者，即所谓发汗则动经，身为振振摇之意。言头眩而身体瞤动，振振然身不能自持，而欲仆地，因卫分之真阳丧亡于外，周身经脉总无定主

① 溏：原作"皆"，据《伤寒论辑义》改。
② 擗：原作"不"，据《伤寒论辑义》改。
③ 避：《伤寒论辑义》作"而避"。

也。方用真武汤者，非行水导湿，乃补其虚而复其阳也。

丹云：案，仍发热者，成氏、方氏、魏氏、锡驹、志聪、张璐并以为表邪不解，非是也。又，方喻二氏、张璐、魏氏以此条证为误服大青龙之逆变，钱氏、汪氏驳其执泥，为得矣。又案：“擗”字与“躃”通，倒也，见唐慧琳《藏经音义》，可以确钱氏及《金鉴》之说也。又云：《医学纲目》孙兆治太乙宫道士周德真，患伤寒，发汗出多，惊悸目眩，身战作①欲倒地，众医有欲发汗者，有作风治者，有用冷药解者，病皆不除。召孙至，曰：太阳经病，得汗早，欲解不解者，因太阳经欲解，复作汗，肾气不足，汗不来，所以身悸、目眩、身转。遂作真武汤服之，三服微汗自出，遂解。盖真武汤，附子、白术和其肾气，肾气得行，故汗得来也。若但责太阳者，惟能干涸血液尔。仲景云：尺脉不足，荣气不足，不可以汗。以此知肾气怯，则难得汗也矣。（此说合之《药物学》中鄙说更明了。）

铁樵按：此节颇费解。各家注释虽多，实于读者无益。因注家所言，无非说得证与方合。因方是真武，遂释大汗出为亡阳，释头眩为阳虚气不升，释瞤动是阳虚液涸。然阳明证有大汗出，热不解，乃普通所习见者。又，头眩，通常所见者，皆肝阳。瞤动既是液涸，何故不曰阴虚？且阳虚液涸，明是化源不滋，服真武汤遂能愈乎？今不求其所以然之故，仅一例以阳虚为释，只与方合，即算了事。假使学者照注家所言用药，可以祸不旋踵，安贵有此等削趾适履之注释为哉？吾乡前辈邹氏《本经疏证》附子条下所释者，颇能说明《伤病论》精义，兹录其一节，以释此节。不但附子用法界说以明，即读书方法亦可以此隅反，则修业之一助也。（此说可商，邹说亦未为圆满。）

病以“伤寒”名，宜乎以附子治之最确矣。殊不知寒水之

---

① 作：《伤寒论辑义》作“掉”。

气，隶于太阳。既曰太阳，则其气岂止为寒？故其伤之也，有发于阴者，有发于阳者，其传变有随热化者，有随寒化者。乌得尽以附子治之？惟其气为寒折，阴长阳消，附子遂不容不用矣。虽然气为寒折，阴长阳消，其为机甚微，而至难见，试以数端析之。知其机，得其窍，则附子之用，可无滥无遗矣。

曰下之后，复发汗，昼日烦躁不得眠，夜而安静，不呕不渴，脉沉微，身无大热者，干姜附子汤主之。曰发汗若下之，病仍不解，烦躁者，茯苓四逆汤主之。二证之机，皆在烦躁。下条烦躁以外，不言他证，良亦承上而言，惟下条则昼夜烦躁。上条则入夜犹有间时，其他则不呕不渴，无表证，脉沉微，是可知无表证而烦躁，则附子必须用也。

曰太阳病，下之后，脉促、胸满者，桂枝去芍药汤主之；若微恶寒者，去芍药，方中加附子汤主之。曰伤寒，医下之，续得下利，圊谷不止，宜四逆汤。夫不当下而下，其气不为上冲，必至下陷。上冲者，仍用桂枝，以胸满恶寒，故加附子；下陷者，无不下利，但系圊谷，则宜四逆。若非圊谷、脉促、胸满而喘，乃葛根芩连汤证。则下后阴盛，不论上冲下泄，皆须用附子也。

曰太阳病，发汗，遂漏不止，其人恶风小便难，四肢微急，难以屈伸者，桂枝加附子汤主之。曰发汗后恶寒者，芍药甘草附子汤主之。曰太阳病，发汗，汗出不解，其人仍发热，心下悸，头眩身瞤动，振振欲擗地者，真武汤主之。夫发汗本以扶阳，非以亡阳也，故有汗出后，大汗出、大烦渴不解，脉洪大者，白虎汤证；有发汗后，不恶寒反恶热者，调胃承气汤证。今者仍恶寒恶风，则可知阳泄越而阴随之以逆，于是审其表证之罢与不罢，未罢者仍和其表，已罢者转和其里，饮逆者必通其饮，皆以附子主其剂。是可知汗后恶风、恶寒不罢者，舍附子无能为力也。过汗之咎，是以阳引阳，阳亡而阴继之以逆；误下之咎，是以阴伤阳，阳伤而阴复迫阳。阳亡者，表中未尽，故多兼用表药；阳伤者，邪尽入里，故每全用温中。此又用附子之机括矣。

其有不由误治，阴气自盛于内者，曰伤寒表不解，心下有水气，干呕发热咳且喘者，小青龙去麻黄加附子汤主之。曰少阴病始得之，反发热脉沉者，麻黄附子细辛汤主之。曰少阴病得之二三日，麻黄附子甘草汤微发汗，以二三日无里证，故微发汗也。是三者，阴气盛而阳自困。曰伤寒八九日，风湿相搏，身体疼痛不能自转侧，不呕不渴，脉浮虚而涩者，桂枝附子汤主之。曰若其人大便硬，小便自利者，白术附子汤主之。曰若其人汗出短气，小便不利，恶风不欲去衣，或身微肿者，甘草附子汤主之。是三者，阴湿盛而困阳，均之用附子以伸阳，用表药以布阳。不缘亡阳，其义实与亡阳为近，即《本经》所谓“主风寒咳逆，邪气寒湿，痿躄拘挛，膝痛不能行步”者也，其附子汤、真武汤、通脉四逆汤、白通汤、白通加猪胆汁汤、四逆加人参汤、四逆加猪胆汁汤、四逆散等所主，皆系阳衰阴逆，均少用附子以振阳，用姜草以止逆；不缘伤阳，其义实与伤阳为近，即《本经》所谓“温中”者也。总之，汗后、下后用附子证，其机在于恶寒；否则无表证而烦躁，未经汗下用附子证，其机在于脉沉微。是则其大旨矣。

上四节，为邹氏《本经疏证》中文字，读者若能反覆研求于用附子之方法，不至茫无标准。抑鄙人尤有甚简约之界说。凡病汗下后，汗多肢温口燥者，为阳证；肢凉口和者，阴证也；口干舌燥，自利，神昏谵语，其人反侧不安，为阳证自利。虽粪水，亦属阳，所谓热结旁流也；若静者，属阴证，所谓阳衰于外，阴争于内，则九窍不通是也。汗下后，其人烦躁，刻不得安，下利色虎黄者，属阳证；下利清谷者，阴证也。清谷，即完谷，俗所谓漏底伤寒者是也。汗出齐颈而还，或但头汗出，蜷卧但欲寐，舌色绛而润者，属阳证，乃热病之夹湿者，俗所谓湿温是也。舌色鲜明若锦，似润实干者，属阴证；舌色枯萎者，亦阴证，所谓肾阳不能上蒸而为津液者是也。此中千变万化，不可胜竭，善读书者在能会其通，此古人读书但观大略，所以可贵。须知提纲不误，小节自不能惑，此之谓大略。又曰不求甚解，谓提纲扼要，不枝枝节节求之，是谓不求甚解，非谓应以颟顸头脑，似懂非懂便可放手也。

此条当在六十九条之下，是否错简，不可知，论理则如此，说详《药物学》。

咽喉干燥者，不可发汗。《脉经》无“喉”字。《玉函》“汗”上有“其”字。

钱云：咽喉干燥者，上焦无津液也。上焦之津液，即下焦升腾之气也，下焦之气液不腾，则咽喉干燥矣。少阴之脉，循咽喉，挟舌本。“热论篇”云：少阴脉，贯肾，络于肺，系舌本，故口燥舌干而渴也。邪在少阴，故气液不得上腾，即上文尺中微迟之类变也，故曰不可发汗。

程云：凡遇可汗之证，必当顾虑夫上焦之津液有如此者。

方云：未后无发汗之变，疑有漏落。

汪云：《补亡论》常器之云“可与小柴胡汤”，其言于义未合。张璐云“宜小建中汤”，其言犹近理乎。

铁樵按：通常喉证无汗者，以麻黄发汗，石膏清胃则愈。鄙意是喉头扁桃腺与汗腺是一个系统，故扁桃腺肿则汗腺闭，汗腺开则扁桃腺肿消，此义已于《新生理讲义》言之。而旧说以肺主皮毛，发汗即所以开肺。石膏为胃药，喉之所以痛因胃热，胃气不降，咽喉被薰灼则痛剧，以故清胃即愈。就药效成绩以定病名，谓此种喉痛是肺胃喉痛，其名不可谓不正。若此处咽喉干燥者，不可发汗，是少阴喉痛。肺胃喉痛红肿，少阴喉痛则不红肿，治法参他种见症，有当用桂者，亦有当用附者，小柴胡恐不适用，小建中疑亦非是。

淋家不可发汗，发汗必便血。《玉函》“下汗”上有“其”字。

程云：淋家，热蓄膀胱，肾水必乏，更发汗以竭其津，水府告匮，徒逼血从小便出尔。凡遇可汗之证，必当顾虑夫下焦之津液有如此者。

汪云：常云“宜猪苓汤”，然用于汗后小便血者，亦嫌其过于渗利也。张璐云“未汗宜黄芪建中汤”，盖此用于疮家身疼痛者甚妙，若淋家犹未尽善。

铁樵按：淋，小便病也，其溺道作痛，附着于输尿管之微丝血管必兴奋，为炎肿状态，体工之自然反应也。有此种病者，若更感冒见太阳证而有当发汗之证据，医者迳予以麻黄，则大汗出，大汗出，则血中液体减少而血燥。此时表病虽因得汗而解，而尿管附近之微丝血管则因血燥而炎肿愈甚，剧痛亦愈甚。血管壁变性，血则渗出，故曰必便血。若单纯伤寒见麻黄证，得麻黄自然一药可愈；其兼患淋病者，往往汗之且不得解，故曰淋家不可发汗。医者遇此等病，当知先后缓急，所谓从内之外，盛于外者，先调其内，后治其外；从外之内，盛于内者，先治其外，后调其内；中外不相及，则治主病。此所以仅言淋家不可发汗，而不立方也。

疮家虽身疼痛，不可发汗，汗出则痓。《玉函》“发汗”作“攻其表”，痓作“痉”。

锡云：疮家，久失脓血，则充肤热肉之血虚矣，虽身疼痛而得太阳之表病，亦不可发汗，汗出必更内伤其筋脉，血不荣筋，强急而为痓矣。亡血则痓，是以产后及跌扑损伤多病痓。

钱云：疮家，非谓癣疮[①]之疾也，盖指大脓大血，痈疽[②]溃疡，杨梅结毒，臁[③]疮痘疹，马刀挟瘿之属也。身疼痛，伤寒之

① 癣疮：《伤寒论辑义》作“疥癣”。

② 痈疽：原作“瘫疽”，据《伤寒论辑义》改。

③ 臁：原作“阳”，据《伤寒论辑义》改。

表证也。言疮家，气虚血少，营卫衰薄，虽或有伤寒身体疼痛等表证，亦慎不可轻发其汗。若误发其汗，则阳气鼓动，阴液外泄，阳亡则不能柔养，血虚则无以滋灌，所以筋脉劲急而成痓也。故仲景于痓病中，有云“太阳病，发汗太多，因致痓”也。岂有所谓重感寒湿，外风袭虚之说哉？

汪云：常云“误汗成瘈，桂枝加葛根汤”，其言虽为可取，要不若王日休云“小建中汤加归芪”更妙。

丹云：案，成氏云：疮家虽身疼痛，如伤寒，不可发汗。柯氏注，意亦同。并似失经旨矣。

铁樵按：此条与上条同一机括。人身血液只有此数，伸于此者，必绌于彼。疮家本属血病，且患疮不但血中液少，即内分泌亦受影响，此而汗之，是夺各脏气仅有之养命液体。此时无物可为救济，体工起异常变化，神经悉数紧张，则遍身强直，故云“汗出则痓”。神经不紧张则已，既紧张则仓猝不得弛缓，而继起之祸患，乃不可胜言，故云“不可发汗”。

衄家不可发汗，汗出必额上陷，脉急紧，直视不能眴，原注音唤，又，胡绢切，下同。一作脉。**不得眠。**《玉函》“发汗”作“攻其表”，作“必额上促急而紧”，《病源》同，“促”作“莈”，《外台》引《病源》“促”作“脉”。志本、锡本“眴”作“瞤”，非。《脉经》作“必额陷，脉上促急而紧”。

成云：衄者，上焦亡血也。若发汗则上焦津液枯竭，经络干涩，额陷上下脉急紧①。诸脉者皆属于目，筋脉紧急则牵引其目，故直视不能眴也。《针经》曰：阴气虚则目不眩。亡血为阴虚，是以不得眠也。

钱云：脉急紧者，言目系急紧也。“眴”，本作“旬”，音绚，目摇动也。血虚则系目之筋脉急紧而直视，所以睛不能转侧

① 额陷上下脉急紧：《伤寒论辑义》作“额上陷，脉急紧”。

而摇动也。

汪云：常云“可与犀角地黄汤”，此不过治衄之常剂。许叔微云：黄芪建中汤，夺汗动血加犀角。夫衄家系阳明经热，上汤恐非阳明药也。吕沧州云：小建中汤加葱豉，误汗直视者不可治。大抵衄家具汗证，葱豉专豁阳明经郁热，为对证之的药。

丹云：《金匮心典》曰，血与汗皆阴也。衄家复汗，则阴重伤矣。脉者血之府，额上陷者，下上①两旁之动脉，因血脱于上，而陷下②不起也。脉紧急者，寸口之脉，血不荣而失其柔，如木无液而枝遒劲也。直视、不眴、不眠者，阴气亡则阳独胜也。经曰“夺血者无汗”，此之谓矣。又云：《全书》韩氏云，此人素有衄血证，非伤寒后如前条之衄也，故不可发汗。丹又云：案，额上陷，谓额上肉脱而下陷也。钱氏云：额上，非即额也。额骨坚硬，岂得即陷？盖额以上之囟门也。魏氏云：额上气虚，陷入脑内。《金鉴》云：额角上陷中之脉，紧且急也。又案：眴，《说文》云目摇也。而成氏、喻氏云：眴、瞬，合目也。《金鉴》亦同。并与经义畔。

铁樵按：额上陷，确有其事，约低下一分许，显然可见，并非骨陷，亦并非囟门陷。陷处在阙庭之上，两日角之间。因其处有大血管，无病人此血管常圆湛，故不陷；陷者，是此血管秕也。衄本是鼻黏膜充血所致。凡鼻孔内痒者，辄涕与泪俱出，可知鼻黏膜与泪腺有神经相通也。衄家复发汗，即额上陷，是额上血管与鼻黏膜有直接相通之路也。目直视不能瞬，目系神经，无血为养而拘急也。但衄者额上不陷，他处血管中血来补偿也，且血行有其自然之统帅力。鼻衄之失血，不过一部分侧枝血管而止，例不及于大血管。衄而继以发汗，则所失太多，代偿有所不

① 下上：《伤寒论辑义》作“额上”。

② 陷下：原作“作合”，据《伤寒论辑义》改。

及，且血中液体损失过当，则血干而行缓，缓则统帅力亦失，此额上所以陷也。此为最恶之败象，经虽未言必死，然见此者，照例无可挽救，则衄家发汗，信乎其不可也。统帅力，是鄙人杜撰名词，其理由详《新生理》。

亡血家不可发汗，发汗则寒栗而振。《玉函》《脉经》作“不可攻其表，汗出则”。

成云：《针经》曰，夺血者无汗，汗者无血。亡血发汗则阴阳俱虚，故寒栗而振摇。

《鉴》云：凡失血之后，血气未复，为亡血虚家，皆不可发汗也。盖失血之初，固属阳热，然亡血之后，热随血去，热固消矣；而气随血亡，阳亦危矣。若再发汗，则阳气衰微，力不能支，故身寒噤栗，振振耸动，所必然也。

程云：亡血而更发汗，身内只剩一空壳子，阳于何有？寒自内生，故栗而振。

汪云：常云“可与芍药地黄汤”，夫亡血家，亦有阴虚发热者，上汤固宜用也。石①顽云：黄芪建中汤。误汗振栗，苓桂术甘汤加当归。据成注云：亡血发汗则阴阳俱虚。愚谓以上二汤，皆亡血家汗后之剂。

丹云：案，汗后寒栗而振，非余药可议，宜芍药甘草附子汤、人参四逆汤之属。

铁樵按：呕血与便血，皆可谓之亡血家，不知此处何指？若云泛指，恐未必然。因血从上出与从下出，地位不同，所坏之脏器亦不同，则误汗之病当亦不同。观衄家之额上陷，直视不能眴，则知吐血与便血，其见证必不同。上文既以衄列为专条，则呕血、便血自当各有专条，准此以言，是有阙文也。

---

① 石：原作“发”，据《伤寒论辑义》改。

第十期

辨太阳病脉证并治中第六

汗家，重发汗，必恍惚心乱，小便已，阴疼，与禹余粮丸。

成云：汗者，心之液。汗家重发汗，则心虚，恍惚心乱；夺汗则无水，故小便已，阴中疼。

钱云：恍惚者，心神摇荡而不能自持；心乱者，神虚意乱而不能自主也；阴疼者，气弱不利而茎中涩痛也。

程云：心主血，汗者心之液。平素多汗之家，心虚血少可知。重发其汗，遂至心失所主，神恍惚而多忡憧之象，此之谓乱。小肠与心为表里，心液虚而小肠之水亦竭，自致小便已阴疼。与禹余粮丸，其为养心血，和津液，不急于利小便，可意会也。

丹云：案，禹余粮丸，原方阙，仍有数说，未知孰是，今备录下。《金鉴》云，案：禹余粮丸为涩利①之药，与此证不合。与禹余粮丸五字，衍文也。汪氏云，《补亡论》常器之云：禹余粮一味，火煅，散服亦可。郭白云：用禹余粮，不用石，石乃壳也。余以其言未必尽合仲景原方之义，今姑存之。魏氏云：愚臆②度之，即赤石脂禹余粮汤耳，意在收涩小便，以养心气，镇安心神之义，如理中汤，可以制丸也。周氏载王日休补禹余粮丸方，用禹余粮、赤石脂、生梓白皮各三两，赤小豆半升，捣筛，

① 利：《伤寒论辑义》作“痢”。

② 臆：原作“意”，据《伤寒轮辑义》改。

蜜丸如弹丸大，以水二升，煮取一升，早暮各一服。张氏亦引王氏，四味各等分，丸如弹子大，水煮，日二服。蔡正言《苏生的镜》补足禹余粮丸，禹余粮一两，龙骨八钱，牡蛎五钱，铅丹六钱，茯苓六钱，人参五钱，上六味，为末，粳米为丸，朱砂为衣，如绿豆大，空心麻沸汤送下。朱砂收敛而镇惊，茯苓行水以利小便，加人参以养心血。

铁樵按：禹余粮丸，各家虽有补方，无充分理由，实不足为训。从《金鉴》说，则本条显有为讹脱讹误，阙疑为是。

病人有寒，复发汗，胃中冷，必吐蛔。原注，一作“逆”。

柯云：有寒，是未病时原有寒也。内寒则不能化物，饮食停滞而成蛔。以内寒之人，复感外邪，当温中以逐寒。若复发其汗，汗生于谷，谷气外散，胃脘阳虚，无谷气以养其蛔，故蛔动而上从口出也。蛔多不止者死，吐蛔不能食者亦死。

方云：复，反也，言误也。

汪云：《补亡论》常器之云，可服乌梅丸。郭白云云：宜理中汤。愚以乌梅丸乃治吐蛔之药，若于未发汗以前，还宜服理中汤也。

丹云：按，《活人书》曰：先服理中圆。《金鉴》云：宜理中汤送乌梅丸。张氏云：后人以理中①丸加乌梅治之，仍不出仲景之成则耳，并此吐蛔以后之方。

铁樵按：微菌，有有益于人者，有有害于人者。其有益于人之微菌，无论若何之健体，皆有之。若蛔则非尽人皆有之。今云有寒②发汗，必吐蛔，殊不可解。前人有谓尽人胃中皆有蛔，其说既不可信。即如柯氏云，内寒不能化物，饮食停滞而成蛔，其说亦无由征信，是亦当阙疑者也。

---

① 中：原脱，据《伤寒论辑义》补。
② 寒：原作“汗”，据文义改。

本发汗，而复下之，此为逆也；若先发汗，治为不逆。本先下之，而反汗之，为逆；若先下之，治不为逆。《玉函》无“若”字，先发汗、先下之下并有“者”字。

成云：病在表者，汗之为宜，下之为逆；病在里者，下之为宜，汗之为逆。

方云：复与覆同，古字通用。复，亦反也，犹言误也。《鉴》云：

若表急于里，本应先汗，而反下之，此为逆也；若先汗而后下，治不为逆也。若里急于表，本应先下，而反汗之，此为逆也；若先下而后汗，治不为逆也。

汪云：大约治伤寒之法，表证急者即宜汗，里证急者即宜下，不可拘拘于先汗而后下也。汗下得宜，治不为逆。

伤寒，医下之，续得下利清谷不止，身疼痛者，急当救里；后身疼痛，清便自调者，急当救表。救里宜四逆汤，救表宜桂枝汤。上“身”字下，《玉函》有“体”字。

锡云：此反应上文“先下而后汗之”之意。以见下之而表里俱虚，又当救里救表，不必拘于先下而复汗之说也。言伤寒下之而正气内陷，续得里虚之证。下利清谷不止者，虽身疼痛，表证仍在，急当救里。救里之后，身疼痛而清便自调者，知不在里，仍在表也，急当救表。救里宜四逆汤，以复其阳。救表宜桂枝汤，以解其肌，生阳复而肌腠解，表里和矣。本经凡曰急者，急不容待，缓则无及矣。

柯云：身疼本麻黄证，而下利清谷，其腠理之疏可知，必桂枝汤和营卫而痛自解，故不曰攻，而仍曰救，救表仍合和中也。

程云：急救其表而用桂枝汤，壮阳以和营卫。诚恐表阳不壮，不但身疼痛不止，并里所新复之阳，顷刻间重为阴寒所袭，故救之宜急。

喻云：救里与攻里天渊。若攻里必须先表后里，必无倒行逆施之法。惟在里之阴寒极盛，恐阳气暴脱，不得不急救其里，俟里证少定，仍救其表，初不敢以一时之权宜更一定之正法也。“厥阴篇”下利腹胀，身体疼痛者，先温其里，乃攻其表。温里四逆汤，攻表桂枝汤。曰先温，曰乃攻，形容不得已之次第，足互此意。宸云：此大关键，不可不知。若两感者，亦可类推矣。

丹云：案，清便，方氏、喻氏、钱氏为小便，非也，详义见于桂枝麻黄各半汤条。

又案，钱氏、汪氏以此条病为阴阳两证并举，非一证分表里而用二汤，辨前注之误，却非也。案，《金匮·脏腑经络先后论》篇问曰：病有急当救里救表者，何谓也？师曰：病，医下之，续得下利清谷不止，身体疼痛者，急当救里；后身体疼痛，清便自调者，急当救表也。明是示当知缓急先后之序也。

丹又云：《活人书》曰，两感者，表里俱病也。仲景无治法，但云两感病俱作，治有先后，发表攻里，本自不同。寻至第三卷中，言伤寒下之云云，遂以意寻比仿效。治两感有先后，宜先救里，若阳气内正，即可医也，内才正急当救表。盖内尤为急，才温内则急救表，亦不可缓也。

病发热，头痛，脉反沉，若不差，身体疼痛，当救其里，宜四逆汤。《玉函》“疼”上有“更”字。

柯云：此太阳麻黄汤证，病为在表，脉当浮而反沉，此为逆也。若汗之不瘥，即身体疼痛不罢，当凭其脉之沉，而为在里矣。阳证见阴脉，是阳消阴长之兆也。热虽发于表，为虚阳。寒反据于里，是真阴矣。必有里证，伏而未见，藉其表阳之尚存，乘其阴之未发，迎而夺之，庶无吐利、厥逆之患，里和而表自解矣。邪之所凑，其气必虚，故脉有余而证不足，则从证；证有余而脉不足，则从脉。有余可假，而不足为真，此仲景心法。

周云：身体疼痛，并不及恶寒、微厥，则四逆何敢漫投？而仲景明言当救其里，因脉本沉，中则阳素虚，复投汗药则阳气外亡，阴寒内存，至此则发热变为身疼。若不回阳，则身痛必如被杖，阴燥因致厥逆，势所必至，然曰“当救”者，可想而知也。

程云：此条乃太阳中之少阴，麻黄附子细辛汤条，乃少阴中之太阳，究竟二证皆是发于阳，而病在阴，故皆阳病见阴脉。

丹云：案，《金鉴》曰：“身体疼痛”之下，当有“下利清谷”四字，方合“当温其里”之文。果如其说，则与前条无别，似剩义矣。程本、《金鉴》改“救”作“温”字，非也。

铁樵按：此与前八十七节用真武汤同一蹊径，当参合他种见证，不得仅据本节经文用药。仅发热头痛、脉沉体痛，四逆证未全，必下利清谷、支寒，然后是四逆。

太阳病，先下而不愈，因复发汗，以此表里俱虚，其人因致冒，冒家汗出自愈。所以然者，汗出表和故也。里未和，然后复下之。“先下”下成本有“之”字。《玉函》《脉经》无“以此”二字，“家”下有“当”字。里未和，《脉经》作“表和”，成本作“得里和”。

程云：先下之而不愈，阴液先亡矣。因复发汗，营从卫泄，阳津亦耗，以此表里两虚。虽无邪①扰乱，而虚阳载上，无津液之升以和之，所以怫郁而致冒。冒者，清阳不彻，昏蔽及头目也。必得汗出津液到，而怫郁始去。所以然者，汗出表和故也。汗者，阳气之所酿。汗出，知阳气复于表，故愈。则非用发表之剂，而和表之剂可知。得里未和者，阳气虽返于内，阴气尚未滋而复。“得”字宜玩，迟久之辞，盖大便由溏而燥，由燥而硬也，至此不得不斟酌下之，以助津液矣。和表药，桂枝加附子汤，或大建中汤类也。

锡云：然后者，缓辞也。如无里证，可不必下也。

《鉴》云：下之，宜调胃承气汤和之。

张云：冒为发汗过多，胃中清阳气伤，宜小建中汤加参芪。

---

① 邪：《伤寒论辑义》作“邪气”。

若更加熟附子，昏冒耳聋，非大剂温补不能取效也。

丹云：案，此条证，汪氏和表用桂枝汤、小建中汤、黄芪建中汤，和里用桂枝大黄汤，而驳常器之和表用小柴胡汤，和里用调胃承气汤。并似乖于经旨焉。

铁樵按：下之不愈，复发其汗，致表里俱虚，至于自冒，是汗之复不愈，已在言外。下之不愈，汗之，汗之复不愈，此为逆。假使当下而下，何致不愈？当汗而汗，更何致不愈？今一下一汗，致表里俱虚，其为误治，宁有疑义？冒而自汗出而愈者，体工自然恢复也。此非治法，乃误治未至大坏者，有此可以幸免之一途。观下文“里未和，然后复下之”，则知经旨在喻人，值此等病，慎勿以暴易暴，当俟其自定。若俟之稍久，其病不愈，见有当下之实证，然后可以复下之也。“表和”字，当从成本作“得里和”。

太阳病未解，脉阴阳俱停原注：一作“微”，**必先振栗汗出而解。但阳脉微者，先汗出而解；但阴脉微**原注：一作“尺脉实”**者，下之而解。若欲下之，宜调胃承气汤。**原注：一云用大柴胡汤。《玉函》作“阴微者，先下之而解，汗之宜桂枝汤，下之宜承气汤”。《千金翼》同《脉经》，与本经同，唯调胃承气汤作“大柴胡汤”。《玉函》《脉经》无阳脉之“脉”，“后汗出”作“汗之”。

程云：太阳病不解，阴阳俱停止而不见者，是阴极而阳欲复也。三部既无偏胜，解之兆也。然必先振栗汗出而解者，郁极而欲复，邪正必交争，而阴阳乃退耳。若见停止之脉，而乃不解者，必阴阳有偏胜处也。但于三部停止中，而阳脉微见者，即于阳微处知阳部之邪实盛，故此处欲停之而不能停也，先汗出以解其表邪则愈。于三部停止中，而阴脉微见者，即于阴微处，知其阴部之邪实盛，故此处欲停之而不能停也，下之以解其里则愈。

汪云：“脉微”二字，当活看。此非微弱之微，乃邪滞而脉道细伏之义。邪滞于经，则表气不得条达，故阳脉微；邪滞于腑，则里气不能通畅，故阴脉微。先汗出而解，仲景无方，《千金》云宜桂枝汤。

丹云：《伤寒类方》曰，脉法无“停”字，疑似沉滞不起，即下“微”字之义。寸为阳，尺为阴，微字即上“停”字之意，与微弱不同，微弱则不当复汗下也。又云：按，停脉，成氏为均调之义，方、喻、张、柯、魏、汪并同程钱二氏及《金鉴》，为停止之谓。然据下文“阴脉微、阳脉微’推之，宋版注一作“微”者，极为允当。况停脉，《素》《灵》《难经》及本经中，他无所见，必是讹谬。且本条文意与他条不同。诸注亦未明切，但程注稍似可通，故姑取之云。

铁樵按：此节丹波氏疑之，以脉停无可取证。故程注委曲解释，言似中理，然于治病有何用处？如此释经，不如其已。鄙人于经验上，对于此节却别有会心。惟语气不甚合，则许有讹脱耳。脉阴阳俱停，必先振栗，汗出而解。振栗，即战汗也。战汗之先，固有脉停者。曰振栗而解，的是战汗无疑，其当下之证而脉停者，则有吴小姐一案。惟战汗有脉停者，不必定停，下证所见甚多，用大承气愈者亦甚多。若脉停则仅见吴小姐一人，究竟何故有停、有不停？经既未言其故，余亦不能强解。此外又有脉停而不救者一人，脉停旋自复者一人，皆有研究之价值，兹汇录之于后。

（一）吴君甄士之女公子，此事约在五六年前。当其大病时，约五六岁，余诊时，病已在半个月以上。其见证，不啼不语，亦不识人，且两日病不食不寐，不能平卧，蜷而伏，背向上，足跪膝着席，头伏于枕，其头时作低昂，如叩首状，低昂略无定时，而颇匀整，似乎其躯体是置弹簧之机器，诊其脉则两手均无。病家告余，病孩耳亦无闻，视其舌色灰，苔厚而不干。当时并不能灼知其所以然之故，第知此证既动而不静，必属阳证，不食不便，苔厚而神昏，决为可以攻下之证。以大承气与之，药后得大便甚多，仍匍伏不平卧，惟头之低昂不止者，则已除，其余如故，脉已可诊，甚微弱。余思此是佳朕，仲景本言脉暴出者死，今见微弱之脉，是生机也。翌日更以麻仁丸下之，复得结粪多许，然后能平卧能食，而口不言、耳不闻如故，脉则较有胃气。乃用平剂养营调理，历一星期之久，然后能呼母，更二十日而复元。自今思之，其所以头低昂者，积在胃肠，胃肠之纤维神经紧张失职，影响及于大脑，则神志昏迷；影响及于运动神经，则耳目之用尽失，而动作不循意志。脉之所以伏，亦正由此。

（二）脉停不救者。黄君执圃，陶希丈之友也，其幼子年十二，极聪颖，去年毕业于小学，今春考入民立中学预科。二月初，忽以急足见招，来函措辞极遑急，辍哺而往。病孩面色甚晦，烦躁异常。诊之，两手皆无脉，候结喉旁人迎之部亦无脉，候其左乳下及胸脘亦不跳动，而病者尚识人，能言语。执圃问：何如？余曰：可两钟耳。凡脉伏者，皆脏气骤窒所致。然不过寸口无脉，若人迎之脉，决不伏。所以然之故，四末距心房较远，人迎距心房近耳。若左乳下之跳动，乃心室直接之大动脉，此处不动，是心寂也，更无不死之理。故余敢断言不过两钟。嗣询悉此病初起，咳嗽发热，略见红疹，此为流行性之痧疹。若因势利导①，达之向外，其普通之痧疹，十可愈十，即极重之猩红热，亦十愈六七。此病《保赤新书》中列有专篇。乃执圃有至友某君是西医，见红疹以为猩红热，例发高热，恐其热甚致脑炎，及其热未高时，用冰枕护其后脑，既而以药水针注射，计两日夜，共注射十八针，而心房遂寂。至注射者为何种药针，执圃不知。意心房之寂，必非猝然而见，必先见衰弱症象，以渐至于不动。然则其所用者，殆强心药针。此事得失，当著专篇，惟心寂之脉停，法在必死，不可救药也。

---

① 导：原作“道”，据文义改。

（三）去年有一小孩来门诊，姓及地址已不记忆，年已约十二三龄，病属流行性感冒。发热微有汗，手微凉，便溏，两手都无脉。候其左乳下，跳动奇速，弛张不宽。余思此必热向内攻所致，予桂枝芩连泻心合剂，连诊三日，始有脉，肢温，又两日全愈。

据以上三例观之，是确有脉停也。第一案是脉伏，第二案是心寂，第三案是脉厥。心寂，西医籍所习见，中国古书却无之。脉伏、脉厥，乃旧医籍习见名词。燥屎在肠胃，重心在里，腑气不通，脉沉之甚，至于不见，是为脉伏。热向内攻里，热奇重，四肢反凉，是为脉厥。振栗、汗出而解之脉停，当是脉厥。下之而解之脉停，当是脉停。此于病理、于经验，皆丝毫无疑义者。仲景书与《内经》字面出入之处甚多，则不用脉厥、脉停字样，偶然下一停字，未为可异。是丹波氏与各家之怀疑，未为确当。第循绎经文意义，与吾所引之第一案，有轻重之辨。得大承气而愈之病，若用调胃承气，必不及彀，自不待言；而用调胃承气可愈之病，仅仅胃中停积，尚未至肠胃俱实，正恐脉未必停，此却是一可疑之点。其次，但阳脉微四句，亦难索解。上文既云“停”，何以又云“微”，且“阴阳”字亦不知有无讹误。照实验所得，大便结者，尺脉往往弦硬。是尺脉实，下之而解，意义可通。若脉伏或厥，伏则三部俱伏，厥亦三部同厥，断无寸伏尺不伏，寸厥尺不厥者。此尤属可疑之点，是必有讹脱，无疑也。

太阳病，发热汗出者，此为荣弱卫强，故使汗出。欲救邪风者，宜桂枝汤。此条《玉函》《脉经》《千金翼》在“太阳上篇”桂枝汤本方后。《玉函》“救”作“解”。

《鉴》云：此释上条“阳浮阴弱”之义也。经曰：邪气盛则实，精气夺则虚。卫为风入则发热，邪风因之而实，故为卫强，是卫中之邪气强也；荣受邪蒸则汗出，精气因之而奔，故为营弱，是营中之阴气弱也，所以使发热汗出也。欲救邪风者，宜桂枝汤。

喻云：邪风即风邪，勿凿看。

方云：救者，解救、救护之谓。

丹云：案，方氏曰：不曰风邪，而曰邪风者，以本体言也。喻盖非之。

铁樵按：本节意义自明。盖发热有汗之伤寒太阳病，本属桂枝证，桂枝汤条下已详，不须解释也。所费解者，在荣弱卫强四字，而欲救邪风句，亦非无故，今为释之如下。

荣字即营字，常通用，可云营卫，亦可云荣卫。卫气，本讲义释之为体温。营则照通常习惯释为营血。而近有学员陈幼勤来函，谓营是血中湿润之气，并略有考证。此语甚当，且与生理家言亦合。盖血本有三种可名之物质，曰红血轮、曰白血球、曰血液。今释营为血中湿润之气，是即指血液也。血液在大血管中时，不过流动，其效用并不显，至微丝血管则有渗润，以供给各脏器。人体之汗，即从此种渗润来。涕泪、唾液及无管腺之内分泌，亦从此种渗润来。今谓古人之营字，即指此种渗润，实是至当不易之论。卫强者，谓风寒侵袭人体，体温集表以抵抗之，抵抗力强，故成壮热；荣弱者，谓荣气成汗，本所以疏泄体温，体温继续集表不已，汗虽多而无效，热愈高则汗愈多，惟其有出路，荣势遂弱，此荣弱卫强之真谛也。害正者谓之邪，无病之人荣卫和。今所以致此荣弱卫强之局者，乃外感之风为之，故曰“欲救邪风”云云。

节录学员陈幼勤课卷：营卫二气，均为人体之所重，关系于健康为尤切。盖营卫相须能用，偏胜则发生变化，影响于疾病最纂切也。古来诸家解释营卫之气，无一中肯，类多含混不明。《讲义》释卫为体温，既已确当不易；而于释营，谓之营血。以血释营，窃尚未能明畅其义，实有所疑，未得释然者也。今谨就所知，申论之。

夫营，为气，非为血，本之于《内经》，先哲亦曾辨言之。孙一奎曰：世谓营为血，非也。营气化为血耳。何梦瑶曰：经言营气，是言血中之气，非言血。二说殊精确，但未明畅耳。夫营亦作荣，有滋荣之义。人身得血中湿润之气滋养以生，犹植物得土中湿润之气滋养以荣，其生活长养之理一也，是营为血中之气，其气即血液中湿润之气。血有营气则为活血，血无营气则为死血。上说单言营气，若兼卫气而言，则营卫相为表里，营行脉中，有滋荣之义；卫行脉外，有护卫之义，二气常相随而不离，均于血中有密切之关系。血苟无营，则脏器枯秕少润泽而呈憔悴之形容；血苟无卫，则冰冷少温暖，而等于凉血动物。营卫同为人身中之生气，有则活，无则死，缺一不可也。《内经》曰：营卫者，精气也。盖析言之，曰营气、曰卫气，统言之，则曰精气而已。夫精气为人身之根本，其气流布于全体，互相随而不相离，卫行则营亦行，卫止则营亦止。有卫则营温而活，灌溉经络，长养百骸；无卫则营寒而血凝。卫有一息之不运，则营有一息之不行，血亦因之而凝滞，故曰血得温则宣流，言得温即得卫也。是以人身营卫，常相流通则无病，若有一窒碍，则百病由此生矣。

凡人赖营卫二气以生长，又若植物资藉湿温之气以生长。湿温适度，则植物敷荣而茂盛；湿温不适度，则植物枯黄萎落矣。植物言湿温适度，是即如人身言营卫调和。就此言之，湿温犹营卫也。窃谓动物生长之理若何，则植物生长之理亦同之，此造化生物之妙谛。然则湿温即营卫，在植物是谓湿温，在动物即谓之营卫，乃庶物同具之生气，得之则生，弗得则死，无以生存于两间矣。据此推求，卫既是血中生出来的热气，而营即是血中生出来的润气，可以无疑矣。斯实营卫二气至精之义。

若复推广言之，更有一确证可以兼明之。血犹水也，营是水蒸气，卫是暖空气。夫水遇热成为气体，谓之水蒸气。水蒸气常随暖空气之温度高低而生变化，聚则为云，散则为雨。其理与营气之作用，外出为汗，内蕴为液，相吻合也。张景岳曰：汗由血液，本乎阴也。经曰：阳之汗，以天地之雨名之。其义可知。然汗发于阴，而出于阳，此其根本则由阴中之营气，而其启闭则由阳中之卫气。按：张氏之说以雨喻汗，本之《阴阳应象大论》。考此节，张隐庵注云：汗出于阴液，由阳气之宣发。案：阴液即是营气，阳气即是卫气也。故曰“阳加于阴谓之汗”。雨乃地之阴湿，亦由天气之所化施，故可方人之汗。准此理推究而互证，则营气为血液中湿润之气，更觉显明可信，确实无讹也。

伤寒五六日，中风，往来寒热，胸胁苦满，默默不欲饮食，心烦喜呕，或胸中烦而不呕，或渴，或腹中痛，或胁下痞硬，或心下悸，小便不利，或不渴，身有微热，或咳者，小柴胡汤主之。《玉函》作“中风五六日，伤寒往来寒热”。《脉经》作“中风往来寒热，伤寒五六日以后”。《全书》、钱本作“伤寒中风五六日”。《脉经》心烦作“烦心”。《玉函》《脉经》“硬”作“坚”，“心下悸”作“心中悸”，“身”作“外”。《外台》作“心下卒悸”。成本“嘿嘿”作“默默”，下同，“小柴胡”上有“与”字。

方云：此少阳之初证。叔和以无少阳明文，故犹类此。伤寒五六日，中风往来寒热，互文也。言伤寒与中风，当五六日之时，皆有此往来寒热，已下之证也。五六日，大约言也。往来寒热者，邪入躯壳之里，脏腑之外，两夹界之隙地，所谓半表半里少阳所主之部位，故入而并于阴则寒，出而并于阳则热，出入无常所以寒热间作也。胸胁苦满者，少阳之脉循胸络胁，邪凑其经，伏饮搏聚也。默，静也。胸胁既满，谷不化消，所以静默不言，不需饮食也。心烦喜呕者，邪热伏饮搏胸胁者，涌而上溢也。或为诸证者，邪之出入不常，所以变动不一也。

成云：五六日，邪气自表传里之时，谓中风，或至伤寒五六日也。《玉函》曰：中风五六日伤寒，即是或中风，或伤寒，非是伤寒再中风、中风复伤寒也。经云：伤寒中风，有柴胡证，但见一证便是，不必悉具者，正是谓也。

钱云：往来寒热者，或作或止，或早或晏，非若疟之休作有时也。

程云：少阳脉，循胁肋，在腹阳背阴两歧间，在表之邪欲入里，为里气所拒，故寒往而热来；表里相拒，而留于歧分，故胸胁苦满；神识以拒而昏困，故嘿嘿；本受邪则妨土，故不欲食；胆为阳木，而居清道，为邪所郁，火无从泄，逼炎心分，故心烦；清气郁而为浊，则成痰滞，故喜呕，此则少阳定有之证。

《鉴》云：伤寒中风，见口苦、咽干、目眩之证，与细弦之脉，更见往来寒热云云证，知邪已传少阳矣。

魏云：或为诸证者，因其人平素气血偏胜，各有所兼，挟以为病也。

丹云：《明理论》曰，伤寒邪气在表者，必渍形以为汗；邪气在里者，必荡涤以为利；其于不外不内、半表半里，既非发汗之所宜，又非吐下之所对，是当和解则可矣。小柴胡为和解表里之剂也。

又云：《医史·吕沧洲传》云，浙东运使曲出道过鄞，病卧涵虚驿，召翁往视。翁察色切脉，则面戴阳，气口皆长而弦，盖伤寒三阳合病也。以方涉海，为风涛所惊，遂血菀而神慑；为热所搏，遂吐血一升许，且胁痛、烦渴、谵语。适是年岁运，左尺当不足，其辅行京医以为肾已绝，泣告其左右曰，监司脉病皆逆，不禄在旦夕。家人皆惶惑无措。翁曰：此天和脉，无忧也。为投小柴胡汤，减参，加生地黄。半剂后，俟其胃实，以承气下之，得利愈。

又云：《丹溪医案》治一人，旧有下疳疮，忽头疼发热，自汗。众作伤寒治，反剧。脉弦甚，重按则涩。丹溪曰：此病在厥阴，而与证不对。以小柴胡汤加草龙胆、胡黄连，热服，四贴而安。

铁樵按：柴胡两方，小柴胡为用较广，故各家注释亦较详。学者仅潜心研读，已不患不能运用，所当进一层研求者，为柴胡证之病理。小柴胡所主者为寒热往来，寒热往来得小柴胡即解，为事实。就经验言之，可谓百试不爽。然亦有当、有不当，用之不当，非但不效，且病可增剧，则学理须探讨也。今问病者何故有寒热往来，如答案云"邪在半表半里，则寒热往来"，则吾认此答案为不满意。寒热往来有多种，有先寒后热、有定时者，有一日二三度发、如疟状、无定时者，有但热不寒者，有但寒不热者，有初病即见寒热、其势虽剧、不服药能自愈者，有从太阳伤寒中风传变者，有热发甚剧、退则甚清楚者，有仅仅作弛张之势、发既不剧、退亦不清者，有初起壮热、昼夜不退、至末传忽见寒热往来者。若一例以"邪半在表半在里"为释，能试言其不同之故乎？藉曰，尽是半在表半在里，当胥可以小柴胡一方为治矣，不能胥以此方为治，即不能胥以此语为释。

西国医籍有间歇热、再归热两种。间歇热复有三种，曰恶性间歇热、曰隔日间歇热、曰四日间歇热。此三种间歇热，皆微菌为之病源。此种菌入人血中，即入赤血球中。初时其体甚小，至逐渐发育，则占全个血球，既而血球破坏，菌则成熟。成熟则分裂为二，脱离旧赤血球，再入新赤血球，逐渐繁育，血液乃受大累。此菌通常隔四十八点钟分裂一次，每当分裂之时，人体即感不适，而为寒热，故为隔日间歇热。其别一种，须隔七十二点钟分裂一次者，则为四日间歇热。若同时血中有数种不同之菌，则发热无定时。凡自身分裂之菌，谓之无性增殖菌。更有有雌雄体之球菌，由媾合而产卵者，谓之有性增殖菌。恶性间歇热之菌，即属有性增殖菌。菌类最繁，即间歇热一种病之病菌，已非专篇不能详，此其大略也。

所谓再归热者，与疟小异。疟之寒热，逐日发，间日发，乃至于三日发，发有定时。若值当发之时不发，则其病为已愈。再归热情状与疟略相似，与伤寒亦相似，大约先寒后热，不如疟之清楚，五六日后忽然热退，诸恙悉瘥，过四日乃至十四日，再发热，病势较第一次发作时略减，如此反复发作，热渐减杀，以至于无。亦有愈发愈剧，致见肺炎、肠炎等证者。据西人推考此种病源，亦属微菌，其菌作螺旋形，因名之曰螺旋菌。惟第一次发后，至六七日热退后，血中却不见有此菌。尔时菌在何许，至今不明其故云。

《内经》“疟论”“刺疟”两篇，极不易明了，鄙人亦不能尽解释。其可以明白者，节录如下。

夏伤于暑，热气盛藏于皮肤之内，肠胃之外，此荣气之所舍也。此令人汗空疏，腠理开。因得秋气，汗出遇风，及得之以浴，水气舍于皮肤之内，与卫气并居。卫气者，昼行于阳，夜行于阴，此气得阳而外出，得阴而内薄，内外相薄，是以日作。帝曰：其间日而作者，何也？岐伯曰：其气之舍深，内薄于阴，阳气独发，阴邪内着，阴与阳争不得出，是以间日而作也。帝曰：其作日晏与其日早者，何气使然？岐伯曰：邪气客于风府，循膂而下。卫气一日一夜，大会于风府，其明日日下一节，故其作也晏。此先客于脊背也，每至于风府，则腠理开，腠理开则邪气入，邪气入则病作，以此日作稍益晏也。其出于风府，日下一节，二十五日下全骶骨，二十六日入于脊内，注于伏膂之脉，其气上行，九日出于缺盆之中，其气日高，故作日益早也。（中略）帝曰：夫子言卫气每至于风府，腠理乃发，发则邪气入，入则病作。今卫气日下一节，其气之发也，不当风府，其日作者奈何？岐伯曰：此邪气客于头项，循膂而下者也。故虚实不同，邪中异所，则不得当其风府也。故邪中于头项者，气至头项而病；中于背者，气至背而病；中于腰脊者，气至腰脊而病；中于手足者，气至手而病。卫气之所在，与邪气相合，则病作。故风无常府，阳气之所发，必开其腠理，邪气之所合，则其府也。

上节录“疟论篇”《内经》原文。此下一篇为“刺疟篇”，其大旨谓十二经皆有疟，十二经之疟病型各不同。可以定其为何经之疟，则刺其经之穴以为疗治。大约懂得“疟论篇”，则“刺疟篇”可迎刃而解也。今得上文所录者，释之知下。

夏伤于暑，热气盛，藏于皮肤之内，肠胃之外，此荣气之所舍也。照现在解剖所得之常识，肠胃之外、皮肤之内当是黏膜。热气如何藏于黏膜之内，岂非极费解之语？然经意不如此也。经谓五脏六腑在躯体之内，而其气则行于躯壳腠理之间，故有井荣经输合之名。肺输输、俞字通、肝输皆在背，可以针刺以为补泻。“皮部论”十二经脉，皆可为邪客，其明证也。夏伤于暑，热气盛，毛孔大开，至秋令则奉收者少，故曰“此令人汗空疏，腠理开”。其云热气藏于皮肤之内，不过措辞云然，若其真正之意，则不如此。汗空，即前人所谓玄府，今人所谓汗腺。秋令主收，因汗空疏，不能收，则遇风及浴皆可以为病。云秋病，不云夏病者，夏不病也。夏何以不病？因暑当与汗俱出，汗空本当开，故伤暑则太过，至秋当收而不能收，所以病。问：何故太过则汗空疏？其答语为：热气蒸于皮肤之内，肠胃之外，是故春之暖为夏之暑，秋之愤为冬之怒，谓四时互相承制，逆夏气则失其承制之道，无以奉收，非谓真有热气藏于皮肤之内，肠胃之外也。《伤寒·序例》寒毒藏于肌肤，至春不病，过夏至而病云云，即是不善读《内经》，死煞句下，以词害意，致演为千古谬说。本讲义“温病篇”中再详言之。

其曰“此气得阳而外出，得阴而内薄”，“此气”二字，即指上文风与水，病人之邪气也。卫气日行于阳，夜行于阴，邪气所在，介乎二者之间，欲出不能，欲薄不得，因与卫气值则病作，此所以逐日发作有定时也。（此即所谓半在表、半在里）其曰“其气之舍深”，谓病邪所居之处较深而近里，偏着于阴分，故曰阴邪内着。阳者卫外，阴者内守而起亟。今邪着于阴，阳行而阴不与俱行则争，故曰阴与阳争。争则有弛张，弛则伏，争则见，故间日而作。凡间日之疟，其不作之日，并非病愈，乃是病伏。病所以伏，因争之故，不争则不伏，不伏则不间日。故第一节日作之疟，是病邪介乎阴阳之间，因卫气之行而发作；第二节之间日疟，乃因病邪深伏之故，因阴阳争而有弛张，故间日作。(王注：第二节谓“不与卫气相逢会”，疑非是，经文当是每节一个意思。若从王注，则与上下文无别。)

其释日晏日早，则从病之形能看出。卫气之行于人身，照《内经》学说，法天则地，运行如环，无有端倪。照本讲义所释，卫气为体温，从血中来，血既循环，则谓卫气循环，于理论上极为真确。既如环无端，不能指定一处是其起点，只有从形能上推考。疟之始发，最习见者，为背先恶寒，则指背恶寒处为卫气之起点；其次习见者，为手先恶寒，则指手为卫气之起点。故曰：邪中于头项者，气至头项而病；中于背者，气至背而病；中于腰脊者，气至腰脊而病；中于手足者，气至足而病。卫气之所在，与邪气相合则病作。故风无常府。卫气之所发，必开其腠理。邪气之所合，则其府也。《内经》之论痹曰：风胜则行，寒胜则痛，湿胜则着。今疟病既标明其为风与水，是亦风寒湿三气兼有之病，其中于人身亦自移动，不过邪气行缓，卫气行速，如日月之行有迟速，其交会之缠度遂极参差。故卫气与邪之相值，有日下一节之病能也。经曰：上行极而下，下行极而上。风府之穴在项上，入发际同身寸之二寸。此其地位至高，自当下行，至于鸱尾，则下行极而上矣。身半以上为阳，身半以下为阴，从阴入阳，故日晏；从阴出阳，故日早。此其理论可圆满。

于是吾侪可知，日作之疟为半在表半在里，间日作之疟为偏着于里，或早或晏之疟为邪气与卫气相值之故。既云风无常府，相值为府，于是十二经皆有疟，不得泥定“半在表半在里”之一语矣。

以上中西两说，绝不相同。《内经》说话最是难懂，每苦界说含浑，辞无畔岸。然苟能知《内经》从形能立论，则略一研读，便如掌上螺纹，十之七八不须注解，可以明白。西说从实质上立论，微菌显微镜中可见，用金鸡霜杀菌，呈效颇良，则亦为甚健全之学说。然却有不可解者两点：其一，菌在血中分裂时，即觉振栗而寒，继之以熇熇而热。究竟何故如此？真相若何？是否红血轮中富有养气，血轮毁坏，养气消失，故寒？其未坏之血轮，自然兴奋，以为救济，故呈壮热乎？殊不敢谓此种理想即是真相，此其一。且血轮毁坏时，振栗而寒，何故有背先寒及手足先寒之不同？血在脉管中，是流动不居者，非如其他各脏器、各组织有固定之形质。既是流动不居，则其病作时，不当今日此处先寒，明日仍是此处先寒，此非一不可思议之事乎？此其又一。鄙人对于西国医学，本无多知识，不能明了，亦固其所，是当暂为阙疑，以待明达。

根据以上学理，吾人对于种种寒热，已可明白大略。其先寒后热、发作有定时者，无论逐日发、间日发，均是疟；其伤寒温病，由太阳传少阳热有弛张者，与三候而后未传而见寒热弛张者，乃非疟。西国之金鸡纳霜，可以治疟，不能治非疟。《伤寒论》之小柴胡，可以治阳病之寒热弛张，不能治阴病之寒热弛张。阳病之寒热弛张，有非柴胡能治者，当参考桂枝、葛根诸汤。阴阳之寒热弛张，为本篇所未及，他日再著论详之。

小柴胡汤方

柴胡半斤，《千金翼》作八两　**黄芩**三两　**人参**三两　**半夏**半升，洗　**甘草**炙　**生姜**各三两，切　**大枣**十二枚，擘

上七味，以水一斗二升，煮取六升，去滓，再煮取三升，温服一升，日三服。若胸中烦而不呕者，去半夏、人参，加瓜蒌实

一枚；若渴，去半夏，加人参，合前成四两半，瓜蒌根四两；若腹中痛者，去黄芩，加芍药三两；若胁下痞硬，去大枣，加牡蛎四两；若心下悸，小便不利者，去黄芩，加茯苓四两；若不渴，外有微热者，去人参，加桂枝三两，温覆微汗愈。若咳者，去人参、大枣、生姜，加五味子半升、干姜二两。《玉函》“七味”下有“㕮咀”字，“再煎”作“再煮”，无“三服”之“服”，“若渴”下有“者”字，成本亦有。《千金翼》无“瓜蒌舐①四两”五字。《玉函》《千金翼》“硬”作“坚”，下有“者”字。牡蛎四两，《千金翼》《外台》作“六两”。成本《玉函》《千金翼》缺桂枝之“枝”。钱氏不见宋版，故有“为桂枝无疑”之说。

《鉴》云：邪传太阳、阳明，曰汗、曰吐、曰下。邪传少阳，惟宜和解，汗吐下三法皆在所禁，以其邪在半表半里，而界于躯壳之内界。在半表者，是客邪为病也；在半里者，是主气受病也。邪正在两界之间，各无进退而相持，故立和解一法。既以柴胡解少阳在经之表寒，黄芩解少阳在腑之里热，犹恐在里之太阴正气一虚，在经之少阳邪气乘之，故以姜、枣、人参和中，而预壮里气，使里不受邪而和，还表以作解也。世俗不审邪之所据，果在半表半里之间，与所以应否和解之宜，及柴胡疑似之辨，总以小柴胡为套剂。医家幸其自处无过，病者喜其药性平和。殊不知因循误人，实为不浅。故凡治病者，当识其未然，图机于早也。

程云：至若烦而不呕者，火气燥实逼胸也，故去人参、半夏，加瓜蒌实也。渴者，燥已耗液逼肺也，故去半夏，加瓜蒌根也。腹中痛者，木气散入土中，胃阳受困，故去黄芩以安土，加芍药以戢木也。胁下痞硬者，邪既留则木气实，故去大枣之甘而缓，加牡蛎之咸而软也。心下悸、小便不利者，水邪侵乎心，故

① 瓜蒌舐：疑有误，据上文应为“瓜蒌根”。

去黄芩之苦寒，加茯苓之淡渗也。不渴、身有微热者，半表之寒尚滞于肌，故去人参，加桂枝以解之也。咳者，半表之寒凑入于肺，故去参枣，加五味子，易生姜为干姜，以温之。虽肺寒不减黄芩，恐干姜助热也。又，腹痛为太阴证，少阳有此，由邪气自表之里，里气不利所致。

钱云：柴胡汤而有大小之分者，非柴胡大小之异也，盖以其用之轻重，力之大小而言也。牡蛎，《名医别录》云治心胁下痞热。加五味子、干姜者，以水寒伤肺，故以此收肺气之逆，即小青龙汤之制也。肺热气盛者，未可加也。

丹云：《古方选注》曰去滓，再煎，恐刚柔不相济，有碍于和也。七味主治在中，不及下焦，故称之曰小。

又云：《伤寒类方》曰，此汤除大枣，共二十八两，较今秤亦五两六钱零，虽分三服，已为重剂。盖少阳介于两阳之间，后兼顾三经，故药不宜轻。去滓再煎者，此方乃和解之剂，再煎则药性和合，能使经气相融，不复往来出入。古圣不但用药之妙，其煎法俱有精义。古方治嗽，五味、干姜必同用，一以散寒邪，一以敛正气，从无单用五味治嗽之法，后人不知，用必有害。况伤热劳怯火呛，与此处寒饮犯肺之证不同，乃独用五味，收敛风火痰涎，深入肺脏，永难救疗。

又云：案，钱氏曰：五味子半升者，非今升斗之“升”也。古之所谓升者，其大如方寸七，以铜为之，上口方各一寸，下底各六分，深仅八分，状如小熨斗而方形。尝于旧器见之，而人疑其为香炉中之器用，而不知即古人用药之升也，与陶隐居《名医别录》之形象、分寸皆同，但多一柄，想亦所以便用耳。如以此升之半估一剂，而分三次服之，亦理之所有，无足怪也。考《本草·序例》凡方云“半夏一升”者，秤五两为正。所谓一升，岂方一寸者哉？半夏之半升，与五味之半升，其升必同。钱说难从。

又云：《苏沈良方》曰，此药《伤寒论》虽主数十证，大要其间有五证，服之必愈。一者，身热、心中逆，或呕吐者，可服；若因渴饮水而呕者，不可服；身体不温热者，不可服。二者，寒热往来者，可服。三者，发潮热者，可服。四者，心烦、胁下满，或渴、或不渴，皆可服。五者，伤寒已瘥后，更发热者，可服。此五证，但有一证，更勿疑，便可服；若有三两证以上，更的当也。世人但知小柴胡治伤寒，不问何证便服之，不徒无效，兼有所害，缘此药差寒故也。元祐①二年，时行无少长皆咳，本方去人参、大枣、生姜，加五味子、干姜各半两，服此皆愈。常时上壅痰实，只依本方，食后卧时服，甚妙。赤白痢尤效，痢药中无知此妙，盖痢多因伏暑，此药极解暑毒。

又云：徐春甫《古今医统》曰，张仲景著《伤寒论》专以外伤为法，其中顾盼脾胃元气之秘，世医鲜有知之。观其少阳证小柴胡汤，用人参，则防邪气之入三阴，或恐脾胃稍虚，邪乘而入，必用人参甘草，固脾胃以充中气，是外伤未尝不内因也。可见仲景之立方，神化莫测。或者只以外伤是其所长，而内伤非所知也，此诚不知公之论也。

又云：柯氏曰：本方为脾家虚热，四时疟疾之圣药。

又云：《千金方》妇人在蓐得风，盖四肢苦烦热，皆自恶露所为。若头不痛，但烦热，与三物黄芩汤；头痛，与小柴胡汤。

又，黄龙汤治伤寒瘥后，更头痛壮热烦闷方，仲景名小柴胡汤。《活人书》黄龙汤不用半夏。《圣惠方》治阳毒伤寒，四肢壮热，心膈烦躁，呕吐不定方，于本方去大枣，加麦门冬、竹叶。《十便良方》名人参饮子。

又，治伤寒干呕不止，心胸烦躁四肢热，柴胡散方，于本方加麦门冬、枳壳、枇杷叶。

又，治伤寒十余日，热气结于胸中，往来寒热，柴胡散方，

---

① 元祐：宋哲宗赵煦年号（1086—1093）。

于本方去人参，加枳实、赤芍药、桔梗。

又，治妊娠伤寒，微呕，心下支满，外证未去，柴胡散方，于本方加芍药、犀角屑、麦门冬。《小儿直诀》地骨皮散，治虚热，于本方加知母、茯苓、地骨皮。《直指方》小柴胡汤，治男女诸热出血，血热蕴隆，于本方加乌梅。

又，治伤暑外热内渴，于内更加生姜为妙。《保命集》治上焦吐，头发痛，有汗，脉弦，镇青丸，于本方去枣，加青黛，为细末，姜汁浸，蒸饼为丸。

又，治产后经水适断，感于异证，手足牵搐，咬牙昏冒，宜增损柴胡汤，于本方加石膏、知母、黄芪。

又，治产后日久，虽日久而脉浮疾者，宜服三元汤，本方合四物汤。又名柴胡四物汤，《医垒元戎》名调经汤。

又，产后日久虚劳，针灸、小药俱不效者，宜服三分汤，本方合四物汤，加白术、茯苓、黄芪。《得效方》小柴胡汤，治挟岚嶂溪源蒸毒之气，自岭以南，地毒苦炎，燥湿不常，人多患此状，血乘上焦，病欲来时，令人迷困，甚则发躁狂忘，亦有哑不能言者，皆由败毒瘀心，毒涎聚于脾所致，于此药中加大黄、枳壳各五钱。

《伤寒蕴要》近代名医加减法：若胸膈痞满不宽，或胸中痛，或胁下痞满，或胁下痛，去人参，加枳壳、桔梗各二钱，名柴胡枳壳汤。若胸中痞满，按之痛者，去人参，加瓜蒌仁三钱，枳壳、桔梗各二钱五分，名柴胡陷胸汤。若脉弱虚，发热，口渴不饮水者，人参倍用，加麦门冬一钱五分，五味子十五个，名参胡清热饮，又名清热生脉汤。若脉弦虚，发热，或两尺且浮无力，此必有先因房事，或曾梦遗走精，或病还不固者，宜加知母、黄柏各二钱，牡蛎粉一钱，名滋阴清热饮；如有咳嗽者，更加五味子十一个。若脉弦虚，发热口干，或大便不实、胃弱不食者，加白术、白茯苓、白芍药各一钱五分，名参胡三白汤。若发热烦渴，脉浮弦而数，小便不利，大便泄利者，加四苓散用之，名柴苓汤。内热多者，此名协热而利，加炒黄连一钱五分，白芍药一钱五分，腹痛倍用。若腹疼恶寒者，去黄芩，加炒白芍药二钱，桂一钱，名柴胡建中汤。若自汗恶风，腹痛发热者，亦主之。若心下痞满，发热者，加枳实二钱，黄连一钱五分。若血虚发热，至夜尤甚者，加当归身、川芎、白芍各一钱五分，生地黄一钱；若口燥舌干，津液不足者，去半夏，加瓜蒌根一钱五分，麦门冬一钱五分，五味子十五个。若内热甚者，错语心烦，不得眠者，加黄连、黄柏、山栀仁各一钱，名柴胡解毒汤。若脉弦长，少阳与阳明合病而热者，加葛根三钱，白芍药二钱，名柴葛解肌汤。若脉洪数，无外证，恶热，内热甚，烦渴饮水者，合白虎汤主之，名参胡石膏汤。

《医方考》：疟发时，一身尽痛，手足沉重，寒多热少，脉濡者，名曰湿疟，柴平汤主之，本方合平胃散。

《内台方议》曰：如发热小便不利者，和五苓散；呕恶者，加橘红；胸中痞结者，加枳实；咳逆而发热者，加丁香、柿蒂；呕吐者，加竹茹。

《医经会解》曰：胁下痞闷，去枣，加牡蛎、枳实，名小柴胡加枳实汤。鼻衄，加生地、茅花。痰盛，喘，加桑白皮、乌梅。口干舌燥，去半夏，加天花粉、贝母。自汗恶热，谵语烦渴，去半夏，合白虎汤正方。血虚，夜发热，有小柴胡一二证，加当归、芍药、麦门冬、熟地。坏证，加鳖甲。

《本草权度》曰：玉茎挺长，亦湿热，小柴胡汤加连；有块，青皮外用，丝瓜汁调五倍子敷。

第十一期

辨太阳病脉证并治中第七

血弱气尽，腠理开，邪气因入与正气相搏，结于胁下，正邪分争，往来寒热，休作有时，默默不欲饮食，脏腑相连，其痛必下，邪高痛下，故使呕也，小柴胡汤主之。原注：一云“脏腑相连，其病必下，胁膈中痛”。

成云：人之气血，随时盛衰。当月郭空之时，则为血弱气尽、腠理开疏之时也，邪气乘虚伤人则深。《针经》曰：月郭空则海水东盛，人血气虚，卫气去，形独居，肌肉减，皮肤缓，腠理开，毛发残，腠理薄，垢落。当是时遇贼风，则其入深者是矣。邪因正虚，自表之里，而结于胁下，与正分争，作往来寒热，默默不欲饮食。“下”谓自外之内，经络与脏腑相连，气随经，必传于里，故曰“其痛下”。痛，一作病。邪在上焦为邪高，邪渐传里为痛下，里气与邪气相迫，逆而上行，故使呕也，与小柴胡汤，以解半表半里之邪。

王云：“血弱气尽”至“结于胁下”，是释“胸胁苦满”句；“正邪分争”三句，是释“往来寒热”句，倒装法也。“默默不欲食饮”，兼上文满痛而言；“脏腑相连”四句，释“心烦喜呕”也。

柯云：此仲景自注柴胡证。首五句释胸胁苦满之因，正邪三句释往来寒热之义。此下多有阙文，故文理不连属也。

丹云：喻氏、程氏、张氏、魏氏、钱及《金鉴》，皆以为申明热入血室之由，似于经旨不相叶，不敢从也。

铁樵按：“邪高痛下”句，观上下文文理，似乎不误，然于病证不合。寒热往来之柴胡证，乃习见者。邪高痛下，则未曾见过。如云少阳证之胁下痛，便是痛下。然若何见得是邪高？且何故邪高痛下便使呕？如云当作“病下”，则“使呕”字有着落，而“下”字可活讲。作下行之“下”解。“高”字总不能活讲。谓不得作“上升”解。窃疑此处并无阙文，如有阙文，其句法不能如是之文从字顺，其不可解处，或者有待于口授，亦未可知。兹以《灵枢·经络篇》所言，合之实验之病证，以鄙意释之如下。是否如此，不敢武断，待后贤之论定可也。

肝为腺体，专制胆汁，此生理学家之言，故《灵素商兑》据西说以驳《内经》。其实《内经》所言者，完全与《生理学》《解剖学》无干。因《内经》所根据者为四时，为生理之形能。以春时之生气为肝德，以由忧郁而得之痛苦为肝病。其所以以忧郁归之肝者，因忧郁之人，春时无愉快之感觉，反多痛苦之感觉。《内经》因其逆生气，故名此种病为肝病。所谓此种病者，究何种病乎？曰：善怒多疑，体痛呕逆，甚则手战瘈疭。凡有此种种病者，夏秋冬三时均尚可忍，至春季无有不剧发者，故曰“逆春气”。因其逆春气，故名之曰肝病。此种种者，自西医学言之，乃神经病也。多疑善怒为神经过敏，痛为神经痛，瘈疭为神经纤维痉挛也。而《内经》之言肝，则曰“在体为筋，在志为怒，在变动为握”，岂不甚显明哉？夫脑为一身之主宰，岂有医学而不言此。自后人不知《内经》之所谓肝即是神经，因疑《内经》不言脑。非难中医者，见《内经》以脑髓与骨、脉、胆、女子胞相提并论，遂以为《内经》言脑者，不过尔尔。不知《内经》学说根本不同，不得据表面肤浅文义，定其优劣。故《灵素商兑》自以为所言极真确，不自知其立说之全非也。

惟其所言肝病即是神经，故肝胃恒相连感觉，神经病则胃神经亦起变化，于是多郁者无不呕，饮食不能消化而脘中作痛。西人以此种为胃病，而中国医籍则以为肝病，西籍胃病列诸消化系。而推究其病源，则由于用脑过度，神经衰弱，则与《内经》《灵枢》不谋而合矣。试更证诸事实，鄙人前在商务印书馆编译所十年，馆中同人，什九皆患胃病者。生活程度高，入不敷出，为制造此病之真因。然则所谓用脑过度者，忧郁而已，岂不更显然明白，足以证明《内经》之言肝即言神经乎？《伤寒》之少阳证，即《灵枢》之足少阳经。《灵枢》云：足少阳之脉，……，贯膈，络肝，属胆，循胁里，出气街，……，是动则病，口苦、善太息、心胁痛，……并皆与《伤寒论》所言相合。胆为肝之腑，少阳病为胆之经气病，然则此云脏腑相连，腑当是指胆，脏当是指肝。少阳之经气络肝，属胆，是脏腑相连也。少阳之经病，口苦、善太息。善太息则病在胸中，所谓邪高也；少阳之经循胁里，少阳病则心胁痛，所谓痛下也。肝胆皆主消化。此与西说胆汁主消化不同。春时精神愉快，食量加增，若多忧郁，春时则发病，反不能食。《内经》以肝为甲木，胆为乙木，皆属春，是乃说神经。邪高痛下，肝胆皆病，胃气无有不上逆者，逆则作呕，故云“邪高痛下，故使呕”也。而曰小柴胡主之，然则柴胡疏肝胆者也。大抵慢性之肝病，以疏肝为主，逍遥丸之柴胡是也。急性之伤寒少阳证，以和解为主，大小柴胡汤之柴胡是也。小柴胡之参所以和胃，大柴胡之枳实所以去积，是以肝胆为正病，胃为副病也。不曰厥阴，而曰少阳者，《灵枢》凡言脏之经气，则主本脏患病；凡言腑之经气，则主荣卫津液为病。是可知古人以慢性之肝病属之脏，以急性之少阳病属之腑也。伤寒传至三阴，则由腑入脏矣，故厥阴是病之深者，少阳是病之浅者。

服柴胡汤已，渴者，属阳明，以法治之。《千金翼》“已”作“而”。《玉函》“属”上有“此”字。

方云：已，毕也。渴亦柴胡或为之一证，然非津液不足。水饮停逆则不渴，或为之渴，寒热往来之暂渴也。今服柴胡汤已毕而渴，则非暂渴，其为热已入胃，亡津液而渴可知，故曰属阳明也。

钱云：但言以法治之，而不言法者，盖法无定法也。假令无形之热邪在胃，烁其津液，则有白虎汤之法以解之；若津竭胃虚，则又曰白虎加人参之法以救之；若有形之实邪，则有小承气及调胃承气和胃之法；若大实满而潮热、谵语、大便硬者，则有大承气攻下之法；若胃气已实，身热未除者，则有大柴胡两解之法。若此之类，当随时应变，因证便宜耳。

郑云：少阳、阳明之病机，在呕、渴中分。渴则转属阳明，呕则仍在少阳。如呕多，虽有阳明证，不可攻之，因病未离少阳也。服柴胡汤，渴当止。若服柴胡汤已，加渴者，是热入胃府，耗津消水，此属阳明胃病也。

铁樵按：渴者，属阳明。以法治之，谓其法在“阳明篇”中。钱注似太支蔓，郑注颇好。然有一义，为自来治《伤寒论》者所不注意，而其关系绝大者。一知半解，不欲自秘，今为吾诸同学详析言之。

自来治《伤寒论》者，皆以为病在太阳其病浅，病在少阳则稍深，病在阳明则更深；病在太阳易治，病在少阳犹之易治，病在阳明则难治。此为普通一般治中医者共有之心理，即《内经》亦言皮毛为浅，脏腑为深，浅者易已，深者难治。然而独此一条，《伤寒论》却为例外。读者以为仲圣之意，饮柴胡汤已，渴者，属阳明，为由浅入深，为增剧乎？鄙意以为是不然矣。余于《脉学讲义》曾言“阳明者，太阳之已化燥者也”，正可与此条互证。太阳化燥，固是阳明，然化燥者，不拘拘于太阳一经，故少阳化燥，亦属阳明。陆九芝《世补斋医书》中，有“阳明病释”一篇，屡言阳明无死证，谓阳明经证，清之可愈；阳明腑证，攻之可愈。此其说，证之学理而可通，验之事实而可信。九芝亦颇自负，以为阳明无死证，是渠一生心得，方之往哲，可以当仁不让者也。然余则以为阳明信无死证，但医者之本领，不在能治阳明之病，而在能使有死证之太阳、少阳病，得入此无死证之阳明一经。盖阳明既无死证，便是安稳无险之境。医之治病，能置之安全无险之境，能事毕矣。是故《伤寒论》一百十三方，约之仅得七法，曰汗、吐、下、温、清、和、补。而七法更约之，才得两法，其一使其经不传，其二使其病传入阳明。问：太阳证何故用麻桂青龙？曰：所以使其经不传也。问：少阴证何故用附子，曰：使有阴无阳之险证，得辛温而化燥，还成可下之证，遂能起死回生，所以使其病传入阳明也。以此为例，则知本条之饮柴胡汤而渴者，属阳明，为病退，非病进也。

热病中以湿温为最难治。何以难治，即因其病夹湿，湿不化，其热有所凭藉，则不易解，温之不可，汗之不应，清之不受，下之、吐之无其证据。既不能药之即愈，且其见证开始即在阳明，但恶热不恶寒，口渴舌绛，汗出，皆所谓阳明见证，特夹湿在内，证虽阳明，却舌润不燥。阳明之所以无死证者，即在一清一下，已题无剩义。今湿阻于中，舌既润，清之则胸脘痞闷，热不解如故；既不见腑证，更无可下之理。此两法既不适用，所谓“阳明无险”一语，乃根本动摇矣。即余所谓阳明者，太阳之已化燥者也，及本条饮柴胡汤已，渴者，属阳明。湿温一证，独为例外矣。河间知其然，故用茅术以燥之。其苍术，白虎汤下自注云：茅术一味，最当注意。吴又可知其然，故用槟榔立清燥诸方，而为之说曰：邪在募原，非此不得到胃。温邪到胃之后，舌苔则黄，黄然后可以攻下。河间与又可学说虽不同，用药虽不同，而意思则同，方法则同。苍术、槟榔，无非使病之在例外者，以药力迫之，使之入正轨而已。质言之，即病之不肯化燥者，使之化燥，成为可清可下之证而已。必明乎此，然后可以明白此节，渴者属阳明，以法治之语气，轻重之分际，与仲圣命意之所在。而湿温之治法，与刘河间、吴又可、陆九芝三人之学说，皆可以不烦言而了然明白。

夫热病虽千变万化，不外《内经》“阴胜则寒，阳胜则热，阳虚则寒，阴虚则热”数语（参看《脉学讲义》）。此数语一步深一步。阴胜则寒，是麻桂证；阳胜则热，是白虎证；阳虚则寒，是附子证；阴虚则热，是死证。此专指急性者而言，《内经》本意该慢性言。第三、第四步之危险，全因第一、第二步治之不得法。若一二步治之得法，决无第三四步之危险。乃今之时医，动辄以养阴为口实，岂知病在三阳时，以能使化燥为贵乎？阴胜而寒，当使化燥；阳虚而寒，仍贵在能使化燥。乃于阴分未虚之时，开口即言养阴，动笔即用石斛，是有意与病为难，努力杜其化燥之路。仲圣所最认为难治者是太阳，河间、又可以最得意者为茅术、槟榔，九芝所最欢迎者是阳明经腑，而时医所最擅长者石斛。人类巧拙之差，于此为极矣。近人奉叶天士为医圣，为其治温热初病时，即能用石斛以保津液，而仲圣之治伤寒，绝不虑及劫津。刘守真、吴又可皆不及天士，将仲景亦不及天士耶？

得病六七日，脉迟浮弱，恶风寒，手足温，医二三下之，不能食，而胁下满痛，面目及身黄，颈项强，小便黄者，与柴胡汤。后必下重，本渴，饮水而呕者，柴胡不中与也。食谷者哕。《玉函》《脉经》上“而”字作“其人”，小便黄作“小便难”。《千金翼》、成本亦作“难”。成本，本渴句作“本渴而饮水呕者”。《玉函》“不中”之间，有“复”字。喻氏、魏氏、张氏、周氏本并缺此条。

柯云：浮弱为桂枝脉，恶风寒为桂枝证。然手足温而身不热，脉迟为寒、为无阳、为在脏，是表里虚寒也，法当温中散寒。而反二三下之，胃阳丧亡，不能食矣。食谷则哕，饮水则呕，虚阳外走，故一身面目悉黄。肺气不化，故小便难而渴。营血不足，故颈项强。少阳之枢机无主，故胁下满痛。此太阳中风之坏病，非柴胡证矣。与柴胡汤后，必下痢者，虽有参甘，不禁柴芩之苦寒也。

程云：后必下重者，脾孤而五液注下，液欲下，而已无液可下，则虚虚之祸因里寒而益甚耳。遇此之证，无论无里热证，即有里热证，亦属假热，柴胡汤不中与也。

钱云：后，谓大便也。下重者，非下体沉重，即大便后重也。若再误犯谷气，则必哕而不治矣。哕者，即呃逆也。《素问·宝命全形论》云：病深者，其声哕。仲景阳明中风，即有加哕不治之语。方氏疑末后尚有脱落，不知仲景以不治之证作结，彼竟茫然不知何哉？《尚论》并弃而不载，又不知何意？前辈用心，终莫知其意指也。

张锡驹云：柴胡汤之害，非小。今人不明是理，辄以小柴胡为和解之剂，不问表里之虚实，而乱投之，且去人参只用柴芩等辈，杀人更猛。学者能三复斯言，实苍生之幸也。知先云：后，言柴胡证，但见一证便是。此更言胁下满痛，亦有不宜柴胡者，以为戒也。

铁樵按：本节各注家虽无怀疑意，然文字不顺，医理不可通，即各家注释亦多可商。鄙人所得者，未知是否，仅据理一为探讨，庶几后之学者，可免盲从之害也。曰脉迟浮弱，恶风寒，诚如柯氏言，为桂枝脉、桂枝证。仅言脉迟浮弱，不定是不发热，但与下要对勘，则知此条是不发热。不发热，但手足热，是虚也。其先当发热，故医二三下之。是身热在下之之前，手温在下之之后。假使本不发热，固无取乎下；假使非误下，则不至见虚象。是本桂枝证而误下为甚确。误下至于二三，宜乎不能食，胁下满痛。是胁下满痛，由误下而来。若云少阳之枢机无主，却不敢苟同。凡无病者，胃气必下降。前文屡言之，不当下而下之，胃气则上逆，亦反应也。胃气上逆，药力持之，因而作痛。胁下虽少阳部位，亦胃之虚里，误下而痛，盖胃痛也。何以知是胃，观本文自明。惟其胃伤，故不能食。亦惟其胃伤，故食谷者哕。本渴饮水而呕，是水逆，乃胃燥停饮之故。曰柴胡不中与者，明非少阳事也。此下紧接一条，亦云颈项强，手足温，胁下满，却云小柴胡主之。同证异治，衔接而列，令读者比较而自明，此自有深意。盖邪传少阳，但见一证即是小柴胡。果是少阳枢机无主，而又柴胡不中与，则与下条相背。至于张锡驹谆谆以柴胡之害为戒，却未能言其所以然之理，亦殊不足为训。既于本条意义未能洞明，所言何能中肯。投者固属乱投，戒者亦属乱戒，等是盲人瞎马而已。至钱氏云“食谷者哕”一句，是仲景以不治之证作结，亦未为允洽。误下诚有可致呃逆之理，然何以云食谷？可知既云“食谷者哕”，不食谷则否，与寻常呃逆不同矣。言哕，何以言食谷？既未能明了，而曰“以不治之证作结”，其说岂得为圆满？

本节之症结在面目及身黄。不懂何以发黄，便全节皆不可解。后文一百十八节“两阳相薰灼则黄”，一百三十三节“蓄血则黄”，一百四十二节“头汗、溲难则黄”，一百六十二节“汗下、烧针，胸烦而黄”，二百零九、二百十节“阳明病，无汗，小便不利，被火，额上微汗，小便不利，皆必发黄”。综以上各条观之，发黄有两种：甲，因误治而黄；乙，不因误治而黄。甲种更有两种，其一误下，其二误用烧针、火劫。乙种亦分两种，其一蓄血，其二无汗。本节及一百十八节、百四二节、百六二节，皆属甲种误治发黄。本节则属甲种之第一种误下证。毕竟误下，何故发黄？此则一重要问题也。余之研究如下。

肝为腺体，肝细胞之职制造胆汁，输胆管，由肝脏通至十二指肠，胆汁至此与膵液相合而消化食物。凡发黄，除阴黄证有腺体关系外，皆胆汁混入血中之故。此西说之大略也。观伤寒一百十八节，可以悟所以发黄之故。仲景曰：太阳中风，以火劫发汗，邪风被火逆，血气流溢，失其常度，两阳相薰灼，其身发黄。阳盛则欲衄，阴虚则小便难，阴阳俱虚竭，身体则枯燥，但头汗出，剂颈而还，腹满微喘，口干咽烂（下略）。邪风被火逆，何以血气流溢，失其常度？曰：此亦反射作用也。阳盛则欲衄，血聚于上以为救济，故充血而欲衄也。此与被灼而肤红，同一个理。阴虚则小便难，留液以救济阴虚也。阴阳俱虚竭，身体则枯燥，液体涸竭，不胜盛阳燔灼，无物可为救济也。《灵枢》谓胃主血所生病。汗从血液中分析而出，故古人谓汗出者，胃气热而蒸发水液之故。汗出亦所以救济燔灼，但头汗出者，阳盛亲上，阳明受火灼，有此种自然变化，所谓失其常度也。液体既不敷救济，胆汁乃入血中以为补偿，盖有急不暇择光景，“失其常度”四字乃非常真确。胆汁入血，此所以发黄也。凡发黄皆一个理，无非是液体起救济作用。蓄血与无汗两种，可谓自家中毒。被火劫者其病偏于阳明，被下者则恒兼少阳，所以然之故，肝胆之气皆喜疏达，不受厌抑。不当下而下之，首当其冲者，必为少阳之经气。少阳之经，因而上逆则呕，若二三下之，则药力重，少阳与药力相持，遂结于胁下而痛，则小柴胡主治之病也。本条一百零四节极似柴胡证，惟本渴饮水而呕，乃胃燥停饮之候。仲圣恐人误认，特为揭出，示人如此者柴胡不中与，复恐人莫明其故，特下“食谷者哕”四字，以明病在胃中。而紧接一百零五节之小柴胡主证，以资比较，何等明显。乃注家仍不明了，作为种种谬说，经旨遂晦，复强作解人为告诫语，如张锡驹者，能不令人齿冷哉？

伤寒，四五日，身热恶风，颈项强，胁下满，手足温而渴者，小柴胡汤主之。《脉经》《千金翼》作“身体热”。

钱云：身热恶风项强，皆太阳表证也。胁下满，邪传少阳也。手足温渴，知其邪未入阴也。以太阳表证言之，似当汗解，然胁下已满，是邪气已入少阳。仲景原云：伤寒中风，有柴胡证，但见一证便是，不必悉具。故虽有太阳未罢之证，汗之则犯禁例，故仍以小柴胡汤主之。但小柴胡汤当从加减例用之，太阳表证未除，宜去人参加桂枝，胁下满当加牡蛎，渴则去半夏，加瓜蒌根为是。

志云：陆氏曰，手足温者，手足热也，乃病人自觉其热，非按而得之也。案，《金鉴》引作“手足温者，手足不冷也，非病人自觉其温，乃诊者按之而得也”。与原本左矣。不然何以本论既云身热，而复云手足温？有谓身发热而手足温和者，非也。凡《灵》《素》中言温者，皆谓热也，非谓不热也。

丹云：参前条考之，不身热而手足温者，非柴胡证。身热而手足温者，乃柴胡证。又云：案，方氏、喻氏依“颈项强”之一证，为三阳合病，非也。颈项强乃太阳证，而非阳明证，详见于葛根汤。又案：《外台》引仲景《伤寒论》本条，亦云小柴胡汤主之，而其方则柴胡桂枝干姜汤也。盖从加减例而改易者，与钱氏之意符矣。

铁樵按：本条与前条异者，一在未经误下，二在不饮水而呕，三在身面不黄，四在食谷不哕。四种不同之外，更有一种不同。盖凡云用柴胡者，即有往来寒热在内；凡云柴胡不中与者，纵有起伏之热，亦是潮热。潮热，阳明证。往来寒热，少阳证也。前列四项，其大辨别亦在此。前条为阳明，故柴胡不中与。此条为少阳，故小柴胡主之。仅据身热手足温，不身热手足温，不足为用药之标准也。

伤寒，阳脉涩，阴脉弦，法当腹中急痛，先与小建中汤；不差者，小柴胡汤主之。成本“痛”下有“者”字，“者小”间有“与”字。《玉函》“者”字作“即与”。

汪云：此条乃少阳病兼挟里虚之证。伤寒脉弦者，弦本少阳之脉，宜与小柴胡汤。兹但阴脉弦，而阳脉则涩，此阴阳以浮沉言。脉浮取之，则涩而不流利；沉取之，亦弦而不和缓。涩主气血虚少，弦又主痛，法当腹中急痛，与建中汤者，以温中补虚，缓其痛，而兼散其邪也。先温补矣，而弦脉不除，痛犹未止者，为不瘥，此为少阳经有留邪也。后与小柴胡汤，去黄芩、加芍药，以和解之。盖腹中痛，亦柴胡证中之一候也。愚以先补后解，乃仲景妙之法。

锡云：先与小建中，便有与柴胡之意，非因小建中不效，而又与小柴胡也。

柯云：仲景有一证用两方者，如用麻黄汗解，半日复烦，用桂枝更汗同法，然皆设法御病，非必然也。先麻黄，继桂枝，是从外之内法。先建中，继柴胡，是从内之外法。

魏云：此条亦即太阳、阳明诸篇“里虚先治里”之义也。方氏则公然谓小建中为不对，亦可哂矣夫。

铁樵按：阳脉涩、阴脉弦，法当腹中急痛，是真绝妙脉学。汪注阴阳以浮沉言，从“腹中急痛”句看出，腹中为里，在表之病脉浮，在里之病脉沉故也。证之实验，极为精确。涩脉、弦脉均已见《脉学讲义》。涩为气血虚少，即是荣不足，其人面色必不华；涩之对为滑，凡见滑脉者，其人面色则华，因是荣有余。阳明经病，脉滑而数，其人面赤而亮，则因体温集表，发为壮热，故见赤色也。故吾谓滑脉非病脉，而滑数之脉则病脉。古人言营卫，言阴阳，以卫为阳，以荣为阴；脉法以滑为有余，涩为不足，滑为阳脉，涩为阴脉，并与此合。弦为肝脉，实主神经。肝胆相连，前文言凡急性病属之腑，慢性病属之脏。故伤寒而逆生气者，其为病属少阳，而亦见弦脉者，以其亦属神经也。腹中痛，则重心在里，气血皆奔集于里，神经起救济作用，故见弦脉。惟其气血皆奔集于里，在表见不足，故浮候脉涩。浮候涩，沉候弦，知其重心在里，神经已起救济作用，故云“法当腹中急痛”。懂得此理，已至望气而知地位。孰谓中医治病模糊影响哉？但治医者，苟未见前此拙著各讲义，仅读古人注释，则此二语，恐不易领会耳。

小建中汤方

桂枝三两，去皮　**甘草**二两，炙。《玉函》成本作“三两”，《金匮》亦然　**大枣**十二枚，擘。《千金翼》十一枚　**芍药**六两　**生姜**三两，切　**胶饴**一升

上六味，以水七升，煮取三升，去滓，内饴，更上微火消解，温服一升，日三服。呕家不可用建中汤，以甜故也。《玉函》、成本“饴”上有“胶”字，《外台》作“先煮五味，取三升，去滓，内饴，更上火微煮，令消解”。“用”作“服”，《玉函》《千金翼》亦作“服”，无“建中汤”三字。

成云：脾者，土也，应中央，处四脏之中，为中州，治中焦，生育营卫，通行津液。一有不调，则营卫失所育，津液失所行，必以此汤温建中脏，是以建中名焉。胶饴味甘温，甘草味甘平。脾欲缓，急食甘以缓之。建脾者，必以甘为主，故以胶饴为君，甘草为臣。桂味辛热，辛散也，润也。营卫不足，润而散之。芍药味酸微寒，酸收也，泄也。津液不逮，收而行之，是以桂芍为佐。生姜味辛温，大枣味甘温。胃者，卫之源。脾者，营之本。

《黄帝针经》曰：营出中焦，卫出上焦是矣。卫为阳，不足者，益之必以辛；营为阴，不足者，补之必以甘。辛甘相合，脾胃健而营卫通，是以姜枣为使。此系《明理论》文。

汪云：《内台方议》曰，桂枝汤中，桂枝芍药等分，以芍药佐桂枝，而治卫气也。建中汤中，芍药多半，而桂枝减少，以桂枝佐芍药，而益其营气也。是以大有不同。愚以桂枝汤中，以芍药佐桂枝，则辛甘相合，散而助表。建中汤中，以桂枝佐芍药，则酸甘相合，敛而补中。能达此义，斯仲景制方之意，无余蕴矣。

柯云：建中汤禁，与“酒客不可与桂枝”同义。

丹云：案，小建中，视之大建中，药力和缓，故曰“小”尔。

《金鉴》云：小小建立中气，恐非也。钱氏注及王子接解同义。

又云：《医方集解》曰，昂按：此汤以饴糖为君，故不名桂枝芍药，而名建中。今人用小建中者，绝不用饴糖，失仲景遗意矣。

又云：《伤寒蕴要》曰，胶饴，即饧糖也，其色深如琥珀者佳。

又云：按，《外台》载《集验》黄芪汤，即黄芪建中汤，方后云，呕者，倍生姜。

又，《古今录验》黄芪汤，亦即黄芪建中汤，方后云呕即除饴糖。

《千金》治虚劳内伤、寒热呕逆、吐血方，坚中汤，即本方加半夏三两。

《总病论》曰：旧有微溏或呕者，不用饴糖也。据以上数条，呕家亦不可全禁建中汤。

又云：案，此方《金匮要略》治虚劳里急、悸、衄、腹中痛、梦失精、四肢酸疼、手足烦热、咽干口燥，又治男子黄疸、小便自利。后来方书，增减药味，所用颇博，今以本方治杂病者，兹录其一二。

《苏沈良方》曰：此药治腹痛如神，然腹痛按之便痛，重按却不甚痛，此止是气痛；重按愈痛而坚者，当自有积也。气痛不可下，下之愈甚，此虚寒证也。此药偏治腹中虚寒，补血，尤止腹痛。若作散，即每五钱匕，生姜五片，枣三个，饴一栗大；若疾势甚，须作汤剂，散服恐力不胜病也。

《本事方·后集》治肠风痔漏，赤芍药、官桂，去皮、甘草，炙，以上等分。上㕮咀，每服二钱，生姜二片，白糖一块，水一盏，同煎至七分，去滓，空心服。坊本“糖”字作“矾”，误。

《证治准绳》治痢不分赤白久新，但腹中大痛者，神效。其脉弦急，或涩浮大，按之空虚，或举按皆无力者是也。

《赤水玄珠》曰：张二尹近川翁，始以内伤外感，过服发散、消导之剂，致胃脘当心而痛，六脉皆弦而弱。此法当补而敛之也，白芍药，酒炒，五钱、炙甘草三钱、桂枝一钱半、香附一钱、大枣三枚、饴糖一合，一贴而瘳。

《张氏医通》：形寒饮冷，咳嗽兼腹痛、脉弦者，小建中汤加桔梗，以提肺气之陷；寒热自汗，加黄芪。又云：按虚劳而至于亡血失精，消耗津液，枯槁四出，难为力矣。《内经》于针药莫制者，调以甘药，《金匮》遵之而用小建中汤、黄芪建中汤，以急建其中气，俾饮食增而津液旺也。

《证治大还》曰：凡膈气病，由脾胃不足，阳气在下，浊气在上，故痰气壅塞膈上而饮食难入也。若脉弦，宜建中汤。

伤寒中风，有柴胡证，但见一证便是，不必悉具。《玉函》作“小柴胡”，误。

汪云：伤寒中风者，谓或伤寒，或中风，不必拘也。柴胡证者，谓邪入少阳，在半表半里之间也。但见一证，谓或口苦，或咽干、脉弦，或耳聋无闻，或胁下硬满，或呕不能食、往来寒热等，便宜与柴胡汤。故曰“呕而发热者，小柴胡汤主之”，不必待其证候全具也。

志云：恐泥或烦，或渴，或痛，或痞，或悸，或咳之并呈，故于此申明之。

铁樵按：此节文义自明，不烦诠释。然必能明白百零四节，则此节无问题，否则反足增障碍，滋疑惑矣。又，证有主从，柴胡以寒热往来为主，所谓不必悉具者，谓副证不必悉具，非谓主证可以不具。汪注以寒热往来与诸或然证并列，非是。假使并无寒热往来，但见口苦，亦将与小柴胡乎？无是理矣。

凡柴胡汤病证而下之，若柴胡证不罢者，复与柴胡汤，必蒸蒸而振，却复发热，汗出而解。《玉函》《千金翼》无“病”字、“若”字及“却复”之“复”。成本亦无“复”字。

成云：邪在半表半里之间，为柴胡证，即未作里实，医便以药下之。若柴胡证仍在者，虽下之，不为逆，可复与柴胡汤以和解之，得汤邪气还表者，外作蒸蒸而热。先经下里虚，邪气欲出，内则振然也；正气胜，阳气生，却复发热汗出而解也。

钱云：蒸蒸者，热气从内达外，如蒸炊之状也。邪在半里，不易达表，必得气蒸肤润，振战鼓栗，而后发热汗出而解也。

柯云：此与下后，复用桂枝同局。因其人不虚，故不为坏病。

丹云：顾氏《溯源集》曰，翕翕者，热在表也；蒸蒸者，热在里也。绎“蒸”字之义，虽不言有汗，而义在其中矣。

伤寒，二三日，心中悸而烦者，小建中汤主之。《外台》作“伤寒一二日”。

钱云：心中，心胸之间，非必心脏之中也。悸，虚病也。

《鉴》云：伤寒二三日，未经汗下，即心悸而烦，必其人中气素虚，虽有表证，亦不可汗之。盖心悸阳已微，心烦阴已弱，故以小建中汤，先建其中，兼调营卫也。

程云：虽悸与烦，皆小柴胡汤中兼见之证，而得之二三日，里证未必便具，小柴胡汤非所与也。

太阳病，过经十余日，反二三下之，后四五日，柴胡证仍在者，先与小柴胡；呕不止，心下急，原注：一云呕止小安。**郁郁微烦者，为未解也，与大柴胡汤下之则愈。**“反”字，《玉函》《外台》作“及”字。仍，《脉经》《千金翼》作“续”。小柴胡下，成本《玉函》《脉经》《千金翼》《外台》有“汤”字。《玉函》《脉经》《千金翼》“呕不止，心下急”作“呕止小安”，“郁郁”上有“其人”二字，大柴胡汤之“汤”，成本脱。

汪云：此条系太阳病传入少阳，复入于胃之证。太阳病过经十余日，知其时已传入少阳矣，故以二三下之为反也。下之而四五日后，更无他变，前此之柴胡证仍在者，其时纵有可下之证，须先与小柴胡汤，以和解半表半里之邪。如和解之而呕止者，表里气和，为已解也；若呕不止，兼之心下急、郁郁微烦。心下者，正当胃腑之中，急则满闷已极，郁烦为热结于里，此为未解也，后与大柴胡汤，以下其里热则愈。

林云：呕不止，则半表里证犹在，然心下急，郁郁微烦，必中有燥屎也，非下除之不可，故以大柴胡兼而行之。

丹云：案，过经，成注各条，其解不同。注本条云“日数过多，累经攻下”；注调胃承气汤条云“再传经尽，谓之过经”；注“阳明篇”汗出谵语条云“过太阳经无表证”。考之原文曰“太阳病，过经十余日”；又曰“伤寒十三日，过经，谵语者”；又曰“须下者，过经乃可下之”。凡曰过经者，与此条总四条，并言过太阳经无表证，明矣。其他二说不可从也。

柯氏云：经者，常也。过经是过其常度，非经络之经也。发于阳者，七日愈。七日以上自愈，以行其经尽故也。七日不愈，是不合阴阳之数，便为过经。此解亦似未允。

铁樵按：大柴胡治寒热往来，舌苔黄厚，腹痛，矢气，拒按者，其效如响。余常用小柴胡去参，加麻仁丸，甚效，其妙在表里分疏，无下陷之弊。刘河间双解散，即从此脱胎而出。但当心知其意，自能应变无穷，否则读破万卷书，不能治一病耳。苏省时医，多半畏柴胡，又常见四川医生，动辄柴胡三钱，皆非中道。用柴胡界说，小柴胡条下已详，当用则用，无所可畏，中病即得，所谓适事为故，亦不以多为能事。药之可畏者，岂独柴胡一味？药之有效者，又岂独柴胡一味哉？

凡肠有积，下焦不通，中焦上逆，则诸证叠见，但治上中焦无效，必须下之。此亦病在上，取之于下之理也。

大柴胡汤方

柴胡半斤。《千金翼》八两　**黄芩**三两　**芍药**三两　**半夏**半升，洗。《外台》半升，水洗　**生姜**五两，切。《玉函》三两　**枳实**四枚，炙　**大枣**十二枚，擘。《外台》十三枚

上七味，以水一斗二升，煮取六升，去滓，再煎，温服一升，日三服。一方加大黄二两，若不加，恐不为大柴胡汤。“再煎”下，《玉函》《外台》有“取三升”三字，依小柴胡汤煎法，此系脱文。成本、《玉函》本方有大黄三两。《玉函》“上七味”作“八味”。云：一方无大黄，不加不得名大柴胡汤也。案，“一方加大黄”以下，《肘后》《千金》《千金翼》《外台》及成本，共载之。《本事方》本方有大黄，注云：《伊尹汤液论》大柴胡同姜枣，共八味，今监本无，脱之也。

《金鉴》云：许叔微曰，大柴胡汤，一方无大黄，一方有大黄。此方用大黄者，以大黄有荡涤蕴热之功，为伤寒中要药。王叔和云：若不用大黄，都不名大柴胡汤。且经文明言下之则愈，若无大黄，将何以下心下急乎？应从叔微为是。柴胡证在，又复有里，故立少阳两解之法。以小柴胡汤加枳实、芍药者，解其外以和其内也；去参草者，以里不虚也；少加大黄，所以泻结热也；倍生姜者，因呕不止也。

丹云：吴遵程方注曰，此汤治少阳经邪渐入阳明之腑，或误下引邪内犯，而过经不解之证，故于小柴胡汤中，除去人参、甘草助阳恋胃之味，而加芍药、枳实、大黄之沉降，以涤除热滞也。与桂枝大黄汤同义。彼以桂枝、甘草兼大黄，两解太阳误下之邪；此以柴胡、黄芩、半夏兼大黄，两解少阳误下之邪。两不移易之定法也。

又云：汪昂《医方集解》曰，此乃少阳阳明，故加减小柴胡、小承气而为一方。少阳固不可下，然兼阳明腑证则当下，宜大柴胡汤。

又云：《总病论》干地黄汤，治妇人伤寒瘥后，犹有余热不去，谓之遗热，于本方去半夏、枳实、姜、枣，加干地黄、黄连。方用大黄。

又云：《卫生宝鉴》柴胡饮子，解一切骨蒸热，积热作发，或寒热往来，蓄热寒战，及伤寒发汗不解，或不经发汗，传受表里俱热，口干烦渴，或表热入里，下证未全，下后热未除，及汗后余热劳复，或妇人经病不快，产后但有如此证，并宜服之，即于本方去半夏、枳实、大枣，加人参、当归、甘草。方用大黄。

又云：《名医类案》曰，传爱川治一人，脉弦细而沉，天明时发寒热，至晚，二腿汗出，手心热甚，则胸满拘急，大便实而能食，似劳怯。询之，因怒而得，用大柴胡汤，但胸背拘急不能除，后用二陈汤加羌活、防风、红花、黄芩，煎服愈。

又云：《直指方·附遗》本方治下痢，舌黄口燥，胸满作渴，身热腹胀，谵语，此必有燥屎，宜下。后服木香、黄连，苦坚之。又，大柴胡汤，治疟，热多寒少，目痛多汗，脉大，以此汤微利为度。

又云：《医经会解》曰，本大柴胡证，当下。医以丸药下之，病不解，胸胁满而呕，日晡潮热，微利，仍宜再下，加芒硝。连日不大便，热盛烦躁，舌焦口渴，饮水短气，面赤，脉洪实，加芒硝。心下实满，连于左胁，难以侧卧，大便闭而痛，加瓜蒌、青皮。昏乱谵语，加黄连、山栀。发狂，加生地、牡丹皮、玄参。发黄，加茵陈、黄柏。鼻衄，加犀角。夏月热病，烦躁、脉洪大，加知母、麦门冬、石膏。

伤寒十三日不解，胸胁满而呕，日晡所发潮热，已而微利，此本柴胡证，下之以不得利，今反利者，知医以丸药下之，此非其治也。潮热者，实也。先宜服小柴胡汤以解外，后以柴胡加芒硝汤主之。《玉函》无“所”字。《玉函》《脉经》《千金翼》无“已”字，《外台》作“热毕”。《脉经》《千金翼》本下有“当”字。“以不”之

"以",《外台》无,成本作"而",无"此非"之"此"。"先宜"之"宜",《玉函》《脉经》《千金翼》作"再"字。

程云:胸胁满而呕,日晡所发潮热,此伤寒十三日不解之本证也;微利者,已而之证也。本证经而兼腑,自是大柴胡,能以大柴胡下之。本证且罢,何有于已而之下利?乃医不以柴胡之辛寒下,而以丸药之毒热下,虽有所去,而热以益热,遂复留中而为实,所以下利自下利,而潮热仍潮热。盖邪热不杀谷,而逼液下行,谓协热利是也。潮热者,实也。恐人疑攻后之下利为虚,故复指潮热以证之。此实得之攻后,究竟非胃实,不过邪热搏结而成,只须于小柴胡解外后,但加芒硝一洗涤之。以从前已有所去,大黄并不可用,盖节制之兵也。

丹云:钱云,胃邪虽实,奈少阳半表之邪未去,当用小柴胡汤以解外邪。

又云:《明理论》曰潮热,若潮水之潮,其来不失其时也,一日一发,指时而发者,谓之潮热。若日三五发者,即是发热,非潮热也。潮热属阳明,必于日晡时发。阳明者,胃属土,应时则王于四季,应日则王于未申。邪气入于胃,而不复传,郁而为实热,随王而潮,是以日晡所发潮热者,属阳明也。喻氏云:申酉戌间独热,余时不热者,为潮热;若他时热,即为忽闪热,非潮热矣。

汪氏云:潮热二字,原兼汗出而言,然发热汗出,为太阳中风本有者,何以辨之?不知太阳之发热汗出,是自汗;阳明之大热汗出,是自潮。潮者,潮润也;谓汗者,汗漫之谓。各有意象。今谚谓潮湿者,即此。乃由热气薰蒸,郁闷而作。当每年梅雨之时,衣物之间,无不潮湿者此也。案:汪注奇甚,然潮热竟未知何义。

铁樵按:潮热,自当从《明理论》解。汪注不通。

柴胡加芒硝汤方

柴胡二两十六铢　**黄芩**一两　**人参**一两　**甘草**一两，炙　**生姜**一两，切　**半夏**二十铢。本云五枚，洗。《玉函》《外台》五枚。《千金翼》一合，洗　**大枣**四枚　**芒硝**二两。《外台》二合

上八味，以水四升，煮取二升，去滓，内芒硝，更煮微沸，分温再服，不解更作。原注：臣亿等谨按，《金匮》《玉函》方中无芒硝。别一方云：以水七升，下芒硝二合，大黄四两，桑螵蛸五枚，煎取一升半，服五合，微下即愈。本云：柴胡再服，以解其外，余二升，加芒硝、大黄、桑螵蛸也。

《外台》"煎①取"间有"七味"二字，"煮微沸"作"上火煎一二沸"七字。"再服"下《玉函》有"以解为差"四字，《千金翼》有"以解其外"四字。成本不载本方，第十卷云：小柴胡方内，加芒硝六两，余依前法，服不解，更服。案，今本《玉函》有芒硝二两，而方后云上七味，知是后人所添。而本方后，更载柴胡加大黄、芒硝、桑螵蛸汤方，柴胡二两，黄芩、人参、甘草，炙，生姜各十八铢，半夏五枚，大枣四枚，芒硝三合，大黄四两，桑螵蛸五枚，上前七味，以水四升，煎取二升，去滓，下芒硝、大黄、桑螵蛸，煎取一升半，去滓，温服五合，微下即愈。本方柴胡汤，再服以解其外，余一服加芒硝、大黄、桑螵蛸。《千金翼》并同，作大黄四分。上方解，详见王子接《古方选注》。

汪云：医用丸药，此是许学士所云巴豆小丸子药，强迫溏粪而下。夫巴豆辛烈，大伤胃气，若仍用大柴胡，则枳实、大黄之峻，胃中之气已不堪受其削矣，故易以小柴胡加芒硝汤，用人参、甘草以扶胃气。且微利之后，溏者已去，燥者自留，加芒硝者，能胜热攻坚，又其性速下，而无碍胃气，乃一举而两得也。

柯云：不加大黄者，以地道原通；不用大柴胡者，以中气已虚也。后人有加大黄、桑螵蛸者，大背仲景法矣。

---

① 煎：《伤寒论辑义》作"煮"。

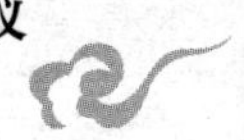

丹云：《伤寒类方》曰，《本草》芒硝，治六腑积聚。因其利而复下之，所谓通因通用之法也。潮热而利，则邪不停结，故较之大柴胡证用药稍轻。

又曰：不解，不大便也。此药剂之最轻者，以今秤计之，约二两，分二服，则一服只一两耳。

案：大柴胡汤加大黄、枳实，乃合用小承气也；此加芒硝，乃合用调胃承气也，皆少阳阳明同治之方。

案：不解，邪气不解散也。以大便解之，恐非也。

丹又云：按，张锡驹云：本柴胡证，乃大柴胡也；柴胡加芒硝，亦大柴胡加芒硝也。其不言小者，大柴胡可知矣。此说不可从。

第十二期

辨太阳病脉证并治中第八

伤寒，十三日，过经谵语者，以有热也，当以汤下之。若小便利者，大便当硬，而反下利，脉调和者，知医以丸药下之，非其治也。若自下利者，脉当微厥，今反和者，此为内实也，调胃承气汤主之。成本“过经”上有“不解”二字。《玉函》《脉经》《千金翼》“谵”上有“而”字，“以有热也”作“内有热也”，《千金翼》无“调胃”字，柯本删“厥”字。

《鉴》云：此承上条，互发其义，以详其治也。

汪云：谵语者，自言也。寒邪郁里，胃中有热，热气熏膈，则神昏而自言也。谵语有热，法当以汤荡涤之，若小便利者，津液偏渗，大便当坚硬而不出，今反下利，及诊其脉又调和，而非自利之脉，知医非其治，而以丸药下之也。若其人不因误下而自利者，其脉当微，而手足见厥，此为内虚，不可下也；今脉反和，反和者，言其脉与阳明腑证不相背之意，若脉果调和，则无病矣。此为内实，故见谵语、下利等证。与调胃承气汤者，以下胃中之实热也。肠中坚实之物不能去，所下者旁流溏垢耳。据仲景法，下利谵语者，有燥屎也，宜小承气汤。今改用调胃者，以医误下之故，内实不去，胃气徒伤，故于小承气汤去厚朴、枳实，而加甘草，以调和之也。因大便坚实，以故复加芒硝。

锡云：若胃气虚寒而自利者，脉当微厥。厥者，脉初来大，渐渐小，更来渐渐大也。

丹云：成云，当以诸承气汤下之。钱云：曰“汤”而不曰

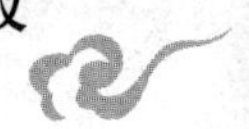

“承气”者，以上四句，是起下文语，乃借客形主之词，故在所忽也。又云：案，汪注“脉微而手足厥”，本于成注，锡驹以厥为脉伏，出于“不可下篇”。钱氏云：微厥者，忽见微细也。微厥则正气虚衰，真阳欲亡，乃虚寒之脉证也。意与锡驹同。其他诸家并与成注同。

铁樵按：本节文义自明。注家以脉调和为疑，谓脉果调和，则无病矣。此说似乎与理论甚合，岂知事实上殊不尔，仅有调胃承气证而脉不变者。以我近日所见者，病温，虚甚，大肉尽削，论证万无生理，而脉则浮沉候之皆有胃气，且不见躁疾微弱诸坏象。盖其人患喉痧，经西人割治，遂发热亘两月不退，遂至肌肉削尽。按病证，较之调胃承气证险恶万倍，徒以心房不病，脉遂得不变，将亦谓之无病乎？故《内经》言“能合色脉，可以万全”。而本讲义以初学入手时，当以证为主，不可以脉为主。吾所以为此言者，所以实事求是。吾侪治医，以治病有效为主，不以议论动听为主。唐宋以后医家，言论纰谬百出，如此等处，亦魔道也。

又，调胃承气是下，巴豆小圆子亦下。乃云“丸药下之，非其治”，此亦当深长思之。三承气却有调胃、大、小之辨。调胃是下剂中和剂，大小指力量言。抵当汤亦是下剂，比之承气，则有气血之辨；陷胸亦是下剂，比之抵当，则有高下之辨。此就本论中各下药言之，其不同如此。更就近日习用之中西药品言之，例如儿科用回春丹，往往阳明经证本有化燥之机者，得丹之后，下青粪及痰，面泛青色，热则不退，一二日后辄见抽搐急惊，易治之病，变为至危之证。若用承气，即使下之太早，无如此恶候。又有用保赤散者，其弊与回春丹略同，特较易挽回耳。又如痢疾之滞下，初起时在夏日温令，用木香槟榔丸下之甚效；若秋季之痢，用枳实导滞丸下之更效；若用燕制补丸，虽得畅下，更益其病；而向来患湿病，因燥湿不能互化，致大便闭结者，用燕制补丸效果甚佳。岂非各有所宜乎？《伤寒论》中各药界说皆极明显，吾侪遵而用之，但能明白经文旨趣，可以有功无过。刘河间、张景岳虽偏，用药不背古训，后人尚易遵循。若近人习用之药，如回春、紫雪、保赤、抱龙诸丹，多只言其利，不明其害，盲从用之，什九败事，皆学者所不可不知也。

太阳病不解，热结膀胱，其人如狂，血自下，下者愈。其外不解者，尚未可攻，当先解其外，外解已，但少腹急结者，乃可攻之，宜桃核承气汤。原注：后云解外宜桂枝汤。《玉函》“自”上有“必”字，“愈”上有“即”字。成本“解”下无“其”字。《脉经》其“外”下有“属桂枝汤证”五字，《千金翼》同。

成云：太阳，膀胱经也。太阳经邪热不解，随经入腑，为热结膀胱。其人如狂者，为未至于狂，但不宁尔。经曰：其人如狂者，以热在下焦。太阳多热，热在膀胱，必与血相搏。若血不为蓄，为热迫之，则血自下，血下则热随血出而愈；若血不下者，则血为热搏，蓄积于下，而少腹急结，乃可攻之，与桃核承气汤下热散血。

柯曰：冲任之血会于少腹，热极则血不下而反结，故急。然病自外来者，当先审表热之轻重，以治其表，继用桃核承气，以攻其里之结血。

汪云：解其外，《补亡论》郭白云，采《千金方》云“宜桂枝汤”。及考《内台方议》云：若其外证不解，或脉带浮，或恶寒，或身痛等证，尚未可攻，且与葛根汤以解其外。二汤皆太阳病解外之药，学者宜临证消息用之。案：《金鉴》当先以麻黄汤解外。

钱云：注家有“血蓄膀胱”之说，尤为不经。盖太阳在经之表邪不解，故热邪随经，内入于腑，而瘀热结于膀胱，则热在下焦，血受煎迫，故溢入回肠；其所不能自下者，蓄积于少腹而急结也。膀胱为下焦清道，其蒸腾之气，由气化而入，气化而出，未必能藏蓄血也；若果膀胱之血，蓄而不行，则膀胱瘀塞。

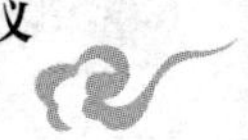

所谓少腹硬满，小便自利者，又何自出乎？有识者，不谓然也。

丹云：案，《伤寒类方》曰：当先解外，宜桂枝汤。注云“宜桂枝汤”四字从《金匮》增入，然《金匮》无所考。《活人书》亦云“宜桂枝汤”。《总病论》曰“不恶寒，为外解”。

铁樵按：此条文义明顺，所难解者在何以有血。照柯注，是专指妇女说。然热邪随经，内入于腑，瘀热结于膀胱，究以何因缘而有此？考之西国生理家言，女子月经出于卵巢。女子生殖器之内部，凡三事，曰子宫、曰输卵管、曰卵巢。子宫在小骨盘内，介于膀胱、直肠之间。子宫内部之形如三角，底在上，口在下。输卵管之口在子宫底部，卵巢在子宫之上角。卵巢之内部为白膜，含有多数囊状卵胞。卵珠在胞内，幼时极细，至十四五龄则成熟，卵珠渐脱出，入输卵管。当卵珠成熟之时，卵巢内积血过多，其小血管为血胀破，血遂缓缓流出，是名月经。注家专主女子说，殆因女子有月经故。

然月经是生理方面事，非病理方面事。若谓惟女子有月经，故有热膀胱之病，则有以下之三个疑问：（一）月经从卵巢黏膜出，非从膀胱出，经文是热结膀胱，非热结冲任。（二）若云膀胱与卵巢地位相近，热结膀胱，卵巢受影响而月经起变化，然则男子何以有尿血证？（三）本论一百五十二至一百五十四节，言热入血室，三条皆冠以妇人中风。余如百二一至百二二三节，言火邪清血，百二至百三四三节，言抵当汤丸证，皆不冠以妇人。火邪清血及抵当汤丸，明明非妇人所独有，则以后例前，本节不专属妇人，甚为明显。既不专属妇人，则热结膀胱而下血，体工上何以有此种变化？近顷之生理学，不可不一讲求矣。

考《病理总论》上卷第二章，躯体各局部之血量，由动脉血之输入与静脉血之输出为之调节，故常能保持平均。若一部分聚血超过于适当之数，谓之充血。所以充血，其理由甚多，大别之为血中化学成分起变化，如窒息，血中充满碳酸、瓦斯之类。

呼吸，所以吸酸除碳。若窒息，则血中酸素少，而血之流行因起障碍。如排泄失职，血中充满尿毒之类；为血管自身起变化，如一部分血管收小，则血行不得通过，收小部分之前，因血之供给少感不足，则为贫血；收小部分之后，因血之去路窒，则壅滞，见有余而为充血。血管之所以收小，则纤维神经之作用也。脉管壁之弛张，赖神经为之调节，张则脉管收小，血压亢进；弛则脉管宽纵，血压低减。血压，谓血行之力。是故纤维神经麻痹，则全身郁血，一部分受掷扑，则神经逼血使聚于受伤部分。此其大较也。以上是摘录《病理总论》，撮要言其大意。《总论》所言甚详，且不止此，惟文字不甚易懂。本校《新生理讲义》谓：全躯体重心在何处，血即聚于何处，血之所以能聚于重心所在者，亦惟受神经之支配故耳。准此，伤寒血证，其故易知。盖上说两个原因皆有之。

热甚则血行速，神经受炙，汗多则血液干，碳养成分失其相剂之平。若复误下、误汗，则神经纷乱愈甚，不免迫血妄行。同时血中失液愈多，则养气之燃烧，无物能为承制，而干者愈干。血干则不复能流动，不能听神经之命令；血既不听命令，神经之强迫血行，无所不用其极，结果鲜有不两败俱伤者。其人如狂者，因神经纷乱之甚，波及大脑故也。强责少阴汗，必动血者，即因血中失液太多，血干不能流动，神经复极端强迫故也。神经之乱，属血管自身变化；碳养失其相济之平，属化学变化。若热结膀胱，因而小腹聚血，则所谓血聚于重心所在也。是故就外面所见，可以测知其内部，见其人如狂而知为蓄血，见其唇色及爪下血色红而紫者，知为全身郁血，红而殷者，知为血中碳养失其平均。腰痛者，知其血聚于腰。小腹痛者，知其血聚于小腹。小便自利者，辨其为一部分蓄血，而可攻之病证；其遍身发肿、唇色反白、小便不利者，辨其为血中充满尿毒之证。于是本节之其人如狂，断为蓄血，可以知其故；《仓公传》之举重伤腰，血聚带脊，仓公何以能辨别，可以知其故；本论后文百二十一节，火邪清血何为殿以"小便自利者可治"一语，可以知其故；《内经》治水肿何以须"开鬼门，洁净腑"，可以知其故。不能知其故，则读书不能施诸实用，不能举一反三，不能辨别书之良否，不知爱护先民辛苦创造之学说。苟知其故，则触处可通，随在妙理，能合色脉，可以万全。史公谓"饮上池水，见垣一方人"者，何以加之？

足太阳即是膀胱，其经气为一身之表，其脏为肾，虚则在脏，实则在腑，惟其实，故可攻。有太阳证，小腹急结，其人如狂，辨为蓄血，所当注意者，须不虚，乃可攻。

桃核承气汤方《玉函》作"桃仁承气汤"，《脉经》同。案：桃核即是桃仁，犹杏子、杏仁。

桃仁五十个，去皮、尖　**大黄**四两　**桂枝**二两，去皮　**甘草**二两，炙　**芒硝**二两，《千金翼》一两

上五味，以水七升，煮取二升半，去滓，内硝，更上火微沸，下火，先食，温服五合，日三服，当微利。《玉函》作"先煮四味，取二升半，去滓，内硝，更煮微沸，温服"云云。《千金翼》"煎"作"更煎一沸，分温三服。"

成云：少腹急结，缓以桃仁之甘；下焦蓄血，散以桂枝辛热之气，故加二物于调胃承气汤中也。

钱云：《神农本经》桃仁，主瘀血、血闭。洁古云：治血结、血秘，通润大肠，破蓄血。大黄，下瘀血积聚，荡涤肠胃，推陈致新。芒硝，走血软坚。热淫于内，治以咸寒之义也。桂之为用，通血脉，消瘀血，尤其所长也。甘草，所以保脾胃，和大黄、芒硝之寒峻耳。

丹云：《医方考》曰，伤寒外证已解，小腹急，大便黑，小便利，其人如狂者，有蓄血也，此方主之。无头痛、发热、恶寒者，为外证已解；小腹急者，邪在下焦也；大便黑者，瘀血渍之也；小便利者，血病而气不病也。上焦主阳，下焦主阴，阳邪居

上焦者，名曰重阳，重阳则狂。今瘀热客于下焦，下焦不行，则干上部清阳之分，而天君不宁矣，故其证如狂。桃仁，润物也，能润肠而滑血。大黄，行药也，能推陈而致新。芒硝，咸物也，能软坚而润燥。甘草，平剂也，能调胃而和中。桂枝，辛物也，能利血而行滞。又曰：血寒则止，血热则行。桂枝之辛热，君以桃仁、硝黄，则入血而助下行之性矣。斯其制方之意乎。

又云：案：方中用桂枝，方氏、喻氏、程氏、汪氏、柯氏、魏氏并云：以太阳随经之热，原从表分传入，非桂枝不解耳。恐不尔。《本草·序例》曰：病在胸膈以上者，先食后服药；病在心腹以下者，先服药而后食。又云：《伤寒类方》曰，微利，则仅通大便，不必定下血也。柯氏《方论》曰：此方治女子月经不调、先期作痛与经闭不行者，最佳。《外台》《古今录验》疗往来寒热，胸胁逆满，桃仁承气汤。即本方。《总病论》曰桃仁承气汤，又治产后恶露不下，喘胀欲死，服之，十瘥十。《三因·阴瘘门》兼金丸，治热入膀胱，脐腹上下兼胁肋疼痛，便燥欲饮水，按之痛者，本方五味为末，蜜丸梧子大，米饮下，五七丸至十丸。妇人血闭疼痛，亦宜服之。《直指方》桃仁承气汤，治下焦蓄血，漱水迷妄，小腹急痛，内外有热，加生蒲黄，出“小便不通门”。《儒门事亲》夫妇人月事沉滞，数月不行，肌肉不减，《内经》曰“此名为瘕，为沉也”。沉者，月事沉滞不行也。急宜服桃仁承气汤加当归，大作剂料服，不过三服，立愈，后用四物汤补之。

《医史·撄宁生传》马万户妻，体肥而气盛，自以无子，尝多服暖子宫药，积久火甚，迫血上行为衄，衄必数升余，面赤脉躁疾，神怳怳如痴。医者犹以治上盛下虚丹剂镇坠之。滑寿曰：经云“上者下之”，今血气俱盛，溢而上行，法当下导，奈何实实耶？即与桃仁承气汤，三四下，积瘀既去，继服既济汤，二十剂而愈。

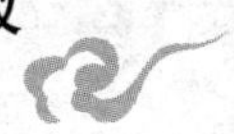

《证治准绳》撄宁生卮言云：血溢血泄，诸蓄妄证，始也，予率以桃仁、大黄行血破瘀之剂，折其锐气，而后区别治之，虽往往获中，犹不得其所以然也。后来四明，遇故人苏伊举，问论诸家之术。伊举曰：吾乡有善医者，每治失血蓄妄，必先以快药下之。或问：失血复下，虚何以当？则曰：血既妄行，迷失故道，不去蓄利瘀，则以妄为常，曷以御之？且去者自去，生者自生，何虚之有？予闻之愕然曰“名言也”。昔者之疑，今释然矣。

《诸证辨疑》：一妇，长夏患痢疾，痛而急迫，其下黄黑色。诸医以薷苓汤，倍用枳壳、黄连，其患愈剧，因请余治。诊脉两尺脉紧而涩，知寒伤营也。细问之，妇人答曰，行经之时，渴饮冷水一碗，遂得此症。余方觉悟，血被冷水所凝，瘀血归于大肠，热气所以坠下，遂用桃仁承气汤，内加马鞭草、玄胡索，一服，次早下黑血升许，痛止脏清；次用调脾活血之剂，其患遂痊。今后治痢，不可不察，不然，则误人者多矣。传信《尤易方》治淋血，桃仁承气汤，空心服效。《证治大[①]还》吐血势不可遏，胸中气塞，上吐紫黑血，此瘀血内热盛也，桃仁承气汤，加减下之。打扑内损，有瘀血者，必用。《张氏医通》虚人虽有瘀血，其脉亦芤，必有一部带弦，宜兼补以去其血，桃核承气加人参五钱，分三服，缓攻之，可救十之二三。又，龋齿数年不愈，当作阳明蓄血治，桃核承气为细末，炼蜜丸如桐子大，服之。好饮者多此，屡服有效。

伤寒，八九日，下之，胸满烦惊，小便不利，谵语，一身尽重，不可转侧者，柴胡加龙骨牡蛎汤主之。“下之”下，《外台》有“后”字，《脉经》《千金翼》有“尽重”二字。

张云：此系少阳之里证，诸家注作心经病，误也。盖少阳有

---

① 大：原作“方”，据《伤寒论辑义》改。

三禁，不可妄犯。虽八九日过经下之，尚且邪气内犯，胃土受伤，胆木失荣，痰聚膈上，故胸满烦惊。惊者，胆不宁，非心虚也。小便不利、谵语者，胃中津液竭也。一身尽重者，邪气结聚痰饮于胁中，故令不可转侧。主以小柴胡，和解内外，逐饮通津，加龙骨、牡蛎，以镇肝胆之惊。

柴胡加龙骨牡蛎汤方

柴胡四两　龙骨　**黄芩**成本无　**生姜**　**铅丹**《玉函》作“黄丹”　**人参**　**桂枝**去皮　**茯苓**各一两半　**半夏**二合半，洗。《千金翼》一合，成本二合　**大黄**二两　**牡蛎**一两半，熬。《外台》一两半，《全书》“煅”　**大枣**六枚，擘

上十二味，以水八升，煮取四升，内大黄，切如棋子，更煮一两沸，去滓，温服一升。本云柴胡汤，今加龙骨等。成本“十二味”作“十一味”。切如棋子，《玉函》无。《外台》“棋”上有“博”字。一两沸，《玉函》《外台》作“取二升”。服一升，《外台》作“分再服”。“本云”以下，《玉函》作“本方柴胡汤内加龙骨、牡蛎、黄丹、茯苓、大黄也，今分作半剂”二十四字。

吴云：此汤治少阳经邪犯木之证，故于本方中除去甘草，减大枣上行阳分之味，而加大黄行阴以下夺其邪，兼茯苓以分利小便，龙骨、牡蛎、铅丹以镇肝胆之怯，桂枝以通血脉之滞也。与救逆汤同义。彼以龙骨、牡蛎镇太阳经火逆之神乱，此以龙骨、牡蛎、铅丹镇少阳经误下之惊烦，亦不易之定法也。

丹云：《伤寒类方》曰，此乃正气虚耗，邪已入里，而复外扰三阳，故现证错杂，药亦随证施治，真神化无方者也。案：此方能治肝胆之惊痰，以之治癫痫必效。又曰：大黄只煮一二沸，取其生而流利也。

丹又云：案，汪氏云：是方也，表里齐走，补泻兼施，通涩并用，想非仲景之旧，或系叔和采辑时有差错者。若临是证而用

是药，吾不敢也。倘谓胸满、谵语是实证，则当用大黄者，不当用人参；倘谓惊烦、小便不利、身重是虚证，则当用人参、大枣、茯苓、龙骨等药者，不当用大黄，况龙骨、牡蛎、铅丹皆系重坠收涩阴毒之品，恐非小便不利所宜也。汪氏此说，似有所见，然而今以是方治此证，而奏效者不尠，故未敢为得矣。

铁樵按：下之，胸满烦惊，自是误下。景岳谓是犯少阳之禁，是从用柴胡看出。然小便不利，一身尽重，不能转侧，更有胸满烦惊、谵语，柴胡龙骨牡蛎汤决非对证之药。汪氏之说实非无见。丹波氏谓用之有效，鄙人未有此种经验，不敢苟同。鄙意以为即使有效，不可为训，盖论理既不可通，宁阙疑也。现在通以龙牡为镇肝阳、敛虚汗之用，大黄则极有出入。又一身尽重，明明是阴证，非阳证。假使认此方为可用，则全部《伤寒论》学说皆动摇矣。由此言之，此方殆必不效。

此说可商，当以实验为主。胸满烦惊，小便不利，似属苓桂术甘。一身尽重，不可转侧，须师大建中意处方。

伤寒，腹满，谵语，寸口脉浮而紧，此肝乘脾也，名曰纵，刺期门。《玉函》《脉经》“满”下有“而”字。钱本、柯本、周本、张本无此及次条。

成云：腹满谵语者，脾胃疾也；浮而紧者，肝脉也。脾病见肝脉，木行乘土也。经曰：水行乘火，木行乘土，名曰纵。此其类矣。期门者，肝之募，刺之以泻肝经盛气。

锡云：纵，谓纵势而往，无所顾虑也。

《鉴》云：伤寒脉浮紧，太阳表寒证也。腹满谵语，太阴、阳明里热也。欲从太阳而发汗，则有太阴、阳明之里；欲从太阴阳明而下之，又有太阳之表。主治诚为两难，故不药而用刺法也。虽然，“太阴论”中，太阳表不解，太阴腹满痛，而用桂枝加大黄汤，亦可法也。“此肝乘脾，名曰纵，刺期门”，与上文义不属，似有遗误。

伤寒，发热，啬啬恶寒，大渴欲饮水，其腹必满，自汗出，小便利，其病欲解，此肝乘肺也，名曰横，刺期门。“水”，《玉函》《脉经》作“酢浆”二字。《千金翼》作“截浆”。

成云：伤寒发热，啬啬恶寒，肺病也；大渴欲饮水，肝气胜也。《玉函》曰：作“大渴欲饮酢浆”，是知肝气胜也。伤寒欲饮水者愈，若不愈而腹满者，此肝行乘肺，水不得行也。经曰：水行乘金，名横。刺期门以泻肝之盛气，肝肺气平，水散而当津液得通，外作自汗出，内为小便利而解也。

锡云：横，谓横肆妄行，无复忌惮也。

《鉴》云：伤寒发热，啬啬恶寒，无汗之表也；大渴欲饮水，其腹必满，停饮之满也。若自汗出，表可自解，小便利，满可自除，故曰其病欲解也。若不汗出、小便闭，以小青龙汤先解其外，外解已，其满不除，十枣汤下之亦可愈也。“此肝乘肺，名曰横，刺期门”亦与上文义不属，似有遗误。

铁樵按：以上两节，纵横字，未详其义。

太阳病二日，反躁，凡熨其背，而大汗出，大热入胃，原注：一作二日内烧瓦熨背，大汗出，火气入胃。**胃中水竭，躁烦，必发谵语。十余日，振栗，自下利者，此为欲解也。故其汗从腰以下不得汗，欲小便不得，反呕，欲失溲，足下恶风，大便硬，小便当数，而反不数及不多，大便已，头卓然而痛，其人足心必热，谷气下流故也。**“凡”《全书》作“反”。“反躁”至“大热入胃”，《玉函》作“而反烧瓦，熨其背，而大汗出，火热入胃”，《脉经》同，作“火气入胃，躁烦”。《脉经》作“燥”。《玉函》《脉经》作“十余日振而反汗出者”，无“故”字。《脉经》作“其人欲小便，反不得呕，及不多”。成本《脉经》无“不”字。汪氏云：“凡”当作“反”。此为欲解也，“也”字当在“故”字之下。案：《玉函》无“故”字，似是。

成云：太阳病二日，则邪在表，不当发躁而反躁者，热气行于里也。反熨其背而发汗大汗出，则胃中干燥，火热入胃，胃中燥热，躁烦而谵语。至十余日，振栗、自下利者，火邪势微，阴气复生，津液得复也，故为欲解，火邪去，大汗出则愈。若从腰以下不得汗，则津液不得下通，故欲小便不得，热气上逆而反呕也。津液偏渗，令大便硬者，小便当数。经曰：小便数者，大便必硬也。此以火热内燥，津液不得下通，故小便不数及不多也。若火热消，津液和，则结硬之便得润，因自大便也。便已，头卓然而痛者，先大便硬则阳气不得下通，既得大便，则阳气降下，头中阳虚，故卓然而痛。谷气者，阳气也。先阳气不通于下之时，足下恶风，今阳气得下，故足心热也。

柯云：此指火逆之轻者言之。太阳病经二日，不汗出而躁，此大青龙证也。

方云：卓，特也。头特然而痛，阴气上达也。病虽不言解，而解之意，已隐然现于不言之表矣，读者当自悟可也。

汪云：欲失溲者，此是形容不得小便之状。案：郭白云云，火气入胃，胃中枯燥，用白虎加人参汤；小便不利者，当用五苓散；其大便硬者，用调胃承气汤；于诸证未生时，必须先去火邪，宜救逆汤。愚以五苓散断不可用，此系胃中水竭，津液燥故也。其用调胃承气汤，不若麻仁丸代之。

丹云：案，《玉函》《脉经》无“下利”与下文连接，似是。欲解也故之“故”，《玉函》无之，亦似是。成注云：大汗出则愈。且注文代“故”以“若”字，皆与《玉函》符，极觉明畅。

铁樵按：此节文字，讹误处必多。“太阳病”至“谵语”止，文气相续，十余日句，与上文文气不相续，“欲解也”与“故其汗”句，亦不相续，即从《脉经》作“振而反汗出者”，无“故”字，“其汗从腰以下不得汗”九字亦不成句。欲“小便不得”句，又与上文不相续，“足下恶风”句，语气未完。大便硬以下，至末句，又自为起迄，与上文不相续。反覆循绎，总不明命意所在。丹波氏乃云极觉明畅，莫明其妙，岂如此寸寸烂断文字，可以施诸实用邪？读者幸勿随声附和，可矣。自下利，大便硬，足下恶风，足心必热，此为欲解也，谷气下流故也，似皆为对待文字。但就病理推考，振栗为战汗，惟其汗，然后屎燥，大便已，头痛脚热，遍身经气流通，是为欲解。若胃既燥，又复自利，是上下分为两截，躁烦谵语，必不因自利而解。在上躁烦谵语，在下身半以下不得汗，如此则足下恶风，病为未欲解。又，“谷气下流”句，是好不是坏。本节所可知者如此，讹误甚多，无从整理。

太阳病中风，以火劫发汗，邪风被火热，气血流溢，失其常度，两阳相熏灼，其身发黄。阳盛则欲衄，阴虚小便难，阴阳俱虚竭，身体则枯燥，但头汗出，齐颈而还，腹满微喘，口干咽烂，或不大便。久则谵语，甚者至哕，手足躁扰，捻衣摸床。小便利者，其人可治。《玉函》无“病”字，“发”下有“其”字。《脉经》“溢”作“失”，剂作“齐”。捻，《玉函》作“寻”，《脉经》作“循”。“阴虚”下，成本有“则”字。柯本改作“两阳相熏灼，身体则枯燥，但头汗出，剂颈而还，其身发黄，阳盛则云云，阴阳俱虚竭，腹满云云”。剂，程本作“跻”，非。

锡云：此火攻之危证也。夫风为阳邪，太阳病中风，复以火劫发汗，则邪风被火热之气，逼其血气流溢于外，而失其行阴行阳之常度矣。风火为两阳，风火炽盛，两相熏灼，故其身发黄。阳盛，则迫血妄行于上，而欲衄；阴虚，则津液不足于下，而小便难。所谓阳盛者，乃风火之阳，非阳气之阳也。风火伤阴，亦能伤阳，故阴阳俱虚竭也。虚则不能充肤泽毛，濡润经脉，故身体则枯燥。但头汗出，剂颈而还者，火热上攻，而津液不能周遍也。夫身体既枯燥，安能有汗？所以剂颈而还。脾为津液之主，而肺为水谷之上源，火热竭其水津，脾肺不能转输，故腹满微喘也。因于风者，上先受之，风火上攻，故口干咽烂。或不大便，久则谵语者，风火之阳邪合并于阳明也。甚者至喘，火热入胃，而胃气败逆也。四肢为诸阳之本，阳实于四肢，故不能自主而手足躁扰，捻衣摸床也。小便利者，阴液未尽消亡，而三焦决渎之官尚不失职也，故其人可治。

钱云：上文曰“阳盛”，似不当言“阴阳虚竭”，然前所谓阳盛者，盖指阳邪而言；后所谓阳虚者，以正气言也。经所谓壮火食气，以火邪过盛，阳亦为之销铄矣。

丹云：剂颈而还，诸家无详释，特喻氏以为剂颈以下之义。盖剂，剂限之谓；而还，犹谓以还。言剂颈限以还，而头汗出也。王氏《脉经》有“剂腰而还”之文。方氏云：剂，齐分也。未允。又云：此条证，程氏主以猪苓汤，汪氏亦同。结语云“小便利者，其人可治”者，盖以此验津液之虚竭与否也，非以利小便治之。二氏未深考耳。《补亡论》亦云：与五苓散，发黄者宜茵陈蒿汤，不大便宜大承气汤。未知是非。又云：舒云，门人张盖仙曰：此证纯阳无阴，何得云“阴阳俱虚竭”？是必后人有误，此说近是。

铁樵按：两阳相熏灼，阳盛则欲衄。两阳字，文义自明。阴阳俱虚竭句，阳字指生气说。小便利者，不但阴未涸，阳亦未竭。经谓膀胱藏津液，气化则出。此“化”字，即生长化收藏之化字。其根在生气，惟其能生能长，然后能化。而人身之所以能生能长，赖有阳气，此即吾所谓生气。故阴阳俱虚竭句，句首省去一若字，故下句有则字，若字与则字相应。第二句有则字，故前一句若字可省。若无则字，意义便完全不同。此固稍知文理者皆能知之，而各注家都不理会，使全节意义不明，反谓纯阳无阴，疑原文错误，抑何不思之甚？小便利者句，亦省去一若字，盖者字与若字相应，有者字，便不须若字。此句正与上文相对，其意若曰：如其阴阳俱虚竭，则当如何如何，为不治之证；如其小便能行，那就阴阳未虚竭，纵有如何如何败象，不过是脏气纷乱，生气尚存，尚非不治之证。又，血气流溢，失其常度，至于发黄，欲衄，阴争而溲难，屎燥而谵语，如此之病，乃欲以利小便为治，荒谬至可惊人。吾乃知程、汪诸家，全未懂得本文真际，其著作至今尚流传于世，在程、汪自身可谓幸运儿，而仲景之书，则不幸之甚矣。

衄血、发黄之理解见前。

但头汗出剂颈而还较腰以下不得汗更甚。

伤寒脉浮，医以火迫劫之，亡阳，必惊狂，卧起不安者，桂枝去芍药加蜀漆牡蛎龙骨救逆汤主之。《脉经》《千金翼》“浮”下有“而”字，无“必”字，《玉函》亦无“卧起”。成本作“起卧”。

《鉴》云：伤寒脉浮，医不用麻桂之药，而以火劫取汗，汗过亡阳，故见惊狂，起卧不安之证。盖由火劫之误，热气从心，且大脱津液，神明失倚也。然不用附子、四逆汤辈者，以其为火劫亡阳也。

方云：亡阳者，阳以气言，火能助气，甚则反耗气也。惊狂、起卧不安者，神者阳之灵，阳亡则神散乱，所以动皆不安，阳主动也。

钱云：火迫者，或熏，或熨，或烧针，皆是也。劫者，要挟逼胁之称也。以火劫之，而强逼其汗，阳气随汗而泄，致卫阳丧亡，而真阳飞越矣。

丹云：此条论，喻氏以下多为风寒两伤证，不必执拘矣。

铁樵按：伤寒脉浮，为病在外，以火迫劫之。观迫劫字，其为误治无疑。然用火而误，阴液被劫，当焦骨伤筋，未必能复汗；若得汗，则外当解，不可谓误治，然则亡阳当作亡阴。又阳主动，阴主静。假使亡阳，则为阴燥，当云燥扰不宁，不曰卧起不安。又亡阳者，汗出如雨，复其阳，则汗敛。乃附子主治之证，不当云桂枝。但既是亡阴，则去芍药字亦可疑。阴伤，正当用芍药救之，不当去也。又蜀漆，柯氏疑之，亦是。本条之蜀漆，与前柴胡龙骨牡蛎汤之黄丹，与白散之巴豆，皆与其他各方用药不类，皆不得轻易尝试。

桂枝去芍药加蜀漆牡蛎龙骨救逆汤方成本作龙骨、牡蛎

桂枝三两，去皮　**甘草**二两，炙　**生姜**三两，切　**大枣**十二枚，擘　**牡蛎**五两，熬　**蜀漆**三两，洗，去腥。《全书》“腥”作“脚”　**龙骨**四两

上七味，以水一斗一升，先煮蜀漆，减二升，内诸药，煮取三升，去滓，温服一升。本云桂枝汤，今去芍药，加蜀漆、牡蛎、龙骨。成本作“为末”，非也。《玉函》“七味”下有“㕮咀”字，作“水八升”。本云作“本方，方后云：一法以水一斗二升，煮取五升”，《千金翼》同。

《鉴》云：桂枝汤去芍药者，恐其阴性迟滞，兼制桂枝，不能迅走其外，反失救急之旨；况既加龙蛎之固脱，亦不须芍药之酸收也。蜀漆气寒味苦，寒能胜热，苦能降逆，火邪错逆在所必需也。

汪云：汤名救逆者，以惊狂不安皆逆证也。

丹云：成云，火邪错逆，加蜀漆之辛以散之。方云，蜀漆辛平，散火邪之错逆。又云：柯氏云，蜀漆不见《本草》，未详何物，若云常山苗，则谬。盖《本草》“蜀漆”条无散火邪之主疗。故有此说，不可从也。钱氏、汪氏并云：痰随气逆，饮逐火升，故惊狂。蜀漆有劫痰之功，故用。此说亦难信焉。又云：《千金方》蜀漆汤，治小儿潮热，本方无桂枝、大枣、生姜，有知母，各半两。

形作伤寒，其脉不弦紧而弱，弱者必渴，被火必谵语，弱者发热脉浮，解之当汗出愈。《玉函》《脉经》无“形作”二字，“而”下无一“弱”字。《千金翼》同。成本“火下”有“者”字。喻本、魏本无此条。汪氏云：发热二字，当在“渴”字之前。《金鉴》云：三“弱”字，当俱是“数”字，若是“弱”字，热从何有？不但文义不属，且论中并无此说。按汪氏及《金鉴》所改，并难从。

钱云：此温病之似伤寒者也。形作伤寒者，谓其形象有似乎伤寒，亦有头项强痛，发热体痛，恶寒无汗之证，而实非伤寒也。因其脉不似伤寒之弦紧，而反弱，弱者，细软无力之谓也。如今之发斑者，每见轻软、细数、无伦之脉，而其实则口燥舌焦，齿垢目赤，发热谵语，乃脉不应证之病也，故弱者必渴。以脉虽似弱，而邪热则盛于里，故胃热而渴也。以邪热炽盛之证，又形似伤寒之无汗，故误用火劫取汗之法，必至温邪得火，热邪愈炽，胃热神昏而语言不伦，遂成至剧难治之病矣。若前所谓“其脉不弦紧而弱”者，身发热而又见浮脉，乃弱脉变为浮脉，为邪气还表而复归于太阳也，宜用解散之法，当汗出而愈矣。

丹云：此条难解。方氏、汪氏以弱为风脉，张氏、周氏、志聪、锡驹并云“东垣所谓内伤发热者”，汪氏、程氏乃为大青龙汤证。《金鉴》改“弱”作“数”，云：当汗出，宜大青龙；沉数发热，宜调胃承气汤；渴而谵语，宜白虎汤、黄连解毒汤。以上数说，未有明据。只钱氏稍似允当，故姑采录以俟考。

铁樵按：钱说似乎有理，但总非洽心贵当之论。安见弱者之必渴？如云温病有脉弱而渴者，此在解释则得矣。在本文“弱者必渴”四字，岂非语病？“脉浮解之”四字为句，亦未允洽。弱脉颇多，迷走神经兴奋则脉弱，脉管因贫血而宽缓则脉弱，心肌神经麻痹则脉弱，亡阳大汗则脉弱，皆不得云“形作伤寒”；且经文有“不弦紧”字样，明明说热病初步，初步而有此者，只有迷走神经兴奋之病，其病为有成脑膜炎或脊髓炎之倾向者。此种弱脉，亦未见其必渴。又云弱者发热，然则弱者必渴，其未发热邪？而脉浮解之句，与弱者发热句，文理又不相属，总不能曲为之解矣。自此至百二十七节，皆言火劫温针之非。本节虽文字讹误，不可究诘，参观以下七节，亦可测知经旨。钱氏温病之说，正未必然也。

弱脉无必渴理。

太阳病，以火熏之，不得汗，其人必躁。到经不解，必清血，名为火邪。《玉函》“汗”下有“者”字，成本无“经”字。然考注文，实系①遗脱。方本无“经”字，注意亦然。柯本“到”作“过”。

成云：此火邪迫血，而血下行者也。太阳病，用火熏之，不得汗，则热无从出，阴虚被火，必发躁也。六日传经尽，至七日再到太阳经，则热气当解。若不解，热气迫血下行，必清血。清，厕也。

方云：熏，亦劫汗法。盖当时庸俗用之，烧坑铺陈，洒水取气，卧病人以熏蒸之之类是也。躁，手足疾动也。清血，便血也。

喻云：名为火邪，示人以治火邪，而不治其血也。

汪云：此条论，仲景无治法，《补亡论》用救逆汤。

丹云：“到经”二字未详。方氏无“经”字。汪云：到，反也，反不得解也。喻氏不解。志聪、锡驹、钱氏、汪氏并从成注。柯氏改为“过经”。程氏云：到经者，随经入里也。魏氏云：火邪散到经络之间为害。数说未知孰是，姑依成解。丹又云：王氏云“到”与“倒”通，反也。到不解者，犹云反不解而加甚也。本文称太阳病，则不可便注为传经尽也。案：王氏依“经”字脱文本立说，故议成注如此。

铁樵按：火熏，不得汗而躁，是伤阴也。伤阴云者，即荣气受伤，荣伤则液少血干，不利于运行，脉管乃收小，增加血压，则起局部充血；微丝血管及黏膜不得渗润，则必有一处先坏，血乃妄行，在上则衄血，在下则圊血。“清”与“圊”通。云必圊血者，犹云必见血，却不得以词害意，执定圊而不衄也。经者，经气。荣卫之行，分十二经络。被火而充血，自非全身充血。荣气之行，与火邪相值，则病作。到经字，当即指其相会之分，犹《内经》言疟作之时也。

---

① 实系：《伤寒论辑义》作“系于”。

脉浮热甚，而反灸之，此为实。实以虚治，因火而动，必咽燥吐血。“甚”《玉函》作“盛”，无“必”字。吐，《脉经》《千金翼》作“唾”，成本同。程本、柯本、《金鉴》作“吐”。余与成同。

程云：脉浮热甚，无灸之理，而反灸之，由其人虚实不辨故也。表实有热，误认虚寒，而用灸法，热无从泄，因火而动，自然内攻，邪束于外，火攻于内，肺金被伤，故咽燥而吐血。

锡云：上节以火熏发汗，反动其血，血即汗，汗即血，不出于毛窍而为汗，即出于阴窍而圊血。此节言阳不下陷，而反以下陷灸之，以致追血上行而唾血。下节言经脉虚者，又以火攻，散其脉中之血。以见火攻同，而致证有上下之异。

汪氏：常器之云，可依前救逆汤。

微数之脉，慎不可灸，因火为邪，则为烦逆。追虚逐实，血散脉中。火气虽微，内攻有力，焦骨伤筋，血难复也。

程云：血少阴虚之人，脉见微数，尤不可灸。虚邪因火内入，上攻则为烦为逆。阴本虚也，而更加火，则为追虚；热本实也，而更加火，则为逐实。夫行于脉中者，营血也，血少被追，脉中无复血聚矣。艾火虽微，孤行无御，内攻有力矣。无血可逼，焦燎乃在筋骨，盖气主呴之，血主濡之。筋骨失其所濡，而火所到处，其骨必焦，其筋必损，盖内伤真阴者，未有不流散于经脉者也。虽复滋营养血，终难复旧，此则枯槁之形立见，纵善调护，亦终身为残废之人而已，可不慎欤？

方云：近来人之以火灸阴虚发热者，犹比比焉，窃见其无有不焦骨伤筋而毙者，吁，是岂正命哉？可哀也已。

丹云：烦逆者，烦闷上逆之谓。吴遵程云：心胸为之烦逆，是也。钱氏云：令人烦闷而为火逆之证矣，恐不然耳。

又云：汪氏云，常器之云“可依前救急汤，其有汗者宜桂枝柴胡汤”。愚以二汤俱与病未合，另宜其斟酌用药。案：今依程氏注，宜择张介宾滋阴诸方而用之也。

又云：《千金方·狐惑篇》引本条，以甘草泻心汤主之，非也。

铁樵按：以上三节皆言火灸之非。其病理只在辨阴阳虚实。大抵阴胜而寒之病，体工能自复，所谓阴胜则阳复也，当其寒时，无取乎灸；阳胜则热之病，即所谓阳明证，不可灸，百十八节所戒是已。阳虚而寒当灸。有时大剂辛温不能挽回，有非灸不可者，余所治友人张景宏之掌珠是也。阴虚而热之病，灸之则无有不死者，本节所戒者是也。古文甚简，所言互苦不详。读者贵能贯通，前后互证洞明，其理自然不误。

脉浮宜以汗解，用火灸之，邪无从出，因火而盛。病从腰以下，必重而痹，名火逆也。欲自解者，必当先烦，烦乃有汗而解。何以知之，脉浮，故知汗出解。《玉函》《脉经》《千金翼》作“当以汗解，而反灸之”，“名”字作“此”为二字，“有汗”下有“随汗”二字。成本“解”下有“也”字。“欲自解”二十五字，成本为别节，方氏、喻氏、程氏、钱氏辈为两条异义，特志聪、锡驹、汪氏为一条，是也。

锡云：本论曰“脉浮者，病在表，可发汗”，故宜以汗解。用火灸之，伤其阴血，无以作汗，故邪无从出，反因火势而加盛。火性炎上，阳气俱从火而上腾，不复下行，故病从腰以下必重而痹也。经曰：真气不能周，命曰痹。此因火为逆，以致气不能周而为痹，非气之为逆，而火之为逆也。欲自解者，邪气还表，与正分争，必为烦热，乃能有汗而解也。何以知之？以脉浮，气机仍欲外达，故知汗出而解也。

程云：名曰火逆，则欲治其痹者，宜先治其火矣。

汪云：《补亡论》郭白云云，宜与救逆汤。

丹云：方氏诸家，截“欲自解”以下，移载上篇，以为太阳病自解之总例，大失本条之义。

铁樵按：此节当与百十九、百二十两节互勘。腰以重而痹，即腰以下不得汗。

第十三期

辨太阳病脉证并治中第九

烧针令其汗，针处被寒，核起而赤者，必发奔豚。气从少腹上冲心者，灸其核上各一壮，与桂枝加桂汤，更加桂二两也。《玉函》《脉经》“奔”作“贲”，《脉经》无“各”字，注云：一本作各一壮。《玉函》《脉经》《千金翼》无“更”以下六字。“二两”《全书》作“三两”，非。

钱云：烧针者，烧热其针而取汗也。《玉机真脏论》云：风寒客于人，使人毫毛毕直，皮肤闭而为热，当是之时，可汗而发也。或痹不仁肿痛，可汤熨及火灸刺而去之。观此则风寒本当以汗解，而漫以烧针取汗，虽或不至于因火为邪，而针处孔穴不闭，已被寒邪所侵，故肿起如核，皮肤赤色直达阴经，阴邪迅发，所以必发奔豚气也。

魏云：崇明何氏云，奔豚一证，乃寒邪自针孔入，风邪不能外出，直犯太阳本腑，引动肾中素有阴寒，因发而上冲。

锡云：张均冲问曰，烧针亦是火攻，因火而逆，何以复用火灸。答曰：灸者，灸其被寒之处也，外寒束其内火，火郁于内，故核起而赤也。

丹云：《伤寒类方》曰，不止一针，故云各一壮。

桂枝加桂汤方

桂枝五两，去皮　**芍药**三两　**生姜**三两，切。《玉函》：二两　**甘草**二两，炙　**大枣**十二枚，擘

上五味，以水七升，煮取三升，去滓，温服一升。本云桂枝汤，今加桂满五两，所以加桂者以能泄奔豚气也。案：成本不载方为是，本条已云更加桂二两故也。《玉函》无“满”以下十五字。

柯云：寒气外束火邪不散，发为赤核，是将作奔豚之兆也。从少腹上冲心，是奔豚已发之象也。此因当汗不发汗，阳气不舒，阴气上逆，必灸其核以散寒，仍用桂枝以解外，更加桂者，益火之阳，而阴自平也。桂枝更加桂，治阴邪上攻，只在一味中加分两，不于本方外求他味，不即不离之妙如此。茯苓桂枝甘草大枣汤，证已在里，而奔豚未发，此证尚在表而发，故治有不同。

丹云：方中桂，方氏以下，多用肉桂，是泥于后世诸本草之说，不可从。

铁樵按：因烧针起核而发奔豚，今日所罕见，不佞所见不广，未曾遇之。观注家所释，似亦仅作空论，非曾经目睹者，大约后世热病，罕有用烧针者，故遂无可证实。若不因烧针之奔豚，则固会见之。大约患此者，以女子为多，病属肝肾两经，故《金匮》谓从惊发得之，《灵枢》谓是肾之积。其病状脐右一块突然而起，起则痛甚，其块似吹猪脬，顷刻由小而大，大至五六寸许，则为峰极。此时痛甚，胸脘间亦有块坟起。若与相应，于是痛不可忍，气闷欲绝，按之作响，似有水者。然于万无可忍之时，乃能忽然消散，块消痛止。来不知所自来，去不知所自去，其坟起时，块中所有者，当然是气。此在腹膜之外、肌肉之里，决非在腹腔之内、脏器之间者。肝肾病而有此，实不明其所以然之故。所可知者，肝肾之病理有如此形能而已，此奔豚病之大略也。惟其气在腹膜之外、肌肉之内，故烧针起核，有作奔豚之可能，又或者与肾腺之内分泌有关系，故得桂而其病可愈。此则为吾个人之理想，不知其是否如此。桂枝加桂，下一桂字，当是肉桂，否则当云倍桂枝，不当云加桂也。且患此病者，因其气自下上逆，故面多戴阳，用桂则于成效亦合，桂枝非能引火下行也。

火逆下之，因烧针烦躁者，桂枝甘草龙骨牡蛎汤主之。

《鉴》云：火逆者，谓凡火劫取汗，致逆者也。此火逆，因火针也。

吴云：病者既火逆矣，治者从而下之，于是真阴重伤，因烧针余毒，使人烦躁不安者外邪未尽，而真阳欲亡，故但用桂枝以解外，龙骨、牡蛎以安内，甘草以温补元气，而散表寒也。

钱云：因发汗而又下之，病仍不解而烦躁，以茯苓四逆汤主之者，以汗下两亡其阳，故用温经复阳之治。此虽汗下，而未经误汗，且挟火邪而表犹未解，故止宜解肌镇坠之法也。

丹云：烧针即火逆，非火逆而又烧针，成氏以为先火而下之，又加烧针，凡三误。程氏、汪氏、志聪、锡驹、魏氏等注并同，皆谬矣。

桂枝甘草龙骨牡蛎汤方

桂枝一两，去皮　甘草二两，炙　牡蛎二两，熬　龙骨二两《玉函》以上三味各三两。

上四味，以水五升，煮取二升半，去滓，温服八合，日三服。成本“四味”作“为末”，非也。《玉函》无“半”字。

成云：桂枝、甘草之辛甘，以发散经中之火邪。龙骨、牡蛎之涩，以收敛浮越之正气。

魏云：烦躁，即救逆汤惊狂、卧起不安之渐也，故用四物，以扶阳安神为义。不用姜枣之温补，不用蜀漆之辛快，正是病轻则药轻也。

丹云：柯琴《方论》曰，近世治伤寒者，无火熨之法，而病伤寒者，多烦躁惊狂之变，大抵用白虎承气辈，作有余治之。然此证属实热者固多，而属虚寒者间有，则温补安神之法，不可废也。更有阳盛阴虚，而见此证者，当用炙甘草加减，用枣仁、远志、茯苓、当归等味，又不可不择。

太阳伤寒者，加温针必惊也。《玉函》无“者”字，《脉经》《千金翼》无“太阳”二字，《千金翼》作“火针”。

钱云：温针，即前烧针也。太阳伤寒，当以麻黄汤发汗，乃为正治。若以温针取汗，虽欲以热攻寒，而邪受火迫不得外泄而反内走，必致火邪内犯阳神，故震惊摇动也。

汪云：《补亡论》常器之云，可依前救逆汤。

太阳病，当恶寒发热，今自汗出，反不恶寒发热，关上脉细数者，以医吐之过也。一二日吐之者，腹中饥，口不能食。三四日吐之者，不喜糜粥，欲食冷食，朝食暮吐，以医吐之所致也，此为小逆。《玉函》两“恶寒”下并有“而”字，“过”作“故”。成本无“反”字，“一二日”上，《脉经》有“若得病”三字。

钱云：病在太阳，自当恶寒发热。今自汗出而不恶寒，已属阳明，然阳明当身热汗出，不恶寒而反恶热。今不发热，及关上脉见细数，则又非阳明之脉证矣。其所以脉证不相符合者，以医误吐而致变也。夫太阳表证当以汗解，自非邪在胸中，岂宜用吐，若妄用吐法，必伤胃气。然因吐得汗，有发散之义寓焉，故不恶寒发热也。关上，脾胃之部位也，细则为虚，数则为热，误吐之后，胃气既伤，津液耗亡，虚邪误入阳明，胃脘之阳虚躁，故细数也。一二日邪在太阳之经，因吐而散，故表证皆去。虽误伤其胃中之阳气，而胃未大损，所以腹中犹饥，然阳气已伤，胃中虚冷，故口不能食。三四日则邪已深入，若误吐之，损胃尤甚，胃气虚冷，状如阳明中寒，不能食，故不喜糜粥也。及胃阳虚躁，故反欲食冷食，及至冷食入胃，胃中虚冷不化，故上逆而吐也。此虽因误吐致变，然表邪既解，无内陷之患，不过当温中和胃而已，此为变逆之小者也。

程云：吐之不当，则周身之气皆逆，而五脏颠覆，下空上逆，气不能归，故有如此景气。

汪云：《补亡论》常器之云，可与小半夏汤，亦与半夏干姜汤。郭白云云：《活人书》大小半夏加茯苓汤、半夏生姜汤，皆可选用。

丹云：锡驹云，自汗出者，吐伤中气，而脾津外泄也。程云：表邪不外越而上越，故为小逆。又云：志聪云，《本论》曰：脉浮大，应发汗医反下之，此为大逆，今但以医吐之，故为小逆。又云：《金鉴》云，欲食冷食之下，当有“五六日吐之者”六字，若无此一句，则“不喜糜粥，欲食冷食，与朝食暮吐”之文，不相连属。且以上文一二日、三四日之文，细玩之，则可知必有五六日吐之一句，由浅及深之谓也。柯氏本，“此为小逆”四字，移“吐之过也”下，二说皆不可从。

铁樵按：古人以食入即吐为胃热，朝食暮吐为胃寒，此理甚确。胃中热甚，不能容物则格拒，不使食物得入，故才入即吐。胃中寒则不得消化，食物之目的在营养，不能消化则无以为养固已，而因不能消化之故，食物虚于胃中不见减少。胃囊之筋肉纤维平日随食物之增减以为弛张，而食物之增减则有一定时刻，所谓胃实肠虚、肠虚胃虚，今因不能消化之故，有一实不复虚之趋势，而胃囊之筋肉纤维平日经一定时间而弛张已成习惯，今既张而不得弛，于是至某时间起剧烈运动迫而去之，而胃之下口照例未消化之食物不得通过，斯时不能下，斯向上矣，此所以朝食暮吐也。此固为吾之理想，不敢谓真际定是如此，然理由甚充足，或许有其他原因，然此必为朝食暮吐重要原因之一，绝无可疑。且因此可以推得七法之中吐法，宜为何应用，亦绝不致有错误。盖胃热者可吐，胃寒者不可吐，胃实者可吐，胃虚者不可吐也。至于脉细数之数为热，欲得冷食、亦是热，但此非实热，乃虚热，即下条不恶寒、不欲近衣为吐之内烦之故。

百三十条，虽因误汗，亦同一个理由。

太阳病吐之，但太阳病当恶寒，今反不恶寒不欲近衣，此为吐之内烦也。

《鉴》云：太阳病吐之，表解者当不恶寒，里解者亦不恶热。今反不恶寒，不欲近衣者是恶热也，此由吐之后，表解里不解内生烦热也。盖无汗烦热，热在表，大青龙证也；有汗烦热，热在里，白虎汤证也；吐下后，心中懊侬，无汗烦热，大便难硬，热犹在内，栀子豉汤证也。有汗烦热，大便已硬，热悉入腑，调胃承气汤证也。今因吐后内生烦热，是为气液已伤之虚烦，非未经汗下之实烦也。以上之法皆不可施，惟宜用竹叶石膏汤，于益气生津中，清热宁烦可也。

方云：此亦误治变证，不恶寒不欲近衣，言表虽不显热，而热在里也。内烦者，吐则津液亡，胃中干，而热内作也。

汪云：《补亡论》常器之云，可与竹叶石膏汤。

病人脉数，数为热，当消谷引食。而反吐者，此以发汗，令阳气微，膈气虚，脉乃数也。数为客热，不能消谷，以胃中虚冷，故吐也。“此以发汗”，《玉函》作“以医发其汗”，“脉乃数也”作“脉则为数”。汪本删“冷”字，非也。

钱云：此条之义，盖以发热汗自出之中风，而又误发其汗，致令卫外之阳，与胃中之阳气皆微，膈间之宗气大虚，故虚阳浮动，而脉乃数也。若胃脘之阳气盛，则能消谷引食矣，然此数非胃中之热气盛而数也，乃误汗之后，阳气衰微，膈气空虚，其外越之虚阳所致也。以其非胃脘之真阳，故为客热。其所以不能消谷者，以胃虚冷，非唯不能消谷，抑且不能容纳，故吐也。

汪云：《补亡论》常器之云，可与小半夏汤。又云宜小温中汤。

太阳病过经十余日，心下温温欲吐，而胸中痛，大便反溏，腹微满，郁郁微烦，先此时，自极吐下者，与调胃承气汤。若不尔者，不可与。但欲呕，胸中痛，微溏者，此非柴胡汤证，以呕故知极吐下也。《玉函》“温温”作“嗢嗢”，“而”下有“又”字，“但”作“反”，无“柴胡”二字。《脉经》无“调胃”二字。成本无“柴胡汤”之“汤”，《千金翼》无“若不”以下三十字，柯本亦删。

钱云：此辨证似少阳，而实非柴胡证也。言邪在太阳，过一候而至十余日，已过经矣。而心下温温欲吐，胸中痛，大便反溏，腹微满，郁郁微烦之证，若先此未有诸证之时，已自极其吐下之者，则知胃气为误吐误下所伤，致温温欲吐而大便反溏，邪气乘虚入里，故胸中痛，而腹微满，热邪在里，所以郁郁微烦，乃邪气内陷，胃实之证也。胃实则当用攻下之法，以胃气既为吐下所虚，不宜峻下，唯当和其胃气而已，故与调胃承气汤。阳明篇所谓胃和则愈也，若不尔者，谓先此时未曾极吐下也，若未因吐下，而见此诸证者，此非由邪陷所致。盖胸为太阳之分，邪在胸膈，故温温欲吐而胸中痛也。大便反溏，热邪未结于里也。腹满郁烦，邪将入里，而烦满也。若此者，邪气犹在太阳，为将次入里之征，若以承气汤下之，必致邪热陷入而为结胸矣，故曰不可与也。但前所谓欲呕，胸中痛微溏者，虽有似乎少阳之心烦喜呕，胸胁苦满，腹中痛之证，然此非柴胡证也，更何以知其为先此时极吐下乎，以欲呕为胃气受伤之见证，故知极吐下也。

锡云：呕者，即温温欲吐也，欲吐而不得吐，故呕。

程云：心中温温欲吐，而胸中痛，是言欲呕时之象，欲吐则气逆，故痛。看一“而”字则知痛从欲呕时见，不尔亦不痛。凡此之故，缘胃有邪蓄，而胃之上口，被浊熏也。大便溏，腹微满，郁郁微烦，是言大便时之象。气逆则不下行，故以大便溏为反。大便溏则气得下泄，腹不应满，烦不应郁郁，今仍腹微满，郁郁微烦。凡此之故，缘胃有阻留，而胃于下后，仍不快畅也。云先其时者，见未吐下之先，向无此证。缘吐下徒虚其上下二焦，而中焦之气阻升降，遂从津液干燥处涩结成实，胃实则溏，故日进之水谷，只从胃傍溜下，不得胃气坚结之。大便反溏，而屎气之留中者，自搅扰不宁，而见出诸证，其遏在胃，故与调胃承气，一荡除之。

丹云：王氏云，案：经文“温温”当作“嗢嗢”。此本于《玉函》程氏云：温温者，热气泛沃之状，欲吐而不能吐，则其为干呕可知矣，此以温热之义为解，并不可从矣。盖温温与愠愠同，《素问·玉机真脏》：背痛愠愠。马氏注：愠愠，不舒畅也。《脉经》作温温，可以证矣。少阴篇第三十九条：心中温温，《千金》作“愠愠”。又云：非柴胡证。汪氏用葛根加半夏汤。郭白云云：宜大半夏加橘皮汤。《金鉴》则云：须从太阳少阳合病，下利若呕者，与黄芩加半夏生姜汤可也。魏氏云：若不尔者，指心下郁郁微烦言，若不郁郁微烦，则其人但正虚，而无邪以相混，岂调胃承气可用乎，又系建中甘草附子等汤之证矣，又岂诸柴胡可言耶，示禁甚深也。以上三说，未知熟是。王氏云：以呕下，当有阙文。徐大椿云：此段疑有误字。《千金翼》删“若不”以下三十字，柯氏遂从之要之。此条极难解，举数说备考。志聪、锡驹注：以若不尔者，为里虚。意与魏氏同。

铁樵按：治热病所当注意者，为表里虚实寒热上下八字。本条之反覆告诫者，即在此八字。心下温温欲吐，胃气上逆不下降也，既不下降，不当便溏而又便溏，故云反。通常有上证，便不当有下证，今上下证互见，是当求其故。温温，通愠愠，所以形容不适之状，并非温凉之温。不适而吐，有寒证，亦有热证。胸痛、便溏、腹满皆然。若是邪热内攻而不适，则不当腹痛便溏，若热结旁流而下利，则不当温温欲吐。于是须问先时是否极吐下，若未尝极吐下而有此证象，则当如钱注所云，有许多斟酌。若先时曾极吐下，是胃气因吐而逆。调胃承气非攻坚之剂，不过使上逆之胃气仍归故辙，故名调胃。

“但欲呕”以下三句，最令人疑惑，故诸家多删去之。百零七节云：伤寒中风，有柴胡证，但见一证便是，不必悉具。今云但欲呕，胸痛微溏，非柴胡证，语意冲突，令人无可适从，是即注家释百零七节，不分主从之过。须知柴胡证之必具条件是寒热往来，其余或然证，乃不必悉具。故此条云，但欲呕、胸中痛、微溏者，此非柴胡证。若曰寒热往来、呕而胸痛、微溏者，乃柴胡证；若无寒热往来，但欲呕、胸痛微溏者，非柴胡证也。柴胡证为半在表半在里之少阳，所以既有恶寒之表证，复有发热之里证，既见上逆之呕吐证，又见微溏之陷里证，若非柴胡证，便不得二者兼见。今既非柴胡证，而呕与便溏兼见，便知是误吐使胃气上逆，故曰以呕故知极吐下也。然曰以呕故知极吐下，不曰以微溏，故知极吐下，何以故？曰误下致脾阳下陷，则利不止矣。不止，微溏也。观调胃承气之用，可知病属阳证。微溏而下之，其溏自止，是不成问题。所当注意者在呕，故但从呕一边说，立言亦有主从也。

太阳病，六七日，表证仍在，脉微而沉，反不结胸，其人发狂者，以热在下焦，少腹当满，小便自利者，下血乃愈。所以然者，以太阳随经，瘀热在里故也，抵当汤主之。《玉函》“六七”作“七八”，“当硬满”作“坚而满”。

钱云：太阳病至六七日，乃邪当入里之候，不应表证仍在。若表证仍在者，法当脉浮，今反脉微而沉，又非邪气在表之脉矣。邪气既不在表，则太阳之邪当陷入而为结胸矣，今又反不结胸，而其人发狂者，何也？盖以邪不在阳分气分，故脉微，邪不在上焦胸膈，而在下，故脉沉。热在下焦者，即桃核承气条。所谓热结膀胱也，热邪煎迫，血沸妄溢，留于少腹，故少腹当满，热在阴分、血分，无伤于阳分、气分，则三焦之气化仍得运行，故小便自利也。若此者，当下其血乃愈。其所以然者，太阳以膀胱为腑，其太阳在经之表邪随经内入于腑，其郁热之邪，瘀蓄于里故也。热瘀膀胱逼血妄行，溢入回肠，所以少腹当硬满也。桃核承气条不言脉，此言脉微而沉。彼言如狂，此言发狂。彼云少腹愈结，此云少腹硬满。彼条之血，尚有自下而愈者，其不下者，方以桃仁承气下之。此条之血，必下之乃愈。证之轻重，迥然不同，故不用桃仁承气汤，而以攻坚破瘀之抵当汤主之。

方云：瘀血气壅，秘也。

丹云：案，瘀，《伤寒直格》於预切，积也。又音“於”。又云：吴氏《瘟疫论》曰，案：伤寒太阳病不解，从经传腑，热结膀胱，其人如狂，血自下者愈。血结不行者，宜抵当汤。今温疫起无表证，而惟胃实，故肠实蓄血多，膀胱蓄血。然抵当汤，行瘀逐血之最者，无分前后二便，并可取用。然蓄血结甚者，在桃仁力所不及，宜抵当汤。盖非大毒猛厉之剂不足以抵当，故名之。然抵当证，所遇亦少。

铁樵按：本条钱注，极明畅，可从。其所以瘀热随经之理，已详前桃仁承气条下。

抵当汤方

水蛭熬　**虫虻**各三十个，去翅足，熬　**桃仁**二十个，去皮尖《千金》二十三个。《翼》同本文，有“熬”字。　**大黄**三两，酒洗。《玉函》成本“酒浸”。《千金翼》作“二两，破六片”。

上四味，以水五升，煮取三升，去滓，温服一升。不下更服。“四味”下，《玉函》成本有“为末”二字。

柯云：蛭，昆虫之巧于饮血者也。虻，飞虫之猛于吮血者也。兹取水陆之善取血者攻之，同气相求耳，更佐桃仁之推陈致新，大黄之苦寒，以荡涤邪热。钱云：抵当者，言瘀血凝聚，固结胶黏，即用桃仁承气，及破血活血诸药，皆未足以破其坚结，非此尖锐钻研之性，不能抵当，故曰抵当。

丹云：《张氏医通》曰，如无虻蛭，以干漆灰代之。

又云：案，抵当，方氏云：抵，至也。亦至当不易之正治也。喻氏、汪氏辈皆同。锡驹云：抵拒大敌，四物当之。柯氏云：抵当者，谓直抵其当攻之所也。

太阳病，身黄，脉沉结，少腹硬，小便不利者，为无血也。

小便自利，其人如狂者，血证谛也，抵当汤主之。《千金》“黄”作“重”，“硬”下有“满”字。

钱云：此又以小便之利与不利，以别血证之是与非是也。身黄，遍身俱黄也。沉，为在里，而主下焦。结，则脉来动而中止，气血凝滞，不相接续之脉也。前云少腹当硬满，此则竟云少腹硬，脉证如此，若犹小便不利者，终是胃中瘀热郁蒸之发黄，非血证发黄也，故为无血。若小便自利而如狂，则知热邪与气分无涉，故气化无乖，其邪在阴血矣，此乃为蓄血发黄。

柯云：湿热留于皮肤而发黄，卫气不行之故也；燥血结于膀胱而发黄，营气不敷之故也。水结血结，俱是膀胱病，故皆少腹硬满。小便不利是水结，小便自利是血结。“如”字，助语辞。若以“如”字实讲，与发狂分轻重，则谬矣。

方云：谛，审也。言如此则为血证审实，无复可疑也。

丹云：案，小便不利者。成氏云：可与茵陈蒿汤。《补亡论》云：与五苓散。程氏云：属茵陈五苓散。柯氏云：麻黄连翘赤小豆汤证也。以上宜选而用之。

铁樵按：发黄、脉结、蓄血、聚水病理均详前，可与本节下钱柯两注合参。

伤寒有热，少腹满，应小便不利，今反利者，为有血也。当下之，不可余药，宜抵当丸。“有热”下，《玉函》《脉经》《外台》有“而”字。

成云：伤寒有热，少腹满，是蓄血于下焦。若热蓄津液不通，则小便不利，其热不蓄津液，而蓄血不行。小便自利者，乃为蓄血，当与桃仁承气汤、抵当汤下之。然此无身黄、屎黑，又无喜忘发狂，是未至于甚，故不可余峻之药也，可与抵当丸，小可下之也。柯云：有热，即表证仍在。

抵当丸方

水蛭二十个，熬。周吴作“二十个，猪脂熬黑”　**虻虫**二十个，去翅足，熬。《玉函》二十五个 **桃仁**二十五个，去皮尖。《玉函》《外台》成本三十个。《千金翼》二十二个，有“熬”字 **大黄**三两

上四味，捣分四丸，以水一升，煮一丸，取七合服之。晬[1]时当下血，若不下者更服。《千金》作上四味为末，蜜和合，分为四丸。

柯云：小其制，而丸以缓之，方变汤为丸。然名虽丸也，犹煮汤焉。

张云：煮而连滓服之，与大陷胸同意。

丹云：陶弘景云，晬时者，周时也，从今旦至明旦。

太阳病，小便利者，以饮水多，必心下悸；小便少者，必苦里急也。《病源》作“太阳病，小便不利者，为多饮水，心下必悸”云云，非也。

成云：饮水多而小便自利者，则水不内蓄，但腹中水多，令心下悸。《金匮要略》曰：食少饮多，水停心下，甚者则悸。饮水多，而小便不利，则水蓄于内而不行，必苦里急也。

钱云：水寒伤胃，停蓄不及即行，必令心下悸动。心下者，胃之部分也。悸者，水满胃中，气至不得流通，而动惕也。

程云：若小便少，而欲得水者，此渴，热在下焦，属五苓散证。强而与之，纵不格拒，而水积不行，必里作急满也。

汪云：常器之云，可茯苓甘草汤，又猪苓汤。推常氏之意，小便利者，用茯苓甘草汤，小便少者，猪苓汤。

---

① 晬（zuì）：一昼夜。

辨太阳病脉证并治下第一

问曰：病有结胸，有脏结，其状何如？答曰：按之痛，寸脉浮，关脉沉，名曰结胸也。何谓脏结？答曰：如结胸状，饮食如故，时时下利，寸脉浮，关脉小细沉紧，名曰脏结。舌上白苔滑者，难治。《玉函》作“其脉寸口浮，关上自沉，时时下利云云。作时小便不利，阳脉浮，关上细沉而紧”。张锡驹本：“胎”，作“苔”。

汪云：此言结胸病状，与脏结虽相似而各别，夫结胸、脏结何以云太阳病，以二者皆太阳病误下所致也。盖结胸病，始因误下而伤其上焦之阳，阳气既伤，则风寒之邪，乘虚而入，上结于胸，按之则痛者，胸中实也。寸浮关沉者，邪气相结而为实之诊也。若脏结病则不然，其始亦因误下而伤其中焦之阴，阴血既伤，则风寒之邪亦乘虚而入，内结于脏，状如结胸者，以脏气不平，逆于心下故也。饮食如故者，胸无邪阻而胃中空也。时时下利者，脏虚邪结，不能运化，胃中之水谷，不泌别，不分清，因偏渗于大肠而作利也。寸浮关沉者，结胸脉也。今诊关脉兼得小细紧者，则是脏虚而风寒之邪内结可知。舌上白苔者，《经》云：丹田有热，胸中有寒，今者苔滑，则是舌湿润而冷也。此系误下太过而变成脏寒之证，故难治也。按结胸证，其人本胃中挟食，下之太早，则食不解去，外邪反入结于胸中，以故按之则痛，不能饮食。脏结证，其人胃中本无食，下之太过则脏虚邪入，冷积于肠，所以状如结胸。按之不痛，能饮食，时下利，舌上苔滑，此非真寒证，乃过下之误也。

魏云：人知仲景辨结胸非脏结为论，不知仲景正谓脏结与痞有相类，而与结胸实不同耳。盖结胸者阳邪也，痞与脏结阴邪也，痞则尚有阳浮于上，脏结则上下俱无阳独阴矣，阴气内满，四逆汤证之对也。

《鉴》云：案，此条“舌上白苔滑者，难治”句，前人旧注，皆单指脏结而言，未见明晰，误人不少。盖舌苔白滑，即结胸证，其亦是假实。舌苔干黄，虽脏结证具，每伏真热，脏结阴邪，白滑为润，尚可温散。结胸阳邪，见此为逆，不堪攻下，故为难治。由此可知著书立论，必须躬亲体验，真知灼见，方有济于用。若从就纸上陈言，牵强附会，又何异案图索骥耶。

丹云：案《金鉴》此说，未知于经旨如何，然系于实验，故附于此。又云：案，汪注：结胸伤上焦之阳气，脏结伤中焦之阴气，于理未允。又云：案，胎，锡驹作“苔”，原于庞氏《总病论》，知是“胎”本“苔”字，从肉，作胎，与胚胎之胎义自别，又《圣惠方》载本经文，亦并作“苔”。

脏结，无阳证，不往来寒热，原注：一云寒而不热，**其人反静。舌上苔滑者，不可攻也**。不往来寒热，《脉经》作“寒而不热”。苔滑，巢《源》作“不胎”，庞氏“胎”作“苔”，锡驹同。

柯云：结胸是阳邪下陷，尚有阳证见于外，故脉虽沉紧，有可下之理。脏结是积渐凝结而为阴，五脏之阳已竭也。外无烦躁潮热之阳，舌无黄黑芒刺之苔，虽有硬满之证，慎不可攻，理中四逆辈温之，尚有可生之义。

丹云：案，脏结，《补亡论》王朝奉刺关元穴，非也。汪氏云：宜用艾灸之。《蕴要》曰：灸气海、关元穴，宜人参三白汤加干姜，寒甚者加附子。《全生集》曰：灸关元，与茱萸四逆汤加附子汤。以上宜选用。《准绳》曰：王朝奉服小柴胡汤，其已云不往来寒热，何用小柴胡汤，是甚谬矣。《金鉴》程知云：经于脏结白苔滑者，只言难治，未曾言不可治也，只言脏结无热，舌苔滑者，不可攻；未曾言脏结有热，舌苔不滑者，亦不可攻也。意者，丹田有热，胸中有寒之证，必有和解其热，温散其寒之法。俾内邪潜消，外邪渐解者，斯则良工之苦心乎。

汪氏云：脏结本无可下之证，成注云于法当下者，误。《集注》潘氏曰：案，文义：若脏结有阳证，亦属可攻。此说亦恐不必矣。

丹云：案，“反”字，对结胸烦躁而言。

病发于阳，而反攻之，热入因作结胸，病发于阴，而反下之，原注：一作汗出。**因作痞也，所以成结胸者，以下之太早故也。**成本“痞”下无“也”字。《玉函》同。“病”上冠“夫”字下。“而反下之”，《千金翼》作“而反汗之”。痞，巢《源》作“否”。

成云：发热恶寒者，发于阳也，而反下之，则表中阳邪入里，结于胸中为结胸。无热恶寒者，发于阴也，而反下之，表中之阴入里，结胸于心下为痞。

钱云：发于阳者，邪在阳经之谓也；发于阴者，邪在阴经之谓也。反下之者，不当下而下也。两反下之，其义迥别。一则以表邪未解，而曰反下；一则以始终不可下，而曰反下也。因者，因误下之虚也。结胸则言热入者，以发热恶寒，表邪未解，误下则热邪乘虚陷入而为结胸。以热邪实于里，故以大、小陷胸攻之。痞不言热入者，盖阴病本属无阳，一误下之则阳气愈虚，阴邪愈盛，寒气上逆即因之而为痞硬，如甘草、半夏、生姜三泻心汤证是也。末句但言下早为结胸之故，而不及痞者，以邪在阳经而未解。邪犹在表者，早下之则胃虚而邪热陷入，致成结胸。若表邪已解而下之，自无变逆之患，故以下早为嫌。至于邪入阴经之证，本无可下之理，阴经虽有急下三条，亦皆由热邪传里，非阴经本病也。除此以外，其可反下之乎？

程云：发于阴者，从发热恶寒而来，否则热多寒少者，下则表热陷入，为膻中之阳所格，两阳相搏是为结胸，结胸为实邪。发于阴者，从无热恶寒而来，否亦寒多热少者，下则虚邪上逆，亦为膻中之阳所拒，阴阳互结，是为痞，痞为虚邪。

张云：病发于阳者，太阳表证，误下，邪结于胸也；病发于阴者，皆是内挟痰饮，外感风寒，中气先伤，所以汗下不解而心下痞也。或言中风为阳邪，伤寒为阴邪，方、喻、《金鉴》皆然。安有风伤卫气，气受伤而反变为结胸，寒伤营血，血受伤而反成痞之理。复有误认直中阴寒之阴，下早变成痞者，则阴寒本无实热，何得有下早之变。设阴结、阴燥而误下之，立变危逆，恐不至于成痞停日，待变而死也。

丹云：案，发于阳、发于阴，成氏、程氏、钱氏皆原于“太阳上篇第八条之”义。然所谓阴，非少阴直中之谓。但是寒邪有余，后世所谓挟阴之证。若果直中纯阴，则下之有不立毙者乎？张氏所论，虽似于经旨未明切，而验之病者，往往有如此者，故益采而录之。张兼善驳成氏，以阴阳为表里，柯氏亦以为外内。周氏则云：发于阴者，洵是阴证，但是阳经传入之邪，皆不可从也。又云：《总病论》曰，发热恶寒，为发于阳，误下则为结胸。无热恶寒，为发于阴，误下则为痞气。案，成注原于此。

丹又云：《病源候论》结胸者，谓热毒结聚于心胸也。否则心下满也，按之自软，但气否耳，不可复下也。又，痞者，塞也。言腑脏否塞，不宣通也。《释名》曰：脴，否也，气否结也。《说文》徐曰：痞病，结也。《直指方》曰：乾上坤下，其卦为否。阳隔阴而不降，阴无阳而不升，此否之所以痞而不通也。《伤寒百问·经络图》曰：但满而不痛者为痞，任人揉按，手不占护，按之且快意。

结胸者，项亦强，如柔痓状，下之则和，宜大陷胸丸。《玉函》《千金翼》“项”上有“其”字。痓，《玉函》《脉经》作“痉”，是。

成云：结胸病项强者，为邪结胸中，胸膈结满，心下紧实，但能仰而不能俯，是项强也。

程云：夫从胸上结硬，而势连甚于下者，大陷胸汤，不容移易矣。若从胸上结硬而势连甚于上者，缓急之形既殊，则汤丸之制稍异。结胸而至项亦强，如柔痓状，如邪液布满胸中，升而上阻，更不容一毫正液和养其筋脉矣。胸邪至此，紧逼较甚，下之则和，去邪液即所以和正液也，改大陷胸汤为大陷胸丸，峻治而行以缓，得建瓴之势，而复与邪相当，是其法也。

柯云：头不痛而项犹强，不恶寒而头汗出，故如柔痉状。

大陷胸丸方

大黄半斤　**葶苈子**半升，熬　**芒硝**半升　**杏仁**半升，去皮，尖，熬黑

上四味，捣筛二味，内杏仁、芒硝，合研如脂，和散，取如弹丸一枚。别捣甘遂末一钱匕，白蜜二合，水二升，煎取一升，温顿服之。一宿乃下，如不下更服，取下为效。禁如药法。白蜜二合，《玉函》《千金》并《翼》《外台》作“一两”。

钱云：大黄、芒硝、甘遂即大陷胸汤。白蜜一合亦即十枣汤中之大枣十枚也。增入葶苈、杏仁者，盖以胸为肺之所处，膻中为气之海，上通于肺而为呼吸，邪结胸膈，硬满而痛，气道阻塞则有少气躁烦、水结胸胁之害，故用葶苈、甘遂以逐水泻肺，杏仁以利肺下气也。所用不过一弹丸，剂虽大而用实少也，和之以白蜜，药虽峻而佐则缓也，岂如承气陷胸汤之人行十里二十里之迅速哉？

吴氏曰：凡云圆者，皆大弹圆煎化而和滓服之也，后抵当圆、理中圆同。凡云弹丸及鸡子黄者，以四十梧桐子准之。案，出《本草·序例》。又云：《千金方·秘涩门》，本方不用甘遂，蜜丸如梧子大，服七丸。名练中丸，主宿食不消，大便难。《肘后方》名家气丸。

庞氏《总病论》曰：虚弱家不耐大陷胸汤，即以大陷胸丸下。

结胸证，其脉浮大者，不可下，下之则死。

喻云：胸既结矣，本当下以开其结，然脉浮大，则表邪未尽，下之是令其结而又结也，所以主死，此见一误不堪再误也。

张兼善曰：脉浮大，心下虽结，其表邪尚多，未全结也，若辄下之，重虚其里，外邪复聚而必死矣。柴胡加桂枝干姜汤以和解之。

丹云：汪氏引《补亡论》常器之云，可与增损理中丸，如未效，用黄连、巴豆，捣如泥，封脐上，灼艾灸热，渐效。此盖脏结治法，恐与此条证不相涉也，汪氏以为不可用，是矣。又云：案，方氏、钱氏、程氏以大为虚脉，恐非是也。

结胸证悉具，烦躁者亦死。《玉函》“烦”作“而”。

喻云：“亦”字承上。

成云：结胸证悉具，邪结已深也，烦躁者，正气散乱也。邪气胜正，病者必死。

程云：此时下之则死，不下亦死。唯从前失下，至于如此。须玩一悉字。

太阳病，脉浮而动数，浮则为风，数则为热，动则为痛，数则为虚。头痛发热，微盗汗出，而反恶寒者，表未解也。医反下之，动数变迟，膈内拒痛，原注：一云头痛即眩。**胃中空虚，客气动膈。短气躁烦，心中懊憹，阳气内陷，心下因硬，则为结胸，大陷胸汤主之。若不结胸，但头汗出，余处无汗，剂颈而还，小便不利，身必发黄。**“膈内拒痛”，《玉函》《脉经》《千金翼》作“头痛即眩”。“客气”《外台》作“客热”。“余处”，《玉函》《脉经》作“其余”。全书脱“处”字。“剂”，《脉经》《千金翼》作“齐”。“黄”下，成本有“也”字。袁表、沈际飞本《脉经》有“属柴胡栀子汤”六字。《金鉴》云：数则为虚句，疑是衍文，是也。“心下因硬”程本作“心中因硬”，非也。

成云：动数，皆阳脉也，当责邪在表。睡而汗出者，谓之盗汗。为邪气在半表半里，则不恶寒。此头痛发热，微盗汗出，反恶寒者，表未解也，当发其汗。医反下之，虚其胃气，表邪乘虚则陷。邪在表则见阳脉，邪在里则见阴脉，邪气内陷，动数之脉所以变迟，而浮脉独不变者，以邪结胸中，上焦阳结，脉不得而沉也。客气者，外邪乘胃中空虚入里，结于胸膈，膈中拒痛者，客气动膈也。《金匮要略》曰：短气不足以息者，实也。短气躁烦，心中懊憹，皆邪热为实。阳气内陷，气不得通于膈，壅于心下，为硬满而痛，成结胸也。与大陷胸汤，以下结热。若胃中空虚，阳气内陷，不结于胸膈，下入于胃中者，遍身汗出，则为热越，不能发黄；若但头汗出，身无汗，剂颈而还，小便不利者，热不得越，必发黄也。

方云：太阳之脉本浮，动数者，欲传也。“浮则为风”四句，承上文以释其义。头痛至表未解也，言前证。然太阳本自汗，而言微盗汗，本恶寒而言反恶寒者，稽久而然也，医反下之，至大陷胸汤主之，言误治之变与救变之治。膈，心胸之间也。拒，格拒也。言邪气入膈，膈气与邪气相格拒而为痛也。空虚，言真气与食气，皆因下而致亏损也。客气，邪气也。阳气，客气之别名也。以本外邪，故曰客气。以邪本风，故曰阳气。里虚而陷入，故曰内陷。

汪云：夫曰膈内，曰心中，曰心下，皆胸之分也，名曰结胸。其邪实陷于胃，胃中真气虚，斯阳邪从而陷入于胸，作结之形也。《补亡论》常器之云：发黄者与茵陈蒿汤，煎茵陈浓汁调五苓散亦可。

钱氏云：表未解，乃桂枝汤证也，窃疑当是柴胡桂枝汤证。又云：动数之脉变迟之后，阳邪已陷，岂尚有浮脉乎，必无浮脉再见之理矣。

丹云：《明理论》曰，伤寒盗汗，非若杂病者之责，其阳虚而已，是由邪在半表半里使然也，何者？若邪气一切在表，于卫则自汗出，此则邪气侵行于里，外连于表邪，及睡则卫气行于里，乘表中阳气不致，津液得泄，而为盗汗，亦非若自汗有为之虚者，有为之实者，其于盗汗，悉当和表而已。又云：案，客气，《外台》作“客热”，知是阳气，乃阳热之汗气也。又云：《证治准绳》载朱震亨说云，胃中空虚，短气烦躁，虚之甚矣，岂可迅攻之乎？以栀子豉汤吐胸中之邪而可也。钱氏则称朱氏不善读书者，因历举七条以辨其误，可谓至当矣，文繁，今省之。

大陷胸汤方

大黄六两，去皮。《千金》及《翼》无“去皮”二字 **芒硝**一升 **甘遂**一钱匕《千金》及《翼》《外台》“一”上有“末”字，成本脱“匕”字。

上三味，以水六升，先煮大黄取二升，去滓，内芒硝，煮一两沸，内甘遂末，温服一升。得快利，止后服。

成云：大黄谓之将军，以苦荡涤。芒硝一名硝石，以其咸能软硬。夫间有遂，以通水也。甘遂若夫间之遂，其气可以直达透结，陷胸三物为允。汪案：甘遂，若夫间之遂，考《周礼》，凡治野，夫间有遂。注云：自一夫至千夫之田，为遂沟洫浍，所以通水于川。遂者，通水之道也。广深各三尺曰遂，则是甘遂，乃通水之要药。陷胸汤中，以之为君，乃知结胸证，非但实热，此系水邪结于心下故也。案：《周礼·遂人》上地，夫一廛，夫间有遂，遂上有经，十夫有沟。郑玄注云：遂沟皆所以通水于川也，遂深二尺，沟倍之。

钱云：大黄六两，汉之六两即宋之一两六钱三分。李时珍云：古之一升，今之二合半，约即今之一瓯也。每服一瓯，约大黄五钱外，结胸恶证，理亦宜然，未为太过，况快利止后服乎。

《明理论》曰：结胸为高邪，陷下以平之，故治结胸，曰陷胸汤。利药中此为駃剂，伤寒错恶，结胸为甚，非此汤则不能通利。大而数少，取其迅疾，分解结邪也。

柯琴《方论》曰：以上二方比大承气更峻，治水肿痢疾之初起者甚捷，然必视其人之壮实者施之。如平素虚弱或病后不任攻伐者，当念虚虚之祸。

《玉函》：又大陷胸汤方，桂枝四两，甘遂四两，大枣十二枚，瓜蒌实一枚去皮，人参四两。上五味，以水七升，煮取三升，去滓，温服一升。胸中无坚，勿服之。

《古方选注》曰：瓜蒌陷胸中之痰，甘遂陷经隧之水，以桂枝回护经气，以人参奠安里气，仍以大枣泄营，徐徐纵热下行，得成陷下清化之功。

丹云：案，此方大陷胸汤证而兼里虚者宜用也，故附载于此。又案，亦见《活人书》分两少异。《千金翼》陷胸汤，主胸中心下结坚，饮食不消方，甘遂、大黄各一两，瓜蒌、甘草各一两，黄连六两。以水五升，煮取二升，五合分三服。《千金》无甘遂。

伤寒六七日，结胸热实，脉沉而紧，心下痛，按之石硬者，大陷胸汤主之。“脉沉而紧”，《玉函》作“其脉浮紧”。“石硬者”，《玉函》《脉经》《千金翼》作“如石坚”。

程云：结胸一证，虽曰阳邪陷入，然阴阳二字，从虚实寒热上区别，非从中风伤寒上区别。表热盛实转入胃腑，则为阳明证；表热盛实不转入胃腑而陷入膈，则为结胸证，故不必误下始成。伤寒六七日有竟成结胸者，以热已成实而填塞在胸也。脉沉紧，心下痛，按之石硬，知邪热聚于此处矣。不因下而成结胸者，必其入胸有燥邪，以失汗而表邪合之，遂成里实。此处之紧脉，从痛得之，不作寒断。

魏云：六七日之久，表寒不解而内热大盛，于是寒邪能变热于里，在里则为传阳明，在胸则为结胸矣，入胃则为胃实，入胸则为胸实，实者邪热已盛而实也。

兼云：下早结胸事之常，热实结胸事之变，所入之因不同，其证治则一理而已。

伤寒十余日，热结在里，复往来寒热者，与大柴胡汤，但结胸无大热者，此为水结在胸胁也。但头微汗出者，大陷胸汤主之。《玉函》无“也但”二字。

喻云：治结胸之证，取用陷胸之法者，以外邪挟内饮搏结胸间，未全入于里也。若十余日热结在里，则是无形之邪热蕴结，必不定在胸上，加以往来寒热仍兼半表，当用大柴胡汤，以两解表里之热邪，于陷胸之义无取矣。无大热与上文热实互意，内陷之邪，但结胸间，表里之热，反不炽盛，是为水饮结在胸胁。其人头有微汗，乃邪结在高，而阳气不能下达之明征，此则主用大陷胸汤，允为的对也。后人反谓结胸之外，复有水结胸一证，案：《活人书》另用小半夏加茯苓汤。可笑极矣。

程云：热尽入里，表无大热矣。无大热，更无往来之寒可知。

钱云：若是水饮必不与热邪并结，则大陷胸方中何必有逐水利痰之甘遂乎？可谓一言破惑。

太阳病，重发汗而复下之，不大便五六日，舌上燥而渴，日晡所小有潮热，原注：一云日晡所发，心胸大烦。**从心下主少腹，硬满而痛不可近者，大陷胸汤主之**。“所”，《玉函》无，《千金翼》作“为”。《千金》作“日晡有小潮热，心胸大烦，从心下”云云，盖原于《小品》文。《内台方义》“所”下补“发”字，《总病》“所”作“则”。

喻云：不大便，燥渴，日晡潮热，少腹硬满，证与阳明颇同，但小有潮热，则不似阳明大热。从心上至少腹手不可近，则阳明又不似此大痛，因是辨其为太阳结胸，兼阳明内实也。缘误汗复误下，重伤津液，不大便而燥渴潮热，虽太阳阳明，亦属下证，但痰饮内结必用陷胸汤，由胸胁以及胃肠，荡涤始无余。若但下肠胃结热，反遗胸上痰饮，则非法矣。

钱云：日晡，未申之时也。所者，即书云多历年所之所也。邪从太阳误入阳明，故从心上至少腹，无可空隙，皆硬满而痛，致手不可近也。

丹云：《证治准绳》朱震亨云，汗下之后，表里俱虚矣，不大便五六日，可见津液之耗。今虽有硬痛，而可以迅攻之乎？调胃承气缓取之乎。此乃与前用栀子豉汤之见同矣，皆坐不熟经旨而也。又云：舌上燥干而渴，与脏结之舌上滑白大分别处。

铁樵按：《伤寒论》至太阳下篇，各家注释，几乎无一而可，今之医家所赖者，即是各注。注既无一不模糊，斯医者亦无一不模糊，而《伤寒论》乃仅存半部矣。结胸一证，余反复推敲，亘七八年，迄不能得其要领。盖其所言之病状，与其所处之方药，证之实验，轻重不侔，不可据以为法，试推论之如下。

太阳病表邪未解而下之，按之痛者，结胸也。所按之处，既云结胸，自是胸脘不烦解释。夫云按之痛，可知不按并不痛。既不痛，则不按时有何症状乎？百四二节云：膈内拒痛，胃中空虚，客气动膈，短气烦躁，心中懊侬，阳气内陷，心下因硬是也。所谓阳气内陷，即三百八节，病发于阳，而反下之，热入因作结胸之文。曰：热入因作结胸，未结胸时热在表也。热在表，所谓太阳病，胸中本不病，故云胃中空虚。客气者，外热也。客气动膈，谓客热自外而入。凡文字两句相连，有垫入一句，以明其所欲言之意义者。所欲言句为主句，垫入一句为宾句，宾句专为显明主句而设，别无何种关系，此例不胜枚举。胃中空虚，客气动膈二语，即是此种。因胃中空虚，故客气动膈，明病本在表因误下之故，遂自外入内也。故胃中空虚句，无须鉴解。然则短气烦躁，心中懊侬，阳气内陷，心下因硬，所谓结胸证也。百三六节之寸脉浮、关脉沉，节之动数变迟。百四三节之脉沉而紧者，结胸之脉也。

（就近顷所得者言之，本论中各方多轻重不侔，推究病理，非读此不可。方药则当如荀子所说法后王。）

（当云因胃中空虚而下之，故客气动膈，客气是自身反应，当纠正。）

百四一节结胸证悉具，自是指上列各证，乃继之曰：躁烦者亦死，则殊可疑。因结胸证本身有“短气躁烦”句，乃百四二节不言死，百四一节独言死，何也？结胸之脉，推究其理，有可得而言者。关上，所以候胸中；寸口，所以候上膈；浮以候外，沉以候里。太阳病误下，脏气为药所伤，则病之重心反在内，而不在外。营卫之行乱，而胸中乃窒痛而为结胸。若问脏气何以受伤，则因药与病不相当之故。病中所以能受悍药者，为有病当之。今病在躯体之外层，而药攻躯体之里面，故云误下。里面无病，故云胃中空虚。诛伐无罪，体温血液均奔集里面，以事救济，此所以结也。病在外，浮脉应之；病在里，沉脉应之。重心在头与咽喉、上膈，寸脉应之；重心在腹部、小腹、腰膝、胫踝，尺脉应之；重心在胸中，关脉应之。此所以关脉沉。其寸脉浮者，太阳病误下，虽变为结胸证，乃是太阳病之外，加一结胸证。其本有之太阳病，初不因误下而罢，所以浮也。寸口所以独浮者，亦非寸脉应太阳之谓。盖太阳病寸关尺三部皆浮，因结胸之势暴，关脉猝然见沉，寸脉不随之俱沉而已。故寸脉浮、关脉沉两句，所重者只在关脉沉一句，不及于尺脉者，即因主要在关脉之故。然则结胸之为病，与小孩热病之误服回春丹等药者相等，断非大陷胸汤丸所可疗治。鄙人尝谓发热而手足微寒，是体温奔集里层之故，经文之客气动膈，实即此意。

百三九节云：胸结者，项亦强，如柔痉状，下之则和。非谓项强当下，谓如柔痉状当下也。结胸（此节所谓客气，前此未尝不明白，所争者在彻底）而状如柔痉，实因胃中热实，胃神经起变化，影响运动神经而显抽搐症状。如是者，固当下。观如柔痉状当下，则不如柔痉状岂得妄下？况甘遂力量猛于大黄十倍。吾尝以治水肿之脉实者，每用一分，便得快利。水肿为大病，重于结胸亦不啻十倍，又况结胸之为病，本从误下来，更从而再下之乎？鄙人因其理不可通，迄未敢一用。观各注家之说，皆不过望文生义，初非经验有得之言，欲后人之盲从之，亦太难矣。故吾敢正告吾同学，宁缺此数页《伤寒论》，不得以人命供吾试验也。如欲试验，未尝不可，须先自服，此亦欲度众生，须先自入地狱之义。吾尝因病而服甘遂，致须发尽白；又尝无病而服少许葶苈、犀角、羚羊各一次，致胸中如被石压，历久而后得瘥。故吾视葶苈、羚羊、犀角皆敬而远之，此可借读者一粲者也。

又，结胸、脏结、痞三项病，其症状病理经文不甚分明，注家解释言人人殊，令人无所适从，恐无益而有害。今吾以意释之，虽不必便为定论，要亦研究之所许也。

结胸为热实。经文已明白言之，且是可下之证。是必表热内攻，膈气令拒，更挟食积，因而实硬拒痛。所谓胃中空虚者，谓胃中本无病，非谓胃中无食物。盖客热未入，胃气安其故常。只问太阳之病不病，不问胃中之虚与实。且常人肠实胃虚，胃实肠虚，肠胃更迭为虚实，断无肠胃同时并虚之理。故病而结，不于肠，即于胃。不但结胸如此，即病之传阳明者，亦是此理。惟其夹食，所以可下，此无可疑。所可疑者，在甘遂、葶苈之太峻耳。

结胸之外，又有脏结之名。脏结之界说如何，仅百三六、三七两条，尤为不易捉摸。盖仅仅据此两条，不足识脏结证也。脏结之脉，异于结胸者，为小细沉紧。而百四十条云：结胸证，脉浮大者，不可下。是结胸之可下者，脉固细小。百六十条云：脉浮而紧，而复下之，紧反入里，则作痞，是痞脉亦沉紧。然则何者为脏结乎？注家之所以模糊影响，即因此。故愚按：脏结与结胸，对待言之。结胸，既是胃中空虚，因误下热入而结，是为腑病，则脏结是脏病。准《内经》之定象，所谓脏，即阴证之谓；腑，即阳证之谓。惟其结胸是阳证，所以可下；惟其脏结是阴证，所以不可下。然则脏结者，即后文之少阴自利而胸脘拒痛，如结胸状者，是其证也。自来医案中，罕见脏结之证，则因脏结之界说未明。即遇此证，亦以少阴法治之，不名为脏结欤。至于胸痞则较脏结为轻，病发于阳，而反下之，热入因作结胸；病发于阴，而反下之，因作痞。发于阳而误下，表热入里，与胃中本有之食物相结，是其病纯由外铄。发于阴而误下之痞，并非热入，乃脏气格拒之故。所以格拒，因药力暴，胸中清旷之地，无端受攻，体工起而救济，失其故常，遂致痞满不适。是痞之为病，非风寒食积，乃药误与本身气血互相格拒而成也。故结胸曰热入，痞不曰热入。

吴又可对于下证，有温邪到胃、未到胃之辨。所谓到胃者，谓拒按，矢气，舌黄。其舌未黄者，谓之未到胃，不可攻下，而用槟榔、枳实、柴胡。《伤寒论》所谓阳明腑证，即是已化燥者。所谓阳明经证，即是已化热、未化燥者。准此，则结胸证必是已化燥而舌黄之证，故脏结证有舌上苔滑不可攻之文。痞字似非专名，不过一种见证，其病仍在阳分，与脏结迥然不同，不过其舌苔必不黄。有断然者，故胸痞证不言可下。前人以开关利膈散治格食。其实格食之病，多半由于胃燥，有当用石斛者。开关利膈散纯燥药，殊不宜。若施之于无热恶寒、下之太早之胸痞，则甚适当，即用吴又可达原饮，亦必能取效也。

凡吾以上所言，皆本诸经验与病理。所谓病理，亦即散见于《伤寒论》各节中者，非鄙人所杜撰。故吾所言者，字字可以施诸实用。各注望文生义，牵强附会，泰半不可从也。大陷胸与十枣两条，皆极可疑，必不得已而用之。宁舍汤用丸，每服少许，以知为度，则孙思邈用毒药之方法也。他日论《千金方》，当申说其理。本篇因怀疑处颇多，故综合论之，不复逐节为说。

第十四期

辨太阳病脉证并治下第二

小结胸病，正在心下，按之则痛，脉浮滑者，小陷胸汤主之。《玉函》“病”作“者”，“滑”下无“者”字。

成云：心下硬痛，手不可近者，结胸也。正在心下，按之则痛，是热气犹浅，谓之小结胸。结胸，脉沉紧，或寸浮关沉。今脉浮滑，知热未深结，与小陷胸汤，以除胸膈上结热也。

王云：上文云硬满而痛不可近者，是不待按而亦痛也；此云按之则痛，是手按之，然后作痛尔。上文云至少腹，是通一腹而言之；此云正在心下，则少腹不硬痛可知矣。热微于前，故云小结胸也。

喻云：其人外邪陷入原微，但痰饮素盛，挟热邪而内结，所以脉见浮滑也。

小陷胸汤方

黄连一两。《玉函》作二两　**半夏**半升，洗　**瓜蒌实**大者一枚。成本作一个。

上三味，以水六升，先煮瓜蒌，取三升，去滓，内诸药，煮取二升，去滓，分温三服。“三服”下，《总病论》有“微解，下黄涎即愈”七字。《活人书》《准绳》并同。

钱云：夫邪结虽小，同是热结，故以黄连之苦寒，以解热开结，非比大黄之苦寒荡涤也。邪结胸中，则胃气不行，痰饮留聚，故以半夏之辛温滑利，化痰蠲饮而散其滞结也。瓜蒌实之甘

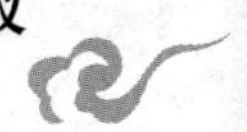

寒，能降上焦之火，使痰气下降也。此方之制，病小则制方亦小，即《内经》所云：有毒无毒，所治为主，适大小为制也。《内台方议》曰：又治心下结痛，气喘而闷者。

汪昂《医方集解》：刘心山曰，结胸，多挟痰饮，凝结心胸，故陷胸泻心用甘遂、半夏、瓜蒌、枳实、旋覆之类，皆为痰饮而设也。

汪氏云：大抵此汤，病人痰热内结者，正宜用之。

锡驹云：案，汤有大小之别，证有轻重之殊。今人多以小陷胸汤治大结胸证，皆致不救，遂诿结胸为不可治之证，不知结胸之不可治者，止一二节，余皆可治者也。苟不体认经旨，以致临时推诿，误人性命，深可叹也。

《伤寒直格》曰：瓜蒌实，惟剉其壳，子则不剉，或但用其中子者，非也。

《医学纲目》曰：工部郎中郑忠厚，因患伤寒胸腹满，面黄如金色，诸翰林医官商议，略不定。推让曰：胸满可下，恐脉浮虚，召孙兆至，曰：诸公虽疑不用下药，郑之福也，下之必死。某有一二服药，服之必瘥，遂下小陷胸汤。寻利，其病遂良愈，明日面色改白，京城人称服。又曰：孙主簿述之母，患胸中痞急，不得喘息，按之则痛，脉数且涩，此胸痹也。因与仲景三物小陷胸汤，一剂而和，二剂而愈。

《医垒元戎》：小陷胸汤，去半夏加大黄。

《赤水玄珠》：徐文学三泉先生令郎，每下午发热，直至天明，夜热更甚，右胁胀痛，咳嗽吊疼，坐卧俱疼，医以疟治，罔效。逆予诊之，左弦大右滑大搏指。予曰：《内经》云，左右者阴阳之道路。据脉，肝胆之火为痰所凝，必勉强作文①，过思不决，郁而为疼。夜甚者，肝邪实也，乃以仲景小陷胸汤为主，瓜

---

① 必勉强作文：原作“必强免作文”，据《伤寒论辑义》改。

蒌一两，黄连三钱，半夏二钱，前胡、青皮各一钱，水煎饮之。夜服当归龙会丸，微下之，夜半痛止热退，两帖全安。

《医林集要》：加味陷胸汤，治壅热痞满，胸膈痛，或两胁痛，于本方加桔梗、黄芩、黄连、麦门冬、姜，水煎，饥时服，利下黄涎，即安。凡疟痢病后，余热留滞胸膈，及有饮酒过度，胸结痛，亦宜服此，神效。一法只用小陷胸汤加桔梗、枳壳，甚效。

《医学入门》：小调中汤，治一切痰火及百般怪病，善调脾胃，甚效。于本方加甘草、生姜。

《证治大还》：加味小陷胸汤。秘方治火动其痰，嘈杂，于本方加枳实、栀子。

《张氏医通》：凡咳嗽面赤，胸腹胁常热，惟手足有凉时，其脉洪者，热痰在膈上也。小陷胸汤，即本方。

铁樵按：小结胸正在心下，则大结胸不止心下，大结胸既不止心下，则与大承气证相似，惟不如阳明腑之壮热。又，观陷胸汤与大承气之分别，可知大承气证重心在回肠，大陷胸证重心在脘下，此皆是与前章互相发明者。观方中用黄连，则知小陷胸证皆属热者，不热则此方不适用，可知小结胸无寒证，既用半夏、瓜蒌实，则谓有饮亦是。古无痰字，饮即痰也。凡伤寒系热病，胸闷者，用此方为副药，颇效，惟属虚寒者当禁。又考《尊生方》张兼善曰：从心下至少腹，石硬而痛不可近者，大结胸也。正在心下未及腹胁，按之痛，未至石板，小结胸也。形证之分如此，盖大结胸者是水结在胸腹，故其脉沉紧；小结胸者是痰结于心下，故其脉浮滑。水结宜下，故用甘遂、葶、杏、硝黄等；痰结宜消，故用瓜蒌、半夏等。又，陈士铎云：瓜蒌一物，乃陷胸之胜药，平人服之，必至心如遗落然。食结在胸，非硝黄、枳、朴、槟榔等可祛，必得瓜蒌始能陷之，尤恐其过于下也，可加甘草留之。又王仆庄亦有瓜蒌实能洞穿心气之说，并可为小陷胸汤释疑辨惑。《尊生方》：瓜、栝蒌不分。

太阳病，二三日，不能卧，但欲起，心下必结，脉微弱者，此本有寒分也。反下之，若利止，必作结胸。未止者，四日复下之，此作协热利也。《玉函》《脉经》《千金翼》“起”下有“者”字，作“此本寒也”，“反”上有“而”字，“四”下有“五”字，“复”下有“重”字，“协”作“挟”。《脉经》“不”上有“终”字。《外台》“寒分”作“久寒”，《神巧万全方》“分”作“故”，王本删“分”字，《金鉴》云：“复下”之“之”字当是“利”字，上文利未止，岂有复下之理乎，细玩自知，是必传写之误。方云：末句“此”下疑有脱误，是不必矣。

钱云：二三日，表邪未解，将入里而未入里之时也。不能卧，但欲起者，邪势搅扰，坐卧不宁之状也。若此，则知邪已在胸次之阳位矣。以尚未入胃，故知心下必结。必者，决词也。本文虽不言治法，以理推之，即栀子豉汤之类证也。若此证而脉见微弱者，其中气本属虚寒，尤为不可下之证，而反下之。若利随下，止则陷入之邪，不得乘势下走，必硬结于胸中矣。若三日下之，而利未止者，第四日复下之，则已误再误，有不至中气不守，胃气下陷，以虚协热而下利者乎。此所以重以为戒也。桂枝人参汤证，误下而利不止，故因虚寒而成痞硬。此条误下利止，亦因虚寒而成结胸，均属太阳未解之证。一痞一结，似有虚实之殊，然脉微弱，而本有寒分者，其可竟以实热待之耶。“协热”二字，当与桂枝人参汤条不甚相远也。

丹云：寒分，汪氏云：痰饮也。以痰饮本寒，故曰寒分。然“分”字不成义，当从《外台》而作久寒，或依《玉函》等删之亦得。协热之“协”，成本作“恊”，并“挟”同，成注作“挟热利”。程氏云：里寒挟表热而下利，是曰协热是也，况《玉函》等作“挟”，可为确证矣。方氏云：协，互相和同之谓。后世注家，多宗其说，不可从矣。又云：此条结胸证，乃属虚寒。

常器之云：可增损理中丸。方出《外台》天行病，即理中丸加瓜蒌根、枳实、茯苓、牡蛎。云：治下后虚逆，而气已不理，而毒复上攻，结于胸中，乃于此条证，为切当矣。协热利，成氏而降，皆云邪热下攻，肠胃为热利，常氏主以白头翁汤。而此条曰：脉微弱，曰有寒分，岂是热利耶？钱氏注：似于经旨不相戾也。

铁樵按：此条本不可解，钱注牵强之极，简直不知所云，不可从也。魏荔彤云：直中有寒传经悉热，太阳结胸证与痞证皆经误下而成，亦属风寒在表之邪，日久变热，遂成结聚。特风阳邪聚于高分，寒阴邪聚于低分，然风因、寒因俱为已变热之邪无异也，所以陷胸、泻心方内俱有苦寒之味，大抵太阳未误下用辛温，已误下用苦寒云云。魏氏此说本为解释《太阴篇》而发。若用以解释此节，实较钱说优胜。直中有寒传经皆热，即吾所言体温反应之理。太阳病，病三日，不能卧，但欲起，以经验言之，实即鄙谚所谓竖头伤寒。若问何以但欲起，仲景之意，以为是心下结之故。但观其但欲起，便可知其心下结。故曰：心下必结，此非由误下而结，乃自结也。自结之治法若何，则有两途：其一，病人手足厥冷，脉乍紧，邪结在胸中，心中满而烦，饥不能食者当须吐之；其二，脉浮大，心下反硬，有热属实者，当须攻之。此说本赵嗣真。余皆曾经验，成效颇良。今心下自结而脉渐弱，则非复可吐可攻之证。何以故？以脉渐弱，非实热证。故曰：此本有寒分也，“分”字似当从《万全方》作“故”字。此寒之所从来即是太阳受病，尚未化热之寒，既是有寒便不当下而乃下之，故云反。“若利止”三字，亦自有说。张元素注《太阴篇》第一条云：“太阴本证惟腹满自利而已，若邪迫于上则吐而食不下也，若邪迫于下则利甚而腹满也，上下相迫，必上下交乱，胃中空虚，法只可行温散之剂，其病自痊。若误下之，必在下之邪去，而在上之邪陷，有不至于胸下结硬者哉。”经文《太阴篇》第一条本云：“腹满而吐食不下，自利益甚时腹自痛，若下之必胸下结硬。”以彼证此，是本条“不能卧，但欲起”之下，尚有省文“自利”两字。下之，而在下之邪去，在上之邪陷，故云若利止，必结胸。结胸证具当然是用陷胸，倘然下之，而利不止，是在上者不结，在下者不去，此可于第四五日再下之。何以可再下？因为寒已化热之故。故又自下注脚曰，此作协热利也。如此解释，较为妥当，而与钱氏之说完全相反，与丹氏所引各注亦不同。各注实不圆满，故为之征引旧说，纠正之如此。

太阳病，下之，其脉促，原注：一作“纵”，**不结胸者，此为欲解也。脉浮者，必结胸；脉紧者，必咽痛；脉弦者，必两胁拘急；脉细数者，头痛未止；脉沉紧者，必欲呕；脉沉滑者，协热利；脉浮滑者，必下血。**《玉函》《脉经》“脉”上并有“其”字，“协”作“挟”。

钱云：此条详言误下之脉证，以尽其变。误下之后，脉促，既不能盛于上，而为喘汗，亦不至陷于内，而为结胸。脉虽促，而阳分之邪，已自不能为患，是邪势将衰，故为欲解，此误下之侥幸者也。若脉仍浮者，可见表邪甚盛，不为下衰，将必乘误下之里虚，陷入上焦清阳之分，而为结胸矣。若脉见紧者，则下后，下焦之虚阳为少阴之阴寒所逼，循经上冲，必作咽痛也。脉弦者，邪在少阳。《经》云：尺寸俱弦者，少阳受病，少阳之脉，循胁，故云必两胁拘急。脉细数者，细则为虚，数则为热，下后虚阳上奔，故头痛未止。若脉见沉紧，则为下后阳虚，致下焦阴邪上逆而呕也。沉为在里，沉主下焦，滑为阳动，滑主里实，误下之后沉滑，热在里而仍挟表，水谷下趋，随其误下之势，必为协热下利也。若脉浮滑，阳邪止在阳分，而邪热下走，扰动其血，故必下血也。

《鉴》云：咽痛，少阴寒热俱有之证也。咽干肿痛者，为热；不干不肿而痛者，为寒。故少阴论中，有甘桔汤、通脉四逆汤二治法也。

锡云：不曰必头痛，而曰头痛未止者。以见太阳原有之头痛，因脉细数，而未止也。

程云：据脉见证，各著一“必”字，见势所必然者，其源头总在太阳病下之而来。故虽有已成坏病、未成坏病之分，但宜以活法治之，不得据脉治脉，据证治证也。

脉浮者，必结胸。王日休云：桂枝去芍药汤，脉紧者，必咽痛者。王日休云甘草汤，汪氏云桔梗汤更妙。脉弦者，两胁拘急者，王日休云小柴胡加桂枝。脉细数者，头痛未止，王日休云当归四逆汤。常器之云可葱须汤。脉沉紧者，必曰呕，王日休云甘草干姜汤，常器之云七物黄连汤。脉沉滑者，协热利，王日休云白头翁汤。脉浮滑者，必下血，芍药甘草汤加秦皮，常氏云可与《类要》檗皮汤。汪氏云：愚以临证用药，亦当活变古方，不宜执也。

《金鉴》曰：脉促当是脉浮，始与“不结胸为欲解”之文义相属。脉浮当是脉促，始与论中结胸、胸满同义。脉紧当是脉细数，脉细数当是脉紧，始合论中二经本脉。脉浮滑当是脉数滑，浮滑是论中白虎汤证之脉，数滑是论中下脓血之脉，细玩诸篇自知。

丹云：《金鉴》所改，未知旧文果如是否，然此条以脉断证，文势略与辨平二脉相似，疑非仲景原文。柯氏删之，可谓有所见矣。

铁樵按：此节当从《金鉴》改订者为是，否则于理不可通。且全书自乱其例，即全书之脉，皆不可为训矣。读者第参之《脉学讲义》，自能了然。

病在阳，应以汗解之，反以冷水潠之，若灌之，其热被劫，不得去，弥更益烦。肉上粟起，意欲得水，反不渴者，服文蛤散。若不差者，与五苓散。潠，《全书》《脉经》《千金翼》作“噀”，程、钱亦同。《玉函》《脉经》无“冷”字，《脉经》《外台》无“被”字，

“劫”作“却”。《玉函》《脉经》《外台》无“弥更”二字，“肉”作“皮”。此条旧与小陷胸白散合为一条，今从张氏、周氏、柯氏及《金鉴》分为三条，喻氏、魏氏并缺此条，及白散条可疑。

汪云：病在阳者，为邪热在表也，法当以汗解之，医反以冷水潠之。潠者，口含水喷也。若灌之，灌，潠也，灌则更甚于潠矣。表热被水止劫，则不得去，阳邪无出路，其烦热必更甚于未用水之前矣。弥更益者，犹言甚之极也。水寒之气，客于皮肤，则汗孔闭，故肉上起粒如粟也。意欲饮水不渴者，邪热虽甚，反为水寒所制也，先与文蛤散以解烦导水。若不差者，水寒与热相搏下传太阳之腑，与五苓散，内以消之，外以散之，乃表里两解之法也。

《伤寒类方》曰：此热结在皮肤肌肉之中，不在胃口，故欲饮而不渴，文蛤取其软坚逐水。

文蛤散方

文蛤五两

上一味，为散，以沸汤，和一方寸匕服，汤用五合。“一方寸匕”成本作“一钱匕”，《玉函》“和”下有“服”字，无“服”以下五字。

方云：文蛤，即海蛤之有文理者。

王云：文蛤，即海蛤粉也。河间丹溪多用之，大能治痰。

钱云：文蛤似蛤而背有紫斑，即今吴中所食花蛤，俗误呼为苍蠃或昌蛾者是也。

丹云：沈括《梦溪笔谈》曰，文蛤即今吴人所食花蛤也。其形一头小一头大，壳有花斑的便是。王氏以海蛤粉为文蛤，恐不然也。李时珍《本草·附方》，收此方于文蛤条，而不载于海蛤条，其意可见也。又云：文蛤、海蛤，其实无大分别。《神农本经》：海蛤主治咳逆上气，喘息，烦满。《唐本》云：主十二水，满急痛，利膀胱大小肠。甄权云：治水气浮肿，下小便，本方所用皆取于此义。

《古方选注》曰：文蛤取用紫斑纹者，得阴阳之气，若黯色无纹者，饵之令人狂走赴水。

《金鉴》曰：文蛤即五倍子也。案：《三因方》云，文蛤即五倍子，最能回津。《本草》在海蛤文，甚失其性，识者当知之，《金鉴》乃袭其误耳。

丹云：柯氏云，文蛤一味为散，以沸汤和方寸匕，服满五合。此等轻剂，恐难散湿热之重，邪弥更益烦者。《金匮要略》云：渴欲得水而贪饮者，文蛤汤主之，兼治微风脉紧头痛。审证用方，则移彼方，而补入于此，而可也。其方麻黄汤去桂枝加文蛤、石膏、姜枣，此亦大青龙汤之变局也。此说颇有理，故附载此。文蛤汤出“呕吐哕下利篇”，又“消渴篇”渴欲饮水不止者，文蛤散主之，即本方同。

铁樵按：文蛤散不知是否有讹误，吾尝用海蛤壳治消证，有小效，于伤寒未曾试验，五苓散理宜有效。又本条是当日时医手笔，大约自仲景书公布之后，冷水潠灌之法已共知其非，无用之者。然在今日，西医之用冰与时医之滥用甘凉遏抑，其弊正同。肉上起粟，与滥用石斛之后出白瘖者，病能亦正相同。以白瘖与肤粟者，皆汗腺与神经末梢变化也。本节之五苓散，利水而兼解肌。文蛤散之用，立意亦在解烦导水，不问肤之粟不粟，是吾侪之治热郁不达，而成白瘖之证，只当解郁热不当问白瘖，此甚易晓之理也。时医方案往往有白瘖已透字样，其语气似以白瘖之透归功于药，是何异以肤粟归功于潠水邪。

寒实结胸无热证者，与三物小陷胸汤，白散亦可服。原注：一云与三物小白散。《玉函》《千金翼》无“陷胸汤”，及“亦可服”三字，作“与三物小白散”。《金鉴》云：“无热证”之下，“与三物小陷胸汤”，当是三物白散。“小陷胸汤”四字必是传写之误。桔梗、贝母、巴豆三物，其色皆白，有三物白散之义，温而能攻，与寒实之理相属。小陷胸汤，乃性寒之品，岂可以治寒实结胸之证乎？“亦可服”三字，亦衍文也。柯氏改作三白小陷胸汤，为散亦可服。案：《金鉴》改订为是。

《鉴》云：结胸证，身无大热，口不烦渴，则为无热，实证乃寒实也，与三物白散。然此证脉必当沉紧，若脉沉迟，或证见三阴，则又非寒实结胸可比，当以枳实理中丸治之矣。

郑云：水寒结实在胸，则心阳被拒，自非细故。用三物白散下寒而破结，皆不得已之兵也。

《总病论》曰：寒实结胸、无热证者，与三物白散。注云：小陷胸者，非也。

《伤寒类方》曰：结胸皆系热陷之证，此云寒实乃水气寒冷所结之痰饮也。

《活人书》：与三物白散。无“小陷胸汤亦可用”七字。盖小陷胸寒剂，非无热之所宜也。

《医方考》云：此证或由表解里热之时，过食冷物，故令寒实结胸，然必无热证者为是。

白散方

桔梗三分　**巴豆**一分，去皮心，熬黑，研如脂。《玉函》作“六铢”，无“如脂”字　**贝母**三分。《玉函》桔梗、贝母各十八铢。

上三味为散，内巴豆，更与臼中杵之，以白饮和服。强人半钱匕，羸者减之，病在膈上必吐，在阳下必利。不利进热粥一杯，利过不止，进冷粥一杯。身热皮粟不解，欲引衣自覆，若以水潠之洗之，益令热劫不得出，当汗而不汗则烦。假令汗出已，腹中痛，与芍药三两，如上法。冷粥一杯，《千金翼》注：一云“冷水一杯”，“身热皮粟”以下四十九字，《玉函》《外台》并无，钱本、柯本亦删之为是，锡驹亦同，志聪删“病在膈上”以下七十六字。

钱云：寒实结于胸中，水寒伤肺，必有喘咳气逆。故以苦梗开之，贝母入肺解结，又以巴豆之辛热有毒，斩关夺门之将，以破胸中之坚结。盖非热不足以开其水寒，非峻不足以破其实结耳。

柯云：白饮和服者，甘以缓之，取其留恋于胸不使速下耳。散者，散其结塞，比汤以荡之更精也。身热皮粟一段，使人难解，今从删。

汪云：不利，进热粥，利不止进冷粥者，以热能助药力，冷能解药力也。

锡云：巴豆性大热，进热粥者，助其热性以行之也。进冷粥者，制其热势以止之也。俱用粥者，助胃气也。

丹云：《本草》徐子才云，中巴豆毒者，用冷水。《外台秘要》仲景桔梗白散，治咳而胸满，振寒脉数，咽干不渴，时出浊唾腥臭，久久吐脓，如米粥者，为肺痈，即本方，分两同。方后云：若利不止者，饮冷水一杯则定。《伤寒类方》曰：古法二钱五分为一分。案，此宋以降事。今以一两为一钱，则一分为二分五厘。《类方》又云：半钱匕，今秤约重三分。

铁樵按：结胸无热证之理，已详前章。然病固自有寒实之一种，故又出此条。经文与三物小陷胸两句，似误，当从《活人书》。方后“身热皮粟不解”以下，亦误。详其语气，似当在百四九节文蛤散方后。然仍有错误，未能吻合，只可阙疑。

太阳与少阳并病，头项强痛，或眩冒，时如结胸，心下痞硬者，当刺大椎第一间、肺俞、肝俞，慎不可发汗，发汗则谵语，脉弦，五日谵语不止，当刺期门。“五”下，成本、《玉函》有“六”字。

《鉴》云：太阳与少阳并病，故见头项强痛，或眩冒，时而结胸，心下痞硬之证。而曰或，曰时如者，谓两阳归并未定之病状也。病状未定，不可以药，当刺肺俞，以泻太阳，以太阳与肺通也；当刺肝俞，以泻少阳，以肝与胆合也。故刺而俟之，以待其机也。苟不如此，而发其汗，两阳之邪乘燥入胃，则发谵语。设①脉长大，则犹为顺，可以下之。今脉不大而弦，五六日谵语不止，是土病而见木脉也。慎不可下，当刺期门，以直泻其肝可也。

汪云：当刺大椎第一间者，谓当刺大椎②一穴，在第一椎之间，为背部中行之穴，乃手足三阳督脉之会。先刺之，以泻太少并病之邪。

丹云：《金鉴》以大椎第一间为肺俞，其说原于成氏。果然，则当曰第三间。又《金鉴》载林澜说云：第一间，疑即商阳，在手食指内侧，此乃依有二间、三间穴，而云尔者，尤属牵强。又云：后条太阳少阳并病，心下硬，颈项强而眩者，当刺大椎、肺俞、肝俞。慎勿下之，正与此条同义。《本事方》曰：记一妇人患热入血室证，医者不识，用补血调气药，涵养数日，遂成血结胸，或劝用小柴胡汤。予曰：小柴胡用已迟，不可行也；无已，则有一焉，刺期门穴，斯可矣。予不能针，请善针者治之，如言而愈。或者问云：热入血室，何为而成结胸也？予曰：邪气传入经络，与正气相搏，上下流行，或遇经水适来适断。邪气乘虚而入血室，为邪迫上入肝经，肝受邪则谵言而见鬼，复入膻中，则血结于胸也。何以言之？妇人平居，水当养于木，血当养于肝也。方未受孕，则下行之，以为月事；既妊娠，则中蓄之以养胎；及已产，则上壅之以为乳，皆血也。今邪逐血，并归肝经，聚于膻中，结于乳下，故手触之则痛，非汤剂可及，故当刺期门也。

《活人书》海蛤散，治血结胸。

海蛤　滑石　甘草炙，各一两　**芒硝**半两

上为末，每服二钱，鸡子清调下。小肠通利，则胸膈血散，

---

① 设：原作“该”，据《伤寒论辑义》改。

② 椎：原作“间”，据《伤寒论辑义》改。

膻中血聚，则小肠壅，小肠壅，膻中血不流行，宜此方。小便血数行，更宜桂枝红花汤，发其汗则愈。

铁樵按：太阳病麻桂为主，所以驱外来之邪，其驱之法在发汗。少阳则不能发汗，所以不能发汗，因少阳是伏邪，若发汗，徒伤在内之阴液，与在外之卫气。此理已详第二十期《伤寒讲义》。本条为太阳少阳并病之证，亦不能发汗。并病者，太阳之病将并入少阳之谓，是即今人所谓转属病。既是转属病，虽太少两阳并见，而太阳已处宾位。因外表之邪均将入于半表半里，而成纯粹之少阳证也。惟其少阳为主，故不可发汗。汗之，太阳之邪虽除，只是副病。液体因汗而少，心下愈痞硬胸结，胃神经起变化。液少则神经失养，阴分既亏，热则愈炽，热炽则神经受炙。凡此皆可以致谵语，故曰慎不可发汗。据朱肱《活人书》云：伤寒结胸欲绝，心膈高起，手不得近，若下后而然者，谓之虚逆，当用枳实理中丸。古今用之如神，可以应手而愈，是则一比较稳妥之法也。又魏荔彤云：考图穴，大椎为督脉之穴，居身后，肺俞、肝俞俱属膀胱之穴，次第由大椎而下，同居于背，是太阳行身后之道路也。于此三刺，皆所以泻太阳经表之邪，而于肺、肝、膀胱无涉。诸家牵附，总由不知刺三穴泄经邪之义耳。按：魏氏所谓肺、肝、膀胱，该期门而言。期门为足厥阴经穴，刺之，所以泻肝者，计两穴在巨厥穴旁，同身寸四寸五分。巨厥是任脉穴，在脐上同身寸六寸五分。据此是刺可以导伏邪使出，而不伤阴液，与汗不同，故不可汗而可刺。

妇人中风，发热恶寒，经水适来，得之七八日，热除而脉迟身凉，胸胁下满，如结胸状。谵语者，此为热入血室也，当刺期门，随其实而取之。“其实”间，《玉函》《脉经》有“虚”字。“取”成本作“泻”。《脉经》“取之”下有“平病去热入血室，无犯胃气及上三焦，与此相反，岂谓药不谓针耶”二十六字。

程云：妇人中风，发热恶寒，自是表证，无关于里，乃经水适来，且七八日之久，于是血室空虚，阳热之表邪，乘虚而内据之，阳入里，是以热除而脉迟身凉。经停邪，是以胸胁满如结胸状，阴被阳扰，是以如见鬼状而谵语，凡此热入血室故也。邪热入而居之，实非其所实矣，刺期门以泻之，实者去而虚者回，即泻法为补法耳。

汪云：热入血室，而瘀积必归于肝，故随其经之实，而用刺法以泻之也。成注反云：审看何经气实，更随其实而泻之，殊出不解，邪传少阳，热入血室，故作谵语等证。仲景恐人误认为阳明腑实证，轻用三承气以伐胃气，故特出一刺期门法疗之。

丹云：血室，方氏云：为营血停留之所，经血集会之处，即冲脉所谓血海是也。诸家皆从其说，只柯氏云血室也，肝也。肝为血藏之脏，故称血室。以上亦未见明据。陈自明《妇人良方》云：巢氏《病源》并《产宝方》，亦谓之胞门、子户，张仲景谓之血室。《卫生宝鉴》云：血室者，《素问》所谓女子胞，即产肠也。《程氏医彀》云：子宫即血室也。张介宾《类经附翼》云：子户者，即子宫也，俗名子肠。医家以冲任之脉盛于此，则月事以时下，故名之曰血室。又云：方注原于《明理论》。

铁樵按：血室之解释，诸家纷歧竟无定义，巢氏《病源》最古，其说当有所本。柯氏竟谓指肝，其义亦长，肝为藏血之脏，已详《幼科讲义》。且期门是肝穴，胁下为肝之部位，殆柯氏所以有此主张之故。刺期门所以泻肝，故曰随其实而取之，文义悉合，是可信也。

刺法今虽不传，其理则有可得而言者。盖刺之所以为泻，亦非泻血，针锋所入本无血，即有血也不过濡缕而止。何以能泻？盖针灸之理，亦利用体功之自然以疗病者。例如本节之所谓状如结胸者，即是血结。经水之来，本有其一定程序，因发热之故，乱其程序，血行不能循常规，聚于胁下，则胁下觉满。何以聚于胁下？因是厥阴、少阳之经络也。肝胆之气条达，则血行通畅；

不条达而郁结，斯聚也。郁结之因有两种：其一，因环境之拂逆，观妇人月经不调或月事竟不行，而成俗所谓干血痨者，其病因辄由于甚深之肝郁，可以证明血结之属肝。其二，即本论之柴胡证、抵当证，及本节前节之刺期门，此皆由于外感发热，月事时行因而成病。综观本论各条，是从少阳论治者，于是可得一公例曰：由忧郁而来之血结，从肝治；由外感而来之血结，从胆治。胆者，肝之腑也。然则血室云者，殆古时医家之习惯语，仲景固未言是肝、是子宫。巢《源》谓是胞门子户，柯氏释之为肝。两说固可通也。

妇人中风七八日，续得寒热，发作有时，经水适断者，此为热入血室，其血必结，故使如疟状，发作有时，小柴胡汤主之。

程云：前条之热入血室，由中风在血来之前，邪肯容血空尽其室而入之，室中略无血，而浑是邪，故可用刺法，尽泻其实。此条之热入血室，由中风在血来之后，邪乘血半离其室而入之。血与热搏，所以结。正邪争，所以如疟状，而休作有时。邪半实而血半虚，故只可用小柴胡为和解法。

方云：适来者，因热入室，迫使血来，血出而热遂遗也。适断者，热乘血来而遂入之，与后血相搏，俱留而不出，故曰其血必结也。

志云：案，“经水适断”四字，当在七八日之下。

钱云：小柴胡汤中应量加血药，如牛膝、桃仁、丹皮之类。其脉迟、身凉者，或少加姜桂，及酒制大黄少许，取效尤速。所谓随其实而泻之也。若不应用补者，人参亦当去取，尤未可执方以为治也。案：热入血室，许叔微小柴胡汤加地黄，张璧加牡丹皮。杨士瀛云：小柴胡汤力不及者，于内加五灵脂。

铁樵按：小柴胡之用，自来皆言和解，不知实所以疏达肝胆。以本条证前条，吾说乃益圆满。

妇人伤寒发热，经水适来，昼日明了，暮则谵语，如见鬼状

者，此为热入血室，无犯胃气及上焦，必自愈。“明了”，《脉经》作“了了”。“必”下，《玉函》《脉经》有“当”字，《脉经》注云：二字疑。

成云：伤寒发热者，寒已成热也，经水适来，则血室空虚，邪热乘虚入于血室。若昼日评语，为邪客于腑而阳争也。此昼日明了，暮则评语，如见鬼状，是邪不入腑，入于血室而阴争也。阳盛评语则宜下。此热入血室，不可与下药，犯其胃气。热入血室，血结寒热者，与小柴胡汤，散邪发汗。此虽热入血室，而无血结寒热，不可与小柴胡汤发汗，以犯上焦。热入血室，胸胁满如结胸状者，可刺期门。此虽热入血室，而无满结，不可刺期门。犯其中焦，必自愈者，以经行则热随血去而下也，已则邪热悉除而愈矣。所为发汗为犯上焦者，发汗则动卫气，卫气出上焦故也。刺期门为犯中焦者，刺期门则动荣气，荣气出中焦故也。

方云：无，禁止之辞。犯胃气，言下也。必自愈者，言伺其经行血下，则邪热得以随血而俱出，犹之鼻衄红汗，故自愈也。盖警人勿妄攻以致变乱之意。

丹云：胃气及上二焦，方氏、程氏、汪氏并云言汗吐也。柯氏改作上下焦，盖僭妄耳。《脉经》疑之，似是。成氏以汗为小柴胡，且以刺期门为犯中焦，于义未妥，然亦他无明注，故姑揭成注尔。又云：程林《金匮直解》曰，上章以往来寒热如疟，故用小柴胡以解其邪。下章以胸胁下满如结胸状，故刺期门以泻其实。此章则无上下二证，似待其经行血去，邪热得以随血出而解也。

铁樵按：昼日明了，暮则谵语，蓄血固如此，阳明经腑证亦如此，体工上有此一种变化。又，在阴虚肝旺之人，往往昼则昏倦，夜则清明，与热病适相反，皆可以证天时与人体之关系。若问何以如此，证家以阴阳为说，未能丝丝入扣，余亦不能言其所以然之故。谵语亦有可资研究者，古人分虚实两种：曰郑声，曰谵语。谵与评义同，其实不足以尽之，非但有虚实，亦有重轻。

实甚则谵语，阳明腑燥屎是也；虚甚则谵语，少阴证，郑声是也。热甚则谵语，三阳合病之白虎证是也。蓄血则谵语，抵当汤证是也。实甚谵语，为有燥屎，腑气不通。虚甚谵语，为亡阳，脉短，血不养筋。热甚则神经被炙，蓄血则脉管不通，其中复有交互作用。白虎证热盛是主因，汗多亦是副因。少阴证亡阳是主因，热不解亦是副因。阳明腑燥屎为主因，热壮乃副因。蓄血证，一部分充血为主因，他部分贫血为副因。治法只攻主因，亡阳用辛温回阳敛汗，蓄血用抵当下血，热盛用白虎清之，屎燥用承气荡之是也。惟其有主因、副因错杂其间，故不易辨识。《活人书》云：仲景谓实则谵语，虚则郑声，世多不别，然亦相似难辨，须凭外证与脉别之。即是因有主因复有副因之故，吾侪苟能明主副因，更能知谵语所以然之故。虽病状疑似之间，不能淆惑，否则纵凭脉证，亦不能应付适当。此医学所以贵根本解决也。

抑不但如以上所述等是热，体强者不必便谵语，虚则热不甚亦见。苟无积热甚亦不必见，有积则见等是蓄血。平日神经过敏者，必更易见。是副因之中，更有副因，尤不止此。谵语见鬼者，乃神经已乱，灼然可见之病证，若命此为病之程度，已至七十分，则前乎此之六十分、五十分、四十、三十分，虽未至谵语见鬼，亦有可见之病机。十年前，鄙人患病，奇重奇剧。病源是药蛊，是肝气，见证则神经过敏，消化不良，脾脏肿大，脚肿，心跳手颤，舌本亦强。而当病最剧时，往往发言不由自主，盖已有渐入颠痫范围之倾向。嗣后服龙胆泻肝及耆婆丸等，久之又久，便血数次，病乃渐愈。嗣又屡治便血之证，凡将便血，或血未尽之顷，留心体察其人言行，必小有异征。至血下已尽，则言动较为安详，然后悟得《伤寒论》抵当证及妇人热入血室各条所以然之故。否则仲景用抵当攻血，谓血下乃愈，其理极不可通，而妇人热入血室之证，必谵语如见鬼等亦难知其故矣。《伤寒论·太阳篇》下卷，千余年来，解人难索，痢疾肠穿孔，本是死证，与此各条不同。近有误引《伤寒》，断为必愈，致此次腾之报章，以为取缔中医之口实，则不明《伤寒》原理之故也。

伤寒六七日，发热微恶寒，支节烦疼，微呕，心下支结，外证未去者，柴胡桂枝汤主之。“支节”《玉函》作“肢节”。成本“柴胡”下有“加”字。

柯云：伤寒至六七日，正寒热当退之时，反见发热恶寒证，此表证而兼心下支结之里证，表里未解也。然恶寒微则发热亦微，但肢节烦疼，则一身骨节不烦疼可知。表证微，故取桂枝之半。内证微，故取柴胡之半。此因内外俱虚，故以此轻剂和解之也。

王云：支节，犹云枝节，古字通也。支结，犹云支撑而结。南阳云：外证未解，心下妨闷者，非痞也，谓之支结。

丹云：方氏云，支节者，四肢百节也。若言百节，则似周身百节烦疼，此恐不然，当是四肢之关节烦疼。柯注为得。《明理论》曰：烦疼即热疼。又云：钱氏云，成氏曰支，散也。王肯堂云支结，支撑而结也。若训作散，则不能结矣。方注云支结，言支饮搏聚而结也。喻氏云心下支结，邪结于心下偏旁，不中正也。若谓支饮结于心下，梦语喃喃，吾不识支饮为何物也。诸说纷纷，略无定论，当以支撑之解为近是。

又云：《金鉴》云支，侧也，小也。支结者，即心下侧之小结也。此解尤非。《伤寒百问·经络图》曰：心下妨闷者，非痞也，谓之支结。王冰曰：支，拄妨也。又云：王说见“六元正纪”支痛注，为是。

柴胡桂枝汤方

桂枝去皮。成本、《玉函》一两半　**人参**一两半　**半夏**二合半，洗

大枣六枚，擘　**柴胡**四两　**黄芩**一两半　**甘草**一两炙　**芍药**一两半　**生姜**一两半，切

上九味，以水七升，煮取三升，去滓，温服一升。本云：人参汤作如桂枝法，加半夏、柴胡、黄芩。复如柴胡法，今用人参，作半剂。成本不见此方，载在第十卷，无“本云”二十九字，《玉函》同。

《鉴》云：不名桂枝柴胡汤者，以太阳外证虽未去，而病机已见于少阳里也，故以柴胡冠桂枝之上，意在解少阳为主，而散太阳为兼也。《外台秘要》疗寒疝腹中痛者，柴胡桂枝汤，即本方。

铁樵按：《金匮》支饮、悬饮之“支”，是指痰饮之停蓄两旁者。此处支结，当是胁下满之义。外证未去用桂枝，胁下满用柴胡，辞义明白，并无可疑之处。

伤寒五六日，已发汗，而复下之，胸胁满微结，小便不利，渴而不呕，但头汗出。往来寒热，心烦者，此为未解也，柴胡桂枝干姜汤主之。

成云：伤寒五六日，已经汗下之后，则邪当解。今胸胁满，微结，小便不利，渴而不呕，但头汗出，往来寒热，心烦者，即邪气犹在半表半里之间，为未解也。胸胁满，微结，寒热心烦者，邪在半表半里之间也。小便不利而渴者，汗下后亡津液内燥也，若热消津液，令小便不利而渴者，其人必呕。今渴而不呕，知非里热也，伤寒汗出则和。今但头汗出，而余处无汗者，津液不足，而阳虚于上也，与柴胡桂枝干姜汤，以解表里之邪，复津液而助阳也。

汪云：微结者，言其邪不甚，未入于腑，正当表里之间也。小便不利者，此因汗下之后而津液少也，惟津液少而非停饮，以故渴而不呕。但头汗出者，此热郁于经，不得外越，故但升于头而汗出也。

柴胡桂枝干姜汤方《外台》名小柴胡汤，而主疗系中篇第六十八条。

柴胡半斤　**桂枝**三两，去皮　**干姜**二两。《全书》《外台》作三两　**瓜蒌根**四两　**黄芩**三两　**牡蛎**二两，熬，《全书》《外台》作三两　甘草二两，炙

上七味，以水二斗二升，煮取六升，去滓，再煎取三升，温服一升，日三服。初服微烦，复服，汗出便愈。

汪云：即小柴胡汤加减方也。据原方加减法云：胸中烦而不呕者，去半夏、人参，加瓜蒌实。若渴者，去半夏。兹者心烦渴而不呕，故去人参、半夏，加瓜蒌根四两。若胁下痞硬，去大枣，加牡蛎。兹者胸胁满微结，即痞硬也，故去大枣，加牡蛎二两。若心悸，小便不利者，去黄芩，加茯苓。兹者小便不利，心不悸，而但烦，是为津液少而躁热，非水蓄也，故留黄芩，不加茯苓。又云：若咳者，去人参、大枣、生姜，加五味子、干姜。兹不因咳，而以干姜易生姜者，何也？盖干姜味辛而气热。其用有二，一以辛散胸胁之微结，一以热济黄芩、瓜蒌根之苦寒，使阴阳和而寒热已焉。

丹云：《金匮要略》附方，《外台》柴胡桂姜汤，治疟，寒多微有热，或但寒不热，服一剂如神。案：今《外台》无所考。又云：《活人书》干姜柴胡汤，妇人伤寒，经脉方来初断，寒热如疟，狂言见鬼。即本方，无黄芩。

铁樵按：凡用桂枝干姜，皆病之感寒而未化燥者。若已化燥者，不可用。今所见伤寒五六日之后，鲜有不化燥者。此或由于气候关系，或由于饮食居处关系。若不问已否化燥，仅据经文疑似之间，率尔用之，无不败事。后人疑仲景书无用，皆因此故。头汗，诸家释为阳郁，因热郁于经，不得外越，故升于头，是成氏所谓津液不足，阳虚于上，为头汗之真确原因矣。然有一疑问，柴胡为升阳之品，既头汗是热不得，越虚阳上升，何得更用

柴胡升之，此非理论上不可通乎？凡稍涉疑似理不可通，则不得轻易尝试，此为吾侪业医者之紧要条件。然则苟非经文有误，非求其所以然之故不可。本谓有阳明病下血谵语者，此为热入血室，但头汗出者，刺期门，随其实而泻之，濈然汗出则愈之文，是本节绝好注脚也。曰刺期门随其实而泻之，则刺期门之意义为泻肝，准吾前条所释。肝之猝病治少阳，则期门虽是泻肝，其实是疏达少阳。其濈然汗出句对头汗出而言，谓遍身汗出也，疏泄少阳，即遍身汗出，执果以求因，是遍身汗不出。但头汗出者，即因少阳不得疏泄之故，惟其病在少阳，故可以用柴胡。非头汗可以用柴胡，则又何畏柴胡升阳哉？其阳微结一条主小柴胡，亦同一蹊径。此外又有栀豉证、茵陈蒿证，皆但头汗出，所以主栀豉，以懊憹为主；所以主茵陈者，以发黄为主，头汗是副证，故不注重也。吾于《伤寒广要》曾言但头汗、脚蜷为少阴，乃举头汗之最危险者而言。学员某君举以为问，因略举各节释之如此。又暑温亦有但头汗、蜷卧者，当从暑温治，不可从伤寒少阴治，亦不可不知。

伤寒五六日，头汗出，微恶寒，手足冷，心下满，口不欲食，大便硬，脉细者，此为阳微结，必有表复有里也，脉沉亦在里也。汗出为阳微，假令纯阴结，不得复有外证，悉入在里，此为半在里半在外也。脉虽沉紧，不得为少阴病，所以然者，阴不得有汗。今头汗出，故知非少阴也，可与小柴胡汤，设不了了者，得屎而解。《玉函》“在里也”作“为病在里”。

知云：此言少阳病有似少阴者，当细辨其脉证也。

成云：伤寒五六日，邪当传里之时，头汗出微恶寒者，表仍未解也。手足冷，心下满，口不欲食，大便硬，脉细者，邪结于里也。大便硬为阳结，此邪热虽传于里，然以外带表邪，则热结犹浅，故曰阳微结。脉沉虽为在里，若纯阴结，则更无头汗恶寒之表证。诸阴脉皆至颈胸中而还，不上循头，今头汗出，知非少阴也，与小柴胡汤以除半表半里之邪。服汤已，外证罢而不了了者，为里热未除，与汤取其微利则愈，故云得屎而解。

程云：半里之热，以怫郁不得外达，故头汗出，半表之寒，以持久不能解散，故微恶寒。两邪互拒，知阳气郁滞而成结矣。唯其阳气郁而滞也，所以手足冷，心下满，口不欲食，大便硬，既有结滞之证，便成结滞之脉，所以脉亦细。所云阳证似阴者，此其类也。凡脉细脉沉紧，皆阳热结之诊，无关少阴也。可见阳气一经郁结，不但阳证似阴，并阳脉似阴矣。只据头汗出一证，其人阳气郁结，必夹口苦、咽干、目眩而成。其余半在表证，但一审之微恶寒，而凡往来寒热等证，不必一具，即可作少阳病处治，与以小柴胡汤矣。得屎自解，即大柴胡与柴胡加芒硝汤，皆所当斟酌者耳。

丹云：汗出为阳微。锡驹云：汗出为太阳表气虚微，与阳微结之微不同，钱氏以为阳微而结与汗出为阳微，同为阳气衰微之义。汪氏则并下阳微为阴微结之义，俱失之。《金鉴》云：脉细当是脉沉细。观本条下文“脉沉，亦在里也”之“亦”字，自知脉虽沉紧之紧字，当是细字，本条上文并无紧字，如何说虽沉紧，虽字何所谓耶，必是传写之误。又云：汪氏云，《补亡论》郭白云云，实者大柴胡汤，虚者蜜煎导之，其说甚是。而今推成氏之意，当是调胃承气汤。《本事方》曰：有人患伤寒五六日，头汗出，自颈以下无汗，手足冷，心下痞闷，大便秘结，或者见四肢冷，又汗出满闷，以为阴证。予诊其脉，沉而紧。予曰，此证诚可疑。然大便结，非虚结也，安得为阴脉，虽沉紧为少阴，多是自利，未有秘结者。予谓此证半在里半在表，授以小柴胡得愈。仲景称伤寒五六日头汗出云云，此疾证候同，故得屎而解也。

铁樵按：本条自“伤寒五六日”句起，至“脉沉亦在里也”止，文字虽简，直有绘影绘声之妙，非屡诊此病者不知。阴不得有汗，今头汗出，故知非少阴三句，不得凿解。少阴明明有但头汗出者，不过少阴之头汗，张景岳、王肯堂均谓之脱汗，是即亡阳。亡阳者，阳扰于外，阴争于内。此虽有汗，当不名为汗，大约《内经》所谓绝汗乃出者是。丁①此之时，医者之目光所注者，在脱绝。盖病至于此，目光必异常，呼吸必不续，脉必或沉、或细、或硬、或乱，面色或灰败，或戴阳，舌色或干枯，或鲜明如锦。凡此种种，皆脏气垂绝之象。医者所注意，当在此等处。虽头汗，岂复得与寻常汗出相提并论？故此处直言，阴不得有汗。因本条病证不过少阳，与阴证相差甚远。仲景以此为说，弦外之音正多妙谛。若死煞句下，以阴不得有汗为疑，便去题万里矣。

此非余之曲说，学者他日至功之境界自能领会。史公谓“九方皋相马，在牝牡骊黄”之外，吾于此节文字，亦觉有如此蹊径也。

① 丁：当，逢。

第十五期

辨太阳病脉证并治下第三

伤寒五六日，呕而发热者，柴胡汤证具，而以他药下之，柴胡证仍在者，复与柴胡汤。此虽已下之，不为逆，必蒸蒸而振，却发热汗出而解，若心下满而硬痛者，此为结胸也，大陷胸汤主之。但满而不痛者，此为痞，柴胡不中与之，宜半夏泻心汤。《外台》此条作“太阳病下之，其脉促不结胸者，此为欲解也。若心下满硬痛者，此为结胸也，大陷胸汤主之。但满而不痛者，此为痞，柴胡不中与之也，宜半夏阳心汤主之。”《玉函》“发热”下无“者”字，“已”作“以”，“但”作“若”，“不中与之”作“不中复与之”也。

志云：此节分三段，上段言柴胡证具，虽下不为逆，复可与柴胡汤。中段言下之而成结胸，大陷胸汤。下段言痞证但满不痛，不可复柴胡，而宜半夏泻心汤。

柯云：呕而发热者，小柴胡证也。呕多虽有阳明证，不可考之，若有下证，亦宜大柴胡，而以他药下之误矣。误下后有二证者，少阳为半表半里之经，不全发阳，不全发阴。故误下之变，亦因偏于半表者成结胸，偏于半里者心下痞耳。此条本为半夏泻心而发，故只以痛、不痛分结胸与痞，未及他证。

钱云：他药者即承气之类，非有别药也。蒸蒸，身热汗欲出之状也。振者，振振然动摇之貌，即寒战也。以下后正气已虚，难于胜邪，故必战而后汗也。

魏云：结胸不言柴胡汤不中与，痞证乃言柴胡汤不中与者，何也？结胸证显而易认，痞证甚微难认，且大类于前条所言支结，故明示之，意详哉。

半夏泻心汤方

半夏半升，洗。《外台》注：一方五两　**黄芩**　**干姜**　**人参**　**甘草**炙，各三两　**黄连**一两　**大枣**十二枚，擘。《玉函》作十六枚

上七味，以水一斗，煮取六升，去滓，再煎取三升，温服一升，日三服。须大陷胸汤者，方用前第二法。“再煎”，成本、《玉函》作“再煮”，“须”以下十二字成本无。

程云：泻心虽同，而证中具呕，则功专涤饮，故以半夏名汤耳。曰泻心者，言满在心下清阳之位，热邪挟饮，尚未成实，故清热涤饮，使心下之气得通，上下自无阻留，阴阳自然交互矣。然枢机全在于胃，故复补胃家之虚，以为之斡旋，与实热入胃而泻其蓄满者，大相径庭矣。痞虽虚邪，乃表气入里，寒成热矣，寒虽成热，而热非实，故用苦寒以泻其热，兼佐辛甘以补其虚，不必攻痞而痞自散，所以一方之中，寒热互用也。

柯云：即小柴胡去柴胡，加黄连干姜汤也。不往来寒热，是无半阴证，故不用柴胡。痞因寒热之气互结而成，用黄连干姜之大寒大热者，为之两解也。

吴云：去滓复煎者，要使药性合而为一，漫无异同，并停胃中。少顷随胃气以敷布，而里之未和者，遂无不和。

《医方考》曰：伤寒下之早，以既伤之中气而邪乘之，则不能升清降浊，痞塞于中，如天地不交而成否，故曰痞。泻心者泻心下之邪也，姜夏之辛，所以散痞气，芩连之苦，所以泻痞热。已下之后，脾气必虚，人参甘草大枣，所以补脾之虚。《伤寒选录》曰：凡言泻心者，少阳邪将入太阴，邪在胸中之下，非心经受邪也。《伤寒蕴要》曰：泻心，非泻心火之热，乃泻心下之痞满也。《千金·心虚实门》泻心汤治老少下利，水谷不消，肠中雷鸣，心下痞满，干呕不安，即本方。煮法后云：并治霍乱。若

寒，加附子一枚。渴，加瓜蒌根二两。呕，加橘皮一两。痛，加当归一两。客热，以生姜代干姜。又“冷痢门”泻心汤，治卒大下利热，唇干口燥，呕逆引饮，于本方去大枣，加瓜蒌根、橘皮。注：引胡洽，文与“心虚实门”同，唯云仲景用大枣十二枚。《三因·心实热门》泻心汤，治心实热，心下痞满，身重发热，干呕不安，腹中雷鸣，泾溲不利，水谷不消，欲吐不吐，烦闷喘急，于本方去大枣。

铁樵按：本节意义自明。惟柴胡、陷胸、半夏泻心三方，总觉阶级相差太远，固知本节之主意，只在泻心。然三方之证，相去无几。三方之药，夷险悬绝，则陷胸总属可疑，柴胡证亦痞满，不过少阳之满，乃连及胁下者。泻心证痞满，只在胸中，观泻心方，以芩连为主药，是即集表之体温，因误下之故，返而救里。所谓内陷者，是有积者，为结胸。故按之硬无积者，为痞。故按之濡虚者下之，则入阴分，故云脏结。脏结、结胸与痞，皆是内陷。陷者，当举高者，以瓜蒂散吐之，颇效。其结之地位略低者，大柴胡表里分疏亦效，何故忽出一奇悍药品之大陷胸汤？至于痞，亦是热陷，外不解者，仍当解外，外已解者，但余里热，恐未必发热而呕吐。此于理论既甚真确，于经验亦复习见不鲜，而经文乃不可解矣。泻心非不可用，事实上往往只用为副药，泻心出专条，而更有种种泻心，已属可疑。至于陷胸，仅小陷胸可用，大陷胸汤丸皆无可用之理。后文之十枣汤尤属谬妄。而各条散见之陷胸汤，可以前后互证，绝非一节偶误可知，故吾疑《伤寒论·太阳下篇》竟是伪书。若必认定是仲景之书，曲为之解，则各家注释，捉襟露肘，亦已淋漓尽致。若竟盲从而尝试，则有杀人而已矣。

太阳少阳并病，而反下之，成结胸。心下硬，下利不止，水浆不下，其人心烦。《玉函》《脉经》“利”下有“复”字，“不下”间有“肯”，“其人”下有“必”字。

汪云：太阳病在经者，不可下。少阳病下之，亦所当禁，故以下之为反也。下之则阳邪乘虚，上结于胸，则心下硬，下入于肠，则利不止，中伤其胃，则水浆不入，其人心烦者，正气已虚，邪热躁极也。《条辨》云："心烦"下疑有脱简。大抵其候为不治之证。仲景云：结胸证悉具，烦躁者亦死，况兼下利，水浆不下者邪，其为不治之证宜矣。

锡云：凡遇此病，宜重用温补，即小陷胸亦不可与也。

丹云：此条证，喻氏以降，皆以为死证。特钱氏云：愚恐未必尽皆死证，或有治法，未可知也，当于仲景诸烦证中，约略寻讨其活法可也。

铁樵按：此条有关文，以语气未完也。若各注家之说，以为是死证，故仲景不出方，此正不然。若仅仅水浆不下，心下硬，与心烦，便委为死证，不立方，则平心而论，仲景尚不算高手。论中阳证三承气，阴证四逆、通脉、白通，较此危险倍蓰，仲景未尝委之而去，此证乃无方药，是何说欤。

脉浮而紧，而复下之，紧反入里则作痞，按之自濡，但气痞耳。《玉函》"复"作"反"。

方云：濡与软同，古字通用。复，亦反也。紧反入里，言寒邪转内伏也。濡，言不硬痛而柔软也。痞，言气阳不通而否塞也。

钱云：脉浮而紧，浮为在表，紧则为寒。乃头痛发热，身疼，腰痛，恶风无汗，寒邪在表之脉，麻黄汤证也。而复下之者，言不以汗解，而反误下之也。紧反入里者，言前所见紧脉之寒邪，因误下之虚，陷入于里，而作心下痞满之证也。此不过因表邪未解，误下里虚，无形之邪气，陷入于里而成痞耳，其脉证不同，治法各异者，又于下条分出，以为临证施治之用。

丹云：此条证，常器之主小陷胸汤、生姜泻心汤，郭白云主半夏泻心汤、枳实理中丸，喻氏、程氏、魏氏主大黄黄连泻心汤，《金鉴》主甘草泻心汤，未如钱氏不主一方也。

太阳中风，下利呕逆，表解者，乃可攻之。其人漐漐汗出，发作有时，头痛，心下痞硬满，引胁下痛，干呕短气，汗出不恶寒者，此表解里未和也，十枣汤主之。“干呕短气”，《玉函》作“呕即短气”，《玉函》无“汗出不恶寒者”六字。《玉函》《脉经》《千金翼》“此”下有“为”字。

柯云：中风下利呕逆，本葛根加半夏证。若表既解，而水气淫溢，不用十枣攻之，胃气大虚，后难为力矣。然下利呕逆，固为里证，而本于中风，不可不细审其表也。若其人汗出，似乎表证，然发作有时，则病不在表矣。头痛是表证，然既不恶寒，又不发热，但心下痞硬而满，胁下牵引而痛，是心下水气泛溢，上攻于脑而头痛也，与伤寒不大便六七日而头痛与承气汤同。干呕汗出为在表，然而汗出而有时，更不恶寒，干呕而短气，为里证也明矣。此可以见表之风邪已解，而里之水气不和也。然诸水气为患，或喘，或渴，或噎，或悸，或烦，或利而不吐，或吐而不利，或吐利而无汗。此则外走皮毛而汗出，上走咽喉而呕逆，下走肠胃而下利，浩浩莫御，非得利水之峻剂以直折之，中气不支矣。此十枣之剂，与五苓、青龙、泻心等法悬殊矣。

丹云：《金鉴》云，下利之下，当是“不”字，发作之“作”字，当是“热”字。汪氏云：“头痛”二字，当在“发作有时”之上，二说并非也。

十枣汤方

芫花熬　**甘遂**　**大戟**

上三味等分，各别捣为散，以水一升半，先煮大枣肥者十枚，取八合，去滓。内药末，强人服一钱匕，羸人服半钱，温服之，平旦服。若下少，病不除者，明日更服，加半钱，得快下利

后，糜粥自养。

柯云：头痛短气，心腹胁下皆痞硬满痛，是水邪尚留结于中。三焦升降之气，拒隔而难通也。表邪已罢，非汗散所宜，里邪充斥，又非渗泄之品所能治，非选利水之至锐者，以直折之，中气不支，亡可立待矣。甘遂、芫花、大戟，皆辛苦气寒，而秉性最毒，并举而任之，气同味合，相须相济，决渎而大下，一举而水患可平矣。然邪之所凑，其气已虚，而毒药攻邪，脾胃必弱，使无健脾调胃之品主宰其间，邪气尽而元气亦随之尽。故选枣之大肥者为君，预培脾土之虚，且制水势之横，又和诸药之毒，既不使邪气之盛而不制，又不使元气之虚而不支，此仲景立方之尽善也。张子和制濬川、禹功、神祐等方，治水肿痰饮，而不知君补剂以护本，但知用毒药以攻邪，所以善全者鲜。

方云：羸，瘦劣也。糜粥，取糜烂过熟，易化而有能补之意。

吴云：一钱匕者，匕者，匙也，谓钱大之匙也。《千金》云：钱匕者，以大钱上全抄之。若云半钱匕者，则是一钱抄取一边尔，并用五铢钱也。《金匮要略》：病悬饮者，此汤主之。又咳家，其脉弦，为有水，此汤主之。又有支饮家，咳烦，胸中痛者，不卒死，至一百日或一岁，宜此汤。《外台秘要》：深师朱雀汤，疗久病癖饮，停痰不消，在胸膈上液液，时头眩痛苦挛，眼暗，身体手足十指甲尽黄，亦疗胁下支满，饮辄引胁下痛。即本方，用甘遂、芫花各一分、大戟三分、大枣十二枚。《圣济总录》：三圣散，治久病饮癖停痰及胁满支饮，辄引胸下痛。即本方。

汪氏云：陈无择《三因方》，以十枣汤药为末，用枣肉和丸，以治水气，四肢浮肿，上气喘急，大小便不通，盖善变通者也。《医学纲目》：昔杜壬问孙兆曰：十枣汤毕竟治甚病？孙曰：治太阳中风表解里未和。杜曰：何以知里未和？孙曰：头痛，心下痞满，胁下痛，干呕汗出，此知里未和也。杜曰：公但言病证，而所以里未和之故，要紧总未言也。孙曰：某尝于此未决，愿闻开谕。杜曰：里未和者，盖痰与燥气壅于中焦，故头痛干呕，短气汗出，是痰膈也，非十枣汤不治。但此汤不得轻用，恐损人于倏忽，用药者慎之。《宣明论》：此汤兼下水肿腹胀，并酒食积，肠垢积滞，痃癖坚积，蓄热暴痛，疟气久不已，或表之正气与邪热，并甚于里，热极似阴，反寒战。表气入里，阳厥极深，脉微而绝，并风热燥甚。结于下焦，大小便不通，实热腰痛。及小儿热结，乳癖积热，作发风潮搐，斑疹热毒，不能了绝者。又云：芫花，慢火炒变色，仲景乡语，云炒作“熬”。下凡言熬者，皆干炒也。案，杨雄《方言》云：凡以火而干五谷之类，自山而东，齐楚以往，谓之熬，即其义也。《嘉定县志》：唐杲字德明，善医，太仓武指挥妻，起立如常，卧则气绝欲死，杲言是为悬饮，饮在喉间，坐之则坠，故无害，卧则壅塞诸窍，不得出入而欲死也，投以十枣汤而平。《医学六要》：一人饮茶过度，且多愤懑，腹中常辘辘有声，秋来发热寒似疟，以十枣汤料，黑豆煮，晒干研末，枣肉和丸，芥子大，而以枣汤下之，初服五分，不动，又治五分，无何腹痛甚，以大枣汤饮，大便五六行，皆溏粪无水，时盖哺时也，夜半乃大下数斗积水而疾平。当其下时，瞑眩特甚，手足厥冷，绝而复苏，举家号泣。咸咎药峻，嗟乎，药可轻哉。《方脉正宗》：治五种饮证，芫花醋煮，大戟醋煮，甘遂童便煮。三处煮过，各等分，焙干为末，每服二钱。大枣十枚，煎汤调下。出《本草汇言》。《直指方》：治小瘤方，先用甘草煎膏，笔蘸妆瘤四围，干而复妆。凡三次，复以大戟、芫花、甘遂，上等为细末，米醋调，别笔妆传其中，不得近着甘草处。次日缩小，又以甘草膏妆小量三次。中间仍用大戟、芫花、甘遂如前，自然焦缩。《活人书》：用此汤，合下不下，令人胀满，通身浮肿而死。

铁樵按：大戟、芫花可以治水肿，甘遂可以除积聚。若伤寒太阳中风，下利呕逆，表解里未和，乃病之小者，而用此大方不伦极矣。且此方，方后无分量，仅云三味等分，服一钱匙，既服药末，当云散，不可为汤。抑此三味药决不等分，为其等分，大戟、芫花等于未用，因大戟、芫花与甘遂轻重不伴。吾治水肿，大戟、芫花皆用一钱至钱半，甘遂仅用一分，所以知此者，吾曾自服故也。江南医生固无敢用此者，不知四川、广东曾有用此者否。屡见四川、广东医生之方，姜萸附桂，少则三钱，多至一两，细辛、川椒，亦有用至二三钱者，病人服此等方药并不即死，但神色异常。莫名病状，吾曾见有形与神离，大有精气已去，其魄独居之雅，是暂时不死，终竟必死而已。更不得以不死为藉口，况伤寒太阳中风，表解里不和而用十枣，能否暂时不死，尚在未可知之数乎。

太阳病，医发汗，遂发热恶寒，因复下之心下痞，表里俱虚，阴阳气并竭。无阳则阴独，复加烧针，因胸烦，面色青黄，肤瞤者，难治。今色微黄，手足温者，易愈。“心下”，《玉函》《脉经》有“则”字，“瞤”下有“如此”二字，“烧”《脉经》作“火”。

成云：太阳病，因发汗，遂发热恶寒者，外虚阳气，邪复不除也。因复下之，又虚其里，表中虚邪内陷，传于心下为痞。发汗表虚为竭阳，下之里虚为竭阴。表证罢为无阳，里有痞为阴独。又加烧针，虚不胜火，火气内攻，致胸烦也。伤寒之病，以阳为主，其人面色青，肤肉动者，阳气大虚，故云难治。若面色微黄，手足温者，阳气得复，故云易愈。

丹云：既云阴阳气并竭，而又云无阳则阴独，义不明切。方氏云：无阳以俱虚言也，阴独谓痞也。喻氏云：难曰阴阳气并竭，实由心下无阳，故阴独痞塞也。程氏云：阴阳气并竭，则并陷入之阳邪，亦不成其为阳，而兼并于阴矣。无阳则阴独，恐发热者不发热而单恶寒矣。志聪云：无太阳之表阳，有阴邪之独陷也。锡驹云：言无阳气于外，则阴血独守于内也。钱氏云：并竭之阴阳者，乃人身之真气也。此所谓无阳者，指胃中之阳气空虚也。阴独者，谓唯有阴邪否塞于中也。魏氏云：阴阳之正气难俱竭，而阴药之性痞塞于心下之阴分者，独不散，故曰无阳则阴独。《金鉴》云：阴阳并竭，已成坏证矣。况无阳则阴不生，阴独则阳不化，而复加烧针，火气内攻，阴阳皆病。汪氏云：痞证为天气不降，地气不升，气属阳，二气不能交通，故曰无阳。中州之土闭塞，犹之孟冬之月，则纯阴用事，故曰阴独。以上数说，糊涂不道，特柯氏于此二句不敢解释，岂其遵阙如之圣训耶。郭白云云：此为难治之证，须临时更详轻重，痞甚先泻心汤，发热恶寒甚则先小柴胡，火逆甚则先救逆汤，从所重治之。汪氏云：小柴胡不宜用，发热恶寒甚，乃太阳表证在也。仲景法宜更用桂枝汤以解肌。

案：《医垒元戎》此条证，治以大黄黄连泻心汤，恐不允矣。钱氏云：手足温则知阳气犹未败亡，温经复阳之治，尚可施也。锡驹云：予亲遇此证，不啻十百，皆从温补而愈。二家之言，当切当矣。宗印曰：本经多有玄论而无方者，有借医之汗下而为说辞者，多意在言外，读论者当活泼泼看去。若留着于眼，便为糟粕，如补立方剂，何异悬瘤。

铁樵按：此亦明明有讹。注家虽强为之说，都不可信。凡经文讹误处，欲纠正之须，统观前后文，不背公例者为准。如百四八条《金鉴》所改者是也。若文字无可证，则当准之病理。如大陷胸十枣，因无可用之病理，所以知其误也。若本条于文字既无可证。胸痞色黄手足温温病，固常常遇之。胸痞面青肤者，亦常常遇之。第汗下之后，何以阴阳气并竭。阴阳气毕竟何指，则不可晓，是当阙疑。至于胸痞、面青黄、肤瞤，自有理论，读者可于《幼科讲义·惊风门》详参之。

心下痞，按之濡，其脉关上浮者，大黄黄连泻心汤主之。《千金翼》“濡”上有“自”字。《玉函》“浮”上有“自”字。

汪云：关上浮者，诸阳之脉皆浮也。以手按其痞处，虽濡纯是邪热壅聚，故用此汤，以导其热而下其邪也。成注云：虚热者误，夫中气虽虚，邪热则聚，故仲景以实热治之。若系虚热，则不用大黄黄连矣。

钱云：心下者，心之下中脘之上，胃之上脘也。胃居心之下，故曰心下也。其脉关上浮者，浮为阳邪，浮主在上。关为中焦，寸为上焦，因邪在中焦，故关上浮也。按之濡，乃无形之邪热也，热虽无形，然非苦寒以泄之，不能去也，故以此汤主之。

柯氏：改"濡"作"硬"。柯氏《方论》又以濡为"汗出湿濡"之义。徐灵胎亦为心下濡湿。《金鉴》濡上补"不"字，并非也。

大黄黄连泻心汤方

大黄二两　**黄连**一两

上二味，以麻沸汤二升渍之，须臾，绞去滓，分温再服。原注：臣亿等看详大黄黄连泻心汤，诸本皆二味。又后附子泻心汤，用大黄、黄连、黄芩、附子。恐是前方中亦有黄芩，后但加附子也，故后云附子泻心汤，本云加附子也。

汪云：麻沸汤者，熟汤也。汤将熟时，其面沸泡为麻，以故云麻。痞病者，邪热聚于心下，不比结胸之大实大坚，故用沸汤渍绞大黄黄连之汁，温服，取其气味皆薄，则性缓恋膈，能泄心下痞热之气。此为邪热稍轻之证，大抵非虚热也。

钱云：麻沸汤者，言汤沸时泛沫之多，其乱如麻也。《全生集》作麻黄沸汤，谬甚。

《千金翼》注：此方必有黄芩。《医垒元戎》：本方加黄芩，为伊尹三黄汤。《金匮要略》：心气不足，吐血衄血，泻心汤主之。于本方加黄芩一两，以水三升，煮取一升，顿服之。《千金方》：巴郡太守奏三黄圆，治男子五劳七伤，消渴不生肌肉，妇

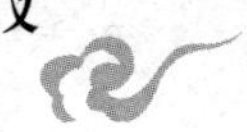

人带下，手足寒热，加减随四时。又，三黄汤，治下焦结热，不得大便，于本方去黄连，加栀子、甘草。若大便秘，加芒硝二两。《外台秘要·集验》：疗黄疸，身体面目皆黄，大黄散，三味各等分，捣筛为散，先食服方寸匕，日三服，亦可为丸服，又出《千金》。《圣惠方》：治热蒸在内，不得宣散，先心腹胀满，气急，然后身面悉黄，名为内黄，即本方。《和剂局方》：三黄圆，治丈夫妇人三焦积热，上焦有热，攻冲眼目赤肿，头项肿痛，口舌生疮；中焦有热，心膈烦躁，不美饮食；下焦有热，小便赤涩，大便秘结。五脏俱热，即生疽疖疮痍。及治五般痔疾，粪门肿痛，或下鲜血，三味各等分，为细末，炼蜜为丸，如梧桐子大，每服三十丸，熟水吞下。小儿积热，亦宜服之。案，本出《圣惠方·热病门》。《活人书》：泻心三黄汤，妇人伤寒六七日，胃中有燥屎，大便难，烦躁谵语，目赤，毒气闭塞不通，即本方。如目赤睛疼，宜加白茯苓、嫩竹叶，泻肝余之气。《拔萃方》：犀角地黄汤，治主脉浮，客脉芤，浮芤相合，血积胸中，热之甚，血在上焦，此药主之，于本方加地黄。《张氏医通》：噤口痢，有积秽太多，恶气薰蒸者，大黄黄连泻心汤加木香。

铁樵按：心下痞，用大黄黄连泻心汤。固知汤属阳证，属热证，故用三黄正治。然“关上脉浮大者”一句，却不可为训。其一，痞为病在里，脉决不浮，浮为太阳脉，因体温集表，然后浮脉应之也。如云太阳病脉亦有不浮者，浮字未可执一而论，却亦不必关上浮大，寸尺两部不浮大。寸以候咽喉、头部，尺以候腰膝、胫股，关上以候胸中，是经验上之事，难以理解者。我亦知之特痞证，而去关上浮大，则事实不如此。其二，热向里攻，指尖渐厥，心下温温欲吐，关上脉滑数，确是事实。然则浮大字，当改正。因吾所根据者为人体之病理，自较宋版《伤寒论》为可靠也。其三，心下痞，按之濡为证，脉关上浮为脉证，与脉二者合参以为用药之标准，是矣。然学者若仅凭此证、此脉，而用大黄黄连泻心汤，什九不免愤事。迨既误之后，执此条经文自解，可以为诿过之计，于事实无益。不但于事实无益，或且因此不愿读书，则为害大矣。然则奈何？“浮大”字当改正，固然改正之后，仍不是为用药之标准，当更注意舌色。例如大承气，本为吾人习用之药，而其难用，较泻心为甚。根据种种见证之外，更须根据舌苔，此所谓合色脉也。舌苔，吴又可论之最详，指用承气言。惟其色不可图，前年见有用三色版印舌图者，仍失真，不足为据，笔舌所不能达。自我视之，殆较脉为难喻，非从师临诊由口授不可。今言其大略，舌绛而干，复见滑数之脉，再有胸痞，按之濡之证，然后可用大黄黄连泻心汤矣。

心下痞，而复恶寒汗出者，附子泻心汤主之。《玉函》“心”上有“若”字。

钱云：伤寒郁热之邪，误入而为痞。原非大实，而复见恶寒汗出者，其命门真阳已虚，以致卫气不密，故玄府不得紧闭而汗出，阳虚不任外气而恶寒也。

程云：伤寒大下后，复发汗。心下痞，恶寒者，表未解也，不可攻痞，当先解表。表解乃可攻痞，解表宜桂枝汤，攻痞宜大黄黄连泻心汤。与此条宜参看，彼条何以主桂枝解表，此条何以主附子回阳，缘彼条发汗汗未出，而原来之恶寒不罢，故属之表。此条汗已出，恶寒已罢，而复恶寒汗出，故属之虚。凡看论中文字，须于异同处细细参考互勘，方得立法处方之意耳。

附子泻心汤方

大黄二两　**黄连**一两　**黄芩**一两　**附子**二枚，炮，去皮，破，另煮，取汁。成本、《玉函》《千金翼》作一枚。

上四味，切三味，以麻沸汤二升渍之，须臾，绞去滓，内附子汁，分温再服。“切”《玉函》作“㕮咀”二字。

钱云：以热邪痞于心下，则仍以大黄黄连泻之，加附子以扶真阳，助其蒸腾之卫气，则外卫固密矣。因既有附子之加，并入黄芩，以为彻热之助，而寒热并施，各司其治。而阴阳之患息，倾否之功又立矣。

程云：二证俱用大黄，以条中无自利证，则知从前下后，肠中反成滞涩，闭住阴邪，势不得不破其结，使阴邪有出路也。此虽曰泻心，而泻热之中，即具回阳之力，故以附子名汤耳。

《鉴》云：其妙尤在以麻沸汤渍三黄，须臾绞去滓，内附子别煮汁，义在泻痞之意轻，扶阳之意重也。舒曰：案此汤治上热下寒之证，确乎有理。三黄略浸即绞去滓，但取轻清之气，以去上焦之热。附子煮去浓汁，以治下焦之寒。是上用凉而下用温，上行泻而下行补，泻取轻而补取重，制度之妙，全在神明运用之中。是必阳热结于上，阴寒结于下，用之乃为的对，若阴气上逆之痞证不可用也。

铁樵按：恶寒为阳虚，读者苟小小注意于以前所讲附子之用法，则不待程注，已可了然于胸中。所当讨论者，既用芩连，又用附子，在初学鲜有不以寒热并用为疑者。因用附子为阳虚而设，则胸痞之热，当亦属虚热，而芩连却是治实热之苦寒药。然则此病毕竟为寒乎热乎，虚乎实乎，此中有一关键，即躯体无绝对之寒，亦无绝对之热，无绝对之虚，亦无绝对之实。谈哲理者，谓各种学说与主义，无绝对之善，亦无绝对之恶。正与病理相同，《内经》明主从、谈胜复，正是此理。若云绝对之寒，绝对之虚，惟死人则然耳。以故桂枝汤有桂枝之阳药，有白芍之阴药。麻黄汤有麻黄之发表，有甘草之和中。小柴胡之扶正达邪，大柴胡之解表攻里，均是双管齐下。亦犹之附子泻心汤之温凉并用而已。舒驰远致疑于桂枝汤中之不当有芍药，后世医家往往喜用大队甘凉，皆未达一间者也。至于大承气之单纯攻下，四逆汤之专事回阳，固由于病势至此，已在十万火急之列，不暇兼顾。然亦须明胜复之道，举例以明之。霍乱无阳证，凡言有热霍乱者妄也，理由详《伤寒论》末卷。救急无不用单纯温药。风险已过，反当清暑是也。参观《药盦医案·霍乱案》。明乎此，则又何疑乎芩连附子之并用？况此方三黄皆泡而不煎，固显然分主从乎。

本以下之，故心下痞，与泻心汤。痞不解，其人渴而口燥，烦，小便不利者，五苓散主之。一方云，忍之一日乃愈。《脉经》无“烦”字，成本无“一方”以下九字，而注中释其义则系于遗脱。

成云：本因下后成痞，当与泻心汤除之。若服之痞不解，其人渴而口燥，烦，小便不利者，为水饮内畜，津液不行，非热痞也，与五苓散发汗散水则愈。一方忍之一日乃愈者，不饮者外水不入，所停之水得行，而痞亦愈也。

丹云：口燥烦之烦，诸家不解，特魏氏及《金鉴》云：渴而口燥心烦，然则“烦”字当是一字句。

伤寒汗出解之后，胃中不和，心下痞硬，干噫食臭，胁下有水气，腹中雷鸣，下利者，生姜泻心汤主之。柯本：“噫”作“呕”，非。《玉函》：“下利”作“而利”。

方云：解，谓大邪退散也。胃为中土，温润则和，不和者，汗后亡津液，邪乍退散，正未全复而尚弱也。痞硬，伏饮搏膈也。噫，饱食息也。食臭，𩞄气也。平人过饱伤食，则噫食臭。病人初瘥，脾胃尚弱，化输未强，虽无过饱，犹之过饱而然也，水气亦谓饮也。雷鸣者，脾胃不和，薄动之声也。下利者，水谷不分清，所以杂进而走注也。

成云：干噫食臭者，胃虚而不杀谷也。胁下有水气，腹中雷鸣，土弱不能胜水也。

钱云：伤寒汗出解之后，言表邪俱从汗出而悉解也。胃中不和以下，皆言里证未除也。

丹云：干噫之“干”，诸家无注义。程氏解干呕云，干，空也。此原郑玄注《礼记》，正与此同义。噫，有吐出酸苦水者，今无之，故曰干噫。柯氏改作干呕，大失经旨矣。

生姜泻心汤方

生姜四两，切　**甘草**三两，炙　**人参**三两　**干姜**一两　**黄芩**三两　**半夏**半升，洗　**黄连**一两　**大枣**十二枚，擘

上八味，以水一斗，煮取六升，去滓，再煎，取三升，温服一升，日三服。附子泻心汤，本云加附子，半夏泻心汤、甘草泻心汤同体别名耳。生姜泻心汤，本云理中人参黄芩汤，去桂枝术，加黄连，并泻肝法。“附子泻心汤”以下《玉函》、成本无。

《鉴》云：名生姜泻心汤者，其义重在散水气之痞也。生姜、半夏，散胁下之水气；人参、大枣，补中州之虚；干姜、甘草，以温里寒；黄芩、黄连，以泻痞热。备乎虚水寒热之治，胃中不和，下利之痞，焉有不愈者乎。

施氏《续易简方》：生姜泻心汤，治大病新瘥，脾胃尚弱，谷气未复，强食过多，停积不化，心下痞硬，干噫食臭，胁下有水，腹中雷鸣，下利发热，名曰食复，最宜服之。

铁樵按：云解之后，是表邪已解。其里复痞而不结，是仅病之余波。本条之生姜泻心，后条之甘草泻心，只是轻剂善后。其方药之力量，等于栀豉、五苓，参观栀豉条下按语。本条是伤食轻胃寒重，甘草泻心是误下轻胃虚重，总之非重剂。既明乎此，则知意不在战，宜用极轻分量，以观其后。原注：药量不必泥也。

伤寒中风，医反下之。其人下利，日数十行，谷不化，腹中雷鸣，心中痞硬而满，干呕，心烦不得安。医见心下痞，谓病不尽，复下之。其痞益甚，此非热结。但以胃中虚，客气上逆，故使硬也，甘草泻心汤主之。“谷”上《外台》有“水”字。“心烦”《玉函》《脉经》作“而烦”。“不得”间《外台》有“能”字。《脉经》《千金翼》“谓①”作“为”，“复”下有“重”字，“使硬”作“使之坚”。

① 谓：原脱，据《伤寒论辑义》补。

《外台》并同《玉函》亦有“之”字。

《鉴》云：毋论伤寒中风，表未解，总不当下。医反下之，或成痞，或作利。今其人以误下之故，下利日数十行，水谷不化，腹中雷鸣，是邪乘里虚而利也。心下痞而满，干呕，心烦不得安，是邪陷胸虚而上逆也。似此痞利表里兼病，法当用桂枝加人参汤两解之。医惟以心下痞，谓病不尽，复下之，其痞益甚，可见此痞非热结，亦非寒结，乃乘误下中虚而邪气上逆，阳陷阴凝之痞也，故以甘草泻心汤，以缓其急而和其中也。

志云：挟邪内入，有乖蒸变，故谷不化而腹中雷鸣。

丹云：谷不化，喻氏、钱氏、张氏、柯氏以完谷不化为解，非也。谓胃弱不能转运，故水谷不得化，留滞于腹中，作响而雷鸣也。

甘草泻心汤方

甘草四两，炙　**黄芩**三两　**干姜**三两，《外台》作二两　**半夏**半升，洗。《外台》有“去滑”二字　**大枣**十二枚，擘　**黄连**一两

上六味，以水一斗，煮取六升，去滓，再煎，取三升，温服一升，日三服。原注：臣亿等谨案，上生姜泻心汤法，本云理中人参黄芩汤，今详泻心以疗痞。痞气因发阴而生，是半夏、生姜、甘草泻心三方，皆本于理中也。其方必各有人参，今甘草泻心中无者，脱落之也。又案，《千金》并《外台秘要》治伤寒䘌食，用此方，皆有人参，知脱落无疑。《外台》云一方有人参三两。

《鉴》云：方以甘草命名者，取和缓之意也。用甘草、大枣之甘，补中之虚，缓中之急。半夏之辛，降逆上呕，芩连之寒，泻阳陷之痞热。干姜之热，散阴凝之痞寒，缓中降逆，泻痞除烦，寒热并用也。

丹云：《总病论》本方有人参。注云：胃虚，故加甘味。《医垒元戎》：伊尹甘草泻心汤，即本方有人参。云：《伊尹汤

液》，此汤也七味，今蓝本无人参，脱落之也。又案，《元戎》文，《医方类聚》引南阳《活人书》，今所传，无求子。《活人书》无此文。《金匮要略》曰：狐惑之为病，状如伤寒，默默欲眠，目不得闭，卧起不安，蚀于喉为惑，蚀于阴为狐，不欲饮食，恶闻食臭，其面目乍赤乍黑乍白，蚀于上部则声喝，甘草泻心汤主之，即本方，亦用人参三两。《张氏医通》曰：痢不纳食，俗名噤口。如因邪留胃中，胃气伏而不宣，脾气因而涩滞者，香连枳朴橘红茯苓之属。热毒冲心，头疼心烦，呕而不食，手足温暖者，甘草泻心汤，去大枣，易生姜。此证胃口有热，不可用温药。

伤寒服汤药，下利不止，心下痞，服泻心汤已，复以他药下之，利不止，医以理中与之，利益甚。理中者，理中焦，此利在下焦，赤石脂禹余粮汤主之。复不止者，当利其小便。“汤药”下《脉经》《千金》有“而”字。“复不止”《玉函》《脉经》作“若不止”，“复”下成本有“利”字。“已”《千金》作“竟”。庞氏末句改作“复利不止，当以五苓散利小便。”

成云：伤寒服汤药下后，利不止而心下痞者，气虚而客气上逆也，与泻心汤攻之则痞也，医复以他药下之，又虚其里，致利不止也。理中丸，脾胃虚寒下利者，服之愈。此以下焦虚，故与之其利益甚。《圣济经》曰：滑则气脱，欲其收也，如开肠洞泄，便溺遗失，涩剂所以收之。此利由下焦不约，与赤石脂禹余粮汤，以涩洞泄。下焦主分清浊，下利者，水谷不分也。若服涩剂而利不止，当利小便，以分其气。

汪云：利其小便，仲景无方，《补亡论》常器之云，可五苓散。

赤石脂禹余粮汤方

赤石脂一斤，碎　**太一禹余粮**一斤，碎。《玉函》、成本无“太一”

二字

上二味，以水六升，煮取二升，去滓，分温三服。成本“上”字作“已上”二字，误；脱“分温”二字。

成云：《本草》云，涩可去脱，石脂之涩，以收敛之。重可去怯，余粮之重，以镇固之。

柯云：甘姜参术，可以补中宫火气之虚而不足，以固下焦脂膏之脱，此利在下焦，未可以理中之剂收功也。然大肠之不固，仍责在胃，关门之不紧，仍责在脾。此二味皆土之精气所结，能实胃而涩肠。盖急以治下焦之标者，实以培中宫之本也。要之，此证是主土虚，而非火虚，故不宜于姜附。若水不利而湿甚，复利不止者，则又当利其小便矣。凡下焦虚脱者，以二物为本，参汤调服，最效。

丹云：志聪云，按《神农本经》，太乙余粮、禹余粮，各为一种。既云太乙禹余粮，此方宜于三味，或相传有误。此说太误。《证类本草·图经》云：《本草》有太乙余粮、禹余粮两种，治体犹同。

铁樵按：此条有误，表邪未尽者，误下，而利不止，为陷。陷者当举，表邪已尽，下之过，当利不止。轻者只须谷芽、扁衣、建曲、怀药、芡实之类，重者宜理中与石脂、川芎并用，良效。若仅用石脂、余粮，药力单纯，于医理为非法。且二味皆重，坠于误下而利，亦非宜。

伤寒吐下后发汗，虚烦，脉甚微。八九日，心下痞，胁下痛，气上冲咽喉，眩冒，经脉动惕者，久而成痿。《脉经》“发”上无“后”字。

成云：伤寒吐下后发汗，则表里之气俱虚，虚烦脉甚微，为正气内虚，邪气独在。至七八日，正气当复，邪气当罢。而心下痞，胁下痛，气上冲咽喉，眩冒者，正气内虚而不复，邪气留结而不去。经脉动惕者，经络之气虚极久则热气还经，必成痿弱。

锡云：痿者，肢体委废而不为我用也。久而成痿者，经血不外行于四末也。

钱云：如此阴盛阳虚之证，虽或侥幸而不至危殆，若经久不愈，必至阳虚不治，筋弛骨痿，而成废疾矣。

魏云：此条证仍用茯苓桂枝白术甘草汤，或加附子倍加桂枝为对也。

丹云：成注，热气还经，于义未允。汪氏引作表气虚，不能充养于身，似是。《金鉴》云：八九日，心下痞硬，胁下痛，气上冲咽喉三句，与上下文义不属，必是错简。注家因此三句，皆蔓衍支离，牵强注释，不知此证总因汗出过多，大伤津液而成，当用补气补血，益筋壮骨之药，经年始可愈也。未知此说果是否，姑存俟考。汪氏引《补亡论》云：可茯苓甘草白术生姜汤。郭白云云：当作茯苓桂枝白术甘草汤。成痿者，振痿汤。

铁樵按：既云气上冲咽喉，眩冒，必上盛下虚。云筋脉动惕，则入脑，波及运动神经。详虚烦字，乃肝阳胆火上燔，致神经受影响，宜乎久而成痿。各注非是。

伤寒发汗，若吐若下，解后，心下痞硬，噫气不除者，旋复代赭汤主之。《玉函》《脉经》“发汗”作“汗出”，“复”作“覆”。成本、《玉函》“赭”下有“石”字。

方云：解，谓大邪已散也。心下痞，噫气不除者，正气未复，胃气尚弱，而伏饮为逆也。

汪云：此噫气，比前生姜泻心汤之干噫不同，是虽噫而不至食臭，故知其为中气虚也。与旋覆代赭石汤，以补虚散痞下逆气。

旋覆代赭汤方

旋覆花三两　**人参**二两　**生姜**五两。成本有“切”字　**代赭**一两。《玉函》、成本“代赭石”　**甘草**三两，炙　**半夏**半升，洗　**大枣**十二枚，擘

上七味，以水一斗，煮取六升，去滓，再煎，取三升，温服一升，日三服。成本“上”下有“件”字。

周云：旋覆花能消痰结软痞，治噫气；代赭石止反胃，除五脏血脉中热，健脾，乃痞而噫气者用之，谁曰不宜？于是佐以生姜之辛，可以开结也，半夏逐饮也，人参补正也，甘草、大枣益胃也。予每借之以治反胃、噎食、气逆不降者，靡不神效。

《伤寒类方》曰：《灵枢·口问篇》云，寒气客于胃，厥逆从下上散，复出于胃，故为噫，俗名嗳气，皆阴阳不和于中之故。此乃病已向愈，中有留邪在于心胃之间，与前诸泻心法大约相近。《本草》云：旋覆治结气、胁下满，代赭治腹中邪毒气，加此二物，以治噫气，余则散痞补虚之法也。

吴仪洛《方论》曰：去滓复煎，亦取共行其事之义，与生姜泻心汤等同义。《活人书》曰：有旋覆代赭石证，其人或咳逆气虚者，先服四逆汤；胃寒者，先服理中丸，次服旋覆代赭汤为良。

喻氏《寓意草》曰：治一人膈气，粒食不入，始吐清水，次吐绿水，次吐黑水，次吐臭水，呼吸将绝，一昼夜。先服理中汤六剂，不令其绝，来早转方，一剂而安。《金匮》有云：噫气不除者，旋覆代赭石汤主之。吾于此病分别用之者有二道：一者以黑水为胃底之水，此水且出，则胃中之津久已不存，不敢用半夏以燥其胃也；一者以将绝之气，止存一系，以代赭坠之，恐其立断，必先以理中分理阴阳，使气易于降下，然后代赭得以建奇奏绩，乃用旋覆花一味煎汤，调代赭石末二匙，与之。才入口，即觉其转入丹田矣，但倦之极，服补药二十剂，将息二月而愈。

铁樵按：此条亦误，既云汗吐若下而病解，是汗吐下不误，不当见心下痞。噫气不除，既见心下痞。噫气不除，是必汗吐下有未当者在。详痞与噫皆下之过，当之反应是汗吐，不误下必有误，既云噫气，与上条气上冲咽喉是同一蹊径，不过有轻重之辨。既是气上冲便不当镇坠，强镇则反应愈剧，故旋覆代赭不适用。喻昌《寓意草》极言旋覆代赭之神，屡用不一。用然，吾见近人用之多不效，而反剧，见上逆即用镇坠之药，医理固不如是简单也。

下后，不可更行桂枝汤。若汗出而喘，无大热者，可与麻黄杏子甘草石膏汤。《玉函》作“大下以后”，“杏子”作“杏仁”。

成云：前第三卷十六证云“发汗后，不可更行桂枝汤。汗出而喘，无大热者”，为与此证治法同。汗下虽殊，既不当，损正气则一，邪气所传既同，遂用一法治之。经所谓若发汗、若下、若吐，后者是矣。

程云：下，在用桂枝后，是从“更”字上看出。

丹云：志聪、锡驹并云，此节重出，“下”字疑本“汗”字，非也。

铁樵按：此条亦误，汗出无用麻黄，理已详前。

太阳病，外证未除，而数下之，遂协热而利，利下不止，心下痞硬，表里不解者，桂枝人参汤主之。“协”，成本作“协”，《玉函》《脉经》《千金翼》作“挟”。

程云：太阳病，外证未除而数下之，表热不去，而里虚作利，是曰协热。利下不止，心下痞硬者，里气虚而土来心下也。表里不解者，阳因痞而被格于外也。桂枝行阳于外以解表，理中助阳于内以止利，阴阳两治，总是补正，令邪自却。缘此痞无客气上逆动膈之阳邪，辄防阳欲入阴，故不但泻心中芩连不可用，并桂枝中芍药不可用也。协热而利，向来俱作阳邪陷入下焦。果尔，安得用理中耶？利有寒热二证，但表热不罢者，皆为协热利也。

丹云：此条方氏诸家并为热邪陷入证。至汪氏则云，此系邪热未解，乃实热之证，非虚寒也。桂枝人参汤，大都是叔和撰次时传写之误，此盖以协热之协为合同之义，而不知与挟同，皆坐不博考之弊也。程氏辨析之，极是矣。锡以挟热为解，然而未能免陷入之说，殊可惜也。案：此心下痞硬与《金匮》胸痹心中痞，与人参汤之证，略同。

桂枝人参汤方

桂枝四两，别切。“别切”二字《玉函》、成本作“去皮”　**甘草**四两，炙　**白术**三两　**人参**三两　**干姜**三两

上五味，以水九升，先煮四味，取五升，内桂，更煮，取三升，去滓，温服一升。日再，夜一服。“五升”下，《玉函》有“去滓”二字，成本“三升”下脱“去滓”二字，方氏圈白术之“白”。吴本删。

喻云：此方即理中加桂枝而易其名，亦治虚痞下利之圣法也。

吴云：桂枝辛香，经火久煎，则气散而力有不及矣，故须迟入。凡用桂枝诸方，俱当以此为例。用肉桂，亦当临用去粗皮，切碎，俟群药煎好，方入煎二三沸，即服。《伤寒类方》曰：桂独后煮，欲其于治里证，药中越出于表，以散其邪也。

铁樵按：此条药证，皆丝丝入扣。程注尤佳，可为法。

伤寒大下后，复发汗，心下痞，恶寒者，表未解也，不可攻痞，当先解表，表解乃可攻痞，解表宜桂枝汤，攻痞宜大黄黄连泻心汤。《玉函》《脉经》“发”下有“其”字。

柯云：心下痞是误下后里证，恶寒是汗后未解证。里实表虚，内外俱病，皆因汗下倒施所致。表里交持，仍当遵先表后里、先汗后下正法。盖恶寒之表，甚于身疼，心下之痞，轻于清谷，与救急之法不同。

钱云：心下已痞，而仍恶寒者，犹有表邪未解也。前条同是痞证而恶寒，以附子泻心者，因恶寒汗出，所以知其为阳虚之恶寒也。此则恶寒而不汗出，是以知其为表未解也。

方云：伤寒病初之表当发，故用麻黄汤；此以汗后之表当解，故曰宜桂枝汤。

丹云：《活人书》曰，大抵结胸痞皆应下，然表未解者，不可攻也。《总病论》曰：前加附子，是汗出多而恶寒，表汗解而里结未除故也。此症是发后无汗恶寒故也，先须解表也。

铁樵按：此条当是原文。《内经》：病从外而之内者，先治其外。病从外而之内，甚于内者，先治其外，后治其内。正与此条互相发明，证诸实验亦然。凡外未解者，先解外，不犯内，则病愈不出三五日。是证诸病理而合，征诸实验而信，与前数节然不同。惟钱氏及《活人书》佥①谓：此条是发汗后无汗，故不用附子，是又大谬。不然，同是有汗、有表不解与亡阳之辨，附子为亡阳而设，桂枝为有汗表不解而设，故知此条必有汗。若汗后无汗，是桂枝麻黄各半汤所主也。

---

① 佥（qiān）：. 众人，大家；. 全，都。

第十六期

辨太阳病脉证并治下第四

伤寒发热，汗出不解，心中痞硬，呕吐而下利者，大柴胡汤主之。“中”《玉函》《正脉》作“下”。方本、汪本同。

程云：心中痞硬，呕吐而下利，较之心腹濡软，呕吐而下利，为里虚者，不同；发热汗出不解，较之呕吐下利，表解者，乃可攻之，竟用十枣汤者，又不同；况其痞不因下后而成，并非阳邪陷入之痞，而里气内拒之痞。痞气填入心中，以致上下不交，故呕吐而下利也。大柴胡汤虽属攻剂，然实管领表里上中之邪，总从下焦为出路，则攻中自寓和解之义，主之是为合法。

丹云：案，《金鉴》云：下利之“下”字，当是“不”字，若是“下”字，岂有上吐下利而以大柴胡汤下之之理乎？此说似是而实非也。所谓下利，乃是热利，若改作不利，则与小便何别？可谓失考矣。

铁樵按：程注以里虚及表解两条比较为言，十枣汤有疑义，自不可同日而语。大柴胡方中既有大黄，当然是里实，且此所云心下痞硬必是连及胁下者，云呕吐必口苦者，盖胸胁痞满，方是柴胡的证。里面是实热，而兼少阳则口无不苦。经文简单，读者当自己理会也。至于《金鉴》改“下利”之“下”字为“不”字。《全书》实无此句法，丹氏驳之甚是。然热利何以当攻，亦一问题。鄙意旁流与协热利皆体工反应之见证。

肠胃皆主降。所谓降，谓使食物下行也。自食物下咽，在食管中，即起降之作用。其方法：食管之壁，包裹食物处，略略膨胀，食物所在之上部管腔与下部管腔则较小。然食物上部之管腔收缩力甚大，下部之收缩力较小。如此，食物下降则顺，上行则逆，故下咽不久，便达于胃部。至胃中，则略停顿，以营消化工作。消化既竟，胃之迫食物下行，亦如食管腔，胃上口收缩，下口开放，食物仍是上行则逆，下行则顺，继此至十二指肠，再营消化之工作，是为第二次消化工作。二次工作即竟，然后入于小肠，此时则有吸收与分泌之工作，小肠壁膜吸收精华，使入血分，以成血液。与小肠相通之肾脏毛细管，承剩余之液体，以事排泄。继此，食物入大肠，已成完全之粪块，仍复迫之下行，至于直肠，以出肛门。故食物从入咽起，至出肠止，一路下行，非由其重量为地心吸力吸收而下行，乃生理作用迫之使下行也。从咽至胃，其行速。在胃中，因须营第一次消化工作，则停顿。入十二指肠，因须营第二次消化工作，则亦停顿。入小肠，因须营吸收与排泄之工作，则行缓。入大肠，因既成粪块，亦行缓。入直肠，则无复余事，乃行速。

胃下口曰幽门，有括约筋①，司启闭。凡食物之未完全消化者，不许通过。是幽门括约筋之设施，其目的在使食物得停顿胃中，而不致急剧下行。观直肠之设施，可以悟大小肠之回环曲折，因各种工作之未竟，有藉此回环曲折，使其行迂缓，得各部分从容竟其工作之意味。又从咽至胃，迫食物下行之方法，在上部收缩，下部微弛。在胃与小肠，则收缩方法之外，更加一蠕动。在大肠，则蠕动方法之外，更于肠壁放出液体濡润之，以为之助。故吸鸦片者与患脏燥者，容易病便闭与积聚，即因大肠壁不但不放液汁濡润，且吸收粪块中黏液，致令非常燥结故也。又胃中之消化工作，乃磨砻消化兼化学消化者。十二指肠之消化，

① 括约筋：即括约肌，下同。

乃纯粹化学之消化。胃中之胃酸，十二指肠之胆汁、膵①液，其重要成分也。然观于粪便中之有胆汁，尿液中亦有胆汁，则可知胆汁不但有消化作用，兼有迫令食物下行之作用。胆汁亦主降者也，因此可以悟得《内经》苦降之义。而川连所以能治呕，正因胃气上逆得苦则降之故。患肝病者，往往便闭。其甚者，致作呕吐，皆因肝郁，胆汁不能循常轨，输送至十二指肠，第二次消化工作不健全，故胃逆胆汁入小肠者，少粪便不能下降，故便闭也。

至于泄泻，就实地经验言之，大都是寒，感寒固泄，饮冷亦泄。再就药效执果溯因以求之，泄泻为寒因亦确。理中之姜术、附子理中之附，乃至治霍乱之十滴水，皆大热之品，而能止洞泄，为昭然共见之事实也。西医籍用药，大都无所谓寒热，独于泄泻，则谓与冷热有关。谓冷则肠蠕动亢进，故泻。热则反，是故灌肠当用略凉之水，热则不效。顾肠之蠕动，亦神经为之，通常冷则能安神经。以故热病预防脑炎，则用冰枕。何以肠病得冷，反使蠕动亢进，是可知温凉各有所宜。头部虽严冬沍寒，苟御狐腋之冠，老年尚嫌其太热；腹部虽盛夏酷暑，苟为风露所侵即疼痛而雷鸣。中医籍太阴指脾，然不当死煞句。下腹部者，太阴之领域也，故伤寒太阴证重要之证据曰腹满。少阳指胆，亦不当死煞句下，头目乃少阳之领域，故头昏目眩者，谓之肝阳胆火。惟其如此，故身半以上为阳，身半以下为阴。而阳明从燥化，太阴从湿化，乃不烦言而可解。十二经之阴阳太少皆本此意，推勘入细之言耳。昧者不察，一开口即云太阴湿土，阳明燥金，求其故而不得，造为种种曲说，复不能明《内经》之旨趣，专拾一二玄谈，借其艰深，自文浅陋，愈趋愈远，遂致不可究诘。是则晋唐以后先哲，亦不得辞其咎也。

---

① 膵：（cuì）：胰的旧称。

至于旁流为反应，其事极易明了。吾尝为各种疾病，皆体工之本能驱逐病毒而起之变化。例如咳嗽，乃因气管内有作梗之物而起之反应。是嗽非病，前已言之，兹不复赘。旁流之为反应，其理正同因病热之故肠中起变化，当消化者既不得充分消化，当吸收者复不得充分吸收，于是养生之食品反为胃肠之阻梗，生理乃起反应，欲驱而去之。其去之之法，不外乎肠蠕动与肠壁分泌液汁。驱之不去则蠕动愈剧，而分泌愈多，剧则痛多，则泄矣。凡治病之法，无非顺生理，以药力助之。苟见泄泻，不知其为旁流而用理中以止之，是与生理为难也。则其治为误其病，当剧以承气或麻仁丸下之，则为顺生理之所需求，而以药为之助，是为正常之治法而其病常退也。所谓协热之利，亦属反应者。协热多半由于误下，误下则表热陷里。其在胃者，则温温欲吐。温温欲吐之意义因热聚于里，胃中不通，则体工起反应，而驱逐其热。其驱逐之法以呕，而药力复持之，使不得呕，故温温欲吐而复不得吐。其在肠者，则蠕动以为驱逐。驱之不得，更分泌液体，以佐之，则为利。协热之利，虽由误下而来，然下之则为顺生理之需求。故虽因误下而陷，有时揆度形势，仍当用下法，以为救济。若呕且利者纯用下法，则中焦因抵抗药力之故，或更呈剧烈之反应而热又不得不下，于是用柴胡疏达少阳，以安胃气；一面仍用大黄以治热，遂成大柴胡表里分疏之局。此其斡旋之功，用意之精在二千年前，有如此医术洵不愧“医圣”两字。夫岂西国之希伯克来，东国之吉益东洞，所能望其项背者？自金元以迄盛清，医家无有不尊仲景者，然真能知仲景者，实无一人。刘河间仿大柴胡法，制双解散，以麻桂消黄并用，是仅懂得表里分疏。彼又宁知大柴胡之为方，有如许曲折，故以双解散与大柴胡比较，貌似神非，精粗判若霄壤。余因简单言之，必然解人难索，故不辞词费，备论之如上。

病如桂枝证，头不痛，项不强，寸脉微浮，胸中痞硬，气上

冲喉咽，不得息者，此为胸有寒也，当吐之，宜瓜蒂散。“头”上、“项”上，《脉经》有“其”字；《千金翼》作头项不强痛。“喉咽”，《玉函》、成本作“咽喉”。“此为胸有寒”，《千金》作“此以内有久痰”。

成云：病如桂枝证，为发热汗出，恶风也。

方云：头不痛，项不强，言太阳经中无外入之风邪，以明非中风也。寸候身半已上，微浮，邪自内出也。胸中痞硬，痰涎塞膈也。气上冲咽喉者，痰涌上逆，或谓喉中声如曳锯是也。寒以痰言。

喻云：寒者，痰也。痰饮内动，身必有汗，加以发热恶寒，全似中风，但头不痛，项中强，此非外入之风，乃内蕴之痰，窒塞胸间，宜用瓜蒂散以涌出其痰也。

周云：寒饮停蓄，阻遏胸中之阳，使卫气不能外固，故发热恶寒汗出也。

程云：邪气蕴蓄于膈间，此为胸有寒也。痞硬一证，因吐下者为虚，不因吐下者为实。实邪填塞心胸，中、下二焦为之阻绝，自不得不从上焦为出路，所谓在上者因而越之是也。

丹云：案，方氏诸家，以寒为痰，盖瓜蒂能吐膈间之顽痰，故有此说，而不可以寒直斥为痰。程氏则为邪字看，极稳当矣，如钱氏单为风寒之寒，亦恐不尔。“厥阴篇”瓜蒂散条云：邪结在胸中。又云：病在胸中。程说有所据。

瓜蒂散方

瓜蒂一分，熬黄　**赤小豆**一分。《玉函》作各六铢

上二味，各别捣筛为散，已合治之。取一钱匕，以香豉一合，用热汤七合，煮作稀糜，去滓，取汁和散，温顿服之。不吐者，少少加，得快吐为止。诸亡血虚家，不可与瓜蒂散。“一钱匕”，《千金翼》作“半钱匕”

《鉴》云：胸中者，清阳之府。诸邪入胸府，阻遏阳气，不

得宣达，以致胸满痞硬，热气上冲，燥渴心烦，欲吐，脉数促者，此热郁结也；胸满痞硬，气上冲咽喉，不得息，手足寒冷，欲吐不能吐，脉迟紧者，此寒郁结也。凡胸中寒热，与气与饮，郁结为病，谅非汗下之法所能治，必得酸苦涌泄之品，因而越之，上焦得通，阳气得复，痞硬可消，胸中可和也。瓜蒂极苦，赤豆味酸，相须相益，能疏胸中实邪，为吐剂中第一品也。而佐香豉汁合服者，藉谷气以保胃气也。服之不吐，少少加服，得快吐即止者，恐伤胸中元气也。此方奏功之捷，胜于汗下，所谓汗吐下之大法也。今人不知仲景、子和之精义，置之不用，可胜惜哉。然诸亡血虚家，胸中气液已亏，不可轻与，特为申禁。

汪云：伤寒一病，吐法不可不讲。华元化云：伤寒至四日，在胸，宜吐之。巢元方云：伤寒病三日以上，气浮在上部，胸心填塞满闷，当吐之则愈。仲景以此条论特出之“太阳下篇”者，以吐不宜迟，与太阳汗证相等，当与两三日间，审其证而用其法也。《条辨》以胸有寒为痰，亦通。盖胸有风寒，则其人平素饮食之积，必郁而成热，变而为痰，所以瓜蒂亦涌痰热之药也。《尚论篇》以此条证竟列入痰病中，误矣。煮作稀糜，言以汤七合，煮香豉如糜粥之烂也。方氏以稀糜为另是稀粥，大谬之极。

《古方选注》曰：瓜蒂散，乃酸苦涌泄重剂。以吐胸寒者，邪结于胸，不涉太阳表实。只以三物为散，煮作稀糜，留恋中焦以吐之，能事毕矣。瓜蒂性升，味苦而达，豆性酸敛，味苦而泄，恐其未必即能宣越，故复以香豉汤陈腐之性，开发实邪，定当越上而吐矣。

《外台秘要》：张文仲瓜蒂散，主伤寒胸中痞塞。瓜蒂、赤小豆各一两。上二味捣散，白汤服一钱匕。又《范汪》疗伤寒及天行瓜蒂散方，同上二味，捣作散，温汤二合，服一钱匕。药下便卧，若吐便且急忍也，候食顷不吐者，取钱五七散，二合汤和服之，便吐矣。不吐，复稍增，以吐为度。吐出青黄如菜汁者，五升以上为佳。若吐少病不除者，明日如前法复服之。可至再三，不令人虚也。药力过时不吐，服汤一升，助药力也。吐出便可食，无复余毒。若服药过多者，益饮冷水解之。“和服”之下，《活人书》有“以手指摘之”五字。

《东垣试效方》曰：若有宿食而烦者，仲景以栀子大黄汤主之。气口三盛，则食伤太阴。填塞闷乱，极则心胃大疼，兀兀欲吐，得吐则已，俗呼食迷风是也。《经》云：上部有脉，下部无脉，其人当吐，不吐者死，宜瓜蒂散之类吐之。《经》云：高者因而越之，此之谓也。

《医方集解》曰：治卒中痰迷，涎潮壅盛，颠狂烦乱，人事昏沉，五痫痰壅上膈，及火气上冲，喉不得息，食填中脘，欲吐不出，量人虚实服之。吐时须令闭目，紧束肚皮。吐不止者，葱白汤解之。良久不出者，含砂糖一块，即吐。

丹云：案，张子和不用豆豉，加人参、甘草，齑汁调下。吐不止者，用煎麝香汤。瓜苗闻麝香即死，所以立解。《活人指掌辨疑》曰：瓜蒂即丝瓜蒂，俗名藤萝。

丹云：案，此说《本草》所不载录，以俟试验。舒氏亦云：如无甜瓜，丝瓜蒂可代。

铁樵按：气上冲咽喉，此证常遇之，乃胃不能降，肺气因以上逆之故。与痰涎塞膈无与。本论“可吐不可吐各节”，文简而意义不甚明了。注家复多循文敷衍，致读者无可遵循。瓜蒂散一方，今人绝少用之者，殆以此故。今按寒饮、寒痰各说，是注家节外生枝，不可为训。本文此为“胸中有寒也”句，“寒”字可疑。例如“膈上有寒饮，干呕者，不可吐也”，“干呕，吐涎沫，头痛者，吴茱萸汤主之”。以上两条皆属寒而云不可吐。又“少阴证，饮食入口则吐，心中温温欲吐，复不能吐。始得之，手足寒，脉弦迟者，此胸中实，不可下也，当吐之。若膈上有寒饮，干呕者，不可吐也，当温之，宜四逆汤”。皆言寒不可吐，是其他无标准可言，而寒之不可吐已确，“寒”字既不得强解为热，亦不得强解为邪，直误字耳。至于气上冲胸，如桂枝白术甘草汤一条，由吐下后，心下逆满而起者；气上冲咽喉，如经脉动惕，久而成痿一条，由于吐下后发汗虚烦，脉微，八、九日心下痞硬而起者，皆属虚证，非可用瓜蒂散者。然则本条所云，岂非全无凭准？窃疑胸中有寒句，不但讹字，兼有脱落。吾侪若从根本着想，则虽脱落亦尚无妨。所谓根本者，无他，即上节所释“顺生理为治”一语是也。凡病为日浅，正气未虚，邪热内攻，胃不能容，生理起反应而呕者，皆可吐也。其要点在病须阳证，正气未虚，否则禁吐。此为鄙人历数十次经验，无一或误者。用以治婴儿之病，奏效尤捷而无流弊。

病胁下素有痞，连在脐旁，痛引少腹，入阴筋者，此名脏结，死。《玉函》《脉经》“病”下有“者若”二字，“入阴筋”作“入阴侠阴筋”。

程云：其人胁下素有痞积，阴邪之伏里者，根柢深且固也。今因新得伤寒，未察其阴经之痞，误行攻下，致邪气入里，与宿积相互，使脏之真气，结而不通，因连在脐旁，痛引少腹，入阴筋，故名脏结。盖痞为阴邪，而脐旁阴分也，在脏为阴。以阴邪结于阴经之脏，阳气难开，至此而结势已成，于法为死。

钱云：其痛下引少腹，入厥阴而控引睾丸之阴筋者，此等脏结，以阴气过极，阳气竭绝，故曰死。

锡云：上文论脏结，曰难治，曰不可攻。此复论脏结之死症，以见脏结可生而亦可死也。

伤寒若吐、若下后，七、八日不解，热结在里，表里俱热，时时恶风，大渴，舌上干燥而烦，欲饮水数升者，白虎加人参汤主之。“白虎加人参汤”，《脉经》《千金》《千金翼》作“白虎汤”。“伤寒”下，成本有“病”字。

成云：若吐、若下后七八日，则当解，复不解而热结在里。表热者，身热也；里热者，内热也。本因吐下后，邪气乘虚内陷，为结热。若无表热，而纯为里热，则邪热结而为实。后以表热未罢，时时恶风。若邪气纯在表，则恶风无时，若邪气纯在里，则更不恶风。以时时恶风，知表里俱有热也。邪热结而为实者，则无大渴，邪热散漫则渴。今虽热结在里，表里俱热，未为结实。邪气散漫，熏蒸焦膈，故大渴。舌上干燥而烦，欲饮水数升，与白虎加人参汤，散热生津。

钱云：大渴，舌上干燥而烦，欲饮水数升，则里热甚于表热矣。谓之表热者，乃热邪已结于里，非尚有表邪也，因里热太甚，其气腾达于外，故表间亦热，即“阳明篇”所谓蒸蒸发热，自内达外之热也。

汪云：时时恶风者，乃热极汗多，不能收摄，腠理疏，以故时时恶风也。里热则胃腑中燥热，以故大渴。舌上干燥而烦，欲饮水数升，此因吐下之后，胃气虚，内亡津液，以故燥渴甚极也。

周云：口至干，舌至燥，无津液极矣。能生津液而神速者，莫若人参，故加之。

丹云：案，《金鉴》云：“伤寒”二字之下，当有“苦汗”二字，盖发汗较吐下更伤津液为多也。时时恶风，当是时汗恶风。若非“汗”字，则时时恶风是表不解，白虎汤在所禁也。论中谓发热无汗，表不解者，不可与白虎汤。渴欲饮水，无表证者，白虎加人参汤主之。读者细玩经文自知，此说难从。柯氏云：当汗不汗，反行吐下，是治之逆也。吐则津液亡于上，下得津液亡于下，是也。又云：《伤寒类方》曰，胃液已尽，不在经，不在腑，亦非若承气证之有实邪。因胃口津液枯竭，内火如焚，欲引水自救，故其证如此，与热邪在腑者迥别。又云：《外台秘要》：仲景《伤寒论》疗伤寒汗出，恶寒身热，大渴不止，欲饮水一二斗者，白虎加人参汤主之。此条本经不载，姑附存于此。

白虎加人参汤方

知母六两　**石膏**一斤，碎　**人参**二两。“上篇”、《玉函》作三两　**甘草**二两，炙　**粳米**六两

上五味，以水一斗，煮米熟，汤成去滓，温服一升，日三服。此方，立夏后立秋前乃可服，立秋后不可服。正月二月三月尚凛冷，亦不可与服之，与之则呕利而腹痛。诸亡血虚家，亦不可与。得之则腹痛利者，但可温之当愈。《玉函》作“春三月病常苦里冷”。案：此方，已见太阳上篇，而无“此方立夏以下”六十二字，故再举于斯。此六十二字，疑是后人所添。而《玉函》《千金》及《翼方》《外台秘要》并有之，故不可妄删，姑存其旧耳。

《内台方议》：问曰，《活人书》云白虎汤，惟夏至后可用，何耶？答曰：非也。古人一方对一证。若严冬之时，果有白虎汤证，安得不用石膏？盛夏之时，果有真武汤证，安得不用附子？若老人可下，岂得不用硝黄？壮人可温，岂得不用姜附？此乃合用者必需之，若是不合用者，强而用之，不问四时，皆能为害也。

汪氏引徐春沂云：立夏后云云，疑是后人所加。

张氏《伤寒百问·经络图》曰：白虎加人参，名化斑汤，出异书。

铁樵按：白虎汤、大青龙、人参白虎，陆九芝《世补斋医书》论其用法最详，可以遵守，兹不俱赘。时时恶风句，各注所释不彻底，须知此非外感，如其有一分外感，白虎便不真确可用。其一，因病物重心在里，表不固里，蒸热故汗大出。因汗大出，血中液少，故热而燥，汗出愈多，表阳愈虚，故当恶风；其二，因体温外散，外界之温度与体内之温度骤然变更，

其相差之程度因空气热度骤低于表层体温，故肌肤有洒析恶风意。此云恶风并非真有风，须臾之间即能中和，故恶风旋罢，而里热蒸发不已，其热作阵故。时时恶风用人参者，非为补，而用增加白虎之力也。白虎得参则缓，缓则力长，故增白虎之重量无用，必须加参。

伤寒无大热，口燥渴，心烦，背微恶寒者，白虎加人参汤主之。《玉函》"心"作"而"；《千金》及《翼》《外台》作白虎汤。

《鉴》云：伤寒身无大热，不烦不渴，口中和，背恶寒，附子汤主之者，属少阴病也。今伤寒身无大热，知热渐去表，入里也。口燥渴，心烦，知热已入阳明也。虽有背微恶寒一证，似乎少阴，但少阴证口中和，今口燥渴，是口中不和也。背恶寒，非阳虚恶寒，乃阳明内蒸，熏热于背，汗出肌疏，故微恶之也，主白虎汤，以直走阳明，大清其热，加人参者，盖有意以雇肌疏也。

钱云：此条之背恶寒，口燥渴而心烦者，乃内热生外寒也，非口中和之，背恶寒可比拟而论也。

汪云：内蒸热而表必多汗，以故恶寒，与上条恶风之义相同。

丹云：案，背恶寒，成氏以为表邪未尽，程氏以为阳虚，并非也。《伤寒类方》曰：此亦虚燥之证。微恶寒，谓虽恶寒而甚微，又周身不寒，寒独在背，知外邪已解。若大恶寒，则不得用此汤矣。

铁樵按：此条与前条比类而观，则无大热，背微恶寒，非白虎证也。背微恶寒，与背几几同，与时时恶风不同。此症状不当有汗，纵有汗亦不多。前条之"大渴"字，乃伏有大汗在内，因不大汗，不致大渴。云大渴，大汗已在言外，故知此条是误。大约他种书籍之误，由于辗转抄录，而有所讹脱，年代愈久，讹脱愈多，《伤寒论》则不止此，且有不通医理之医师、讹造者在内，此等处皆是。若承讹袭讹，从而曲为之说，乃引起无数葛藤。

伤寒脉浮，发热无汗，其表不解，不可与白虎汤。渴欲饮水，无表证者，白虎加人参汤主之。“解”下，成本、《玉函》《外台》有“者”；《千金》及《翼》、《外台》作“白虎汤”。

魏云：脉浮而不至于滑，则热未变而深入。正发热无汗，表证显然。如此，不可与白虎汤，徒伤胃气。言当于麻黄汤、大青龙、桂枝二越婢一之间，求治法也。如其人渴欲饮水，与之水果能饮者，是表邪变热，已深入矣。再诊脉，无浮缓、浮紧之表脉，审证无头身疼痛、发热、无汗之表证，即用白虎加人参，补中益气，止其燥渴。

钱云：若渴欲饮水，则知邪热已入阳明之里，胃中之津液枯燥矣。然犹必审其无表证者，方以白虎汤解其烦热，又加人参以救其津液也。

太阳少阴并病，心下硬，颈项强而眩者，当刺大椎、肺俞、肝俞，慎勿下之。《玉函》“太阳”下有“与”字，“硬”作“痞坚”二字，“大椎”下有“一间”二字。成本无“肝俞”二字，考注文，系脱文。

成云：心下痞硬而眩者，少阳也。颈项强者，太阳也。刺大椎、肺俞，以泻太阳之邪，而以太阳脉下项挟脊，故尔。肝俞以泻少阳之邪，以胆为肝之腑，故尔。太阳为在表，少阳为在里，明是半表半里证。前第八证云：不可发汗，发汗则谵语。是发汗攻太阳之邪，少阳之邪，益甚于胃，以发谵语，此云慎勿下之。攻少阳之邪，太阳之邪，乘虚入里，必作结胸。经曰：太阳、少阳并病，而反下之成结胸。

方云：颈项亦头项之互词。前条言眩冒，此有眩无冒，差互详略耳。

汪云：大椎一穴，实合太少而齐泻，诸家注皆不明用针之理，竟置大椎而不论，大误之极。

铁樵按：本条意义自明，注亦精当可法。太少并病，发汗则谵语，误下则结胸，眩则有肝阳胆火郁而上逆之象，柴胡性升，故有时宜刺。然仅曰慎勿下之，盖用柴胡尚无大害，下则为逆，将起反应。曰慎勿下之，有大柴胡亦不可用之意。于此可悟，凡上逆之证均不可强抑。近人盲从喻嘉言之说，以旋覆代赭汤用于喘逆之证，什九败事。然有积而胃逆，因胃逆而头痛，有非下不愈者。故吴又可以头痛为下证，验之事实而信，活法在人，不可执滞。固非老于阅历不为工也。

太阳与少阳合病，自下利者，与黄芩汤。若呕者，黄芩加半夏生姜汤主之。

成云：太阳、阳明合病，自下利，为在表，当与葛根汤发汗。阳明、少阳合病，自下利，为在里，可与承气汤下之。此太阳、少阳合病，自下利，为在半表半里，非汗下所宜，故与黄芩汤以和解半表半里之邪。呕者，胃气逆也，故加半夏、生姜，以散逆气。钱云：太、少两阳经之证并见而为合病，太阳虽在表，而少阳逼处于里，已为半表半里，以两经之热邪内攻，令胃中之水谷下奔，故自下利。

汪云：太少合病，而至自利，则在表之寒邪悉郁而为里热矣。里热不实，故与黄芩汤，以清热益阴，使里热清而阴气得复，斯在表之阳热自解，所以此条病不但太阳桂枝在所当禁，并少阳柴胡亦不须用也。《鉴》云：太阳与少阳合病，谓太阳发热，头痛，或口苦咽干，目眩，或胸满，脉或大而眩也。若表邪盛，肢节烦疼，则宜与柴胡桂枝汤，两解其表矣。今里阳盛而自下利，则当与黄芩汤清之，以和其里也。

丹云：案，此条证张璐、周禹载以为温病，魏氏驳之，是也。又云：《医方集解》曰，合病者，谓有太阳证之身热、头痛、脊强，又有少阳证之耳聋、胁痛，呕而口苦，寒热往来也。自利者，不因攻下而泄泻也。自利固多可温，然肠胃有积结，与下焦客热，又非温剂所能止，或分利之，或攻泄之可也。

黄芩汤方

黄芩三两。《玉函》作二两　**芍药**二两　**甘草**二两，炙　**大枣**十二枚，擘

上四味，以水一斗，煮取三升，去滓，温服一升，日再，夜一服。成本“一服”下有“若呕者，加半夏半升，生姜三两”十二字，而无“黄芩加半夏生姜汤方”；成本等十卷“生姜一两半”。

黄芩加半夏生姜汤方

黄芩三两　**芍药**二两　**甘草**二两，炙　**大枣**十二枚，擘　**半夏**半升，洗　生姜一两半。一方：三两，切

上六味，以水一斗，煮取三升，去滓，温服一升，日再，夜一服。

汪云：此小柴胡加减方也。阳不在半表，已入半里，故以黄芩主之。虽非胃实，亦非胃虚，故不须人参补中也。

钱云：黄芩撤其阳①，而以芍药敛其阴，甘草、大枣和中，而缓其津液之下奔也。若呕者，是邪不下走而上逆，邪在胃口，胸中气逆而为呕也，故加半夏之辛滑，生姜之辛散，为蠲饮治呕之专剂也。

徐云：因此而推广之，凡杂证因里未和而下利者，黄芩汤可为万世之主方矣。

丹云：《玉函经》黄芩人参汤方，黄芩、人参、桂枝、干姜各二两，半夏半升，大枣十二枚，上六味，以水七升，煮取二升，去滓，分温再服。此方无治证，盖与黄连汤略同。此方《外台》名黄芩汤，治干呕下利。又云，《医方集解》曰：昂案二经合

---

① 阳：《伤寒论辑义》作“热”。

病，何以不用二经之药？盖合病而兼下利，是阳邪入里，则所重者在里，故用黄芩以撤其热，而以甘芍大枣和其太阴，使里气和，则外证自解。和解之法，非一端也。仲景之书，一字不苟，此证单言下利，故此方亦单治下利，机要用之。治热利腹痛，更名黄芩芍药汤。又加木香、槟榔、大黄、黄连、当归、官桂，更名芍药汤，治下利。仲景此方遂为万世治痢之祖矣。本方除大枣，名黄芩芍药汤，治火升鼻衄及热痢，出《活人书》，黄芩加半夏生姜汤，亦治胆腑发咳，呕苦水如胆汁。

铁樵按：此条不用下法，即吴又可所谓温邪未到胃之证，亦即吾所谓未化燥之证。黄芩之用，以口苦为标准。口苦，少阳证也。此条之例，其原因在少阳上逆，胆汁不循常轨，消化不良，因而作利。治以黄芩，使上逆者重复下行，乃根治也。

伤寒胸中有热，胃中有邪气，腹中痛，欲呕吐者，黄连汤主之。

成云：此伤寒邪气传里，而为下寒上热也。胃中有邪气，使阴阳不交，阴不得升，而独治于下，为下寒，腹中痛；阳不得降，而独治于上，为胸中热，欲呕吐，与黄连汤，升降阴阳之气。

程云：此等证，皆本气所生之寒热，无关于表，故着二“有”字。

《鉴》云：伤寒未解，欲呕吐者，胸中有热邪上逆也。腹中痛者，胃中有寒邪内攻也。此热邪在胸，寒邪在胃，阴阳之气不和，失其升降之常，故用黄连汤，寒温互用，甘苦并施，以调理阴阳而和解之也。伤寒邪气入里，因人脏气素有之寒热而化。此则随胃中有寒，胸中有热而化。腹中痛欲呕吐，故以是方主之。

汪云：《条辨·尚论篇》皆以风寒二邪分阴阳寒热，殊不知风之初来，未必非寒，寒之既入，亦能成热，不可拘也。

丹云：《诸病源候论·冷热不调候》曰：夫人荣卫不调，致令阴阳否塞，阳并于上，则上热；阴并于下，则下冷；上焦有热，或喉口生疮，胸膈烦满。下焦有冷，则腹胀肠鸣，绞痛泄利。又云，《宣明论》曰：腹痛欲呕吐者，上热下寒也。以阳不得降，而胸热欲呕，阴不得升，而下寒腹痛，是升降失常也。

黄连汤方

黄连三两。《玉函》作二两　**甘草**三两。炙，《玉函》作一两　**干姜**三两。《玉函》作一两　**桂枝**三两，去皮。《玉函》作二两　**人参**二两。《千金翼》作三两　**半夏**半升，洗。《玉函》作五合　**大枣**十二枚，擘

上七味，以水一斗，煮取六升，去滓，温服，昼三，夜二。疑非仲景方。成本作“温服一升，日三服，夜二服”，无“疑非仲景方”五字，《玉函》亦无。

《鉴》云：君黄连以清胸中之热，臣干姜以温胃中之寒，半夏降逆，佐黄连呕吐可止，人参补中，佐干姜腹痛可除，桂枝所以安外，大枣所以培中也。然此汤寒温不一，甘苦并投，故必加甘草协和诸药，此为阴阳相格，寒热并施之治法也。

柯云：此与泻心汤大同，而不名泻心者，以胸中素有之热，而非寒热相结于心下也。看其君臣更换处，大有分寸。

丹云：《伤寒类方》曰，即半夏泻心汤，去黄芩加桂枝。诸泻心之法，皆治心胃之间寒热不调，全属里证。此方以黄芩易桂枝，去泻心之名，而曰黄连汤。乃表邪尚有一分未尽，胃中邪气，尚当外达，故加桂枝一味，以利表里，则意无不到矣。

铁樵按：前节着眼处是太阳、少阳，此节着眼处实是阳明、太阴。腹为太阴之领域，姜为脾药，其显著也。推究其所以然之故，当亦是胆汁不能输送至十二指肠之故。凡粪带褐色者，因有胆汁之故，其无胆汁者，粪呈淡黄，带白色。感寒而腹痛者，其粪正是淡黄带白。则谓此节所言，乃胆汁不能达十二指肠之病盖

确。黄连泻心，“心”字即指胸中亦可。以本节与泻心汤诸节互证。腹痛为寒，呕吐为热。腹部为脾，胸中为胃。质言之，脾寒胃热耳，亦即后世医生常言之太阴湿土，阳明燥金。徒因《伤寒论》文字毫无一定，遂致解人难索。例如胃之一物，有时谓之胸中，有时谓之心，其实皆指阳明胃家实之胃。脾之一物，有时谓之腹，有时谓之中焦，有时乃谓之胃，其实皆指足太阴脾约之脾。《伤寒论》文字如此不可捉摸，是否本文如此，抑由后人改窜而然，不得而知。吾侪若不能从病理上根本探讨，鲜有不为其炫惑者，注家既不敢直揭本文之非，又必强作解，人不甘自居于不知之例，处处迁就，处处牵强，遂如着败絮，行荆棘中，无在不感罣碍之苦，则不知根本解决之为害也。喻嘉言有进退黄连汤，谓本方之黄连姜桂可以随病症之寒热为进退，故名。舒驰远为喻氏再传弟子，谓进退黄连汤，试之颇效。然其理不可晓，不敢再试。自今目观之，有何不可晓？是亦可见。喻氏学说之类颟顸①，能堕入五里雾中。舒驰远注《伤寒》于不可解，辄大骂王叔和，于本节直注曰“不懂”。近世读《伤寒论》者，全无真信仰心。《温病条辨》《广温热论》等恶浊书籍，遂得横行　叫，皆《伤寒论》文字不可捉摸，而研医者不能根本探讨之为害也。

伤寒八九日，风湿相搏，身体疼烦，不能自转侧，不呕不渴，脉浮虚而涩者，桂枝附子汤主之。若其人大便硬，原注：一云脐下、心下硬。**小便自利者，去桂加白术汤主之。**“疼烦”，成本作“烦疼”；《脉经》作“疼痛”。“不渴”下，《外台》有“下之”二字；《千金翼》有“下已”二字。去桂加白术汤，《玉函》《脉经》《千金翼》作“术附子汤”；成本“桂”下有“枝”字。

《鉴》云：伤寒八九日，不呕不渴，是无伤寒里病之证也；脉浮虚涩，是无伤寒表病之脉也。脉浮虚，主在表虚风也；涩

① 颟顸（mānhān）：糊涂，不明事理。

者，主在经寒湿也；身体疼烦，属风也；不能转侧，属湿也，乃风湿相搏之证，非伤寒也。与桂子附子汤，温散其风湿，使从表而解也。若脉浮实者，则又当以麻黄加术汤，大发其风湿也。如其人有是证，虽大便硬，小便自利而不议下者，以其非邪热入里之硬，乃风燥湿去之硬。故仍以桂枝附子汤去桂枝，以大便硬，小便自利，不欲其发汗再夺津液也。加白术，以身重着，湿在肉分，用以佐附子，逐湿气于肌也。

程林《金匮直解》曰：风淫所胜，则身烦疼，湿淫所胜，则身体难转侧。风湿相搏于营卫之间，不干于里，故不呕不渴也。脉浮为风，涩为湿，以其脉近于虚，故用桂枝附子汤，温经以散风湿。小便利者，大便必硬，桂枝近于解肌，恐大汗，故去之。白术去肌湿，不妨乎内，故加之。

《内台方议》曰：问曰：此书皆是伤寒之法，又兼此风湿之证杂之，何耶？答曰：此人先有湿气，因伤中风寒，合而成此证，以此添入伤寒法中。昔自祖师张仲景开化以来，此风湿、暍、风温、湿温等证，皆在《金镜》《外台》法中。因三国混乱，书多亡失，《外台》之书，流荡不全。因王叔和得《伤寒》足六经之法，集成《伤寒论》，间得风湿数篇，杂入此中。故曰痉湿暍三种，宜应别论，惟得正传者方知之。

丹云：案，相搏之搏，方氏改作“抟”。注云：抟，捖聚也，言风与湿捖合团聚，共为一家之病也。此说非也。盖搏、薄同，王冰《平人气象论》注：引辨“脉阴阳相搏名曰动”，作“相薄”。可以证也。

桂枝附子汤方

桂枝四两，去皮　**附子**三枚，炮，去皮，破。成本“破八片”，钱本作“二枚”　**生姜**三两，切　**大枣**十二枚，擘　**甘草**二两，炙

上五味，以水六升，煮取二升，去滓，分温三服。

去桂加白术汤方《金匮》白术附子汤即是。《玉函》名术附汤，《金鉴》作桂枝附子去桂枝加白术汤。

附子三枚，炮，去皮，破　**白术**四两　**生姜**三两，切。《玉函》作“二两”　**甘草**二两，炙。《玉函》作“三两”　**大枣**十二枚，擘。《玉函》作“十五枚”

上五味，以水六升，煮取二升，去滓，分温三服。初一服，其人身如痹。半日许复服之，三服都尽，其人如冒状，勿怪。此以附子、术并走皮内，逐水气未得除，故使之耳。法当加桂四两，此本一方二法，以大便硬，小便自利，去桂也；以大便不硬，小便不利，当加桂。附子三枚恐多也，虚弱家及产妇宜减服之。去桂加白术汤，《金匮》用“附子一枚，白术二两，生姜、甘草各一两，大枣六枚”，“水六升”作“三升”，“二升”作“一升”；《外台》引仲景《伤寒论》本云：附子一枚，今加之二枚，名附子汤。又云：此二方但治风湿，非治伤寒也。

徐云：是风湿相搏，以不头疼，不呕渴，知风湿之邪不在表，不在里，而在躯壳。然其原因于寒，几于风寒湿合而为痹矣。桂枝汤本属阳剂，而芍药非寒湿证所宜，故易以附子之辛热，多至二枚。从桂枝之后，为纯阳刚剂，以廾凝结之阴邪，然脉不单涩而浮虚。先见是湿少而风多也，故藉一附子而迅扫有余，否则又宜去桂枝加术汤，驱湿为主矣。

吴仪洛《方论》曰：此即桂枝去芍药加附子汤，又加附子二枚，又即后条之甘草附子汤，以姜枣易术之变制也。

汪氏云：若其人大便硬，小便自利者，《后条辨》云此湿虽盛而津液自虚也，于上汤中去桂，以其能走津液；加术，以其能生津液。或问云：小便利则湿去矣。何以犹言湿盛？余答云：湿热郁于里，则小便不利；寒湿搏于经，则小便自利。又有味理者云：大便溏宜加白术，殊不知白术为脾家主药，《后条辨》云：燥湿以之，滋液亦以之。

《直指方·带下论》云：经曰，卫气者，所以温分肉，充皮肤，肥腠理，司开阖。卫气若虚，则分肉不温，皮肤不充，腠理不肥，而开阖失其司耳。况胃为血海，水液会焉，胃者中央之土，又所以主肌肉而约血水也。卫气与胃气俱虚，则肌弱而肤空。血之与水，不能约制，是以涓涓漏卮①，休作无时，而不暂停矣，然则封之止之，其可不加意于固卫厚脾之剂②乎？此桂枝附子汤以之固卫，而人参、白术、茯苓、草果、丁香、木香以之厚脾，二者俱不可缺也。

铁樵按：此节有可疑者，在大便硬，小便利，去桂加术而仍用附子。《金鉴》"非邪热入里之硬，乃风燥湿去之硬"，两语甚不妥当。既风燥湿去，何得仍用术附？《金匮》有解之："桂枝恐大汗，白术去肌湿"，两语亦不能妥。术桂皆为湿而用，不为燥而用，苓桂术甘汤之治痰饮，即是其例。痰饮，湿也。湿家有大便硬者，乃燥湿不能互化之故。其理由可以两字明之，曰津，曰淖。读者可以参观拙著《内经讲义》"肝气以津"及"淖则刚柔不和"句下所集之解释。今日所见之津澡之病强半属于腺体者，预防则可渴而掘井，斗而铸兵，结果多不良。诸君毕业时心得篇中当略为论列，兹姑置之。

风湿相搏，骨节疼烦，掣痛不得屈伸，近之则痛剧，汗出短气，小便不利，恶风不欲去衣，或身微肿者，甘草附子汤主之。"疼烦"，成本作"烦疼"是。

喻云：此条复互上条之意，而辨其症之较重者，痛不可近，汗出短气，恶风不欲去衣，小便不利或身微肿，正相搏之最剧处。

钱云：掣痛者，谓筋骨肢节抽掣疼痛也。不得屈伸，寒湿之

---

① 漏卮：底上有孔的酒器。

② 剂：原作"桂"，据《伤寒论辑义》改。

邪，流着于筋骨肢节之间，故拘挛不得曲伸也。近之则痛剧者，即烦疼之甚也。疼而烦甚，人近之则声步皆畏，如动触之而其痛愈剧也。汗出，即中风汗出也。短气，邪在胸膈而气不得伸也。小便不利，寒湿在中，清浊不得升降，下焦真阳之气化不行也。恶风不欲去衣，风邪在表也。或微肿者，湿淫肌肉，经所谓湿伤肉也。风邪寒湿搏聚而不散，故以甘草附子汤主之。

方云：或，未定之词，身微肿，湿外薄也，不外薄则不肿，故曰或也。

程云：以上二条，虽云风湿相搏，其实各夹有一“寒”字在内，即三气合而为痹之证也，邪留于筋骨之间，寒多则筋挛骨痛。

甘草附子汤方

甘草二两，炙　**附子**二枚　**白术**二两　**桂枝**四两，去皮

上四味，以水六升，煮取二升，去滓，温服一升，日三服。初服得微汗则解，能食。汗止复烦者，将服五合。恐一升多者，宜服六七合为始。《玉函》“二升”作“三升”。“汗止”，《金匮》、成本作“汗出”，无“将”字。“始”，《金匮》、成本作“妙”，《千金翼》作“愈”；徐彬《金匮论注》、沈明宗编注，作“佳”。

徐云：此与桂枝附子汤证，同是风湿相搏。然彼以病浅寒多，故肢体为风湿所困，而患止躯壳之中。此则风湿两胜，挟身中之阳气，而奔逸为灾，故骨节间，风入增劲，不能屈伸。大伤其卫，而汗出短气恶风；水亦乘风作势，而身微肿，其病势方欲扰乱于肌表，与静而困者不伴矣。

吴云：此方用附子除湿温经，桂枝祛风和营，术去湿实卫，甘草辅诸药，而成敛散之功也。

周云：此证较前条更重，且里已受伤，曷为反减去附子耶？前条风湿尚在外，在外者，利其速去。此条风湿半入里，入里

者，妙在缓攻。仲景止恐附子多，则性猛且急，筋节之窍，未必骤开，风湿之邪，岂能托出，徒使汗大出，而邪不尽耳。君甘草者，欲其缓也，和中之力短，恋药之用长也。此仲景之所以前条用附子三枚者，分三服。此条止二枚者，初服五合；恐一升为多，宜服六、七合。全是不欲尽剂之意。学者于仲景书有未解，即于本文中，求之自得矣。

钱云：虽名之曰甘草附子汤，实用桂枝去芍药汤，以汗解风邪，增入附子、白术，以驱寒燥湿也。

汪云：《后条辨》云，以上三方，俱用附子者，以风伤卫，而表阳已虚，加寒湿而里阴更胜。凡所见证，皆阳气不充，故经络关节得着湿，而卫阳愈虚耳。愚以此言，实发仲景奥义。

丹云：案，《千金方·脚气门》四物附子汤即是。方后云：体肿者，加防己四两；悸气小便不利，加茯苓三两。《三因方》六物附子汤即是。

伤寒脉浮滑，此以表有热，里有寒，白虎汤主之。原注：臣亿等谨案，前篇云“热结在里，表里俱热者，白虎汤主之。”又云：“其表不解，不可与白虎汤。”此云“脉浮滑，表有热，里有寒”者，必表里字差矣。又阳明一证云：脉浮迟，表热里寒，四逆汤主之。又少阴一证云：里寒外热，通脉四逆汤主之。以此表里自差明矣。《千金翼》云白通汤，非也；《玉函》作伤寒脉浮滑，而表热里寒者，白通汤主之。旧云白通汤，一云白虎者，恐非。注云：“旧云”以下出叔和。今考《千金翼》作白虎汤，疑《玉函》误矣。“此”字《玉函》作“而”，成本无“以”字，程本、张本作“里有热，表有寒”，盖原于林亿说也。柯氏作“表有热，里有邪”，盖原于成注。

《鉴》云：王三阳云，经文“寒”字，当“邪”字解，亦热也，其说甚是。若是“寒”字，非白虎汤证矣。此言伤寒太阳证罢，邪传阳明，表里俱热，而未成胃实之病也。脉浮滑者，浮为表有热之脉，阳明表有热，当发热汗出；滑为里有热之脉，阳明里有热，当烦渴引饮。故曰表有热，里亦热也。此为阳明表里俱热之证。白虎乃解阳明表里俱热之药，故主之也。不加人参者，以其未经汗吐下，不虚也。

钱云：若胃实而痛者，为有形之邪，当以承气汤下之。此但外邪入里，为无形之热邪，故用寒凉清肃之白虎汤，以解阳明胃腑之邪热也。

丹云：案，此条诸说不一。成氏云：里有寒，有邪气传里也。以邪未入腑，故止言寒。如瓜蒂散证云，胸上有寒者，是也。方氏云：里有寒者，里字非对表而称，以热之里言。盖伤寒之热，本寒因也，故谓热。里有寒，指热之所以然者言也。喻氏云：里有寒者，伤寒传入于里，更增里热，但因起于寒，故推本而曰里有寒。程氏云：读厥阴篇中，脉滑而厥者，里有热也，白虎汤主之，则知此处表里二字，为错简。里有热，表有寒，亦是热结在里，郁住表气于外。但较之时时恶风，背微恶寒者，少倏忽零星之状。张氏亦改表有寒里有热云：热邪初乘肌表，表气不能胜邪，其外反显假寒，故言表有寒；而伏邪始发未尽，里热犹盛，故云里有热。志聪云：此表有太阳之热，里有癸水之寒。夫癸水虽寒，而与阳明相搏，则戊已化火，为阳热有余，故以白虎汤，清两阳之热。锡驹云：太阳之标热在表，此表有热也。太阳之本寒在里，此里有寒也。凡伤于寒，则为病热，故宜白虎汤主之。魏氏云：此里尚为经络之里，非脏腑之里。亦如卫为表，营为里，非指脏腑而言也。钱氏云：白虎汤为表邪未解之所忌用。若云伤寒表有热，固非所宜，而曰里有寒，尤所当忌。而仲景反以白虎汤主之，何也？以意推之，恐是先受之寒邪，已经入里，郁而为热，本属寒因，故曰里有寒。邪既入里，已入阳明，发而为蒸蒸之热，其热自内达外，故曰表有寒。柯氏改寒作邪，云旧本作“里有寒者”误。此虽表里并言，而重在里热，所谓结热在里，表里俱热是也。以上诸说如此。特林氏、程氏解，似义甚切当，其余则含糊牵扭，难以适从。至其顺文平稳，则《金鉴》

为得。故姑揭其说尔。《汤液本草》东垣云：胸中有寒者，瓜蒂散吐之。又表热里寒者，白虎汤主之。瓜蒂、知母，味苦寒，而治胸中寒。又里寒，何也？答曰：成无己注云：即伤寒，寒邪之毒，为热病也。读者要逆识之，如《论语》言乱臣十人，书言唯以乱民，其能而乱四方。乱，皆治也，乃治乱者也，故云乱臣乱四方也。仲景所言寒之一字，举其初而言之，热病在其中矣。若以寒为寒冷之寒，无复用苦寒之剂，兼言白虎证脉尺寸俱长，则热可知矣。

白虎汤方

知母六两　**石膏**一斤，碎　**甘草**二两，炙　**粳米**六合

上四味，以水一斗，煮米熟，汤成去滓，温服一升，日三服。《外台》作“水一斗二升，煮取米熟，去米内药，煮取六升，去滓，分六服”。

柯云：阳明邪从热化，故不恶寒而恶热，热蒸外越，故热汗出；热烁胃中，故渴欲饮水；邪盛而实，故脉滑。然犹在经，故兼浮也。盖阳明属胃，外主肌肉，虽内外大热而未实，终非苦寒之味所宜也。石膏辛寒，辛能解肌热，寒能胜胃火，寒能沉内，辛能走外，此味两擅内外之能，故以为君。知母苦润，苦以泻火，润以滋燥，故用为臣。甘草、粳米，调和于中宫，且能土中泻火，稼穑作甘，寒剂得之缓其寒，苦剂得之平其苦，使二味为佐，庶大寒大苦之品无伤损脾胃之虑也。煮汤入胃，输脾归肺，水精四布，大烦大渴可除矣。白虎为西方金神，取以名汤者，秋金得令，而炎暑自解。

《伤寒明理论》曰：白虎，西方金神也，应秋而归肺，热甚于内者，以寒下之；热甚于外者，以凉解之。其有中外俱热，内不得泄，外不得发者，非此汤则不能解也。夏热秋凉，暑暍之气，得秋而止。秋之令曰处暑，是汤以白虎名之，谓能止热也。

《活人书》：化斑汤，治斑毒。于本方加萎蕤，用糯米。云：大抵发斑，不可用表药，表虚里实，若发汗开泄，更增斑烂也，当用此汤。又曰：问两胫逆冷，胸腹满，多汗，头目痛，苦妄言，此名湿温病。苦两胫逆冷，腹满，又胸多汗，头目痛，苦妄言，其脉阳濡而弱，阴小而急，治在太阴，不可发汗，汗出必不能言。耳聋不知痛所在，身青面色变，名曰重暍。如此死者，医杀之耳，白虎加苍术汤。于本方加苍术三两，此方出《伤寒微旨》，亦仿《金匮》白虎加桂汤。

《和剂局方》：白虎汤，治伤寒大汗出后，表证已解，心胸大烦，渴欲饮水，及吐或下后，七、八日邪毒不解，热结在里，表里俱热，时时恶风大渴，舌上干燥而烦，欲饮水数升者，宜服之。又治夏月中暑毒，汗出恶寒身热而渴。《医学纲目》曰：孙兆治一人自汗，两足逆冷至膝下，腹满不省人事，孙诊六脉，小弱而急，问其所服药，取视皆阴病药也。孙曰：此非受病重，药能重病耳。遂用五苓散、白虎汤。十余帖，病少苏，再服全愈。或问治法，孙曰：病人伤暑也。始则阳微，厥而脉小无力。医谓阴病，遂误药。其病厥，用五苓散利小便，则腹减；白虎解利邪热，则病愈。凡阴病胫冷，则臂亦冷。汝今胫冷，臂不冷，则非下厥上行，所以知是阳微厥也。又曰火喘，用本方，加瓜蒌仁、枳壳、黄芩，神效。出初虞世《医方选要》。人参石膏汤，治膈消，上焦燥渴，不饮多食，于本方加黄芩、杏仁、人参。

《活人大全》：病在半表半里，热不退，脉尚浮洪者，当微表者，小柴胡汤合本方和之。

《方脉正宗》：治胃家实热或嘈杂，消渴善饥，或齿痛，于本方去粳米，加竹叶、芍药。出《本草汇言》。

铁樵按：此条之误，甚为显明。表有热，里有寒，既非白虎汤证，仅仅“脉浮滑”三字，亦何能断定？表有热，里有寒，白虎汤之用法，前章及《阳明篇》中可资研究。此条缺之，亦无甚关系。

伤寒，脉结代，心动悸，炙甘草汤主之。“心动悸”，《玉函》作“心中惊悸”。

《鉴》云：心动悸者，谓心下筑筑惕惕然，动而不自安也。若因汗下者，多虚；不因汗下者，多热。欲饮水，小便不利者，属饮；厥而下利者，属寒。今病伤寒，不因汗下，而心动悸，又无饮热寒虚之证，但据结代不足之阴脉，即主以炙甘草汤者，以其人平日血气衰微，不任寒邪，故脉不能续行也。此时虽有伤寒之表未罢，亦在所不愿，总以补中生血复脉为急，通行营卫为主也。

炙甘草汤方

甘草四两，炙　**生姜**三两，切　**人参**二两　**生地黄**一斤。《金匮》有“酒洗”字，《千金翼》有“切”字　**桂枝**三两，去皮　**阿胶**二两　**麦门冬**半升，去心　**麻仁**半升。成本作“麻子仁”　**大枣**三十枚，擘，成本、《玉函》作“十二枚”

上九味，以清酒七升，水八升，先煮八味，取三升，去滓，内胶，烊消尽，温服一升，日三服。一名复脉汤。

柯云：一百十三方，未有用及地黄、麦冬者，恐亦叔和所附。然以二味，已载《神农本经》，为滋阴之上品，因《伤寒》一书，故置之不用耳。此或阳亢阴竭而然，复出补阴制阳之路，以开后学滋阴一法。生地黄、麦冬、阿胶滋阴，人参、桂枝、清酒以通脉，甘草、姜、枣以和营卫，结代可和，而悸动可止矣。

张云：津液枯槁之人，宜预防二便秘涩之虞。麦冬、生地，溥滋膀胱之化源；麻仁、阿胶，专主大肠之枯约，免致阴虚泉竭，火燥血枯。此仲景救阴退阳之妙法也。

柯氏《方论》曰：仲景凡于不足之脉，阴弱者，用芍药以益阴；阳虚者，用桂枝以通阳，甚则加人参以生脉。此以中虚、脉结代，用生地黄为君，麦冬为臣，峻补真阴者。然地黄、麦冬，味虽甘而气则寒，非发陈蕃秀之品，必得人参、桂枝，以通阳脉；生姜、大枣，以和营卫；阿胶补血，甘草之缓，不使速下；清酒之猛，捷于上行，内外调和，悸可宁而脉可复矣。酒七升，水八升，只取三升者，久煎之则气不峻，此虚家用酒之法。且知地黄、麦冬，得酒则良。此证当用酸枣仁，肺痿用麻子仁可也。如无真阿胶，以龟板胶代之。

丹云：《名医别录》甘草通经脉，利血气。《证类本草》《伤寒类要》治伤寒心悸，脉结代者，甘草二两，水三升，煮一半，服七合，日一服。由是观之，心悸脉结代，专主甘草，乃是取乎通经脉，利血气，此所以命方曰炙甘草汤也。诸家厝而不释者何？《千金翼》复脉汤，治虚劳不足，汗出而闷，脉结心悸，行动如常，不出百日，危急者二十一日死。越公杨素，因患失脉七日，服五剂而复。《千金方》炙甘草汤，治肺痿，涎唾多，出血，心中温温液液者，即本方。《外台秘要》引仲景《伤寒论》，主疗并同。

《卫生宝鉴》：至元庚辰，六月中，许伯威五旬有四，中气本弱，病伤寒八、九日。医者见其热甚，以凉剂下之，又食梨三、四枚，伤脾胃，四肢冷，时昏愦，请予治之。诊其脉，动而中止，有时自还，乃结脉也，亦心动悸。吃噫不绝，色青黄，精神减少，目不欲开，蜷卧，恶人语。予以炙甘草汤治之，减生地黄，恐损阳气，剉一两，服之不效，再于市铺选尝气味厚者，再煎。服之，其病减半，再服而愈。凡药，昆虫草木，生之有地，根叶花实，采之有时。失其地，性味少异，失其时，气味不全。又况新陈不同，精粗不等，倘不择用，用之不效，医之过也。《张氏医通》曰：酒色过度，虚劳少血，津液内耗，心火自炎，致令燥热乘肺，咯唾脓血，上气涎潮，其嗽连续不已。加以邪客皮毛，入伤于肺，而自背得之尤速，当炙甘草汤。徐彬《金匮论注》曰：余妾曾病此，初时涎沫成碗，服过半月，痰少而愈。但最难吃，三四日内，猝无捷效耳。

脉按之来缓，时一止复来者，名曰结。又脉来动而中止，更来小数，中有还者，反动，名曰结阴也。脉来动而中止，不能自还，因而复动者，名曰代阴也。得此脉者，必难治。成本“缓”下有“而”字，无“复动者”之者。《玉函》无此条。

喻云：此段本为结代两脉下注脚。

方云：此承结代，而推言结阴、代阴，以各皆详辨其状，与辨脉第九章意同。

汪云：脉以指按之来。来者，滑伯仁云：自骨肉之分，而出于皮肤之际，气之升者是也。

钱云：结者，邪结也。脉来停止暂歇之名，犹绳之有结也。凡物之贯于绳上者，遇结必碍。虽流走之甚者，亦必少有逗留，乃得过也。此因气虚血涩，邪气间隔于经脉之间耳。虚衰则气力短浅，间隔则经络阻碍，故不得快于流行而止歇也。动而中止者，非《辨脉法》中阴阳相搏之动也，谓缓脉正动之时，忽然中止，若有所遏而不得动也。更来小数者，言止后更勉强作小数。小数者，郁而复伸之象也。小数之中，有脉还而反动者，名曰结阴。《辨脉法》云：阴盛则结，故谓之结阴也。代，替代也。气血虚惫，真气衰微，力不支给，如欲求代也。“动而中止”句，与结脉同，不能自还。因而复动者，前因中止之后，更来小数，随即有还者反动，故可言自还；此则止而未即复动，若有不得再动之状，故谓之不能自还；又略久复动，故曰因而复动。本从缓脉中来，为阴盛之脉，故谓之代阴也。上文虽云脉结代者，皆以炙甘草汤主之。然结为病脉，代为危候，故又有“得此脉者必难治”句，以申明其义。

丹云：脉来动之动，周氏、柯氏、志聪并以为阴阳相搏之动脉，非也。《脉经》曰：代脉来数，中止不能自还。因而复动，脉结者生，代者死。《诊家正眼》曰：结脉之止，一止即来；代脉之止，良久方至。《内经》以代脉之见，为脏气衰微，脾气脱绝之诊也。惟伤寒心悸，怀胎三月，或七情太过，或跌仆重伤，及风家、痛家，俱不忌代脉，未可断其必死。丹云：方氏云，本条结代，下文无“代”，而有“代阴”，中间疑漏“代”一节。《金鉴》云“脉按之来缓，时一止至，名曰结阴也”数语，文义不顺，且前论促结之脉已明，当是衍文。二书所论如是，要之此条实可疑尔。

铁樵按：以上两条者言脉者，读者既知《脉学讲义》中各节，则此两条所包之意气若何，价值若何，已灼然不受炫惑，存而不论可矣。

辨阳明病脉证并治第一

问曰：病有太阳阳明，有正阳阳明，有少阳阳明，何谓也？答曰：太阳阳明者，脾约原注一云络。**是也；正阳阳明者，胃家实是也；少阳阳明者，发汗利小便已，胃中燥烦实，大便难是也。**《玉函》二“少阳”字并作“微阳”，无“烦实”字，云“脾约”，一作“脾结”，《千金翼》同柯氏，删此条。案：《玉函》无“烦实”二字，似甚允当。

《鉴》云：阳明可下之证，不止于胃家实也，其纲有三，故又设问答以明之也。太阳之邪，乘胃燥热，传入阳明，谓之太阳阳明，不更衣无所苦，名脾约者是也。太阳之邪，乘胃宿食，与燥热结，谓之正阳阳明，不大便，内实满痛，名胃家实者是也。太阳之邪，已到少阳，法当和解而反发汗，利小便，伤其津液，少阳之邪，复乘胃燥，转属阳明，谓之少阳阳明，大便涩而难出，名大便难者是也。

钱云：太阳阳明者，太阳证犹未罢者。若发汗，若下，若利小便，亡津液，而胃中干燥，大便难者，遂为脾约也。脾约以胃中之津液言，胃无津液，脾气无以转输，故如穷约，而不能舒展也，所以有和胃润燥之法。正阳阳明，乃热邪宿垢，实满于胃而有汤涤之剂；少阳阳明，以少阳证而发其汗，且利其小便，今胃中之津液干燥而烦，是少阳之邪并归于胃，故曰燥烦实。实则大便难也，其治当与太阳阳明之脾约不远矣。

汪云：愚以大抵太阳阳明，宜桂枝加大黄汤；正阳阳明，宜三承气汤选用；少阳阳明，宜大柴胡汤。此为不易之法。

铁樵按：如《金鉴》说，第三条少阳阳明有疑义。因少阳为病，照例不能汗吐下，少阳而误用汗吐下，其流弊不止胃中燥烦实、大便难。因病从太、少两阳传阳明为顺传，少阳而汗下分利为误治。误治者，逆不能得顺传之结果。从钱氏说，谓少阳阳明之燥烦实，治法与太阳阳明脾约不远，则何取分太阳少阳？从汪说桂枝加大黄，恐亦不免纸上谈兵，不必能施诸实用。故陆九芝阳明病释，谓此节言，其人未病时，津液素亏，而阳王者，为巨阳。因病中发汗、利小便，亏其津液，而致阳王者为微阳。若非津液既非素亏，又非误治，所亏而病邪入胃，以致胃燥者为正阳。故所谓太阳者，巨阳也；所谓少阳者，微阳也，非三阳经之太阳、少阳也。

今按：凡患热病，仅有风寒而无食积者，若其人复非虚体，无其他弱点，则往往虽发热不致病。仲景云：伤寒二、三日，阳明、少阳证不见者，为不传也，即是此种。吾故曰，单丝不成线。凡风寒感受于外，食积应之于内，因有外感，消化失职，因有食积，发热愈甚，二者交相济恶，则当热病初起，便非单纯太阳。如此者，其病殆无不传。然若不经误治，则为顺传。顺传则化热，化热则阳明。凡若此者，其病胃实。所谓正阳阳明胃家实者，是也。若病在太阳，其人之秉赋为阴不足。阴不足者，不任热，热则化燥，燥则不复口中和，且溲少便难。初起虽恶寒，旋即恶寒罢而恶热，是则因有本来之弱点而病传者，所谓太阳阳明脾约者是也。其少阳阳明，由于发汗、利小便，则由于服药时去液过多而化燥者，较之太阳阳明，有自然非自然之辨，故别之曰少阳阳明。准此以谈，则陆氏所说为是，其他注释为非，然吾犹疑之。

吾所以疑者，不止各家之注释，而在《伤寒论》之本文。此为第一百八十三节，为《阳明篇》开卷第一节。第一节而如此措辞，是综论阳明之为病，循绎语气，当为全篇之总纲。曰太阳、曰正阳、曰少阳，而以“病有”两字冠首，是必阳明病不出此三种而后可。今观脾约、胃实、胃燥实，只说得阳明腑证，并未及阳明经证，是此三者，不足为《阳明篇》之纲领也。汉晋文字与后之所谓古文者略异，其总纲与条目，原不必分条承接，然详观以后各节，有相应者，有不相应者，相应者什一，不相应者什九。既什九不应，何取乎有此一节？然则所为太阳阳明、少阳阳明，可于议论上壮观瞻而已，于病理乃无当要领，吾将认此一节，为徒乱人意之文字。

阳明之为病，胃家实原注一作“寒”。**是也**。《玉函》以此条冠本篇之首。“是也”，成本无“是”字。

柯云：阳明为传化之腑，当更实更虚。食入，胃实而肠虚；食下，肠实而胃虚。若但实不虚，斯为阳明之病根矣。胃实不是阳明病，而阳明之为病，悉从胃实上得来，故以胃家实为阳明一经之总纲也。然致实之由，最宜详审。有实于未病之先者，有实于得病之后者，有风寒外束，热不得越而实者，有妄汗吐下，重亡津液而实者，有从本经热盛而实者，有从他经转属而实者，此只举其病根在实耳。案：阳明提纲与《内经·热论》不同，《热论》重在经络，病为在表，此经里证为主，里不和即是阳明病，是二经所由分也。

方云：实者，大便结为硬满，而不得出也。作于迟早不同，非日数所可拘。

铁樵按：此节柯氏所释各种致实之由，极为允当。并云与《内经·热论》不同，则未允治。曰里不和，即为阳明病，亦不为圆满之论。读者详观前后拙按自明。

问曰：何缘得阳明病？答曰：太阳病，若发汗，若下，若利小便，此亡津液，胃中干燥，因转属阳明，不更衣，内实大便难者，此名阳明也。《玉函》“也”上有“病”字。《千金翼》“衣”下有“而”字。

成云：本太阳病不解，因汗利小便亡津液，胃中干燥，太阳之邪入腑，转属阳明。古人登厕必更衣，不更衣者，通为不大便。不更衣，则胃中物不得泄，故为内实。胃无津液，加之蓄热，大便则难，为阳明里实也。

汪云：或问，太阳病若下，则胃中之物已去，纵亡津液，胃中干燥，未必复成内实。余答云：方其太阳初病时，下之不当，从亡津液，胃中之物，依然不泄，必转属阳明，而成燥粪，故成内实之证。

丹云：《总病论》曰：更衣，即登厕也。非颜师古注《汉书》更衣之义。《集验方》：痔有更衣挺出，妨于更衣，更衣出清血，故以知之。《集验方》之说，今见《外台·五痔论》。

铁樵按：阳明病只是胜复，若云必汗下分利，而后成阳明病，正未必然。纵经文如此说，亦不可泥。谓有因汗下分利，太阳病而转属阳明者，则可。

问曰：阳明病，外证云何？答曰：身热汗自出，不恶寒，反恶热也。《玉函》《千金翼》“反”上有“但”字。

汪云：上言阳明病条胃家内实，其外见证，从未言及，故此条又设为问答。夫身热与发热异，以其热在肌肉之分，非若发热之翕翕然，仅在皮肤以外也。汗自出者，胃中实热，则津液受其蒸迫，故其汗自出。与太阳中风，汗虽出而能透，故其出甚少，亦有异。此条病，则汗由肉热蒸出，其出必多而不能止也。不恶寒者，邪不在表也；反恶热者，明其热在里也。伤寒当恶寒，故以热为反。夫恶热虽在内之证，其状必见于外。或扬手掷足，迸去覆盖，势所必至，因外以征内，其为阳明胃实证无疑矣。《尚论篇》以此条病，辨阳明中风证兼太阳。若以其邪犹在于经，大误之极。大抵此条病，乃承气汤证。

柯云：四证，是阳明外证之提纲，故胃中虚冷，亦得称阳明病者，因其外证如此也。

丹云：案，方氏、魏氏、《金鉴》并以此条证，为阳明病由太阳中风而传入者，非也。

铁樵按：此即现在所根据以认识阳明病者，身热、汗自出反恶热、不恶寒、阳明经腑之所共也。若问：何故云反恶寒？曰："反"字对"汗自出"句言。汗自出则表虚也，表虚为阳虚，当恶寒，而乃不恶寒，而恶热，故云反恶热。若问：何故汗自出不恶寒，反恶热？曰：伤寒之为病，为寒邪袭人，太阳为寒所伤，故曰伤寒。寒为阴邪，阳为寒伤，是为阴胜。阴胜，故无论已发热，未发热，必恶寒。体工之公例，苟未至于死，有胜必有复，阴胜则阳复，阳复则发热，故人之伤于寒也，则为病热。胜以渐者，复亦以渐，人之伤于寒也，恒先不适数日，故于其复也，虽发热，仍有数日之恶寒。伤于风者则不然，风为阳邪，故始虽恶寒，一二日即恶寒罢，而但恶热矣。但恶热不恶寒，是为阳胜。阳胜则阳盛，自伤寒至于发热，发热而恶寒，为太阳病。至恶寒既罢则为一段落，自不恶寒而恶热，为别一段落。因别名之曰阳明，病阳明者盛阳也，故撮要言之。伤寒之已化热不恶寒者，谓之阳明。此为根据《内经》、根据全部《伤寒论》，而得之简明正确的阳明界说。而一八八条之"脾约""燥烦实"云云，吾则疑之。以太阳上、中两篇病理为例，觉太阳下篇与阳明篇及后之三阴，皆非仲景之原文也。

问曰：病有得之一日，不发热而恶寒者，何也？答曰：虽得之一日，恶寒将自罢，即自汗出而恶热也。"发热"，《玉函》作"恶热"。《千金翼》"发"上无"不"字

周云：案，承上言，虽云反恶热，亦有得之一日而恶寒者，曰此尚在太阳居多耳。若至转阳明，未有不罢而恶热者。

程云：阳明恶寒，终是带表，至于腑病，不唯不恶寒，且恶热，表罢不罢，须于此验之，故从反结以辨出。

丹云：案，无①热恶寒发于阴。此云不发热而恶寒，恐不得为阳明内实之证。《玉函》作"恶热"，似极是。

---

① 无：原作"带"，据《伤寒论辑义》改。

铁樵按：此即伤寒之中风证，亦即我所谓伤寒系之风温证，陆九芝称此种为温病，主用葛根芩连、白虎，而叱《温病条辨》《温热经纬》之非。余病其未能将与伤寒相滥之湿暍病，提出分别论治，为一大缺点。故明此种曰“伤寒系之风温”，以清界限。为近顷最多、最习见之热病。今按：此条与第一条脾约、胃实、燥烦实三个阳明无干，是不相应也。

问曰：恶寒何故自罢？答曰：阳明居中，主土也，万物所归，无所复传。始虽恶寒，二日自止，此为阳明病也。成本、《玉函》《千金翼》无“主”字。

《鉴》云：此释上条阳明恶寒自罢之义。阳明属胃，居中，土也。土为万物所归，故邪热归胃，则无所复传，亦万物归土之义。阳明初病一日，虽仍恶寒，是太阳之表未罢也。至二日，恶寒自止，则是太阳之邪，已悉归并阳明，此为阳明病也。

柯云：太阳病八、九日，尚有恶寒证。若少阳寒热往来，三阴恶寒转甚，非发汗温中，何能自罢？惟阳明恶寒，未经表散，即能自止，与他经不同。“始虽恶寒”二句，语意在阳明居中句上。夫知阳明之恶寒易止，便知阳明为病之本矣。胃为戊土，位处中州，表里寒热之邪，无所不归，无所不化，皆从燥化而为实，实则无所复传，此胃家实，所以为阳明之病根也。

铁樵按：土为万物所归，甚费解。无所复传云云，因热病化热化燥之后，只是热不退而渐胃实，其时间恒甚长，故曰无所复传。若其末路，神昏谵语，扬手掷足，则病为传脑，虽其时仍是胃家实，不得谓之不传。

本太阳初得病时，发其汗，汗先出不彻，因转属阳明也。

方云：彻，除也。言汗发不对，病不除也。此言由发太阳汗不如法，致病入胃之大意。

程云：汗出不透，则邪未尽出，而辛热之药性反内留，而助动燥邪，因转属阳明。《辨脉篇》所云：汗多则热愈，汗少则便难。是也。

魏云：太阳初受风寒之时，发其汗，而汗终出不彻者，则在表之邪，亦可以日久变热于外。内郁之热日久，耗津于内，汗难出未太过，而津已坐耗为多，其阳盛津亡，大便因硬，转属阳明，无二也。

丹云：案，“太阳中篇”第四十八条，“二阳并病，太阳初得病时，发其汗，汗先出不彻，因转属阳明”云云，正与此条同义。

铁樵按：此条之意义，若病在太阳时，汗出能彻，病便愈于太阳。不彻乃转属阳明，证之实验，其确无误，但与卷首脾约等三个阳明又了不相涉。

伤寒发热，无汗，呕不能食，而反汗出濈濈然者，是转属阳明也。“伤寒”二字，《玉函》《千金翼》作“病”一字。

成云：伤寒发热，无汗，呕不能食者，太阳受病也。若反汗出濈濈然者，太阳之邪，转属阳明也。经曰：阳明病法多汗。

钱云：寒邪在表，则发热无汗。寒邪在胸，则呕不能食。皆太阳寒伤营之表证也。

程云：反汗出濈濈然者，知大便已结燥于内，虽表证未罢，已是转属阳明也。“濈濈”，连绵之意。俗云“汗一身不了，又一身也”。

铁樵按：伤寒则胃不能消化，能消化则降，不能消化则逆，逆故呕。此为表证未罢，兼见里证之病。若热聚于里，即温温欲吐；若里热蒸发，则汗出。汗出，则胃中燥而结。前者为阳明经证，后者为阳明腑证。此所谓然濈濈汗出，转属阳明者，乃阳明腑证之初步也。

伤寒三日，阳明脉大。

《鉴》云：伤寒一日太阳，二日阳明，三日少阳，乃《内经》言传之次第，非必以日数拘也。此云三日阳明脉大者，谓不兼太阳阳明之浮大，亦不兼少阳阳明之弦大，而正见正阳阳明之大脉也。盖由去表传里，邪热入胃，而成内实之证，故其脉象有为此者。

铁樵按：当阳明字断句，参观《药庵医案·陶宝宝案》。

伤寒脉浮而缓，手足自温者，是为系在太阴。太阴者，身当发黄，若小便自利者，不能发黄，至七八日，大便硬者，为阳明病也。

程云：脉浮而缓，是为表脉，然无头痛、发热恶寒等外证，而只手足温，是邪不在表而在里，但入里有阴阳之分，须以小便别之。小便不利者，湿蒸瘀热而发黄，以其人胃中原来无燥气也；小便自利者，胃干便硬而成实，以其人胃中本来有燥气也。病虽成于八、九日，而其始证，却脉浮而缓，手足自温，则实是太阴病转属来也。既已转系阳明，其脉之浮缓者，转为沉大，不必言矣。而手足之温，不止温已也，必濈然微汗出。盖阴证无汗，汗出者，必阳气充于内，而后溢于外，其大便之实可知也。

丹云：案，《太阴篇》云：伤寒脉浮而缓，手足自温者，系在太阴。太阴当发身黄，若小便自利者，不能发黄。至七、八日，虽暴烦下利日十余行，必自止，以脾家实，腐秽当去故也。当与此条互考。

铁樵按：阳黄之病皆胆汁混入血中所致。胆居肝短叶内，胆汁司消化，从输胆管达十二指肠，与胰腺分泌物合营，为消化最重要之区。肝脏之胆囊为其源，十二指肠为其委。无论源或委，及输胆管有异常时，皆能发黄。伤寒之发黄，颇类西医籍所谓急性热性黄疸。盖疸病之慢性者多不发热，伤寒之黄则因热也。发热之疸病，多便闭溲难，脾脏肿大。与本条“系在太阴，身当发黄，小便自利者，不能发黄”之说正合。

伤寒转系阳明者，其人濈然微汗出也。《玉函》作“濈濈然”。《千金翼》“转”作“传”。方本、喻本、魏本亦作“濈濈然”。程本此条接上为一条。

汪云：此承上文，而申言之。上言伤寒系在太阴，要之既转而系于阳明，其人外证，不但小便利，当濈然微汗出。盖热蒸于内，汗润于外，汗虽微而腑实之证的矣。

阳明中风，口苦咽干，腹满微喘，发热恶寒，脉浮而紧。若下之，则腹满小便难也。

知云：此言阳明兼有太阳少阳表邪，即不可攻也。阳明中风，热邪也。腹满而喘，热入里矣。然喘而微，则未全入里也。发热恶寒，脉浮而紧，皆太阳未除之证。口苦咽干，为有少阳之半表半里。若误下之，表邪乘虚内陷，而腹益满矣，兼以重亡津液，故小便难也。

丹云：案，下条云：阳明病能食者，为中风。《金鉴》则云：阳明谓阳明里证，中风为太阳表证，非也。又云：案此条，常器之云：可桂枝麻黄各半汤，又小柴胡汤。汪氏云：以葛根汤为主，加黄芩等凉药以治之。《金鉴》云：太阳阳明病，多则以桂枝加大黄汤两解之。少阳阳明病，多则以大柴胡汤，和而下之。若惟从里治，而遽下之，则表邪乘虚复陷，故腹更满也；里热愈竭其液，故小便难也。

铁樵按：阳明中风即吾所谓伤寒系之温病，而兼见太阳少阳证者。既兼见太阳少阳证，何以不谓之三阳合病，而曰阳明中风？此条与一九二条相应，虽云脉紧恶寒，不过一日恶寒将自罢，即自汗出而恶热也。按脉浮而紧，是无汗者。所以定为阳明中风者，盖中风与伤寒之辨不仅在脉紧无汗、脉缓有汗，其最要之关键，在《内经》定冬之热病为伤寒，春之热病为中风。临诊时极有注意价值。又无论其为伤寒、中风，既脉紧无汗，是当汗不当下。

阳明病，若能食，名中风；不能食，名中寒。二“名”字《玉函》《千金翼》作“为”。

程云：本因有热，则阳邪应之。阳化谷，故能食。就能食者，名之曰中风，其实乃瘀热在里证也。本因有寒，则阴邪应之。阴不化谷，故不能食。就不能食者，名之曰中寒，其实乃胃中虚冷证也。柯云：此不特以能食不能食别风寒，更以能食不能食，审胃家虚实也。要知风寒本一体，随人胃气而别。

方云："名"犹言"为"也。中寒，即伤寒之互词。

丹云：案，程氏云：论中总无"中寒"字，独此处见之，犹云风与寒，自内得也。此解恐未允。

铁樵按：能食为中风之"中"字，当然是去声。此句既是去声，下句当然亦是去声。程氏谓自内得，似读下句之中字为平声，于文字上既不当，于病理上又未言其理由。吾意其说非是。详名中寒之名字，是指明如此区别，非谓真个中寒。真个中寒，当中于太阳，无中于阳明之理，因阳明者，乃中寒化热而成盛阳之名称。若中寒，便是太阳经事，非阳明经事也。六经以气化言，自当以病证划界限，不得自乱其例。准此以谈，则可以定一界说曰：热病之已化燥而内实者，为阳明腑证；热病之已化热、恶寒罢、未燥未实者，为阳明经证。

第十七期

辨阳明病脉证并治第二

阳明病，若中寒者，不能食，小便不利，手足濈然汗出，此欲作固瘕，必大便初硬后溏。所以然者，以胃中冷，水谷不别故也。成本"寒"下无"者"字。《玉函》《千金翼》无"若"字，"食"下有"而"字，"固"作"坚"。

周云：此条阳明中之变证，着眼只在"中寒，不能食"句。此系胃弱，素有积饮之人，兼膀胱之气不化，故邪热虽入，未能实结；况小便不利，则水并大肠，故第手足汗出，不若热潮之遍身漐漐①有汗。此欲作固瘕也。其大便始虽硬，后必溏者，岂非以胃中阳气向衰，不能蒸腐水谷。尔时，急以理中温胃，尚恐不胜，况可误以寒下之药乎？仲景惧人于阳明证中，但知有下法，及有结未定俟日而下之法，全不知有不可下反用温之法，故特揭此以为戒。

程云：此之手足濈然汗出者，小便不利所致。水溢，非胃蒸也。固瘕者，固而成癖。水气所结，其腹必有响声。特以结在胸，为水结胸；结在腹，为固瘕，阴阳、冷热有②别。

钱云：注家以前人"坚固积聚"为谬。而大便初硬后溏，因成瘕泄。瘕泄，即溏泄也。久而不止，则为固积。案：此喻注。后柯氏、张氏、志聪、《金鉴》并宗其说。愚以"固瘕"二字推之，

---

① 漐（zhí）：出汗的样子。

② 有：原作"攸"，据文义改。

其为坚凝固结之寒积可知，岂可但以溏泄久而不止为解？况初硬后溏，乃欲作固之征，非谓已作固瘕，然后初硬后溏也。观“欲作”二字，及“必”字之义，皆逆料之词，未可竟以为然也。

铁樵按：不化热，不名为阳明病。化热之后，不必便可下，因有能食、不能食之辨。其云胃中冷，“胃”字竟是指肠，故后文屡言“胃中有燥矢五六枚”。西人名此病为肠炎，亦可互证。胃中冷者，不必真冷，因不能消化耳。不能消化，故水谷不别。抑水谷不别，亦肠中事。胃中本自水谷不别，不病则各种机体不失职，胃肠能消化、能降、能吸收、能分泌。病则不能消化，一种机能失职，他种亦相因而至。一方面不能充分吸收，同时他方面不能充分分泌，故云水谷不别，故云小便不利。既水谷不别、小便不利，当然不能食。如此者，名之为“中寒”。如此解释，则头头是道。若如注家之言，胃肠素有积饮云云，只是硬装。后文二零四、二零六两节，有“其人本虚”及“久虚故也”，两语皆经文自下注脚，与此节“胃中冷，水谷不别故也”句法同，何得节外生枝，加“胃肠素有积饮”一语？其“理中温胃”一语亦误。此种病非太阴证，误用理中，是以热治热，病型必乱。固瘕是指粪块，亦即后文之燥屎。欲作固瘕者，屎尚未燥，故云先硬后溏。手足汗与燥屎之关系，亦是一种病能，故用大承气以手足汗为一种证据。

阳明病，初欲食，小便反不利，大便自调，其人骨节疼，翕翕如有热状，奄然发狂，濈然汗出而解者，此水不胜谷气，与汗共并，脉紧则愈。成本无“初”字。“不利”，《玉函》作“不数”。“并”，成本《玉函》作“併”。“脉紧”，《千金翼》作“坚”一字。喻本、程本有“初”字。

成云：阳病客热，初传入胃，胃热则消谷而欲食。阳明病热为实者，则小便当数，大便当硬。今小便反不利，大便自调者，热气散漫，不为实也。欲食则胃中谷多，谷多则阳气胜，热消津液则水少，水少则阴血弱。《金匮要略》曰：阴气不通，即骨疼。其人骨节疼者，阴气不足也。热甚于表者，翕翕发热。热甚于里者，蒸蒸发热。此热气散漫，不专著于表里，故翕翕如有热状。奄，忽也。忽然发狂者，阴不胜阳也。阳明蕴热，为实者，须下之愈。热气散漫，不为实者，必待汗出而愈，故云濈然而汗出解也。水谷之等者，阴阳气平也。水不胜谷气，是阴不胜阳也。汗出则阳气衰，脉紧则阴气生。阴阳气平，两无偏胜则愈。故曰：与汗共并，脉紧则愈。

汪氏云："脉紧则愈"。《补亡论》阙疑。常器之云，一本作"脉去则愈"。郭白云云：《千金》作"坚者则愈"，无"脉"字。是误以脉"紧"为"去"、为"坚"者，或漏"脉"字，或漏"者"字，当云"脉紧者则愈"。愚今校正，当云"脉紧去则愈"。喻氏云：脉坚则愈，言不迟也。脉坚疾则胃气强盛。周氏、柯氏并同。程氏云：脉坚则愈者，言脉坚者得此则愈也。张氏宗印云：此直中之寒邪，不能胜谷精之正气，与汗共并而出，故其脉亦如蛇之迂回而欲出也。魏氏云：紧者，缓之对言。脉紧者，言不若病脉之缓而已，非必如伤寒之紧也。钱氏云：紧则浮去，而里气充实也。

丹云：按以上数说，未审孰是，姑从成注。

铁樵按："脉紧则愈"句，于病理不合，当阙疑。小便反不利，大便自调，则组织中有过剩水分。不是阴气不足而骨节疼，是水分过剩而骨节疼，故有待于汗出而解。胃与肌表之联带关系，为肌表受寒则胃停积，胃气有权则发汗祛邪。此胃气所谓谷气也。汗为疏泄体温之荣气所化，有时虽有汗，过剩之水分，并不与汗俱出。此所以说"水不胜谷气，与汗俱并"。

阳明病，欲解时，从申至戌上。

成云：四月为阳，土旺于申、酉、戌。向旺时，是为欲解。

柯云：申、酉为阳明主时，即日晡也。

阳明病，不能食，攻其热，必哕，所以然者，胃中虚冷故也。以其人本虚，攻其热，必哕。

魏云：阳明病，不能食，即使有手足濈然汗出等证之假热，见于肤表面目之间，一考验之于不能食，自不可妄言攻下。若以为胃实之热而攻之，则胃阳愈陷而脱，寒邪愈盛而冲，必作哕证，谷气将绝矣。再明其所以然，确为胃中虚冷之故，以其人本属胃冷而虚，并非胃热之实。误加攻下，下陷上逆，则医不辨寒热、虚实，而概为阳明病，必当下之之过也。

志云：高子曰，遍阅诸经，止有哕而无呃，则哕之为呃也，确乎不易。《诗》云：銮声哕哕，谓呃之发声有序，如车銮声之有节奏也。凡经论之言哕者，俱作“呃”解，无疑。

钱云：胃阳败绝，而成呃逆，难治之证也。汪云：愚谓宜用附子理中汤。

阳明病，脉迟，食难用饱，饱则微烦，头眩，必小便难，此欲作谷瘅。虽下之，腹满如故，所以然者，脉迟故也。“瘅”，成本作“疸”。“微”，《玉函》作“发”。柯本“脉迟”下补“腹满”二字。《金匮》“迟”、“食”间有“者”字，“微”作“发”，“必小便难”作“小便必难”。

程云：脉迟为寒，寒则不能宣行胃气，故非不能饱，特难用饱耳。饥时气尚流通，饱即填滞。以故上焦不行，而有微烦、头眩证；下脘不通，而有小便难证。小便难中包有腹满证在内。欲作谷疸者，中焦升降失职，则水谷之气不行，郁䵟[①]而成煮也。曰谷疸者，明非邪热也。下之，兼前后部言，茵陈蒿汤、五苓散之类也。曰腹满如故，则小便仍难，而疸不得除。可知再出“脉迟”，欲人从脉上悟出胃中冷来。热蓄成黄之腹满，下之可去。此则谷气不得宣泄，属胃气虚寒使然，下之益虚其虚矣，故腹满

---

① 郁䵟：谓因某种物质蕴积而产生侵蚀作用。

如故。

印云：案，《金匮》谷疸有二证，此则虚寒而冷者也。

钱云：谓之欲作，盖将作未作之时也。《阴阳应象论》云："寒气生浊，热气生清"。又云：浊气在上，则生䐜胀。若不温中散寒，徒下无益也。

丹云：案，汪氏云：《补亡论》常器之云宜猪苓汤、五苓散。愚以上二方，未成谷疸时，加减出入，可随证选用。郭白云云：已发黄者，茵陈蒿汤，此为不可易之剂。张氏云：脉迟，胃虚，下之无益，则发汗利小便之法。用之无益，惟当用和法，如甘草干姜汤，先温其中，然后少与调胃，微和胃气，是也。以上二说，似未妥帖，当考。

铁樵按：小便难即是不能分泌。食难用饱即是不消化。脉迟亦即是肠胃虚冷。烦与眩兼少阳证。腹满兼太阴证。据西医籍，输胆管若被压，则胆汁不能照常输送，却从胆带渗出，混入血中，因而发黄。此与本条所谓谷疸者，于理为近。盖本是食难用饱，而又强食，胃气不降，肝胆亦逆也。

阳明病，法多汗，反无汗，其身如虫行皮中状者，此以久虚故也。《玉函》《千金翼》作"阳明病，久久而坚者，阳明当多汗，而反无汗云云"。

成云：胃为津液之本。气虚津液少，病则反无汗。胃候身之肌肉，其身如虫行皮中者，知胃气久虚也。程云：阳明病，阳气充盛之候也，故法多汗。今反无汗，胃阳不足，其人不能食可知。盖汗生于谷精，阳气所宜发也。胃阳既虚，不能透出肌表，故怫郁皮中如虫行状。"虚"字，指胃言，兼有寒。"久"字，指未病时言。

柯云：此又当益津液、和营卫，使阴阳自和而汗出也。

丹云：案，汪氏云：常器之云，可桂枝加黄芪汤；郭白云云，桂枝麻黄各半汤。愚以还当用葛根汤主之。《金鉴》云：宜葛根汤小剂，微汗和其肌表，自可愈也。魏氏云补虚清热，人参白虎汤之类。并似与经旨相畔矣。

铁樵按：身如虫行皮中，乃浅层感觉神经变性，自是久虚之故。惟此病乃毛囊、汗腺与末梢神经并病，着于外者，不过如虫行皮中。然决非仅仅一“虚”字而能有此。若谓久虚，阴液不能作汗，而见如虫行皮中，则与事实相去甚远。盖此乃内风大病，绝非细故，亦断非桂枝、白虎等药所能济事。仲景能辨王仲宣眉落，岂有并此不知而误认为阳明证之理？此一节病理背谬。此下两节辨头痛、咽痛，文气小巧而不厚，疑皆非仲景本文之旧。

阳明病，反无汗，而小便利，二三日呕而咳，手足厥者，必苦头痛。若不咳、不吐，手足不厥者，头不痛。原注：一云“冬阳明”。《玉函》作“各阳明病”。《千金翼》作“冬阳明病”。

成云：阳明病，法多汗，反无汗而小便利者，阳明伤寒，而寒气内攻也。至二三日，呕咳而支厥者，寒邪发于外也，必苦头痛。若不咳不呕，手足不厥者，是寒邪但攻里，而不外发，其头亦不痛也。

丹云：案，此条难解，录数说于下。方氏云：此亦寒胜，故小便利、呕、手足厥。喻氏云：得之寒因，而邪热深也。然小便利，则邪热不在内而在外，不在下而在上，故苦头痛也。程氏云：胃中独治之寒，厥逆上攻，故头痛者，标；咳呕、手足厥者，本。张璐注与喻同，云仍宜小青龙主之。汪氏云：此阳明经伤寒，热气上攻，必苦头痛，当用葛根汤。《类要》用小建中汤。常氏用小柴胡汤，并非也。钱氏云：其所以无汗者，寒在阳明之经；而小便不利者，里无热邪也。柯氏云：此胃阳不敷布于四肢，故厥；不上升于额颅，故痛。缘邪中于膺，结在胸中，致呕咳而伤阳也。当用瓜蒂散吐之，呕咳止，厥痛自除矣。两“者”字，作“时”看，更醒。

阳明病，但头眩，不恶寒，故能食而咳，其人咽必痛。若不咳者，咽不痛。原注：一云："冬阳明"。《玉函》作"各阳明病"。《千金翼》作"冬阳明病"。

钱云：但头眩者，热在上也。不恶寒，即"阳明篇"首所谓不恶寒、反恶热之义也。能食，阳明中风也。咳者，热在上焦，而肺气受伤也。中风之阳邪，壅于上焦，故咽门必痛也。若不咳者，上焦之邪热不甚，故咽亦不痛。此条纯是热邪，当与前条之不咳、不呕、手足不厥、头不痛一条，两相对待，示人以风寒之辨也。

程云：夫咽痛，惟少阴有之，今此以咳伤致痛。若不咳，则咽不痛。况更有头眩、不恶寒以证之，不难辨其为阳明之郁热也。

丹云：案，此条证，常器之、张璐并云茯苓桂枝白术甘草汤。常氏又云咽痛者，桔梗汤。柯氏云此邪结胸中，而胃家未实也，当从小柴胡加减法。

阳明病，无汗，小便不利，心中懊侬者，身必发黄。

成云：阳明病，无汗而小便不利者，热蕴于内而不得越。心中懊侬者，热气郁蒸，欲发于外而为黄也。志云：阳明之气，不行于表里上下，则内逆于心中而为懊侬。阳热之气留中，入胃之饮不布，则湿热蕴蓄，而身必发黄。

柯云：口不渴，腹不满，非茵陈汤所宜，与栀子柏皮汤，黄自解矣。

丹云：案，《金鉴》云：心中懊侬，湿瘀热郁于里也，宜麻黄连翘赤小豆汤。若经汗吐下后，或小便利，而心中懊侬者，热郁也。便硬者，宜调胃承气汤；便软者，宜栀子豉汤。较之柯注，却似于经旨不切矣。

阳明病，被火，额上微汗出，而小便不利者，必发黄。成本无"而"字。《玉函》同。

喻云：阳明病，湿停热郁，而烦渴有加，势必发黄。然汗出，热从外越，则黄可免；小便多，热从下泄，则黄可免。若误攻之，其热邪愈陷，清液愈伤，而汗与小便愈不可得矣；误火之，则热邪愈炽，津液上奔，额虽微汗，而周身之汗与小便，愈不可得矣。发黄之变，安能免乎？

柯云：非栀子柏皮汤，何以挽津液于涸竭之余耶？

丹云：案，常氏云可与茵陈蒿汤。汪氏云五苓散去桂枝加葛根，白术当改用苍术。《金鉴》云：若小便利，则从燥化，必烦渴，宜白虎汤。小便不利，则从湿化，必发黄，茵陈蒿汤。并于经旨未妥。

铁樵按：发黄，皆胆汁不循常轨所致，今所见者均属湿热证。阳明病热郁湿阻，其黄可必。二零五条谷疸属寒，却不常见。

阳明病，脉浮而紧者，必潮热，发作有时，但浮者，必盗汗出。《玉函》《千金翼》作“其热必潮”。

钱云：邪在太阳，以浮紧为寒，浮缓为风。在阳明，则紧为在里，浮为在表。脉浮而紧者，言浮而且紧也，谓邪虽在经，太半已入于里也。邪入于里，必发潮热。其发作有时者，阳明气王于申酉，故日晡时潮热也。潮热则已成可下之证矣。若但脉浮者，风邪全未入里，其在经之邪未解，必盗汗出，犹未可下也。阳明木多汗多眠，故有盗汗。然不必阳明，始有盗汗，如“太阳上篇”脉浮而动数，因自汗出之中风，即有盗汗。盖由目瞑则卫气内入，皮肤不阖，则盗汗出矣。此示人当以脉证辨认表里，未可因潮热而轻用下法也。

锡云：睡中汗出，如盗贼乘人之不觉而窃去也。

丹云：案，《补亡论》与柴胡桂枝汤。汪氏及《金鉴》云桂枝加葛根汤。《补亡论》为是。丹云：案，程氏云：脉浮而紧者，缘里伏阴寒，系阳于外故也。阴盛阳不敢争，仅乘王时而一争，故潮热，发作有时也。但浮者，胃阳虚而中气失守也。睡则阴气盛，阳益不能入，而盗汗出也。夫潮热、汗出，皆阳明里实证，而今属之虚寒，则于其脉辨之，更可互参及能食、不能食之内法也。此亦一说，故表而出。又《集注》金氏曰：无病之人，则日有潮而不觉，病则随潮外现矣。此说太奇，故附于此。

《金鉴》曰：自汗是阳明证，盗汗是少阳证。盗汗当是"自汗"，文义始属。案，此说太误。

铁樵按：经文仅仅凡有脉而云，必见某证者，疑皆是叔和手笔。叔和著《脉经》，其意欲以脉解决医学，卒之自误误人。仲景则不尔，其注重者在证，统观全文自知。此云必潮热、必盗汗出，两"必"字皆在不可必之数也。

阳明病，口燥，但欲漱水，不欲咽者，此必衄。嚥，《千金翼》作"咽"。

喻云：口中干燥与渴异，漱水不欲咽，知不渴也。阳明气血俱多，以漱水不欲咽，知邪入血分。阳明之脉起于鼻，故知血得热而妄行，必繇①鼻而出也。

魏氏云：漱水，非渴也，口中黏也。

周氏云：使此时以葛根汤汗之，不亦可以夺汗而无血乎？此必衄者，仲景正欲人之早为治，不致衄后更问成流与否也。

汪氏云：常器之曰可黄芩芍药地黄汤，一云当作黄芩芍药甘草汤。愚以此二汤乃衄后之药，于未衄时还宜用葛根等汤加减主之。

柯氏云：宜桃仁承气、犀角地黄辈。

丹云：案，本条下一"必"字，宜衄前防衄，犀角地黄之类当为的对矣。

铁樵按：此节确是事实。周氏葛根汤汗之，可以夺汗无血，亦是事实。当葛根芩连、鲜生地并用。口鼻黏膜干而胃中不干，

① 繇（yóu）：同"由"。从，自。

故嗽水不欲咽。

阳明病，本自汗出，医更重发汗，病已差，尚微烦不了了者，此必大便硬故也。以亡津液，胃中干燥，故令大便硬。当问其小便日几行，若本小便日三四行，今日再行，故知大便不久出。今为小便数少，以津液当还入胃中，故知不久必大便也。

“此必大便硬”，成本作“此大便必硬”。“津液”，《玉函》作“精液”。汪氏云：“当还”二字作“还当”，其义乃顺，非也。案：据柯注，“数”如字。

柯云：胃者，津液之本也。汗与溲，皆本于津液。不自汗出，本小便利，其人胃家之津液本多。仲景揭出“亡津液”句，为世之不惜津液者告也。病差，指身热汗出言。烦即恶热之谓，烦而微，知恶热将自罢。以尚不了，故大便硬耳。数少，即再行之谓。大便硬，小便少，皆因胃亡津液所致，不是阳盛于里也。因胃中干燥，则饮入于胃，不能上输于肺，通调水道，下输膀胱，故小便反少。而游溢之气，尚能输精于脾，津液相成，还归于胃，胃气因和，则大便自出，更无用导法矣。以此见津液素盛者，虽亡津液，而津液终自还。正以见胃家实者，每踌躇顾虑，示人以勿妄下与妄汗也。历举治法，脉迟不可攻，心下满不可攻，呕多不可攻，小便自利与小便数少不可攻。总见胃家实，不是可攻证。

方云：盖水谷入胃，其清者为津液，粗者成渣滓。津液之渗而外出者则为汗，潴而下行者为小便。故汗与小便出多，皆能令人亡津液。所以渣滓之为大便者，干燥结硬而难出也。然二便者，水谷分行之道路。此通则彼塞，此塞则彼通。小便出少，则津液还停胃中，胃中津液足，则大便软滑，此其所以必出可知也。汪云：病家如欲用药，宜少与麻仁丸。

铁樵按：本条真是绝妙文字。本自汗出，不可汗也。重发其汗，津液骤少，则胃燥肠亦燥，而粪块坚。坚则肠胃起反应，以祛除此障碍物。其祛除之法，即前文所云蠕动之外，更分泌液体以润之。小便本日三四行，今忽减少者，乃浥彼注兹故也。虽属误汗，未至大坏，体工能自起救济，故见小便减少，而知大便之将下。大便既下，则微烦不了了当自除。心知其故，则不啻见垣一方。注家之言，去真际远矣。

伤寒呕多，虽有阳明证，不可攻之。

沈云：呕多则气已上逆，邪气偏侵上脘，或带少阳。故虽有阳明证，慎不可攻也。

方云："虽"字，当玩味。

柯云：呕多，是水气在上焦。虽有胃实证，只宜小柴胡以通液，攻之恐有利遂不止之祸。要知阳明病，津液未亡者，慎不可攻。盖腹满、呕吐，是太阴阳明相关证。胃实、胃虚，是阳明、太阴分别处。胃家实，虽变证百出，不失为生阳。下利不止，参附不能挽回，便是死阴矣。

常氏云：宜小柴胡汤。汪氏云：兼有阳明证，宜用葛根加半夏汤。丹云：案，汪以葛根为阳明药，不可从。

喻氏云：呕多，诸病不可攻下，不特伤寒也。

铁樵按：呕者，胃气上逆也。攻者，抑之下行也。何以呕？胃欲祛除作梗之物，故呕。如其食物不消化而梗，其不消化原因属寒，则当有寒证，寒者当温。如其因化学成分不平衡而为梗，则当有中毒证，则当吐。如其因热聚于里之故，热为无形质者，体工虽起反应，祛之不能去，如是者，则有热证，热者当清。凡此皆根治，亦皆顺生理而为治，若下之，则逆生理而为治。故曰：虽有阳明证，不可攻之。

阳明病，心下硬满者，不可攻之。攻之，利遂不止者，死。利止者愈。《玉函》《千金翼》作"遂利"。

成云：阳明病腹满者，为邪气入腑，可下之；心下硬满，则邪气尚浅，未全入腑，不可便下之。得利止者，为邪气去、正气安，正气安则愈。若因下利不止者，为正气脱而死。

魏云：言阳明病，则发热汗出之证具。若胃实者，硬满在中焦。今阳明病，而见心下硬满，非胃实可知矣。虽阳明亦可以痞论也，主治者仍当察其虚实寒热，于泻心诸方中求治法。

汪云：结胸证，心下硬满而痛，此为胃中实，故可下。此证不痛，当是虚满，虚满，故云不可攻也。常器之云：未攻者，可与生姜泻心汤；利不止者，四逆汤；愚以须理中汤救之。

程氏云：心下硬满者，邪聚阳明之膈。膈实者，腹必虚。气从虚闭，亦见阳明假实证，攻之是为重虚。

锡驹云：心下硬满者，胃中水谷空虚，胃无所仰，虚气上逆，反硬满也。故《太阳篇》曰：此非结热，但以胃中空虚，客气上逆，故使硬也。

丹云：案，以上二说，以心下硬满为虚满假证，此证世多有之。然今考经文，唯云心下硬满，并不拈出虚候，故难信据焉。

铁樵按：前节呕不可攻，示人当顺生理为治。此节言虽不呕，亦不可攻，是更进一层。心下硬满者，邪正相持也。攻之则邪陷而正负，故利。利止者，正虽暂负，尚能自复，故得愈也。

阳明病，面合色赤，不可攻之，必发热、色黄者，小便不利也。《玉函》、成本，"色赤"作"赤色"，"黄"下无"者"字。《玉函》，"必"上更有"攻之"二字。案：无"者"字，为是。

成云：合，通也。阳明病，面色通赤者，热在经也，不可下之，下之虚其胃气，耗其津液，经中之热乘虚入胃，必发热、色黄，小便不利也。

柯云：面色正赤者，阳气怫郁在表，当以汗解，而反下之，热不得越，故复发热而赤转为黄也。总因津液枯涸，不能通调水道而然。须栀子柏皮滋化源而致津液，非渗泄之剂所宜也。

汪氏云：郭白云曰，既明可攻，但茵陈蒿汤调五苓散服，太谬之极。此与二阳并病，面色缘缘正赤相同，可小发汗，宜桂枝加葛根汤以微汗之。

丹云：案，张璐云：下虚之人，才感外邪，则挟虚火，而面色通红，总由真阳素虚，无根之火随表药之性上升云云。世素有此证，然与本条之义，不相干焉。

铁樵按：面色赤者，阳在上也。观下文之发黄，则知此面赤乃兼少阳者。肝阳胆火在上，则下必虚，故不可攻。攻之肠胃气乱，消化与分泌两俱失职，故小便不利而发黄也。似当从《玉函》“必”上加“攻之”二字，“黄”下去“者”字，文理方顺。

阳明病，不吐不下，心烦者，可与调胃承气汤。《玉函》《千金翼》作“不吐下而烦”。《脉经》同，无“调胃”二字。

柯云：言阳明病，则身热汗出，不恶寒反恶热矣。若吐下后而烦，为虚邪，宜栀子豉汤。

汪云：不吐不下者，热邪上不得越，下不得泄，郁胃腑之中，其气必上熏于膈，则心烦，烦闷而热也。

钱云：但心烦，不若潮热、便硬之胃实，所以不必攻下，而可与调胃承气汤也。

张云：可与者，欲人临病裁酌，不可竟行攻击也。

舒云：按心烦一证，阴阳互关，宜加细察，而后用药。调胃承气不可轻试。

铁樵按：舒氏之意，以阴证亦有心烦，当温，不当凉，故云不可轻试。然学者实不易了解。以余躬亲经验者言之，病至吃紧时，实有不易辨别之苦，各种病情多涉疑似。用药得当，应手而愈；失当，祸不旋踵。出入如此之大，若无真知灼见，岂非极可怕之事？然阅历既深，一望可辨，诸多疑似，决不能淆惑。其关键在分别症之主从。盖阳明证之烦躁为主症，少阴证之烦躁为副症也。

阳明病脉迟，虽汗出，不恶寒者，其身必重，短气，腹满而喘，有潮热者，此外欲解，可攻里也。手足濈然汗出者，此大便已硬也，大承气汤主之。若汗多，微发热，恶寒者，外未解也。原注：一法与桂枝汤。**其热不潮，未可与承气汤。若腹大满、不通者，可与小承气汤，微和胃气，勿令至大泄下。**“攻里”间，《玉函》《脉经》有“其”字。濈然下，成本有“而”字。“汗多”间，《玉函》有“出”字。“外未解也”下，《千金》《外台》有“桂枝汤主之”五字。“不通”，《脉经》《千金》作“不大便”。“勿令”下，成本无“至”字，《外台》“至”作“致”。

魏云：汗出，太阳所有，而不恶寒，则太阳所无也。身疼体痛太阳所有，而身重则太阳所无也。兼以短气，腹满，喘而潮热，纯见里证而不见表证，知此外之太阳病欲解而非解也，乃转属阳明，而阳明之胃实将成也。考验于此八者，乃可攻里，无疑矣。但攻里又非一途，更必于汗、于热辨之。如手足濈然而汗出者，胃热盛而逼汗于四末，津液知其内亡矣。大便必已干硬，胃实之成，确乎不易。大承气汤，荡积通幽，何容缓乎？若汗虽多，而发热反微，且带恶寒，仍存于表可知矣。再谛之于热，汗出虽多，热却不潮，则阳明之病未尽全，仍当从太阳表治可也。或病人患腹大满不通者，则胃家已有闷塞之征，小承气调和胃气，下而非下，勿令大泄下，以伤正气也。

张云：仲景既言“脉迟”，尚未可攻，而此证首言“脉迟”，复言可攻者，何也？夫所谓脉迟，尚未可攻者，以腹中热尚未甚，燥结未定，故尚未宜攻下。攻之必胀满不食，而变结胸、痞满等证。须俟脉实结定后，方可攻之。此条虽云脉迟，而按之必实。（“按之必实”句，是纸上谈兵，不明病理。大承气证，有脉全伏者，迟正是伏之前一步，并非不经见之事，何得胡说？①）且其证一一尽显胃实，故当攻下无疑。若以脉迟妨碍一切下证，则大陷胸之下证最急者，亦将因循缩手，待毙乎？程云：身重者，经脉有所阻也。表里邪盛，皆能令经脉阻。邪气在表而喘者，满或在胸，而不在腹。此则腹满而喘，知外欲解，可攻里也。

丹云：案，程氏以脉迟，为尚未可攻之迟脉。柯氏、钱氏为中寒无阳之迟脉。并与经旨左矣。

钱氏云：热邪归胃，邪气依附于宿食粕滓，而郁蒸煎迫，致胃中之津液枯竭，故发潮热而大便硬也。若不以大承气汤下之，必至热邪败胃，谵语狂乱，循衣摸床等变，而至不救。

锡驹云：四肢皆禀气于胃。手足汗出者，阳明胃气盛也。

舒氏云：吾家有时宗者，三月病热。予与仲子同往视之，身壮热而谵语，苔刺满口，秽气逼人，少腹硬满，大便闭，小便短，脉实大而迟。仲远谓热结在里，其人发狂，小腹硬满，胃实而重蓄血也，法以救胃为急。但此人年已六旬，证兼蓄血，下药中宜重加生地黄，一以保护元阴，一以破瘀行血。予然其言，主大承气汤，硝黄各用八钱，加生地一两，捣如泥，先煎数十沸，乃纳诸药同煎。连进五剂，得大下数次。人事贴然，少进米饮一二口，辄不食，呼之不应，欲言不言，但见舌苔干燥异常，口内喷热如火，则知里燥尚未衰减。复用犀角地黄汤加大黄，三剂。又下胶滞二次，色如败酱，臭恶无状。于是口臭乃除，里燥仍盛。三四日无小便，忽自取夜壶，小便一回，予令其子取出视之，半壶鲜血，观者骇然。经言“血自下，下者愈”，亦生地之功也。复诊之，脉转浮矣。此溃邪有向表之机，合以柴胡汤，迎其机而导之。但此时，表里俱还热极，阴津所存无几，柴胡亦非

① “按之必实”句，…何得胡说：《伤寒论辑义》无此句，疑是铁樵按语。

所宜，惟宜白虎汤加生地、黄芩，以救里，倍用石膏之质重气轻，专达肌表而兼解外也。如是二剂，得微汗，而脉静身凉，舌苔退而人事清矣。再用清燥养荣汤，二十剂而全愈。（只是说得好听，别无要用重药标准，贸然学步，鲜不败事。）①

大承气汤方

大黄四两，酒洗。《外台》无“酒洗”字　**厚朴**半斤，炙，去皮　**枳实**五枚，炙　**芒硝**三合

上四味，以水一斗，先煮二物，取五升，去滓，内大黄，更煮取二升，去滓，内芒硝，更上微火一两沸，分温再服。得下，余勿服。成本“煮”上无“更”字，微火作“火微”，非也。

《鉴》云：诸积热结于里，而成满、痞、燥、实者，均以大承气汤下之也。满者，胸胁满急䐜胀，故用厚朴，以消气壅。痞者，心下痞塞硬坚，故用枳实，以破气结。燥者，肠中燥屎干结，故用芒硝，润燥软坚。实者，腹痛大便不通，故用大黄，攻积泻热。然必审四证之轻重，四药之多少，适其宜，始可与也。若邪重剂轻，则邪气不服。邪轻剂重，则正气转伤。不可不慎也。

柯云：诸病皆因于气。秽物之不去，由气之不顺也，故攻积之剂，必用气分之药，故以承气名汤。煎法更有妙义，大承气用水一斗，煮朴、枳，取五升，去滓，内大黄，再煮取二升，内芒硝，何哉？盖生者气锐而先行，熟者气纯而和缓。仲景欲使芒硝先化燥屎，大黄继通地道，而后枳、朴除其痞满。若小承气，以三味同煎，不分次第，同一大黄，而煎法不同，此可见仲景微和之意也。

知云：调胃承气，大黄用酒浸。大承气，大黄用酒洗，皆为

① 只是说得好听，…鲜不败事：《伤寒论辑义》无此句，疑是铁樵按语。

芒硝之咸寒，而以酒制之。若小承气不用芒硝，则亦不事酒浸洗矣。

丹云：《明理论》曰，承，顺也。伤寒邪气入胃者，谓之入腑。腑之为言，聚也。胃为水谷之海，荣卫之源。水谷会聚于胃，变化而为荣卫。邪气入于胃也，胃中气郁滞，糟粕秘结，壅而为实，是正气不得舒顺也。《本草》曰：通可去滞，泄可去邪。塞而不利，闭而不通，以汤荡涤，使塞者利，而闭者通，正气得以舒顺，是以承气名之。又云，《总病论》凡脉沉细数，为热在里。又兼腹满咽干，或口燥舌干而渴者；或六七日不大便、小便自如；或目中瞳子不明，无外证者；或汗后脉沉实者；或下利，三部脉皆平，心下坚者；或连发汗已，不恶寒者；或已经下，其脉浮沉，按之有力者，宜大承气汤。《医垒元戎》曰：大承气汤治大实大满。满则胸腹胀满，状若合瓦；大实则不大便也。痞、满、燥、实，四证俱备，则用之，杂病则进退用之。丹云：案，王叔和《伤寒例》云，若表已解而内不消，大满大实，坚有燥屎，自可除下之。虽四五日，不能为祸也。好古之说，盖原于此。

《内台方议》曰：仲景所用大承气者，二十五证。虽曰各异，然即下泄之法也。其法虽多，不出大满、大热、大实，其脉沉、实、滑者之所当用也。《伤寒蕴要》曰：大抵下药，必切脉，沉实、或沉滑、沉疾有力者，可下也。再以手按脐腹，硬者，或叫痛不可按者，则下之无疑也。凡下后不解者，再按脐腹有无硬处。如有手不可按，下未尽也，复再下之；若下后腹中虚软，脉无力者，此为虚也。《外台》崔氏承气丸，疗十余日不大便者，于本方去厚朴，加杏仁二两，蜜和丸如弹子，以生姜汤六合，研一丸，服之，须臾即通。《卫生宝鉴》治发狂，因触冒寒邪，失于解利，因转属阳明证，胃实、谵语，本方加黄连。《理伤续断方》大成汤，一名大承气汤，治伤损瘀血不散，腹肚膨胀，大小便不通，上攻心腹，闷乱至死者。急将此药，通下瘀血后，方可服损药。于大承气汤加甘草、陈皮、红花、当归、苏木、木通。损药乃本方小承气汤。《医经会解》加味承气汤，治痢疾邪毒在里，于本方加黄连、木香、皂角刺。《本草汇言》嘉祐方，治伤寒热实结胸，铁锈磨水，入承气汤，服之极验。

《医学正传》：治一人，六月投渊取鱼，至深秋雨凉，半夜小腹痛甚，大汗，脉沉弦细实，沉重取如循刀责责然。夫腹痛，脉沉弦细实，如循刀责责然，阴邪固结之象，便不当有汗。今大汗出，此必瘀血留结，营气不能内守，而渗泄于外也，且弦脉亦肝血受伤之候。与大承气加桂，二服，微利，痛减。连日于未申时，复坚硬不可近，与前药加桃仁泥，下紫血升余，痛止。脉虽稍减，而责责然犹在。又以前药加川附子，下大便四五行，有紫黑血如破絮者二升而愈。吴勉学《汇聚单方》：余治一少年，腹痛，目不见人，阴茎缩入，喊声彻天。医方灸脐，愈痛，欲得附子理中汤。余偶过其门，诸亲友邀入。余曰，非阴证也。主人曰，晚于他处有失，已审侍儿矣。余曰，阴证声低小，止呻吟耳，今高厉有力，非也。脉之伏而数且弦，肝为甚。外肾为筋之会，肝主筋，肝火盛也。肝脉达阴茎。肝开窍于目，故目不明。用承气汤，一服立止，知有结粪在下故也。凡痛，须审察寒热虚实，诸症皆然。久腹痛多有积，宜消之。

《医方集解》曰：古人有治恶寒战栗，用大承气下燥屎而愈者。此阳邪入里，热结于里，表虚无阳，故恶寒战栗。此阳盛格阴，乃热病，非寒证，误投热药则死矣。朱丹溪曰：初下利，腹痛，不可用参术。然气虚、胃虚者，可用。初得之，亦可用大承气、调胃承气下之，看其气病、血病，然后加减用药。常治叶先生患滞下，后甚逼迫，正合承气证。但气口虚，形虽实而面黄白，此必平昔过食伤胃，宁忍二三日辛苦。遂与参、术、陈、芍药，十余贴。至三日后，胃气稍完，与承气二贴而安。苟不先补完胃气之伤，而遽行承气，宁免后患乎？此先补后下，例之变也。

《伤寒直格》曰：《活人书》大承气最紧，小承气次之，调胃承气又次之。而缓下、急下，善开发而难郁结，可通用者，大承气汤最为妙也。故今加甘草，名曰三一承气汤，通治三承气汤，于效甚速，而无加害也。

《儒门事亲》曰：大承气汤，刘河间加甘草，以为三一承气，以甘和其中。余尝以大承汤，改作调中汤，加以姜枣煎。俗见姜枣，以为补脾胃而喜服。

《卫生宝鉴》曰：若大承气证，反用调胃承气治之，则邪气不散。小承气汤证，反以大承气汤下之，则过伤正气。此仲景所以分而治之。后之学者，以此三药合而为一，且云通治三药之证，及伤寒、杂病内外一切所伤，于仲景之方，甚相违背，失轩岐缓急之旨，使病人暗受其弊，将谁咎哉？

小承气汤方

大黄四两　**厚朴**二两，炙，去皮　**枳实**二枚，大者，炙

上三味，以水四升，煮取一升二合，去滓，分温二服。初服汤，当更衣。不尔者，尽饮之。若更衣者，勿服之。《千金翼》作“初服，谵语即止。服汤当更衣。不尔，尽服之。”《外台》作“若一服得利，谵语止，勿服之。”

钱云：小承气者，即大承气而小其制也。大邪大热之实于胃者，以大承气汤下之。邪热轻者，及无大热，但胃中津液干燥而大便难者，以小承气微利之，以和其胃气。胃和则止，非大攻、大下之駃剂也。以无大坚实，故于大承气中去芒硝。又以邪气未大结满，故减厚朴、枳实也。创法立方，惟量其缓急、轻重而增损之，使无太过不及，适中病情耳。

丹云：案，钱氏云大黄四两，既名之曰小，当是二两。汉之

二两，即宋之五钱外，分二次服耳。此说无明证，唯《外台》崔氏承气汤，即本方，用厚朴、大黄各三两，枳实六片。庞氏用大黄二两，而减厚朴一两，枳实一枚。

吴有性《瘟疫论》曰：按，三承气汤，功用仿佛。热邪传里，但上焦痞满者，宜小承气汤。中有坚结者，加芒硝，软坚而润燥。病久失下，虽无结粪，然多黏腻结臭恶物，得芒硝，则大黄有荡涤之能。设无痞满，惟存宿结而有瘀热者，调胃承气宜之。三承气，功效俱在大黄，余皆治标之品也。不耐药汤者，或呕或畏，当为细末、蜜丸，汤下。

《医垒元戎》：小承气汤，治痞实而微满，状若饥人，食饱腹中无转矢气，即大承气，只去芒硝。心下痞，大便或通，热甚，宜此方。

《金匮要略》治腹满，痛而闭者，厚朴三物汤。即本方，用厚朴八两，枳实五枚。又治停饮胸满，厚朴大黄汤。即本方，用厚朴一尺，大黄六两，枳实四枚。《直指方》枳壳剉散，治热证胀满。于本方加桔梗、甘草、乌梅、姜、枣。《保命集》顺气散，治中热在胃而能食，小便赤黄，微利，至不欲食为效，不可多利。即本方。又三化汤，治中风邪气作实，二便不通，于本方加羌活。《拔萃方》顺气散，消中者，热在胃而能饮食，小便赤黄，以此下之，不可多利。微微利，至不欲食而愈。即本方。

阳明病，潮热，大便微硬者，可与大承气汤。不硬者，不可与之。若不大便六七日，恐有燥屎。欲知之法，少与小承气汤。汤入腹中，转失气者，此有燥屎也，乃可攻之。若不转失气者，此但初头硬，后必溏。不可攻之，攻之必胀满，不能食也。欲饮水者，与水则哕。其后发热者，必大便复硬而少也，以小承气汤和之。不转失气者，慎不可攻也。“不可与之”，成本脱“可”字。《玉函》作“勿与之，此有燥屎也”。成本无“也”字。“转失气”，《玉函》并作“转矢气”。“其后发热”，《玉函》作“其后发潮热”。周本、钱本，

“失”作“矢”。《千金》下二“转矢气”作“转气”。

成云：潮热者实。得大便微硬者，便可攻之。若不硬者，则热未成实，虽有潮热，亦未可攻。若不大便六七日，恐有燥屎，当先与小承气赜《正脉全书》作“渍”。汪校作“探”。之。如有燥屎，小承气汤药势缓，不能宣泄，必转气下矢。若不转矢气，是胃中无燥屎，但肠间少硬尔。止初头硬，后必溏，攻之则虚其胃气，致腹胀满，不能食也。胃中干燥，则欲饮水，水入胃中，虚寒相搏，气逆则哕。其后却发热者，则热气乘虚，还复聚于胃中。胃燥得热，必大便复硬，而少与小承气汤，微利与《全书》作“以”和之。故以重云不转矢气，不可攻内，慎之至也。

知云：上条曰外欲解，可攻里。曰外未解，未可与承气。曰可与小承气，微和胃气，勿令大泄下。此条曰可与、曰不可与；曰乃可攻之、不可攻之；曰少与小承气、曰以小承气和之，慎不可攻。多少商量、慎重之意。故惟手足濈然汗出，大便燥硬者，始主之以大承气。若小承气，犹是微和胃气之法也。

汪云：转矢气，则知其人大便已硬，肠胃中燥热亢甚。故其气不外宣，时转而下。不转矢气，则肠胃中虽有热，而渗孔未至于燥。此但初头硬，后必溏也。

黄仲理曰：作五段看之。钱氏云：“其后发热”句，当从“不转矢气”句落下为是。观末句复云，不转矢气者，慎不可攻，则前后照应，显然矣。而注家谓，攻后重复发热，胃热至此方炽，此必无之事。下笔详慎、智虑周密者，当不应若是。魏氏曰：欲饮水者以下，细玩原文，明系另起一头脑，而注家含混，故文离愈甚。

丹云：案，虚变为实，寒转为热，岂是必无之事？发热，即言潮热。《玉函》可证，成氏顺文注释，却觉允当。

舒氏云：案，此条原文，止在攻之必胀。从不能食也，文意已毕。其下数句，平空插入，亦后人之误。

丹云：案，转矢气，《伤寒直格》谓动转失泄之气也，为是。《条辨》曰：黄氏曰，矢，《汉书》作“屎”。古“矢”、“屎”通。失传写误。《续医说》《医学全书》曰：是下焦泄气，俗云去屁也。考之《篇》《韵》，矢、屎通用。窃恐传写之误，“矢”为“失”耳。宜从“转矢气”为是，且文理颇顺。若以“失”字，则于义为难训矣。舒氏云：按矢气二字，从前书中皆云失气，此误也，缘矢字误为出头耳。盖矢与屎同，矢气者，屁乃矢之气也，且失字之上无转字之理。转，乃转运也，以其气由转运而出。若果失下，夫何转之有？确为矢字无疑。然考《内经》有失气语，咳而失气、气与咳俱失之类是也。乃改作矢者，即鉴矣。张兼善曰：或问，《伤寒论》中所言转矢气者，未审其气何如？若非腹中雷鸣滚动，转矢气也。予曰，不然，凡泄泻之人，不能泻气，唯腹中雷鸣滚动而已。然滚动者，水势奔流则声响。泄气者，矢气下趋而为鼓泻。空虚则声响，充实则气泄，故腹滚与泄气，为不同耳。其转矢气，先硬后溏者，而气犹不能转也。况大便不实者乎？

夫实则谵语，虚则郑声。郑声者，重语也。直视、谵语，喘满者，死。下利者，亦死。“也”上，《玉函》有“是”字。《外台》以“郑声者重语也”为细注。“直视”以下，成氏以降，分别条。只志聪、锡驹为一条。

锡云：此章统论谵语有虚实之不同，生死之各异也。实则谵语者，阳明燥热甚，而神昏气乱，故不避亲疏，妄言骂詈也。虚则郑声者，神气虚而不能自主，故声音不正而语言重复，即《素问》所谓言而微，终日乃复言者是也。直视者，精不灌目，目系急而不转也。夫谵语当无死证，若喘满者，脾肺不交，而气脱于上，故死。下利者，脾液不收，而气陷于下，亦死。郑声者，即谵语之声，聆其声有不正之声，轻微重复之语，即是郑声，非谵语之中别有一种郑声也。故只首提郑声，而后无郑声之证。

张云：喘满者，邪乘阳位而上争，气从上脱，故主死。下利者，邪聚阴位而下夺，气从下脱，亦死也。设谵语、内结，下傍流清水者，又不可误认死证也。

钱云：喘则膻中迫促，而气不接。满则传化不通，而胃气绝，故死。

《证治要诀》曰：谵语者，颠倒错乱，言出无伦，常对空独语，如见鬼状。郑声者，郑重频繁，语虽谬而谆谆重复不自已。年老之人，遇事则谇语不休，以阳气虚也。二者本不难辨，须以他证别之。大便秘，小便赤，身热烦渴而妄言者，乃里实之谵语也。小便如常，大便洞下，或发躁、或反发热，而妄言者，乃阴隔阳之谵语也。此谵语郑声，虚实之所以不同也。

《医学纲目》曰：谵语者，谓乱语无次第，数数更端也。郑声者，谓郑重频烦也。只将一句旧言，重叠频言之，终日殷勤不换他声也。盖神有余，则能机变而乱语，数数更端。神不足则无机变，而只守一声也。成无已谓郑声为郑卫之声，非是。

《伤寒选录》曰：郑声，说过又说也。

舒氏云：李肇夫曰，重字，读平声。重语，当是絮絮叨叨，说了又说，细语呢喃①，声低息短，身重恶寒，与谵语之声雄气粗、身轻恶热者迥别。

铁樵按：直视为脑病，喘满为肺病。因胃神经紧张，影响及于中枢神经，间接影响于识阈，则谵语，昏不知人，间接波及视神经床，滑车神经变硬，则直视。由交感神经之关系，自无不兼涉肺与心。心病则脉变，肺病则喘满。但举直视喘满，不言脉者，就重要者言之也。热病、肺、脑症并见者，为末路。阳明亦不能外此例。阳明腑证，至于此极，大满大实，轻药攻必不应，重药攻之却不任，故当死也。曰下利者亦死，注家以为是陷，鄙

① 说了又说，细语呢喃：原作“说了又细，纲语呢喃”，据文义改。

意其说，不足据。此云下利者，当即是旁流。盖矢燥者为大实，下利者亦为大实。肠中起反应，祛此燥屎不得，故成旁流。其理已详前。惟其是实，实而至于谵语、直视，无论利、不利，皆死也。若虚而下陷，便不喘满、直视。虚证有喘者，属气短，不是喘满；有入脑者，目辄歧视，不喘满也。云下利者，亦死，当然无①喘满者死句相并，同属于直视、谵语之下。抑郑声为虚，亦非指阴证。吾尝谓辨阴阳证，须合四面八方种种见症考虑。若仅从郑声、谵语上辨别，则无标准而易误会。肠胃为燥屎所窒，则腑气不通，神经反射起救济，则血行必失职。至血行失职，则肠胃局部之病是实，而全体气血却虚。以故大实之证，至于峰极，则见虚象；大热之证，至于峰极，则见寒象。所以《内经》有重寒则热，热极反寒。而立正治之法，以治浅一层病；立从治之法，以治深一层病。然则可以郑声、谵语为辨别，仅据此一节以定用药之标准乎？自古医家皆言热极则从寒化，而不言何以热极反从寒化，则学者自不能彻底明了。不能彻底，读书时如行荆棘丛中矣。

发汗多，若重发汗者，亡其阳，谵语、脉短者死。脉自和者，不死。《玉函》“重发汗”下无“者”字，有“若已下，复发其汗”七字句。“多”下无“若”字。

汪云：此系太阳病转属阳明谵语之证。本太阳经得病时，发汗多，转属阳明。重发其汗，汗多亡阳。汗本血之液，阳亡则阴亦亏，津血耗竭，胃中燥实而谵语。谵语者，脉当弦实或洪滑为自和。自和者，言脉与病不相背也是病虽甚，不死。若谵语、脉短者，为邪热盛，正气衰，乃阳证见阴脉也，以故主死。或以阳亡为脱阳，脱阳者见鬼，故谵语，拟欲以四逆汤急回其阳，大误之极。

---

① 无：据文义，当作“与”。

柯云：亡阳即津液越出之互解。

丹云：案，方氏以此条为太阳经错简，喻氏辨其误，是也。程氏、锡驹并以此条证为脱阳，亦非是。

铁樵按：脉短之真相若何，未详。就实验言之，亡阳、谵语之病，脉起落不宽、数而乱，气急者，必死证也。

伤寒，若吐、若下后不解，不大便五六日，上至十余日，日晡所发潮热，不恶寒，独语，如见鬼状。若剧者，发则不识人，循衣摸床，惕而不安，原注：一云，顺衣妄撮，怵惕不安。**微喘，直视。脉弦者生，涩者死。微者，但发热、谵语者，大承气汤主之。若一服利，则止后服**。成本，“止”上脱“则”字。“晡”下“所”字，《玉函》作“时”。“摸床”，《玉函》作“撮空”，《脉经》作“妄撮”。庞氏亦作“妄撮”，注云：常见有此撮空候，故改之。惕而，《玉函》《脉经》作“怵惕”。《脉经》，“谵语”下无“者”字，是；“五六日”下无“上”字。

汪云：此条举谵语之势重者而言。伤寒，若吐、若下后，津液亡而邪未尽去，是为不解。邪热内结，不大便五六日，上至十余日，此为可下之时。日晡所发潮热者，腑实燥甚，故当其王时发潮热也。不恶寒者，表证罢也。独语者，即谵语也，乃阳明腑实而妄见妄闻，病剧则不识人。剧者，甚也。热气甚大，昏冒正气，故不识人。循衣摸床者，阳热偏胜，而躁动于手也。惕而不安者，胃热冲膈，心神为之不宁也。又胃热甚而气上逆则喘。今者喘虽微，而直视，直视则邪干脏矣。故其死生之际，须于脉候决之。后条辨云：以上见证，莫非阳亢阴绝，孤阳无依而扰乱之象。弦涩皆阴脉，脉弦者为阴未绝，犹带长养，故可生；脉涩者为阴绝，已成涸竭，以故云死。其热邪微，而未至于剧者，但发潮热、谵语，宜以大承气汤，下胃中实热、肠中燥结。一服利，止后服者，盖大承气虽能抑阳通阴，若利而再服，恐下多反亡其阴，必至危殆，可不禁之。

钱云：伤寒法当先汗。此但曰，若吐、若下后不解，明是当汗不汗，而误吐、误下，以致外邪内陷而不解也。

柯云：如见鬼状，独语与郑声、谵语不同。潮热，不恶寒，不大便，是可下证。目直视，不识人，循衣摸床等症，是日晡发热时事。不发热，自安，故勿竟断为死证。凡直视，谵语，喘满者死，此微喘而不满也。

《伤寒准绳》：赵嗣真云，此段当分作三截看。自伤寒云云，止如见鬼状，为上一截，是将潮热、谵语，不恶寒，不大便，对为现证。下文又分作一截，以辨剧者、微者之殊。微者，但发热、谵语。但字为义，以发热谵语之外，别无他证。又云，弦者，阳也；涩者，阴也。阳病见阴脉者生。在仲景法中，弦涩者属阴，不属阳，得无疑乎？

《金鉴》曰：今观本文内，脉弦者生之“弦”字，当是“滑”字。若是弦字，弦为阴负之脉，岂有必生之理？惟滑脉为阳，始有生理。滑者通，涩者塞。凡物理皆以通为生，塞为死。玩后条脉滑而疾者，小承气主之。脉微涩者，里虚，为难治，益见其误。案：“辨脉”以弦为阴脉，故《金鉴》依赵氏之言，有此说。然而弦与滑，字形音韵迥别，决无相误之理。汪注原于成氏，为允当，不复容他议也。“弦”义详予所著《脉学辑要》。

《本事方》曰：有人病伤寒，大便不利，日晡发潮热，手循衣缝，两手撮空，直视喘急。更数医矣，见之皆走。此诚恶候，得之者十中九死。仲景虽有证而无法，但言“脉弦者生，涩者死”。已经吐下，难以下药。谩且救之，若大便得通而脉弦者，庶可治也。与小承气汤一服，而大便利，诸疾渐退，脉且微弦，半月愈。予尝观钱仲阳《小儿直诀》云，手寻衣领，及捻物者，肝热也。此证在《玉函》列于阳明部。盖阳明者，胃也。肝有热邪，淫于胃经，故以承气泻之。且得弦脉，则肝平而胃不受克，此所谓有生之理。读仲景论，不能博通诸医书，以发明其隐奥，吾未之见也。

张氏《直解》曰：丁巳秋，予治一妇人，伤寒九日，发狂面白，谵语不识人，循衣摸床，口目瞤动，肌肉抽搐，遍身手足尽冷，六脉皆脱，死证悉具。诸医皆辞不治。予因审视良久，闻其声重而且长，句句有力。乃曰，此阳明内实，热郁于内，故令脉不通，非脱也。若真元败绝而脉脱，必气息奄奄，不久即死，安得有如许气力，大呼疾声，久而不绝乎？遂用大承气汤，启齿而下，夜间解黑粪满床，脉出，身热神清，舌燥而黑，更服小陷胸汤，二剂而愈。因思此症大类四逆，若误投之立死。硝、黄固不以误投，参附又岂可以轻试也哉？

《金鉴》曰：循衣摸床，危恶之候也。大抵此证多生于汗、吐、下后，阳气大虚，精神失守。经曰，四肢，诸阳之本也。阳虚，故四肢扰乱，失所倚也，以独参汤救之。汗多者，以参芪汤。厥冷者，以参附汤治之。愈者不少，不可既谓阳极阴竭也。

铁樵按：此节各注颇详。《本事方》弦脉从《小儿直诀》悟出，《直解》辨证以声为据，皆古人不吝以金针度人处。余治吴小姐案，脉与舌均不可见，专就动静上定承气证，亦与《直解》同一蹊径，皆宜潜玩，合参丹波氏《脉学辑要》。余无其书，大约不过如景岳《脉神章》。鄙意脉弦、脉涩，与前章之脉短，皆不必泥，当以有胃、无胃为辨。所谓胃，即一圆字，已详《脉学讲义》。病人之脉，决不能如平人之和。第略有圆意，即是有胃，知其生气尚在也。

直视，神经紧张，脉自当弦涩则虚。然云涩者死，似未必然。肠为燥屎所窒，则见循衣摸床诸恶候。有迟、弱、涩、伏诸脉，皆不必死。近治高姓女孩结胸症，目不能见物，而遍身微肿，主小陷胸而愈，亦是一种形能。

阳明病，其人多汗，以津液外出，胃中燥，大便必硬，硬则谵语，小承气汤主之。若一服谵语止者，更莫复服。成本“止”

下无“者”字。

程云：阳明病法多汗，其人又属汗家，则不必发其汗。而津液外出，自致胃燥便硬而谵语。证在虚实之间，故虽小承气汤，亦只一服为率。谵语止，更莫后服者，虽燥硬未全除，辄于实处防虚也。

柯云：多汗是胃燥之因，便硬是谵语之根。一服谵语止，大便虽未利，而胃濡可知矣。

周云：经云，少阳不可发汗，发汗则谵语者，今自汗亦如是耶。

汪云：武陵陈氏亮斯云，大承气证，必如前条不大便五六日，或至十余日之久，渐渐搏实，而后用之。今则汗多、燥硬而谵语，其机甚速，此亡津液之故，而非渐渐博实。虽坚而不大满，故止当用小承气主之。且津液不足，非大承气所宜。服药后，谵语虽止，即未大便，亦莫尽剂，恐过伤元气耳。

阳明病，谵语，发潮热，脉滑而疾者，小承气汤主之。因与承气汤一升，腹中转气者，更服一升。若不转气者，勿更与之。明日又不大便，脉反微涩者，里虚也，为难治，不可更与承气汤也。“转气”，成本并作“转失气”，《玉函》作“转矢气”。成本，脱“勿”上“者”字及“又”字。《千金翼》“谵语”下有“妄言”二字。《脉经》《千金翼》无“小承气汤”之“小”字。

成云：阳明病，谵语、发潮热，若脉沉实者，内实者也，则可下；若脉滑疾，为里热未实，则未可下。先与小承气汤和之，汤入腹中，得矢气者，中有燥屎，可更与小承气汤，一升以除之。若不转矢气者，是无燥屎，不可更与小承气汤。至明日邪气传时，脉得沉、实、紧、牢之类，是里实也。反得微涩者，里气大虚也。若大便利后，脉微涩者，只为里虚而犹可。此不曾大便，脉反微涩，是正气内衰，为邪气所胜，故云难治。

魏云：滑，虽热盛于里之兆，而疾则热未成实之征。热之初传入腑，脉又变沉大，而兼带迟滞之象，迟乃疾之对。向之滑疾，今乃沉大而迟滞，斯见胃以成实矣。今脉见滑疾，是犹带数，热变而传入，尚未坚凝结聚。小承气汤主之，消热调津，足以已病矣。

柯云：虚甚者，与四逆汤，阴得阳则解矣。

汪氏云：案，《后条辨》云：谵语、潮热，脉反微涩，为里气大虚。并前此之脉滑疾，亦属虚阳泛上之假象。其言似是而非。愚以谵语、潮热，脉滑疾者，乃阳证见阳脉。其人邪气盛，而正气未衰也，故云可与承气汤。脉反微涩者，是阳证见阴脉，其人邪气盛，正气衰，故云不可更与承气汤也。不转矢气，并不大便，非肠中空虚而无物，乃胃家正气既衰，虽得汤药内助，其恶浊之物仍然不能下泄，故云难治。后之人议用补虚回阳之法，是与仲景初时用承气之意相反。《补亡论》常器之云：可用黄芪人参建中汤，亦与论不合。大抵此条病，但云难治，其非不治之证，明矣。如欲用药，还宜补泻兼施之剂。

丹云：案，白虎证脉滑。方氏以降，多以宿食解之，盖原于《脉诀》，不可从也。

铁樵按：脉滑而疾，主小承气。此滑脉似因将作旁流而见，何以言之？旁流者，肠胃之反应救济也。因屎燥不得出，肠胃增多分泌，以事驱逐，不足则液汁之本入膀胱者，改道入大肠，以厚驱逐之力，因成旁流。小承气者，为燥屎而设之药也。滑脉者，荣气不虚之脉也。所谓荣气不虚，谓脉管中能分泌液体，以供给各腺体、濡润各机件之谓。故《脉学讲义》谓滑脉非病脉。脉疾者，血行速也。血行速，所以脉疾者，因心房之弛张加数也。心房弛张所以加数者，由于神经，其命意在供给多量之血液，以应付侵害躯体之病毒。又躯体各部分皆有连带关系，一处疾速动作，则他处亦不期然而然见疾速动作。

既明以上各义，于是可知，因肠中屎燥，生理起自然救济，多分泌液体以事驱逐。肠部多分泌液体，心脏因连带关系，同时增加速率，故脉疾。肠中分泌液体既较多，脉管因血行疾速之故，分泌液体亦较多。多则荣盛，故脉疾而滑。合之谵语、潮热，非将作旁流而何？得汤，腹中转气者，燥屎有动意也。得汤不转矢气者，肠中屎虽燥，胃中未实也。俟之一日，脉反涩者，涩为血少。先一日，因救济作用，分泌骤多；后一日，因一方血液不充，而增多之分泌难乎为继。一方客热太盛，阴液被灼烁而供不应求，是欲作旁流而不能矣。故云里虚难治，不可更予承气。疑当以清热存阴为主，勿犯《内经》虚虚之禁。不出方者，清热更有种种证据，读者当自求之清热诸法也。黄芪建中及补虚回阳诸说，皆不可通，疑非是。

阳明病，谵语有潮热，反不能食者，胃中必有燥屎五六枚也。若能食者，但硬耳，宜大承气汤下之。“耳”成本作“尔”。“反”上，《玉函》《脉经》有“而”字。《玉函》无“宜”字。《脉经》无“大承气”之“大”。“宜大承气汤主之”七字，柯本移在“若能食者”上。张本同，周氏义同。《金鉴》以为错误，非也。

张云：此以能食、不能食辨燥结之微甚也。详仲景言病人潮热、谵语，皆胃中热盛所致。胃热则能消谷。今反不能食，此必热伤胃中津液，气化不能下行，燥屎逆攻于胃之故。宜大承气汤，急祛亢极之阳，以救垂绝之阴。若能食者，胃中气化自行，热邪原不为盛，津液不致大伤，大便虽硬而不久自行，不必用药，反伤其气也。若以能食，便硬而用承气，殊失仲景平昔顾虑津液之旨。

汪云：《补亡论》“宜大承气汤下之”句，在“若能食者”之前。盖能食既异，治法必不相同。仲景法宜另以调胃承气汤主之也。

周云：案，大承气汤，宜单承燥屎五六枚来。何者至于不能食，为患已深，故宜大下。若能食但硬，未必燥屎五六枚口气，原是带说，只宜小承气汤可耳。《此事难知》曰：胃实者，非有物也，地道塞而不通也。《难经》云：胃上口为贲门，胃下口为幽门。幽门接小肠上口，小肠下口即大肠上口也。大小二肠相会为阑门。水渗泄入于膀胱，渣滓入于大肠，结广肠。广肠者，地道也。地道不通，土壅塞也，则火逆上行至胃，名曰胃实。所以言阳明当下者，言上下阳明经不通也。言胃中有燥屎五六枚者，非在胃中也，言胃是连及大肠也。

丹云：案，魏氏云：胃中必有燥屎五六枚，阻塞于胃底肠间。此言得之。徐灵胎云燥屎当在肠中，今云胃中，何也？盖邪气结成糟粕，未下则在胃中，欲下则在肠中。已续者即谓之燥屎，言胃则肠已该矣。又云，不能食者，客热不能消谷。能食，非真欲食，不过粥饮犹入口耳。不能食，则谷气全不近肠胃，实极故也。丹云：案，阳明病，谵语潮热，燥结甚者，皆不能食。而今下一反字，为可疑矣。注家消谷之说，乃是热中消瘅证。邪热不杀谷，伤寒家之常。何言之反？顺文解释，往往有如是者。又案，程氏、钱氏、志聪、锡驹，不论不能食与能食，并以大承气汤为主。非也。

阳明病，下血、谵语者，此为热入血室。但头汗出者，刺期门，随其实而写之。濈然汗出则愈。“写”成本作“泻”。《玉函》《千金翼》“刺”上有“当”字。“则上”有“者”字，《脉经》同。《金匮要略·妇人杂病篇》有此条，“刺”上有“当”字，“则”作“者”。

汪云：案，此条当亦是妇人病。邪热郁于阳明之经，迫血从下而行，血下则经脉空虚，热得乘虚而入其室，亦作谵语。《后条辨》云：血室虽冲脉所属，而心君实血室之主，室被热扰，其主必昏故也。但头汗出者，血下夺则无汗，热上扰则汗蒸也。刺期门以泻经中之实，则邪热得除，而津液回复，遂濈然汗出而解矣。或问，此条病仲景不言是妇人，所以《尚论》诸家直指为男子。今子偏以妇人论之，何也？余答云：仲景于“太阳篇”

中一则曰，妇人中风云云，经水适来，此为热入血室；再则曰，妇人中风云云，经水适断，此为热入血室；三则曰，妇人伤寒云云，经水适来，此为热入血室。则是热入血室，明系妇人之证，至此实不待言而可知矣。且也此条言下血当是经水及期而交错妄行，以故血室有亏，而邪热得以乘之，故成热入血室之证。考之《灵枢·海论》云：冲脉为十二经之海。注云，此即血海也，冲脉起于胞中。又考《素问·天真论》云：女子二七，而天癸至，任脉通，太冲脉盛，月事以时下。夫任也、冲也，其经脉皆行于腹，故其血必由前阴而下。斯血室有亏，邪热方得而入，则是仲景云下血，乃经水交错妄行，又不问而自明矣。

《金鉴》云：血已止，其热不去，蓄于阳明，不得外越而上蒸，故但头汗出也。

钱氏云：肝为藏血之脏，邪既入血，则热邪实满于经脉，故刺之以泄其实邪。然不以桃仁承气及抵当等汤治之者，仲景原云，毋犯胃气及上二焦。盖以此也。

丹云：按此条证，喻氏断为男子病。方氏、三阳、志聪、锡驹、柯氏、周氏，皆为男女俱有之证。《金鉴》则与喻同。特汪氏以妇人论之，可谓超卓之见矣。然而知血室即是胞，殊可惜耳。程氏、魏氏、钱氏、魏氏、钱氏，并无男女之说，疑是疑而不决欤。

铁樵按：此条当从汪氏、钱氏说。“血室”字，即已揭明是妇人。假使是男子，血从大便下为肠风，从小便下是淋病，皆当求之杂病门。期门是肝穴，与女子胞通，皆可互证。

汗出，原注：“汗”一作“卧”。**谵语者，以有燥屎在胃中，此为风也。须下者，过经乃可下之。下之若早，语言必乱，以表虚里实故也。下之愈，宜大承气汤**。原注：一云大柴胡汤。成本、《玉函》“下者”作“下之”，“愈”上有“则”字。

成云：胃中有燥屎则谵语，以汗出为表未罢，故云风也。燥屎在胃，则当下。以表未和，则未可下。须过太阳经，无表证，乃可下之。

三云：阳明多汗，况有谵语，故又当下。但风家有汗，恐汗出则表未罢，故须过经可下。若早，燥屎虽除，表邪乘虚复陷，又将为表虚里实矣。下之则愈二句，又申明乃可下之一句耳。

钱氏云：若下早，则胃气一虚，外邪内陷，必至热盛神昏，语言必乱。盖以表间之邪气，皆陷入于里。表空无邪，邪皆在里。故谓表虚里实也。

汪氏云：《补亡论》以末二句，移之"过经乃可下之"句下，误矣。

丹云：案，《补亡论》移原文者，固误矣。然而经旨必当如此耳。又案，魏氏以此条证为《内经》所谓胃风、肠风，汪氏则为风燥证，并非也。

伤寒四五日，脉沉而喘满。沉为在里，而反发其汗，津液越出，大便为难，表虚里实，久则谵语。

张云：伤寒四五日，正热邪传里之时，况见脉沉、喘满，里证已具，而反汗之，必致燥结、谵语矣。盖燥结、谵语，颇似大承气证。此以过汗伤津，而非大实大满腹痛，只宜小承气为允当耳。

舒云：脉沉而喘满，则知为阳明宿燥阻滞，浊气上干而然也。故曰：沉为在里，明非表也。而反发其汗，则津越便难而成实矣。至久则谵语者，自宜大承气汤。此因夺液而成燥者，原非大热入胃者比，故仲景不出方，尚有微甚之斟酌耳。

方云：越出，谓枉道而出也。

铁樵按：此条与前一条互相发明，再参看二百二十三条，其人多汗，津液外出，胃中燥，大便必硬，则可知人身液体仅有此数。洞泄者，溲必少；汗多者，屎必燥；误汗者，阴必伤；责少阴汗者必动血，皆连成一串。病理形能皆从此处有所领悟，然后能逐节发明。所谓活医学者，此也。

三阳合病，腹满身重，难以转侧，口不仁，面垢，原注：又作枯。一云，向经。**谵语遗尿。发汗则谵语，下之则额上生汗，手足逆冷。若自汗出者，白虎汤主之。**“口”下，《脉经》有“中”字。成本、《玉函》面上有“而”字。“面垢”二字，《千金翼》作“言语向经”四字。则谵语，《玉函》作“则谵语甚”。逆冷作“厥冷”，《千金翼》同。

《鉴》云：三阳合病者，必太阳之头痛发热，阳明之恶热、不眠，少阳之耳聋、寒热等证，皆具也。太阳主背，阳明主腹，少阳主侧。今一身尽为三阳热邪所困，故身重难以转侧也。胃之窍出于口，热邪上攻，故口不仁也；阳明主面，热邪蒸越，故面垢也；热结于里，则腹满；热盛于胃，故谵语也；热迫膀胱则遗尿；热蒸肌腠故自汗也。证虽属于三阳，而热皆聚胃中，故当从阳明热证主治也。若从太阳之表发汗，则津液愈竭，而胃热愈深，必更增谵语；若从阳明之里下之，则阴益伤，而阳无依则散，故额汗、肢冷也。要当审其未经汗下，而身热自汗出者，始为阳明的证。宜主以白虎汤，大清胃热，急救津液，以存其阴可也。

柯云：里热而非里实，故当用白虎，而不当用承气。若妄汗则津竭而谵语，误下则亡阳而额汗出手足厥也。此自汗出为内热甚者言耳，接遗尿句来。若自汗而无大烦大渴证，无洪大、浮滑脉，当从虚治，不得妄用白虎；若额上汗出、手足冷者，见烦渴、谵语等证，与洪滑之脉，亦可用白虎汤。方云：口不仁，谓不正而饮食不利，便无口之知觉也。

钱云：《灵枢》曰，胃和则口能知五味矣。此所云口不仁，是亦阳明胃家之病也。

方云：生汗，生，不流也。

丹云：案，手足逆冷，成氏、程氏、魏氏、汪氏、宗印，皆为热厥，误矣。周氏以此条移于“温病热病篇”，亦非也。又案，《玉函》则“谵语”下，有“甚”字，文意尤明矣。

二阳并病，太阳证罢，但发潮热，手足漐漐汗出，大便难而谵语者，下之则愈，宜大承气汤。

成云：本太阳病，并于阳明，名曰并病。太阳证罢，是无表证，但发潮热，是热并阳明。一身汗出为热越。今手足漐漐汗出，是热聚于胃也，必大便难而谵语。经曰：手足热而汗出者，必大便已硬也。与大承气汤，以下胃中实热。

柯云：太阳证罢，是全属阳明矣。先揭二阳并病者，见未罢时，便有可下之证。今太阳一罢，则种种皆下证。

阳明病，脉浮而紧，咽燥口苦，腹满而喘，发热汗出，不恶寒反恶热，身重。若发汗则躁，心愦愦，反谵语。若加温针，必怵惕烦躁，不得眠。若下之，则胃中空虚，客气动膈，心中懊憹，舌上苔者，栀子豉汤主之。若渴欲饮水，口干舌燥者，白虎加人参汤主之。若脉浮发热，渴欲饮水，小便不利者，猪苓汤主之。“反恶热”，《脉经》《千金翼》作“反偏恶热”。“心”下，《千金翼》有“中”字。“温针”，成本作“烧针”。“舌上苔”，《总病论》作“苔生舌上”。《玉函》《千金翼》无“加人参”三字。

《鉴》云：此条表里混淆，脉证错杂，不但不可误下，亦不可误汗也。若以脉浮而紧，误发其汗，则夺液伤阴。或加烧针，必益助阳邪，故谵语烦躁，怵惕愦乱，不眠也。或以证之腹满、恶热，而误下之，则胃中空虚，客气邪热，扰动胸膈，心中懊憹，舌上生苔。是皆误下之过，宜以栀子豉汤，一涌而可安也。若脉浮不紧，证无懊憹，惟发热，渴欲饮水，口干舌燥者，为太阳表邪已衰，阳明燥热正甚，宜白虎加人参汤，滋液以生津。若发热，渴欲饮水，小便不利者，是阳明饮热并盛，宜猪苓汤，利水以滋干。

成云：舌上苔黄者，热气客于胃中。舌上苔白，知热气客于胸中，与栀子豉汤，以吐胸中之邪。

柯云：连用五若字，见仲景设法御病之详。栀豉汤所不及者，白虎汤继之。白虎汤不及者，猪苓汤继之。此阳明起手之三法。所以然者，总为胃家惜津液。既不肯令胃燥，亦不肯令水渍入胃耳。

程云：热在上焦，故用栀子豉汤；热在中焦，故用白虎加人参汤；热在下焦，故用猪苓汤。

汪云：陈亮斯云，按本文汗下烧针独详，言误下治法者，以阳明一篇，所重在下，故辨之独深悉焉。

喻云：汗出，不恶寒反恶热，身重四端，则皆阳明之见证。钱云：舌上苔，当是邪初入里，胃邪未实，其色犹未至于黄黑焦紫，必是白中微黄耳。

丹云：案，若脉浮之浮，其义未详。魏氏、钱氏、锡驹并云，表邪未尽。果然，则与五苓散证何别？

汪氏云：非风邪在表之脉浮，乃热邪伤气之脉也。此亦未见经中有其说。张氏乃以此条编入“温热病篇”，云伤寒小便不利，以脉浮者属气分，五苓散；脉沉者属血分，猪苓汤。而温热病之小便不利，脉浮者属表证，猪苓汤；脉沉者属里证，承气汤。此说亦是臆造。经无明文，不可从也。特《活人书》若伤寒引饮，下焦有热，小便不通，脉浮者，五苓散，脉沉者，猪苓汤。王氏则云：此条浮字，误也。若“脉”字下脱一“不”字矣。成氏直以脉浮释之，而朱氏却以脉沉言之。胥失之矣。若曰脉浮者五苓散，不浮者猪苓汤，则得仲景之意矣。盖其作沉，不作浮，未知本经旧文，果然否？然推之于处方之理，极觉明确，故姑从其说焉。汪昂云：改“脉浮”为“不浮”，方书中无此文法。

丹云：案，喻氏云，四段总顶首段。《医学纲目》引本条云，阳明病，脉浮紧，咽燥口苦，腹满发热，汗出不恶寒。若下后，脉浮发热，渴欲饮水，小便不利者，猪苓汤主之。正与喻意符矣。

汪氏云：白虎汤证，即或有小便不利者，但病人汗出多，水气得以外泄。今观下条云，汗出多，不可与猪苓汤，乃知此证其汗亦少。汗与溺俱无，则所饮之水安得不停？故用猪苓汤，上以润燥渴，下以利湿热也。又云，今人病热，大渴引饮，饮愈多，则渴愈甚。所饮之水既多，一时小便岂能尽去？况人既病热，则气必偏胜，水自趋下，火自炎上。此即是水湿停而燥渴之征，故猪苓汤润燥渴而利湿热也。

猪苓汤方

猪苓去皮　**茯苓**　**泽泻**　**阿胶**《外台》有“炙”字　**滑石**碎，各一两。《外台》有“绵裹”二字

上五味，以水四升，先煎四味，取二升，去滓，内阿胶，烊消，温服七合，日三服。成本“内”下有“下”字。“烊消”，《玉函》作“消尽”。

《鉴》云：赵羽皇曰，仲景制猪苓汤，以行阳明少阴二经水热，然其旨全在益阴，不专利水。盖伤寒表虚，最忌亡阳；而里虚又患亡阴，亡阴者，亡肾中之阴，与胃家之津液也。故阴虚之人，不但大便不可轻动，即小水亦忌下通。倘阴虚过于渗利，则津液反致竭。方中阿胶质膏，养阴而滋燥。滑石性滑，去热而利水。佐以二苓之渗泻，既疏浊热而不留其壅瘀，亦润真阴而不苦其枯燥，是利水而不伤阴之善剂也。故利水之法，于太阳用五苓加桂者，温之以行水也；于阳明少阴用猪苓加阿胶、滑石者，润之以滋养无形，以行有形也。利水虽同，寒温迥别，惟明者知之。

《医方考》曰：四物皆渗利，则又有下多亡阴之惧，故用阿胶佐之，以有津液于决渎耳。

铁樵按：今以所见之病验之，可疑之点，不在第二句“脉

浮”，转在第一句“脉浮紧”。因以理衡之，脉浮紧者当无汗。以事实证之，凡浮紧之脉皆无汗，但乍有汗，便不浮紧，绝对无或然之例外。今原文一串说下，大为可疑。阳明病，脉浮紧，咽燥口苦，今日流行之喉症近之。喉症初起，却恶寒，治以麻杏石甘，应手而愈。其所以能应手而愈，妙在得药而汗。若不汗，便不愈，并无发汗则躁，愦愦谵语之弊。且其症是发热无汗，并非发热汗出。

凡温病皆发热汗出，有恶寒、有不恶寒，皆不可发汗。所以然之故，因其病是里热向外蒸发，并非因抵抗外寒，体温集表而表实。此而误汗，确有躁烦、谵语诸弊。但病既有汗，脉亦不浮紧，与本条不符。又有素禀阴虚，病温而暵①热，此其病不可发汗。所以然之故，因其人素禀阴虚，阴液不能作汗也。其病确为咽燥口苦，然是发热汗不出，与本条不符。其治法当斟酌于桂麻各半、麻黄二越婢一、及萎蕤汤诸方，与本条之人参白虎亦不符。此外有因特殊原因，如房后感冒、如剧劳冒雨，皆能发壮热，身重腹满，喘急诸症。然脉紧则无汗，有汗则脉缓，所谓绝对无例外也。然则本节脉浮而紧，发热汗出两语，必然有误。

本节文字以“者”字、“若”字为连续词。“若发汗”以下，三个“若”字，是大段中插入一段文字。“舌上苔者”以下，三个“者”字，均与身重句相承接。又此病初起必是无汗，观三个“若”字可知。因无汗时，师以发汗为治，故仲景以误汗为戒。因脉浮紧时，师有温针之治，故仲景以温针为戒。因腹满时，师有攻下之治，故仲景以误下为戒。而人参白虎，则治有汗之热者。审是，则“发热汗出”四字，当在“渴欲饮水”之下、“口干舌燥”之上。

阳明病，汗出多而渴者，不可与猪苓汤，以汗多，胃中燥，

---

① 暵（hàn）：干也。耕暴田曰暵。易曰：“燥万物者莫暵于离。”

猪苓汤复利，其小便故也。

成云：《针经》曰，水谷入于口，输于肠胃，其液别为五。天寒衣薄则为溺，天热衣厚则为汗，是汗溺一液也。汗多为津液外泄，胃中干燥，故不可与猪苓汤利小便也。按，《针经》文出“五癃津液别论”。

柯云：汗多而渴，当白虎汤；胃中燥，当承气汤。自在言外。

丹云：案，魏氏云：若见虚则炙甘草之证，实则调胃承气之证。炙甘草，盖为不对矣。

脉浮而迟，表热里寒，下利清谷者，四逆汤主之。

钱云：此与少阴厥阴①里寒外热同义。若风脉浮而表热，则浮脉必数。今表虽热而脉迟，则知阴寒在里，阴盛格阳于外而表热也。虚阳在外，故脉浮；阴寒在里，故脉迟。所以下利清谷，此为真寒假热，故以四逆汤，祛除寒气，恢复真阳也。若以为表邪而汗之，则殆矣。

魏云：此虽有表证，且不治表而治里，则虽有阳明假热之证，宁容不治真寒，而治假热乎？是皆学者所宜明辨而慎出之者也。

丹云：案，此其实少阴病，而假现汗出恶热等阳明外证者，故特揭出斯篇。方氏云，此疑之“少阴篇”错简，恐不然也。

若胃中虚冷，不能食者，饮水则哕。《玉函》“冷”下有“其人”二字。《千金翼》无“若”字。《脉经》“若”上有“阳明病”三字，“冷”下有“其人”二字，是。

锡云：此论阳明中焦虚冷也。若者，承上文而言也。言不特下焦生阳不启而为虚寒，即中焦火土衰微而亦虚冷也。夫胃气壮，则谷消而水化。若胃中虚冷，则谷不消而不能食。夫既不能食，则水必不化。两寒相得，足以发哕。

---

① 阴：原作“则”，据《伤寒论辑义》改。

汪云：武陵陈氏云，法当大温。上节已用四逆，故不更言治法。愚案，常器之云宜温中汤。然不若用茯苓四逆汤，即四逆汤中，加人参以补虚，茯苓以利水也。

《鉴》云：宜理中汤加丁香、吴茱萸，温而降之可也。

脉浮发热，口干鼻燥，能食者则衄。王肯堂校《千金翼》，“鼻”作“舌”。

魏云：脉浮发热，太阳病尚有存者。而口干鼻燥、能食，虽阳明里证未全成，即明内热已太盛。热盛则上逆，上逆则引血，血上则衄，此又气足阳亢之故，热邪亦随之而泄。

锡云：能食者则衄，言病不在胃，非因能食而致衄也。汪云：常器之云，可与黄芩汤。愚云，宜犀角地黄汤。

丹云：案，舒氏云：热病得衄则解，能食者胃气强，邪当自解，故曰能食者则衄。俗谓红衣伤寒，不治之证。何其陋也！太阳发衄者，曰衄乃解，曰自衄者愈。以火劫致变者，亦云“邪从衄解”。即以阴邪激动营血者，当有四逆汤可救。安见衄证皆为不可治乎？大低俗医见衄，概以寒凉冰凝生变，酿成不治，故创此名色，以欺世而逃其责耳。

铁樵按：舒氏说可商。衄为鼻黏膜充血。其人体盛热壮，所患者为阳证，正气未伤，血中液体未耗。因热盛之故而血上壅，所谓阳者亲上也。因鼻膜最薄，而疏泄之势盛，故衄。此衄等于出汗，故古人谓之夺汗为血。衄后热亦随之而解，故云衄乃解。此是有余之衄，故老于医者，一望而知此衄之不足为患。阴邪激动营血，尚有四逆可解两语，意思不甚明了。若少阴亦有衄者，其所以致衄之故，乃因血液为热薰灼而干涸，血干则运行不利，神经失养，脉管变硬。微丝血管之浅在肌表者，辄破裂而出血。故其血多见于牙龈夹缝中，是为齿衄。若是者，乃不足之症。故古人以齿衄属少阴，鼻衄属阳明，而谓阳明多血多气，少阴多气少血。知此，则太阳阳明之病，衄乃解，而少阴热病，乃绝险之症，血液涸竭，四逆非其治也。

阳明病，下之，其外有热，手足温，不结胸，心中懊侬，饥不能食，但头汗出者，栀子豉汤主之。《脉经》《千金翼》“饥”上有“者”字。

汪云：此亦阳明病误下之变证。阳明误下，邪热虽应内陷，不比太阳病误下之深。故其身外犹有余热，手足温，不结胸。手足温者，征其表和而无大邪。不结胸者，征其里和而无大邪。表里已无大邪，其邪但在胸膈之间，以故心中懊侬。饥不能食者，言懊侬之甚，则似饥非饥，嘈杂不能食也。但头汗出者，成注云，热自胸中熏蒸于上，故但头汗出而身无汗也。

志云：栀豉汤解心中之虚热以下交，则上下调和，而在外之热亦清矣。

阳明病，发潮热，大便溏，小便自可，胸胁满不去者，与小柴胡汤。成本无“与”字，“汤”下有“主之”二字。《玉函》同，“胸”上有“而”字，《千金翼》同。

王云：阳明为病，胃实是也。今便溏而言阳明病者，谓阳明外证，身热汗出，不恶寒反恶热之病也。

成云：阳明病，潮热，为胃实，大便硬而小便数。今大便溏，小便自可，则胃热未实，而水谷不别也。大便溏者，应气降而胸胁满去。今反不去者，邪气犹在半表半里之间，与小柴胡汤以去表里之邪。

钱云：盖阳明虽属主病，而仲景已云，伤寒中风，有柴胡证，但见一证便是，不必悉具。故凡见少阳一证，便不可汗下，惟宜以小柴胡汤和解之也。

阳明病，胁下硬满，不大便而呕，舌上白苔者，可与小柴胡汤。上焦得通，津液得下，胃气因和，身濈然汗出而解。成本“解”下有“也”字。

成云：阳明病，腹满不大便，舌上苔黄者，为邪热入腑，可下。若胁下硬满，虽不大便而呕，舌上白苔者，为邪未入腑，在表里之间，与小柴胡汤以和解之。上焦得通则呕止，津液得下则胃气因和，汗出而解。

钱云：不大便为阳明里热，然呕则又少阳证也。若热邪实于胃，则舌苔非黄即黑、或干硬、或芒刺矣。舌上白苔，为舌苔之初现。若夫邪初在表，舌当无苔。既有白苔，邪虽未必全在于表，然犹未尽入于里，故仍为半表半里之证。

方云：津液下，大便行也。

程云：胁下硬痛，不大便而呕，自是大柴胡汤证。其用小柴胡汤者，以舌上白苔，犹带表寒故也。若苔不滑而涩，则所谓舌上干燥而烦，欲饮水数升之谓。热已耗及津液，此汤不可主矣。

锡云：不大便者，下焦不通，津液不得下也；呕者，中焦不治，胃气不和也；舌上白苔者，上焦不通，火郁于上也。可与小柴胡汤，调和三焦之气，上焦得通而白苔去，津液得下而大便利，胃气因和而呕止。三焦通畅，气机旋转，身濈然汗出而解也。

第十八期

辨阳明病脉证并治第三

阳明中风，脉弦浮大而短气，腹都满，胁下及心痛，久按之，气不通，鼻干，不得汗，嗜卧，一身及目悉黄，小便难，有潮热，时时哕，耳前后肿，刺之小差。外不解，病过十日，脉续浮者，与小柴胡汤。脉但浮，无余证者，与麻黄汤。若不尿，腹满加哕者，不治。成本《玉函》“目”上有“面”字。《脉经》注云：按之气不通，一作“按之不痛”。《正脉》“腹”都作“腹部”。

方云：弦，少阳；浮，太阳；大，阳明。胁下痛，少阳也。小便难，太阳之膀胱不利也。腹满，鼻干，嗜卧，一身及面目悉黄，潮热，阳明也。时时哕，三阳具见而气逆甚也。耳前后肿，阳明之脉，出大迎，循颊车，上耳前。太阳之脉，其支者，从巅至耳。少阳之脉，下耳后，其支者，从耳后入耳中，出走耳前也。然则三阳俱见证而曰阳明者，以阳明居多而任重也。

钱云：久按之，气不通者，言不按已自短气，若久按之，则气愈不通，盖言其邪气充斥也。嗜卧，阳明里邪也。小便难者，邪热闭塞，三焦气化不行也。若小便利，则不能发黄矣。

程云：此条证以“不得汗”三字为主。盖风热两壅，阳气重矣。怫郁不得越，欲出不得出，欲入不得入，经缠被扰，无所不至，究竟无宣泄处，故见证如此。刺法，从经脉中泄其热耳。其风邪被缠者固未去也，故纡而缓之，乃酌量于柴胡、麻黄二汤间，以通其久闭，总是要得汗耳。不尿，腹满，加哕，胃气已竭，三焦不复流通，邪无出路矣。

柯云：本条不言发热，看中风二字，便藏表热在内。外不解，即指表热而言，即“暗伏内已解”句。病过十日，已是内解之互文也，当作“外不解”句。上“无余证”句，接“外不解”句来。刺之，是刺足阳明，随其实而泻之。小差句，言内病俱减，但外证未解耳，非刺耳前后其肿少差之谓也。脉弦浮者，向之浮大减少，而弦尚存，是阳明之证已罢，惟少阳之表邪尚存，故可用小柴胡以解外。若脉但浮而不弦大，则非阳明、少阳脉。无余证，则上文诸证悉罢，是无阳明、少阳证。惟太阳之表邪未散，故可与麻黄汤以解外。若不尿，腹满，加哕，是接耳前后肿来。此是内不解，故小便难者，竟不尿；腹部满者，竟不减。时时哕者，更加哕矣，非刺后所致，亦非用柴胡、麻黄后变证也。

志云：耳前后肿，即伤寒中风之发颐证。但发颐之证，有死有生。阴阳并逆者死，气机旋转者生。

朱氏曰：此与“太阳篇”中，十日以上，胸满、胸痛者，与小柴胡汤，脉但浮者，与麻黄汤。同一义也。案，出第三十七条，中篇。

《金鉴》云：此等阴阳错杂、表里混淆之证，但教人俟其病势所向，乘机而施治也。故用刺法，待其小差。

丹云：案，《金鉴》云，续浮之浮字，当是弦字，始与文义相属，则可与小柴胡汤。若俱是浮字，则上之浮既宜用小柴胡汤，下之浮又如何用麻黄汤耶？此说近是。

铁樵按：本条哕，即呃逆也，俗名吃忒，又曰呃忒，因方言而殊。此病之原理，上下焦气不相等，横膈膜及肺叶震动而然。其所以致此，种类甚多，有虚实、寒热之辨，有痰食、肝胃肾气之分。小孩大笑时，冷空气骤入气管，辄作呃逆。此其呃，因冷热两气仓猝不得中和而发，须臾即能自已。又壮盛之人，偶因食进而噎，噎甚者亦作呃。此因食道骤涨，挤逼气管，仓猝之间，气不得伸，则亦作呃。食物既下，旋亦自止。凡此乃呃逆之最轻微而不足为病者。然就其形能观之，则呃逆乃驱逐冷空气及梗噎之食物之一种紧急反应。其所以有此紧急反应者，则因冷气与食物入之太暴之故。惟其如此，故大病时之呃逆，因病而作者，不过十之一二。因药误而作者，乃居十之八九。

以我历年经验所得，伤寒温病，有伧医误用海南子四钱之多，而见呃逆，亘两昼夜不止，卒至不可救药者；又有湿热交阻之阳明证，误用舒驰远之香砂术半而呃逆者，又有肝王阴亏，冲任之气上逆，误用喻嘉言之神圣妙药旋覆代赭强镇，因而作呃逆者。旋覆代赭，本仲景方。喻氏《寓意草》中每于无可如何，辄用施覆代赭搪塞。今人敢于妄用此药，皆喻氏为之厉阶。故云：凡上逆之证，当问其何以上逆。若冲气上逆，鲜有不与肝气相连者。肝为将军之官，不受压抑，故用强镇其上逆，必反甚。又仅仅冲气上逆，用代赭不致作呃。若虚甚，则呃矣。凡若此者，皆因药力太暴故也。本节之发黄，亦属胆汁病。发黄不必兼呃。黄而误下，则见呃矣。又凡肺寒者尿多，肺热者尿少。今云发黄、云腹满、云不尿而加哕，其为误用烧针、误用攻下之坏病，已意在言外。

阳明病，自汗出，若发汗，小便自利者，此为津液内竭，虽硬，不可攻之，当须自欲大便，宜蜜煎导而通之。若土瓜根及大猪胆汁，皆可为导。成本："及"下有"与"字。《玉函》《脉经》"猪"上无"大"字。

成云：津液内竭，肠胃干燥，大便因硬，此非结热，故不可攻，宜以药外治而导引之。

《鉴》云：阳明病，自汗出，或发汗，小便自利者，此为津液内竭，虽大便硬而无满痛之苦，不可攻之。当待津液还胃，自欲大便，燥屎已至直肠，难出肛门之时，则用蜜煎润窍滋燥，导而利之。或土瓜根宣气通燥，或猪胆汁清热润燥，皆可为引导法，择而用之可也。

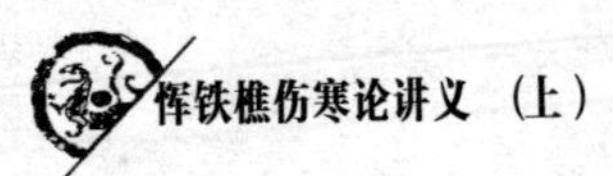

柯云：连用三“自”字，见胃实而无变证者，当任其自然，而不可妄治。更当探苦欲之情，于欲大便时，因其势而利导之；不欲便者，宜静以俟之矣。

丹云：案，方氏云：虽上或下，当有大便二字，可谓拘矣。汪氏云：或问，小便自利，大便硬，何以不用麻仁丸？余答云，麻仁丸治胃热屎结于回肠以内。兹者，胃无热证，屎已近肛门之上，直肠之中，故云因其势而导之也。

蜜煎方成本作“蜜煎导”

食蜜七合。成本《玉函》《千金翼》无“食”字

上一味，于铜器内微火煎，当须凝如饴状，搅之勿令焦着，欲可丸，并手捻作挺，令头锐，大如指，长二寸许，当热时急作，冷则硬，以纳谷道中，以手急抱，欲大便时乃去之。疑非仲景意，已试甚良。又大猪胆一枚，泻汁，和少许法醋，以灌谷道内，如一食顷，当大便出宿食恶物，甚效。成本、《玉函》“于铜器内”作“纳铜器中”，“当须”作“之”，“稍如”作“似”，无“疑”以下九字。和少许法醋，作“和醋少许”。谷道内作“谷道中”，无“宿”以下六字。《正脉》“搅”作“扰”，《玉函》“欲可丸”作“俟可丸”。成本，“大猪胆”上无“又”字。方本“挺”下有“子”字。王本“并手”作“以手”，“抱”字作“捺住”二字。

汪云：《内台方》用蜜五合，煎凝时加皂角末五钱，蘸捻作挺，以猪胆汁或油润谷道，内之。猪胆汁方不用醋，以小竹管插入胆口，留一头，用油润，纳入谷道中，以手将胆捻之，其汁自入内。此法用之甚便。土瓜根方缺。《肘后方》治大便不通，土瓜根采根捣汁，筒吹入肛门内，取通。此与上猪胆方同义。《内台方》用土瓜根削如挺，内入谷道中。误矣。盖蜜挺入谷道，能烊化而润大便。土瓜根不能烊化，如削挺用之，恐失仲景制方之义。

志聪本“蜜煎”后有“或用土瓜根捣汁，竹管灌入谷道”十三字，盖据《肘后》补添者。钱本“蜜煎”及“猪胆汁法”，与原文异，今录下：

蜜煎导法：白蜜七合，一味，入铜铫中，微火煎老，试其冷则硬，勿令焦，入猪牙皂角末少许，热时手捻作挺，令头锐根凹，长寸半者，三枚，待冷硬，蘸油少许，纳谷道中；其次以锐头项凹而入，三枚尽，以布着手指抵定。若即欲大便，勿轻去，俟先入者已化，大便急甚，有旁流者出，方去手，随大便出。

猪胆导法：极大猪胆一枚，用芦管长三寸余，通之，磨光一头，以便插入谷道。用尖锋刀刺开胆口，以管插入胆中，用线扎定，管口抹油，捻入谷道，插尽芦管，外以布衬手，用力捻之，则胆汁尽入方去之。少顷，大便即出。

《伤寒准绳》曰：凡多汗伤津，或屡汗不解，或尺中脉迟弱，元气素虚人，便欲下而不能出者，并宜导法。但须分津液枯者用蜜导，邪热盛者用胆导。湿热痰饮固结，姜汁、麻油，浸瓜蒌根导。惟下傍流水者，导之无益，非诸承气汤攻之不效，以实结在内，而不在下也。至于阴结便闭者，宜于蜜煎中加姜汁、生附子末，或削陈酱姜导之。凡此皆善于推广仲景之法者也。《外台秘要》崔氏，胃中有燥粪，令人错语，正热盛，令人错语，宜服承气汤，亦应外用生姜兑，读作“锐”，下同。使必去燥粪。姜兑法，削生姜如小指，长二寸，盐涂之，纳下部，立通。《三因方》蜜兑法，蜜三合，盐少许，煎如饴，出冷水中，捏如指大，长三寸许，纳下部，立通。

《得效方》蜜兑法：蜜三合，入猪胆汁两枚在内，煎如饴，以井水出冷，候凝，捻如指大，长三寸许，纳下部，立通。《活人书》单用蜜，一法入皂角末，在人斟酌用。一法入薄荷末，代皂角用，尤好。又或偶无蜜，只嚼薄荷，以津液调作挺，用之亦妙。《丹溪心法》：凡诸秘，服药不通，或兼他证，又或老弱虚极，不可用药者，用蜜熬，入皂角末少许，作兑以导之。冷秘，生姜兑亦可。《丹溪纂要》蜜导方，以纸捻为骨，便。《医学入门》：白蜜半盏，于铜杓内微火熬，令滴水不散，入皂角末二钱，搅匀，捻成小枣大，长寸，两头锐，蘸香油推入谷道中，大便即急而去。如不通，再易一条，外以布掩肛门，须忍住蜜，待粪至，方放开布。吴仪洛《方论》海藏法，用蜜煎盐相合，或草乌头末相合亦可。盖盐能软坚润燥，草乌能化寒消结，可随证阴阳所宜而用。

铁樵按：蜜煎、猪胆汁导法，古人视为最稳妥办法。今则有西医之灌肠法，更不必有如许周折。然此法虽稳，亦仅宜于燥屎在直肠不得出者。若误用于阴证，则非常危险。余治张锦宏掌珠医案，可复按也。又痢疾之里急后重者，不得用此法。盖痢疾滞下，由于气坠，初非可以涤肠济事者。然西医狃于涤肠最稳，往往施之于痢疾，阳证变为阴证者有之，不可救药者亦有之。余每年必遇此等事数次，学者不可不知也。

阳明病，脉迟，汗出多，微恶寒者，表未解也，可发汗，宜桂枝汤。《玉函》《千金翼》“脉”上有“其”字，“多”下有“而”字。

汪云：此条言阳明病，非胃家实之证，乃太阳病初传阳明，经中有风邪也。脉迟者，太阳中风缓脉之所变。传至阳明，邪将入里，故脉变迟。汗出多者，阳明热而肌腠疏也。微恶寒者，太阳在表之风邪未尽解也。治宜桂枝汤，以解肌发汗。以其病从太阳经来，故仍从太阳经例治之。《金鉴》曰：汗出多之下，当有发热二字。若无此二字，脉迟、汗出多、微恶寒，乃是表阳虚，桂枝附子汤证也，岂有用桂枝汤发汗之理乎？必有传写之遗。

丹云：案，揭以“阳明病”三字，其发热可不须言而知也。《金鉴》之说，却非是也。

阳明病，脉浮，无汗而喘者，发汗则愈，宜麻黄汤。“而”字，《玉函》《千金翼》作“其人必”三字，无“者”字。

《鉴》云：是太阳之邪未悉入阳明，犹在表也，当仍从太阳伤寒治之，发汗则愈。

钱云：此条脉证治法，皆寒伤营也。若无阳明病三字，不几列之《太阳篇》，而仲景何故以阳明病冠之邪？盖以《太阳篇》曰，恶寒，体痛，脉阴阳俱紧者，名曰伤寒。其次条又曰，恶寒，无汗而喘者，麻黄汤主之。此条虽亦无汗而喘，然无恶风、恶寒之证，即阳明所谓不恶寒反恶热之意，是以谓之阳明病也。

阳明病，发热汗出者，此为热越，不能发黄也。但头汗出，身无汗，剂颈而还，小便不利，渴引水浆者，此为瘀热在里，身心发黄，茵陈蒿汤主之。“汗出”上，《玉函》有“而”字，无“汗出者”之“者”字。成本同。“身无汗”之“无”，《千金翼》《外台》作“有”。剂，《玉函》《千金翼》作“齐”。《玉函》、成本、《千金翼》无“蒿”字。程本，“剂”作“跻”，《金鉴》同。方本，“引”作“饮”，喻、程诸本并同。

成云：但头汗出，身无汗，剂颈而还者，热不得越也。小便不利，渴饮水浆者，热甚于胃，津液内竭也。胃为土而色黄，胃为热蒸，则色夺于外，必发黄也。与茵陈汤，逐热退黄。

程云：无汗而小便利者，属寒；无汗而小便不利者，属湿热。两邪交郁，不得宣泄，故盦而发黄。解热除郁，何黄之不散也？

柯云：身无汗，小便不利，不得用白虎。瘀热发黄，内无津液，不得用五苓。故制茵陈汤，以佐栀子、承气之所不及也。

汪昂云：热外越而表不郁，湿下渗而里不停。今小便既不利，身又无汗，故郁而为黄。

茵陈蒿汤方

茵陈蒿六两　**栀子**十四枚，擘。《千金》作四十枚　**大黄**二两，去皮

上三味，以水一斗二升，先煎茵陈，减六升，内二味，煮取

三升，去滓，分三服。小便当利，尿为皂荚汁状，色正赤。一宿腹减，黄从小便去也。“一斗二升”，《金匮》及《玉函》成本，作“一斗六升”。“升”下，《肘后》《千金》《外台》有“去滓”二字。“分”下，《金匮》及《玉函》成本，有“温”字。“汁”，《千金》并《翼》作“沫”。“一宿”二字，《千金》作“当”一字。《千金翼》无“腹减”二字。

钱云：茵陈性虽微寒，而能治湿热黄疸，及伤寒滞热，通身发黄，小便不利。栀子苦寒，泻三焦火，除胃热，时疾黄病，通小便，解消渴，心烦懊侬，郁热结气，更入血分。大黄苦寒下泄，逐邪热，通肠胃。三者皆能蠲湿热，去郁滞，故为阳明发黄之首剂。《金匮要略》：谷疸之为病，寒热不食，食即头眩，心胸不安，久久发黄，为谷疸，茵陈蒿汤主之。《千金方注》，范汪疗谷疸。《小品方》用石膏一斤。

阳明证，其人喜忘者，必有蓄血。所以然者，本有久瘀血，故令喜忘。屎虽硬，大便反易，其色必黑者，宜抵当汤下之。“喜忘”，《外台》作“善忘”。成本，“黑”下无“者”字。《玉函》，“下”作“主”。

钱云：喜忘者，语言动静，随过随忘也。言所以喜忘者，以平日本有积久之瘀血在里故也。前太阳证中，因郁热之表邪不解，故随经之瘀热，内结膀胱，所以有如狂、发狂之证。此无瘀热，故但喜忘耳。《素问·调经论》云：血气未并，五脏安定；血并于下，气并于上，乱而喜忘者，是也。

锡云：喜忘，犹善忘也。

程云：血蓄于下，则心窍易塞而智识昏，故应酬、问答必失常也。病属阳明，故屎硬。血与粪并，故易而黑。

《伤寒准绳》曰：案，邪热燥结，色未尝不黑，但瘀血则溏而黑黏如漆，燥结则硬而黑晦如煤，此为明辨也。又海藏云，初便褐色者重，再硬深褐色者愈重，三便黑色者为尤重。色变者，以其火燥也，如羊血在日色中，须臾变褐色，久则渐变而为黑色，即此意也。

铁樵按：凡便血者，大便必易，其屎必黑，此在肠风下血者亦如此，不必伤寒。抑大便既易，攻下在可商之列，况抵当汤峻猛异常，勿用为是。

阳明病，下之，心中懊憹而烦，胃中有燥屎者，可攻。腹微满，初头硬，后必溏，不可攻之。若有燥屎者，宜大承气汤。《玉函》《脉经》《千金翼》，"腹"上有"其人"二字，"初头硬"，"后必溏"作"头坚后溏"。

成云：下后心中懊憹而烦者，虚烦也，当与栀子豉汤。若胃中有燥屎者，非虚烦也，可与大承气汤下之。其腹微满，初硬后溏，是无燥屎，此热不在胃，而在上也，故不可攻。

《鉴》云：阳明病，下之后，心中懊憹而烦者，若腹大满，不大便，小便数，知胃中未尽之燥屎复硬也，乃可攻之。

程云：末句乃申可攻句，以决治法。

柯云：腹微满，犹是栀子厚朴汤证。

病人不大便五六日，绕脐痛，烦躁发作有时者，此有燥屎，故使不大便也。

钱云：不大便五六日而绕脐痛者，燥屎在肠胃也。烦躁，实热郁闷之所致也。发作有时者，日晡潮热之类也。阳明胃实之里证悉备，是以知其有燥屎，故使不大便也。

程云：绕脐痛，则知肠胃干，屎无去路，故滞涩在一处而作痛。

志云：不言大承气汤者，省文也。上文云若有燥屎者宜大承气汤，此接上文而言，此有燥屎，则亦宜大承气汤明矣。

汪云：仲景用大承气汤证，必辨其有燥屎，则是前言潮热谵语，手足汗出，转矢气，其法可谓备矣。此条复云绕脐痛，可见证候多端，医者所当通变而诊治之也。

病人烦热，汗出则解，又如疟状，日晡所发热者，属阳明也。脉实者，宜下之；脉浮虚者，宜发汗。下之，与大承气汤；发汗，宜桂枝汤。《玉函》“又”作“复”。上二“宜”字，并作“当”字，“与”作“宜”。

《鉴》云：病人，谓病太阳经中风、伤寒之人也。

钱云：言病人烦热，至汗出而后解者，又或如疟状，必至日晡时发热者，即潮热也。如此则邪气已属阳明矣。然表里之分，当以脉辨之。若按其脉而实大有力者，为邪在阳明之里而胃实，宜攻下之。若脉浮虚者，即浮缓之义，为风邪犹在太阳之表而未解，宜汗解之。谓之浮虚者，言浮脉按之本空，非虚弱之虚也。若虚弱，则不宜于发汗矣，宜详审之。脉实者下之，以其胃热，故宜与大承气汤；浮虚者汗之，以其风邪未解，故宜与桂枝汤。

印云：此章与太阳并病章，伤寒，不大便六七日，头痛有热者，与承气汤，“太阳中篇”五十六条。大意相同。

大下后，六七日不大便，烦不解，腹满痛者，此有燥屎也。所以然者，本有宿食故也，宜大承气汤。

程云：烦不解，指大下后之证。腹满痛，指六七日不大便后之证。从前宿食，经大下而栖泊于回肠曲折之处，胃中尚有此，故烦不解。久则宿食结成燥屎，挡住去路，新食之浊秽，总蓄于腹，故满痛。下后亡津液，亦能令不大便，然烦有解时，腹满不痛，可验。

锡云：此证着眼，全在六七日上。以六七日不大便，则六七日内所食之物又为宿食，所以用得大承气。然今人本虚质弱，大下后得此者，亦什不得一耳。

舒氏云：此证虽经大下，而宿燥隐匿未去，是以大便复闭，热邪复集，则烦不解，而腹为满为痛也。所言有宿食者，即胃家实之互辞，乃正阳阳明之根因也。若其人本有宿食，下后隐匿不去者，固有此证。且三阴寒证，胃中隐匿宿燥，温散之后而传实者，乃为转属阳明也。予内弟以采者，患腹痛作泄，逾月不愈，姜附药服过无数。其人禀素盛，善啖肉，因自恃强壮，病中不节饮食，而酿胃实之变。则大便转闭，自汗出，昏愦不省人事，谵语狂乱，心腹胀满，舌苔焦黄、干燥开裂，反通身冰冷，脉微如丝，寸脉更微，殊为可疑。予细察之，见其声音烈烈，扬手掷足，渴欲饮冷，而且夜不寐。参诸腹满、舌苔等证，则胃实确无疑矣。于是更察其通身冰冷者，厥热亢极，隔阴于外也。脉微者，结热阻截中焦，营气不达于四末也。正所谓阳极似阴之候，宜急下之。作大承气汤，一剂投之，无效；再投一剂，又无效；服至四剂，竟无效矣。予因忖道，此证原从三阴而来，想有阴邪未尽。观其寸脉，其事著矣。竟于大承气汤中，加附子三钱，以破其阴，使各行其用而共成其功。服一剂得大下，寸脉即出，狂反大发。予知其阴已去矣，附子可以不用，乃单投承气一剂，病势略杀，复连进四剂，共前计十剂矣，硝黄各服过半斤，诸证以渐而愈。可见三阴寒证因有宿食，转属阳明而反结燥者，有如是之可畏也。

病人小便不利，大便乍难乍易，时有微热，喘冒，原注：一作息。**不能卧者，有燥屎也，宜大承气汤。**

钱云：凡小便不利，皆由三焦不运，气化不行所致。惟此条小便不利，则又不然。因肠胃壅塞，大气不行，热邪内瘀，津液枯燥，故清道皆涸也。乍难，大便燥结也；乍易，旁流时出也。时有微热，潮热之余也。喘者，中满而气急也。冒者，热邪不得下泄，气蒸而郁冒也。胃邪实满，喘冒不宁，故不得卧，经所谓胃不和则卧不安也。若验其舌苔黄黑，按之痛，而脉实大者，有燥屎在内故也，宜大承气汤。

程云：易者，新屎得润而流利；难者，燥屎不动而阻留。

三云：此证不宜妄动，必以手按之，大便有硬块，喘冒不能卧，方可下之。何也？乍难乍易故也。

食谷欲呕，属阳明也，吴茱萸汤主之。得汤反剧者，属上焦也。《玉函》成本，“呕”下有“者”字。

程云：食谷欲呕者，纳不能纳之象，属胃气虚寒，不能消谷使下行也。是属阳明者，别其少阳喜呕之兼半表、太阳干呕不欲食之属表者不同，温中降逆为主。

汪云：得汤反剧者，成注云以治上焦法治之，而无其方。《准绳》云葛根半夏汤，误矣。《尚论篇》云仍属太阳热邪，而非胃寒。《条辨》云上焦以膈言，戒下之意。此又泥于伤寒呕多，虽有阳明证，不可攻之。皆大谬之极。窃思先贤用药，岂如今医之鲁莽，误以胃家虚寒为实热证。但虚寒在膈以上，不与胃腑之中混同一治。上条证，法以吴茱萸汤，寒热虚实原无误也，其有得汤反剧者，《补亡论》常器之云宜橘皮汤。注云：《类要方》用橘皮二两，甘草一两，生姜四两，人参三两，水煎服。斯言庶得之矣。

魏氏云：何以得汤反剧耶？不知者以为胃热，而非胃寒矣。仲师示之曰：此固有热也，而热不在胃脘之中焦，乃在胸膈之上焦，惟其中焦有寒，所以上焦有热。吴茱萸、人参之辛温，本宜于中焦之寒者，先乖于上焦之热，此吴茱萸之所以宜用而未全宜耳。主治者见兹上热下寒之证，则因有黄连、炒吴茱萸、生姜易干姜一法，似为温中而不僭上。一得之愚，不知当否？喻谓得汤转剧，属太阳，谬矣。程谓仍与吴茱萸，亦胶柱之见也。势因寒用，以猪胆为引，如用于理中汤之法，或亦有当乎？

丹云：案，柯氏云：服汤反剧者，以痰饮在上焦为患，呕尽自愈，非谓不宜服也。钱氏云：得汤反剧者，邪犹在胸，当以栀子豉汤涌之。庶几近似，二氏并失经旨。

吴茱萸汤方

吴茱萸一升，洗。《肘后》作“半斤”，《外台》“洗”作“炒”

人参三两。《肘后方》作“一两” **生姜**六两，切 **大枣**十二枚，擘

上四味，以水七升，煮取二升，去滓，温服七合，日三服。《金匮》“七升”，作“五升”，“二升”作“三升”。《外台》亦作“五升”。

汪云：呕为气逆。气逆者，必散之。吴茱萸辛苦，味重下泄，治呕为最，兼以生姜，又治呕圣药，非若四逆中之干姜，守而不走也。

武陵陈氏云：其所以致呕之故，因胃中虚生寒，使温而不补，呕终不愈。故用人参补中，合大枣以为和脾之剂焉。

钱氏云：吴茱萸一升，当是一合，即今之二勺半。人参三两，当是一两，即宋之二钱七分。生姜六两，当是二两，即宋之五钱余。大枣当是四五枚。水七升，亦当是三升。观小承气汤只用水四升，调胃承气只用水三升。此方以辛热补剂，而用之于表里疑似之间，岂反过之？大约出之后人之手，非仲景本来升合分两，学者当应时酌用。

丹云：案，此说未知然否，姑举于此。《金匮要略》呕而胸满者，茱萸汤主之。《肘后方》治人食毕噫醋及醋心。即本方。《医方集解》曰：服汤反剧者，宜葛根加半夏汤、小柴胡汤、栀子豉汤、黄芩汤。又云，吴茱萸为厥阴本药，故又治肝气上逆，呕涎头痛。本方加附子，名吴茱萸加附子汤，治疝寒腰痛，牵引睾丸，尺脉沉迟。

铁樵按：本节各注均极牵强。证之实验，亦复未洽，疑本文有讹误。吴茱萸辛温下降，假使上焦有寒而呕，服之必效。今云得汤反剧，属上焦，似吴茱萸汤为中焦药矣。《太阳篇》一六八条云，医以理中与之，利益甚。理中者，理中焦，此利在下焦云云。以理中与吴茱萸比较，为治虽不同，而吴茱萸为上焦药甚显。凡胃气上逆而呕，其源在肝胆，若以六经言之，则属少阳。今云属阳明，已是可商，又何以得汤反剧？苟非寒热误认，无得汤反剧理。岂有寒热误认，而可著以为法者？毕竟文字若何错

法，则无从悬拟。

太阳病，寸缓关浮尺弱，其人发热汗出，复恶寒，不呕，但心下痞者，此以医下之也。如其不下者，病人不恶寒而渴者，此转属阳明也。小便数者，大便必硬，不更衣十日，无所苦也。渴欲饮水，少少与之，但以法救之。渴者宜五苓散。《玉函》“关”下有“小”字，“如其”以下十三字，作“若不下，其人复不恶寒而渴”十二字。

成云：太阳病，脉阳浮阴弱，为邪在表。今寸缓、关浮、尺弱，邪气渐传里，则发热汗出。复恶寒者，表未解也。传经之邪入里，里不和者必呕。此不呕，但心下痞者，医下之早，邪气留于心下也。如其不下者，必渐不恶寒而渴，太阳之邪，转属阳明也。若吐、若下、若发汗后，小便数大便硬者，当与小承气汤和之。此不因吐下发汗后，小便数大便硬。若是无满硬，虽不更衣十日，无所苦也。候津液还入胃中，小便数少，大便必自出也。渴欲饮水者，少少与之，以润胃气。但审邪气所在，以法攻之。如渴不止，与五苓散是也。

吴云：寸缓，风伤卫也；关浮，邪犹在经，未入腑也；尺弱，其人阴精素亏也。

王三阳云：此处五苓散难用。不然，经文渴字上当有缺文也。

《金鉴》云：“但以法救之”五字，当是“若小便不利”，方与上文小便数、下文渴者之义相合。此条病势不急，救之之文，殊觉无谓，必有遗误。

汪氏云：“渴欲饮水”，至“救之”十三字，当在“小便数者”之前。不恶寒而渴者，“者”字可删。吴仪洛删“渴欲”以下十九字，注云：旧本多衍文，今删之。丹云：案，此条难解。以上四家各有所见，未知何是，姑存而举于此。

脉阳微而汗出少者，为自和原注：一作如。**也。汗出多者，为**

太过。阳脉实，因发其汗。出多者，亦为太过。太过者，为阳绝于里，亡津液，大便因硬也。成本，“太过”下无“者”字，“阳脉实”以下为别条。方本、周本、钱本、汪本、魏本并同。

《鉴》云：脉阳微，谓脉浮无力而微也。阳脉实，谓脉浮有力而盛也。凡中风伤寒，脉阳微则热微，微热蒸表作汗。若汗出少者，为自和欲解。汗出多者，为太过不解也。阳脉实则热盛，因热盛而发其汗，出多者，亦为太过。则阳极于里，亡津液，大便因硬，而成内实之证矣。

汪云：阳明病，阳脉不微而实。实者，按之搏指而有力也。

魏云：经文阳绝之义，似是阻绝。盖谓阳盛阻阴也，非断绝之绝，《内经》言绝，多如此。

程云：阳绝于里者，燥从中起，阳气闭绝于内而不下通也。下条其阳则绝同此。

汪氏云：总于后条，用麻仁丸主之。《补亡论》议用小柴胡汤，又柴胡桂枝汤，以通津液。如大便益坚，议用承气等汤。大误之极。

脉浮而芤，浮为阳，芤为阴，浮芤相搏，胃气生热，其阳则绝。二“为”字上，《玉函》有“则”字。

钱云：浮为阳邪盛，芤为阴血虚。阳邪盛则胃气生热，阴血虚则津液内竭，故其阳则绝。绝者，非断绝、败绝之绝，言阳邪独治，阴气虚竭，阴阳不相为用，故阴阳阻绝而不相流通也。即《生气通天论》所谓阴阳离决，精气乃绝之义也。注家俱谓阳绝乃无阳之互词，恐失之矣。

沈云：此辨阳明津竭之脉也。若见此脉，当养津液，不可便攻也。

趺阳脉，浮而涩，浮则胃气强，涩则小便数，浮涩相搏，大便则硬，其脾为约，麻子仁丸主之。成本无“子”字，“仁”作“人”。柯本无此条及麻仁丸方。

成云：趺阳者，脾胃之脉。诊浮为阳，知胃气强。涩为阴，知脾为约。约者，俭约之约，又约束之约。《内经》曰：饮入于胃，游溢精气，上输于脾，脾气散精，上归于肺，通调水道，下输于膀胱，水精四布，五经并行，是脾主为胃行其精液者也。今胃强脾弱，约束津液，不得四布，但输膀胱，致小便数、大便难。与脾约丸，通肠润燥。

汪云：趺阳者，胃脉也，在足趺上五寸骨间，去陷谷三寸，即足阳明经冲阳二穴，按之其脉，应手而起。按：成注以胃强脾弱为脾约作解。推其意，以胃中之邪热盛为阳强，故见脉浮。脾家之津液少为阴弱，故见脉涩。

程云：脾约者，脾阴外渗，无液以滋，脾家先自干涸了，何能以余阴荫及肠胃？所以胃火盛而肠枯，大便坚而粪粒小也。麻仁丸宽肠润燥，以软其坚，欲使脾阴从内转耳。

丹云：案，喻氏讥成氏脾弱之说云：脾弱即当补矣，何为麻仁丸中反用大黄、枳实、厚朴乎？汪氏则暗为成注解纷。大是。又案，胃强脾弱，究竟是中焦阳盛而阴弱之义，不必拘拘脾与胃也。《伤寒选录》曰：愚案，趺阳脉，一名会元，又名冲阳，在足背上去陷谷三寸，脉动处是也。此阳明胃脉之用由出。夫胃者，水谷之海，五脏六腑之长也。若胃气以惫，水谷不进，谷神以去，脏腑无所禀受，其脉不动而死也。故诊趺阳脉，以察胃气之有无。仲景又谓趺阳脉不惟伤寒，虽杂病危急，亦当诊此，以察其吉凶。

麻子仁丸方

麻子仁三升　**芍药**半斤　**枳实**半斤，炙。《千金翼》芍药、枳实各八两　**大黄**一斤，去皮　**厚朴**一尺，去皮。《玉函》作一觔　**杏仁**一升，去皮尖，熬，别作脂。《玉函》作一觔

上六味，蜜和丸如梧桐子大，饮服十丸，日三服，渐加，以知为度。“六味”下，成本《玉函》有“为末炼”三字，“和”作“为”。

成本无“梧”字。《证类本草》“饮服十丸”，作“以浆水饮下十丸”。

徐云：即小承气加芍药二仁也。方云：麻子、杏仁，能润干燥之坚；枳实、厚朴，能导固结之滞；芍药敛液以辅润；大黄推陈以致新。脾虽为约，此必疏矣。

吴仪洛《方论》曰：此治素惯脾约之人，复感外邪，预防燥结之法。方中用麻杏二仁，以润肠燥；芍药以养阴血；枳实、大黄以泄实热；厚朴以破滞气也。然必因客邪加热者，用之为合辙。后世以此概治老人津枯血燥之闷结，似取一时之通利，不顾愈伤其真气，得不速其咎耶？

丹云：案，《明理论》即名脾约丸。张氏《缵论》曰：云圆者，如理中、陷胸、抵当，皆大弹圆，煮化而和滓服之也。云丸者，如麻仁、乌梅，皆用小丸，取达下焦也。盖丸、圆，后世互用。丹云：今据张说考论中，其言不诬。然论中“丸”字，《千金》《外台》多作圆，不知其义如何，拈而存疑。丹云：案，《本草·序例》：厚朴一尺，无考。《医心方》引《小品方》云：厚朴，一尺及数寸者，厚三分，广一寸半，为准。

铁樵按：本节及上一节均不甚可解。所谓不甚可解者，非文字不可解，乃病理不可解也。如云浮芤相搏，胃气生热，其阳则绝。如注家言，阳邪独治，不过阳明化燥证，何得谓之阳绝？若云无阳之互词，既无阳，胃中若何生热？且凭脉之浮芤，而下阳绝之断语，果足恃乎？本节以脉浮涩，断大便硬、脾约，其弊亦同。脉之浮沉迟数，似乎易知，而施之实用，易滋误会。所以易滋误会之故，一因空空洞，毫无标准；二因不知循环真相，无基本观念。若复于浮沉、迟数之外，而言芤涩，则歧路之中更有歧路矣。此事在古人，虽耳提面命，父子不能相喻，何况仅凭文字，欲以传之后人？玄妙之论，想当然之说，为医学上绝大障碍。其起点即在此等处。故鄙意以为治伤寒，当以证为主，而绝对不赞同叔和《脉经》。凡本论中言脉，如浮芤相搏，浮涩相搏诸论调，皆与《脉经》文字为近，疑皆非本文之旧。又麻仁丸之用，自较承气为平善，然必用之于阳证。若阴证误施，为害亦烈。今人往往见十余日不大便，即恣用此药。又当用大承气时不敢用，而避重就轻用麻仁丸，亦复误事。是故医术之精粗在能辨证，辨证之真确，在能明理，能明理，然后古书所言，知所别择，是今日中医之立脚点也。

太阳病三日，发汗不解，蒸蒸发热者，属胃也，调胃承气汤主之。《外台》作“发其汗，病不解”。《玉函》作“蒸蒸然”。《脉经》无“调胃”二字。

程云：何以发汗不解便属胃？盖以胃燥素盛，故他表证虽罢，而汗与热不解也。第征其热，如炊笼蒸蒸而盛，则知其汗必连绵濈濈而来。此即大便已硬之征，故曰属胃也。热虽聚于胃，而未见潮热、谵语等证，主以调胃承气汤者，于下法内从乎中治，以其为日未深故也。表热未除，而里热已待，病势久蕴于前矣，只从发汗后一交替耳。凡本篇中云太阳病、云伤寒而无阳明病字者，皆同此病机也。要之，脉已不浮而大，可必。

钱云：蒸蒸发热，犹釜甑之蒸物，热气蒸腾，从内达外，气蒸湿润之状，非若翕翕发热之在皮肤也。

伤寒吐后，腹胀满者，与调胃承气汤。

程云：吐法为膈邪而设。吐后无虚烦等证，必吐其所当吐者，只因胃家素实，吐亡津液，燥气不能下达，遂成土郁，是以腹胀。其实无大秽浊之在肠也，调胃承气汤一夺其郁可耳。

太阳病，若吐、若下、若发汗后，微烦，小便数，大便因硬者，与小承气汤，和之愈。成本《玉函》无“后”字。

《鉴》云：太阳病，若吐、若下、若发汗后，不解，入里微烦者，乃栀子豉汤证也。今小便数，大便因硬，是津液下夺也。当与小承气汤和之，以其结热未甚，入里未深也。

得病二三日，脉弱，无太阳柴胡证，烦躁，心下硬。至四五

日，虽能食，以小承气汤，少少与微和之，令小安。至六日，与承气汤一升。若不大便六七日，小便少者，虽不受食，原注：一云不大便。**但初头硬，后必溏，未定成硬，攻之必溏，须小便利，屎定硬，乃可攻之，宜大承气汤。**“受”，成本《玉函》作“能”。《千金翼》：“不受食”作“不大便”，无大承气汤之“大”字。

汪云：得病二三日，不言伤寒与中风者，乃风寒之邪皆有不须分辨之病也。脉弱者，谓无浮紧等在表之脉也。无太阳柴胡证，谓无恶寒发热，或往来寒热，在表及半表半里之证也。烦躁，心下硬者，全是阳明腑热邪实。经云：肠实则胃虚，故能食。能食者，其人不痞不满。结在肠间，而胃火自盛，止须以小承气汤少少与微和之。因其人烦躁，必不大便，令其小安也。至六日，仍烦躁不安，而不大便者，前用小承气汤可加至一升，使得大便而止。此言小承气汤不可多用之意。若不大便句，承上文烦躁、心下硬而言。至六七日不大便，为可下之时。但小便少，乃小水不利。此系胃中之水谷不分清，故不能食，非谵语、潮热、有燥屎之不能食也。故云虽不能食，但初头硬，后必溏，未定成硬而攻之，并硬者，必化而为溏矣。须待小便利，屎定成硬，乃可用大承气汤攻之。此言大承气亦不可骤用之意。

方云：太阳不言药，以有桂枝、麻黄之不同也。柴胡不言证，以专少阳也。凡似此为文者，皆互发也。以无太少，故知诸证属阳明。以脉弱，故宜微和。至六日已下，历叙可攻、不可攻之节度。

喻云：此段之虽能食、虽不能食，全与辨风寒无涉。另有二义，见虽能食者，不可以为胃强而轻下也。虽不能食者，不可以为胃中有燥屎而轻下也。前条云，谵语，有潮热，反不能食者，胃中必有燥屎五六枚，与此互发。

丹云：案，脉弱，非微弱、虚弱之弱。盖谓不浮盛实大也。钱氏云“虚寒之候”，柯氏云“无阳之征”，并误矣。

铁樵按：大承气证有脉弱者，所以然之故，腑气不通，神经弛缓。其所以弛缓之故，当是一部分紧张太甚之故。腑气不通，脉搏之势力范围促，故见弱脉。其甚者脉伏，弱乃伏之前一步也。此与少阴证脉硬，恰恰成为对待。金元以后，皆谓脉沉实、任按者，为大承气证，甚非笃论。脉弱反用承气下之，亦从治之义。凡深一层，罔不如此。

溏，当是“唠”字之讹。

伤寒六七日，目中不了了，睛不和，无表里证，大便难，身微热者，此为实也，急下之，宜大承气汤。

钱云：六七日，邪气在里之时也。外既无发热、恶寒之表证，内又无谵语、腹满等里邪，且非不大便，而曰大便难，又非发大热，而身仅微热，势非甚亟也。然目中不了了，是邪热伏于里，而耗竭其津液也。经云：五脏六腑之精，皆上注于目。热邪内烁，津液枯燥，则精神不得上注于目，故目中不了了，睛不和也。

汪云：不了了者，病人之目，视物不了了也。睛不和者，乃医者视病人之睛光，或昏暗，或散乱，是为不和。

《鉴》云：目中不了了而睛和者，阴证也。睛不和者，阳证也。此结热神昏之渐，危恶之候，急以大承气汤下之，泻阳救阴，以全未竭之水可也。睛不和者，谓睛不活动也。

方云：了了，犹瞭瞭也。《活人指掌》曰：目中不了了，了了，谓明了也，或谓之病差。

丹云：案，汪氏云：无表里证，“里”字当是传写错误，宜从删。此说大误。《伤寒选录》删“里”字云，无表里证，则无病，何以用承气汤下之。里实者，病可见矣。丹云：案，此说却非是。

铁樵按：目中不了了，睛不和，乃肠胃之纤维神经紧张，中枢神经受影响，视神经床亦受影响，神昏、谵语且相继而来，故云急下之。

阳明病，发热，汗多者，急下之，宜大承气汤。原注：一云大柴胡汤。成本脱“病”字。张本，“汗”下补“出”字。

钱云：潮热自汗，阳明胃实之本证也。此曰汗多，非复阳明自汗可比矣。里热炽盛之极，津液泄尽，故当急下。然必以脉症参之。若邪气在经，而发热汗多，胃邪未实，舌苔未干厚而黄黑者，未可下也。

程云：发热而复汗多，阳气大蒸于外，虑阴液暴亡于中，虽无内实之兼证，宜急下之，以大承气汤矣。此等之下，皆为救阴而设，不在夺实。夺实之下可缓，救阴之下不可缓。不急下，防成五实。经曰：五实者死。

发汗不解，腹满痛者，急下之，宜大承气汤。

成云：发汗不解，邪热传入腑，而成腹满痛者，传之迅也，是须急下之。

程云：发汗不解，津液已经外夺，腹满痛者，胃热遂尔迅攻，邪阳盛实而弥漫。不急下之，热毒熏蒸，糜烂速及肠胃矣，阴虚不任阳填也。

柯氏云：表虽不解，邪甚于里，急当救里，里和而表自解矣。

丹云：案，《太阳中篇》八十九条云：本先下之，而反汗之，为逆。若先下之，治不为逆。柯氏盖据此条为解。然而考经文，不解，邪气不解也，非谓表不解也。故其说难凭。

腹满不减，减不足言，当下之，宜大承气汤。

成云：腹满不减，邪气实也。经曰：大满大实，自可除下之，大承气汤下其满实。若腹满时减，非内实也，则不可下。《金匮要略》曰：腹满时减，复如故，此为寒，当与温药。是减不足言也。

喻云：“减不足言”四字，形容腹满如绘。见满至十分，即减去一二分，不足杀其势也。

钱云：然有下之，而脉症不为少减者，死证也。

舒氏云：案，以上二条，俱未言其病之来由，又未明其所以当急之理，令人不无余憾。

丹云：案，《玉函经》此下有一条云：伤寒腹满，按之不痛者为虚；痛者为实，当下之。舌黄未下者，下之黄自去，宜大承气汤。《金匮要略》亦载此条。恐此经遗脱之。

阳明少阳合病，必下利，其脉不负者，为顺也。负者，失也，互相克贼，名为负也。脉滑而数者，有宿食也，当下之，宜大承气汤。成本，“顺”上无“为”字。“负也”之“也”，《玉函》作“若”。《脉经》“当下之”以下，作“属大柴胡、承气汤证”。柯本删此条。

成云：阳明土，少阳木，二经合病，气不相和，则必下利。少阳脉不胜，阳明不负，是不相克，为顺也。若少阳脉胜，阳明脉负者，是鬼贼相克，为正气失也。《脉经》曰：脉滑者，为病食也。又曰：滑数则胃气实；下利者，脉当微厥冷。脉滑数，知胃有宿食，与大承气汤以下之。

程云：见滑数之脉，为不负，为顺。见弦直之脉，为负，为失。

丹云：案，《金匮要略》曰：脉数而滑者，实也，此有宿食也，当下之，宜大承气汤。乃知脉滑以下，正是别条，与阳明少阳合病不相干。

铁樵按：两阳合病而自利，为经验上一种事实。若言生理，则自利为救济反应。病在少阳，寒热起伏。少阳既病，肝胆上逆，胃不能化食物。肠胃因食物足以为梗，起蠕动以驱逐之，因而自利。寒热往来为少阳病，胃不能化食物乃阳明病。少阳之气盛则脉弦。少阳之气盛于上，不复与肠胃相谋，肠胃虽驱逐食物，于病无补，则成上下背驰之象。于是脉之弦者自弦，而肠胃之利者自利。治少阳病，当疏达。然疏达肝胆不能止利，则适助长上逆之气，而自利不止，反成热陷之局。药本以止病，如此则益病矣。故云克贼者，为逆。克贼之意义，谓阳明弱，少阳盛也。若脉滑者，是胃肠有宿食，其利为旁流。势力集中于胃肠，故脉滑是阳明盛。治旁流，攻之即愈。初非难事，故云不负者为顺。顺者，阳明是主证，少阳是兼证；逆者，少阳是主证，阳明是兼证。

病人无表里证，发热七八日，虽脉浮数者，可下之。假令已下，脉数不解，合热则消谷善饥。至六七日，不大便者，有瘀血，宜抵当汤。若脉数不解，而下不止，必协热、便脓血也。《玉函》，“虽脉”作“脉虽”，“协”作“挟”，“若脉”以下原本为别条，今依《玉函》《千金翼》合而为一条。喻本、魏本、周本、柯本、程本并同《玉函》。

《鉴》云：病人无表里证，是无太阳表、阳明里证也。但发热而无恶寒，七八日，虽脉浮数，不可汗也。若屎硬，可下之。假令已下，脉不浮、而数不解，是表热去、里热未去也。至六七日，又不大便。若不能消谷善饥，是胃实热也，以大承气汤下之。今既能消谷善饥，是胃和合热，非胃邪合热，故屎虽硬，色必黑，乃有瘀血热结之不大便也，宜用抵当汤下之。若脉数不解，不大便硬，而下利不止，必有久瘀，协热腐化，而便脓血也，则不宜用抵当汤下之矣。

周云：《伤寒》一书，凡太阳表证未尽者，仲景戒不可攻。今发热七八日，太阳表证也。脉浮数，太阳表证也，此仲景自言者也。七八日中，未尝更衣，阳明腑证也，此仲景言外者也。何云病人无表里证，乃至自为矛盾耶？必始先发热，至七八日，则热势已杀，且热不潮。七八日虽不更衣，未尝实满，则里不为急，故曰无表里证。然脉尚浮数，仲景以为可下者，正以浮虽在外，而数且属腑，不予两解，恐内外之邪相持而不去也。尔时以大柴胡议下，不亦可乎？

柯云："七八日"下，当有"不大便"句，故脉虽浮数，有可下之理。热利不止，必太阳瘀血，宜黄连阿胶汤。

汪云：成注云可下之，与大承气汤，以为清涤阳明里热也。《尚论编》云可下之，如大柴胡汤之类。误矣！便脓血者，仲景无治法，《补亡论》常器之云可白头翁汤。

程氏云：今之医者，不论病人表罢不罢、里全未全，但见发热七八日，虽脉浮数者，以为可下之。不知发势脉浮，邪浑在表，岂可计日妄下？故一下而变证各出。

丹云：案，依程说，下则为误治。然观文脉，殊不尔。第此条亦是不明核，姑举数说。

铁樵按：本条文气不贯，证据不足，病理不可通。抵当是大方，不可妄试，当阙疑。

伤寒发汗已，身目为黄，所以然者，以寒湿原注：一作温。**在里不解故也，以为不可下也，于寒湿中求之**。《玉函》"寒湿"下有"相搏"二字；"以为"下有"非瘀热而"四字；"也""于"间，有"当"字。

汪云：伤寒发汗已，热气外越，何由发黄？今者发汗已，身为黄，所以然者，以其人在里素有寒湿，在表又中寒邪，发汗已，在表之寒邪虽去，在里之寒湿未除，故云不解也。且汗为阳液，乃中焦阳气所化，汗后中气愈虚，寒湿愈滞，脾胃受寒湿所伤，而色见于外。此与温热发黄不同，故云不可下。或问云，湿挟热则郁蒸，故发黄。今挟寒，何以发黄？余答云，寒湿发黄，譬之秋冬阴雨，草木不应黄者亦黄，此冷黄也。

王海藏云：阴黄，其证身冷汗出，脉沉，身如熏黄色黯，终不如阳黄之明如橘子色。治法，小便利者，术附汤；小便不利，大便反快者，五苓散。

铁樵按：论文气，本条亦误。惟既云寒湿，当有寒证。余曾用术附、茵陈治阴黄，凡十余剂而愈。所谓阴黄，其人舌润口淡，有汗形寒，黄色颇淡，全无热象，殆即经所谓寒湿欤？

伤寒七八日，身黄如橘子色，小便不利，腹微满者，茵陈蒿汤主之。《玉函》“腹”上有“少”字。《千金方》“身”上有“内实瘀热结”五字，“微”下有“胀”字。

钱云：此言阳明发黄之色状，与阴黄如烟熏之不同也。伤寒至七八日，邪气入里已深。身黄如橘子色者，湿热之邪在胃，独伤阳分，故发阳黄也。小便不利，则水湿内蓄，邪食壅滞而腹微满也。以湿热实于胃，故以茵陈蒿汤主之。

伤寒，身黄发热，栀子柏皮汤主之。“热”下，成本有“者”字。

成云：伤寒身黄，胃有瘀热，须当下去之。此以发热其热未实，与栀子柏皮汤解之。

汪云：武林陈氏曰，发热身黄者，乃黄证中之发热，而非麻黄、桂枝证之发热也。热既郁而为黄，虽表而非纯乎表证，但当清其郁以退其黄，则发热自愈。

《鉴》云：伤寒身黄发热者，设有无汗之表，宜用麻黄、连轺、赤小豆，汗之可也。若有成实之里，宜用茵陈蒿汤下之亦可也。今外无可汗之表证，内无可下之里证，故惟宜以栀子柏皮汤清之也。

栀子柏皮汤方

肥栀子十五个，擘。成本无“肥”字，《玉函》同，作“十四枚”
甘草一两，炙　**黄柏**二两

上三味，以水四升，煮取一升半，去滓，分温再服。一升半，《千金翼》作“二升”。

钱云：栀子苦寒，泻三焦火，除胃热时疾黄病，通小便，治心烦懊憹、郁热结气；柏皮苦寒，治五脏肠胃中结热黄疸，故用之以泻热邪。又恐苦寒伤胃，故以甘草和胃保脾，而为调剂之妙也。

丹云：案，《金鉴》云：此方之甘草，当是茵陈蒿，必传写之误也。此说大谬，不可从焉。

伤寒，瘀热在里，身必黄，麻黄连轺赤小豆汤主之。“必”下，成本有“发”字。《千金》并《翼》“轺”作“翘”。

钱云：瘀，留蓄壅滞也。言伤寒郁热，与胃中之湿气互结，湿蒸如淖泽中之淤泥，水土黏泞而不分也。经云：湿热相交，民多病瘅。盖以湿热胶固壅积于胃，故曰郁热在里，身必发黄也。麻黄连轺赤小豆汤，治表、利小便、解瘀热，故以此主之。

林云：此证虽曰在里，必因邪气在表之时，有失解散。今虽发黄，犹宜兼汗解以治之。

麻黄连轺赤小豆汤方

麻黄二两，去节　**连轺**二两。连翘根，是。《千金》并《翼》“轺”作“翘”。程柯同。　**杏仁**四十个，去皮尖　**赤小豆**一升　**大枣**十二枚，擘　**生梓白皮**切，一升　生姜二两，切　**甘草**二两，炙。成本作“一两”

上八味，以潦水一斗，先煮麻黄，再沸，去上沫，内诸药，煮取三升，取滓，分温三服，半日服尽。“上”字，成本作“以上”二字。“再沸”，《玉函》作“一二沸”。成本脱“去滓”二字。“潦”，《千金》作“劳”，盖此“涝”字之讹。

钱云：麻黄汤，麻黄、桂枝、杏仁、甘草也，皆开鬼门而泄汗。汗泄，则肌肉腠理之郁热湿邪皆去。减桂枝而不用者，恐助瘀热也。赤小豆，除温散热，下水肿而利小便。梓白皮，性苦寒，能散温热之邪，其治黄无所考据。连翘根，陶弘景云：方药不用，人无识者。王好古云：能下热气，故仲景治伤寒瘀热用之。李时珍云：潦水，乃雨水所积。韩退之诗云：潢潦无根源，朝灌夕已除。盖谓其无根而易涸，故成氏谓其味薄，不助湿气，而利热也。

方云：轺，《本草》作翘。翘本鸟尾，以草子析开，其间片片相比如翘得名。轺，本使者小车乘马者，无义，疑误。已上四条，疑“太阳中篇”错简，当移。

《伤寒类方》曰：连轺，即连翘根，气味相近，今人不采，即以连翘代，可也。丹云：案《内台方议》曰，潦水，又曰甘澜水。误也。《医学正传》曰，潦水，又名无根水，山谷中无人迹去处，新上科臼中之水也。取其性不动摇，而有土气内存，乃与时珍有少异，当改。

辨少阳病脉证并治

少阳之为病，口苦、咽干、目眩也。成本无“为”字。

成云：足少阳，胆经也。《内经》曰：有病口苦者，名曰胆瘅。《甲乙经》曰：胆者，中精之府，五脏取决于胆，咽为之使。少阳之脉，起于目锐眥。少阳受邪，故口苦、咽干、目眩。

《鉴》云：口苦者，热蒸胆气上溢也。咽干者，热耗其津液也。目眩者，热熏眼发黑也。此揭中风伤寒邪传少阳之总纲。凡篇中称少阳中风伤寒者，即具此证之谓也。

柯云：太阳主表，头项强痛为提纲。阳明主里，胃家实为提纲。少阳居半表半里之位，仲景特揭口苦、咽干、目眩为提纲。盖口、咽、目三者，不可谓之表，又不可谓之里，是表之入里、里之出表处，所谓半表半里也。苦、干、眩者，人所不知，惟病人独知，诊家所以不可无问法。

程云：少阳在六经中，司开阖之枢机，出则阳，入则阴。凡客邪侵到其界，里气辄从而中起，故云半表半里之邪。半表者，指经中所到之风寒而言，所云往来寒热、胸胁苦满等是也。半里者，指胆腑而言，所云口苦、咽干、目眩是也。表为寒，里为热，寒热互拒，所以有和解一法。观其首条所揭口苦、咽干、目眩之证，终篇总不一露。要知终篇无一条不具有此条之证也。有此条之证，而兼一二表证，小柴胡汤方可用。无此条之证，而只据往来寒热等、及或有之证，用及小柴胡，腑热未具而里气预被寒侵，是为开门揖盗矣。余目击世人之以小柴胡汤杀人者不少，非其认证不真，盖亦得半而止耳。入里不解，则成骨蒸、痨瘵。入阴渐深，则为厥逆、亡阳。

少阳中风，两耳无所闻，目赤，胸中满而烦者，不可吐下，吐下则悸而惊。

《鉴》云：少阳，即首条口苦、咽干、目眩之谓也。中风，谓此少阳病，是从中风之邪传来也。少阳之脉，起目锐眦，从后耳入耳中，其支者，会缺盆，下胸中，循胁。表邪传其经，故耳聋、目赤、胸中满而烦也。然此少阳半表半里之胸满而烦，非太阳证具之邪陷胸满而烦者比，故不可吐下。若吐下，则虚其中，神志虚怯则悸而惊也。

汪云：《补亡论》庞安时云，可小柴胡汤。吐下悸而惊者，郭白云云，当服柴胡加龙骨牡蛎汤。

伤寒脉弦细，头痛发热者，属少阳。少阳不可发汗，发汗则谵语，此属胃，胃和则愈。胃不和，烦而悸。原注：一云躁。“烦“上，成本、《玉函》有“则”字。

《鉴》云：脉弦细，少阳之脉也。上条不言脉，此言脉者，补言之也。头痛、发热、无汗，伤寒之证也。又兼口苦、咽干、目眩，少阳之证，故曰属少阳也。盖少阳之病，已属半里，故不可发汗。若发汗，则益伤其津而助其热，必发谵语。既发谵语，则是转属胃矣。若其人津液素充，胃能自和，则或可愈。否则津干热结，胃不能和，不但谵语，且更烦而悸矣。

王云：凡头痛发热，俱为在表。惟此头痛发热，为少阳者，何也？以其脉弦细，故知邪入少阳之界也。

钱云：以小承气汤和胃，令大便微溏，胃和则愈也。胃不和者，以胃之阳气虚损，邪气陷入，而胃虚邪实，所以烦闷而筑筑然悸动，此少阳误汗之变证也。可不慎哉？

丹云：案，不可发汗，盖此属柴胡桂枝汤证。程氏云：烦而悸，当是小建中汤。汪氏云：和胃之药。成注云：与调胃承气汤。愚以须用大柴胡汤，未知的当否。《伤寒选录》曰：少阳，小柴胡加姜桂；阳明，调胃承气汤。

本太阳病不解，转入少阳者，胁下硬满，干呕不能食，往来寒热，尚未吐下，脉沉紧者，与小柴胡汤。若已吐下，发汗，温针，谵语，柴胡汤证罢，此为坏病，知犯何逆，以法治之。“若已吐下”以下，原本别为二条。今据《玉函》及《千金翼》合为一条，喻本、张本、柯本、钱本、魏本并以两条合为一条。《玉函》《千金翼》无“本”字，“食”下有“饮”字。巢《源》无“谵语”二字。

《鉴》云：脉沉紧，当是脉沉弦。若是沉紧，是寒实在胸，当吐之诊也。惟脉沉弦，始与上文之义相属，故可与小柴胡汤。

沈云：太阳不解而传少阳，当与小柴胡和解，乃为定法。反以吐下、发汗、温针，以犯少阳之戒，而邪热陷入阳明，故发谵语，已为坏证。要知谵语乃阳明受病，即当知犯阳明之逆而治之。若无谵语，而见他经坏证，须凭证、凭脉，另以活法治之也。

程云：此条云知犯何逆，以法治之。桂枝坏病条亦云观其脉证，知犯何逆，随证治之。只此一“观”字、一“知”字，已是仲景见病知源地位。

三阳合病，脉浮大，上关上，但欲眠睡，目合则汗。“眠睡”，《玉函》《千金翼》作“寐”一字。吴本与“阳明篇”第四十一条“三阳合病，腹满身重云云，白虎汤”条，合为一条。

钱云：关上者，指关脉而言也。仲景《辨脉篇》中，称尺脉曰尺中，关脉曰关上，寸脉曰寸口。

程云：大，为阳明主脉。太阳以其脉合，故浮大上关上，从关部连上寸口也。少阳以其证合，故但欲眠睡，目合则汗。但欲眠为胆热，盗汗为半表里也。当是有汗则主白虎汤，无汗则主小柴胡汤也。吴云：上关上，热势弥漫之象也。

《鉴》云：但欲眠睡，非少阴也，乃阳盛神昏之睡也。汪氏云：常器之云，可柴胡桂枝汤。庞安时云，脉不言弦者，隐于浮大也。

丹云：案，此说未知是否，姑附存于斯。

伤寒六七日，无大热，其人躁烦者，此为阳去入阴故也。《玉函》无“故”字。

成云：表为阳，里为阴，邪在表则外有热。六七日，邪气入里之时，外无大热，内有躁烦者，表邪传里也，故曰阳去入阴。

印云：无大热者，邪不在表矣。其人躁烦者，邪入于里阴矣。此为去表之阳，而入于里之阴也。

张云：邪气传里则躁烦，不传里则安静也。方氏云：去，往也，言表邪往而入于里。

丹云：案，此说未稳。又案，汪氏、《金鉴》以阳去入阴，为三阳传经之热邪入于三阴之义，恐不然也。表邪入于里阴而躁烦者，盖此阳明胃家实而已。钱氏注与汪氏同。

伤寒三日，三阳为尽，三阴当受邪，其人反能食而不呕，此为三阴不受邪也。

汪云：伤寒三日者，即《素问》相传日数。上条言六七日，此只言三日，可见日数不可拘也。邪在少阳，原呕而不能食，今反能食而不呕，可征里气之和，而少阳之邪自解也。既里和而少阳邪解，则其不传三阴，断断可必，故云三阴不受邪也。此注，本武陵陈亮斯语。

印云：以上二章，与《太阳篇》之第三章同义。

伤寒三日，少阳脉小者，欲已也。《玉函》此条无。

成云：《内经》曰，大则邪至，小则平。伤寒之日，邪传少阳，脉当弦紧，今脉小者，邪气微而欲已也。

丹云：案，此语《内经》中无所考。《脉要精微》云：大则病进。

少阳病，欲解时，从寅至辰上。

成云：《内经》曰，阳中之少阳，通于春气。寅卯辰，少阳木王之时。

柯云：辰上者，卯之尽、辰之始也。

铁樵按：少阳病理解释，详“太阳篇”小柴胡汤条下，兹不赘。

《伤寒论·太阳下篇》最后数条，及《少阳篇》，已不可信，犹之古碑近碑趺处，其石已烂，字迹模糊，不可辨识。今之所有，多补缀痕迹，恐为晋人貂续。六经病理，“太阳篇”中业已俱备。学者苟能洞明其理，自能隅反。《伤寒论》本文之不可信者，存而不论可也。

辨太阴病脉证并治

太阴之为病，腹满而吐，食不下，自利益甚，时腹自痛，若下之，必胸下结硬。“结硬”，《玉函》作“痞坚”。《脉经》《千金翼》“不下”下，有“下之”二字，无“自利”二字及“若下之必”四字。

程云：腹满而吐、食不下，则满为寒胀，吐与食不下，总为寒格。阳邪亦有下利，然乍微乍甚，而痛随利减。今下利益甚，时腹自痛，则肠虚而寒益留中也。虽曰邪之在脏，实由胃中阳乏，以致阴邪用事，升降失职，故有此。下之则胸中结硬，不顶上文吐利来，直接上“太阴之为病”句，如后条“设当行大黄芍药”者亦是也。曰胸下，阴邪结于阴分，异于结胸之在胸而且按痛矣。曰结硬，无阳以化气，则为坚阴，异于痞之濡而软矣。彼皆阳从上陷而阻留，此独阴从下逆而不归。寒热大别。

《鉴》云：吴人驹曰，“自利益甚”四字，当在“必胸下结硬”句之下。其说甚是。若在“吐食不下”句之下，则是已吐食不下，而自利益甚矣。仲景复曰：若下之，无所谓也。

黄仲理曰：宜理中汤。阴经少有用桂枝者，如此证。若脉浮，即用桂枝汤微汗之。若恶寒不已者，非理中、四逆不可。

丹云：案，“自利益甚”四字，不允当。故姑从吴人驹之说。且《脉经》《千金翼》文有异同，可知此条固有差错也。

《伤寒蕴要》曰：凡自利者，不因攻下而自泻利，俗言漏底伤寒者也。大抵泻利，小便清白不涩，完谷不化，其色不变，有如鹜溏，或吐利腥秽，小便澄澈清冷，口无燥渴，其脉多沉，或细或迟，或微而无力，或身虽发热，手足逆冷，或恶寒蜷卧，此皆属寒也。凡热症，则口中燥渴，小便或赤或黄，或涩而不利，且所下之物，皆如垢腻之状，或黄或赤，所去皆热臭气，其脉多数，或浮或滑，或弦或大，或洪也。亦有邪热不杀谷，其物不消化者，但脉数而热，口燥渴，小便赤黄。以此别之矣。

太阴中风，四肢烦疼，阳微阴涩而长者，为欲愈。

锡云：太阴中风者，风邪直中于太阳也。

魏云：太阴病而类于太阳之中风，四肢烦疼，阳脉微而热发，阴脉涩而汗出，纯乎太阳中风矣。然腹自泻，有时痛，下利益甚，吐而不能食，是非太阳之中风，宜表散也。

钱云：四肢烦疼者，言四肢酸疼，而烦扰无措也。盖脾为太阴之脏，而主四肢故也。脾病，四肢不得禀水谷气，见《素问·阳明脉解》。阳微阴涩者，言轻取之而微，重取之而涩也。脉者，气血伏流之动处也。因邪入太阴，脾气不能散精，肺气不得流经，营阴不利于流行，故阴脉涩也。阳微阴涩，正四肢烦疼之病脉也。长脉者，阳脉也，以微涩两阴脉之中，而其脉来去皆长，为阴中见阳，长则阳将回，故为阴病欲愈也。

太阴病，欲解时，从亥至丑上。

成云：脾为阴主，王于丑、亥、子，向王故为解时。

柯云：经曰，夜半后而阴隆，为重阴。又曰，合夜至鸡鸣，天之阴，阴中之阴也。脾为阴中之至阴，故主亥、子、丑时。

太阴病，脉浮者，可发汗，宜桂枝汤。

汪云：夫曰太阴病，当见腹满等候，诊其脉，不沉细而浮，则知太阳经风邪犹未解也，故宜桂枝汤以汗解之。

《鉴》云：即有吐利、不食、腹满时痛一二证，其脉不沉而浮，便可以桂枝发汗，先解其外，候外解已，再调其内可也。于此又可知，论中身痛，腹满下利，急先救里者，脉必不浮矣。

程云：条中有桂枝汤而无麻黄汤，桂枝胎建中之体，无碍于温也。

丹云：案，舒氏云：此言太阴病，是必腹满而吐，腹痛自利矣。证属里阴，脉虽浮，亦不可发汗。即令外与太阳表证，当以理中为主，内加桂枝，两经合治，此一定之法也。今但太阴病，未见太阳外证，其据脉浮，即用桂枝，专治太阳，不顾太阴，大不合法，恐亦后人有错。此说有理。

自利不渴者，属太阴，以其脏有寒故也，当温之，宜服四逆辈。《玉函》《千金翼》无“服”字。“辈”，《脉经》作“汤”。

《鉴》云：凡自利而渴者，里有热，属阳也。若自利不渴，则为里有寒，属阴也。今自利不渴，知为太阴本脏有寒也，故当温之。四逆辈者，指四逆、理中、附子等汤而言也。

魏云：以其人脾脏之阳平素不足，寒湿凝滞，则斡运之令不行，所以胃肠水谷不分，而下泄益甚。自利二字，乃未经误下、误汗吐而成者，故知其脏本有寒也。

舒云：口渴一证，有为实热，亦有虚寒。若为热邪伤津而作渴者，必小便短，大便硬。若自利而渴者，乃为火衰，不能熏腾津液，故口渴。法主附子，助阳温经，正所谓釜底加薪，津液上腾而渴自止。若寒在太阴，于肾阳无干，故不作渴。

伤寒脉浮而缓，手足自温者，系在太阴。太阴当发身黄，若小便自利者，不能发黄。至七八日，虽暴烦，下利日十余行，必自止，以脾家实，腐秽当去故也。“以”一字，《玉函》作“所以然者”四字，“暴烦下利”，《千金翼》作“烦暴利”。

钱云：缓，为脾之本脉也。手足温者，脾主四肢也。以手足而言自温，则知不发热矣。邪在太阴，所以手足自温，不至如少阴、厥阴之四肢厥冷，故曰系在太阴。然太阴湿土之邪郁蒸，当发身黄。若小便自利者，其湿热之气已从下泄，故不能发黄也。如此而至七八日，虽发暴烦，乃阳气流动，肠胃通行之征也。下利虽一日十余行，必下尽而自止。脾家之正气实，故肠胃中有形之秽腐去。秽腐去，则脾家无形之湿热亦去故也。此条当与《阳明篇》中“伤寒脉浮而缓云云，至八九日大便硬者，此为转属阳明”条，互看。

喻云：暴烦下利，日十余行，其证又与少阴无别。而利尽，秽腐当自止，则不似少阴之烦躁有加，下利漫无止期也。

汪云：成注云，下利烦躁者，死。此为先利而后烦，是正气脱而邪气扰也。兹则先烦后利，是脾家之正气实，故不受邪而与之争，因暴发烦热也。下利日十余行者，邪气随腐秽而去，利必自止，而病亦愈。

本太阳病，医反下之，因尔腹满时痛者，属太阴也，桂枝加芍药汤主之。大实痛者，桂枝加大黄汤主之。《玉函》无“本”字。“尔”，《全书》、程本作“而”。《脉经》《千金翼》无“尔”字。《千金翼》作“加大黄汤主之”，无“桂枝”二字。“大实痛”以下，成氏及诸本为别条。非也。

钱云：本太阳中风，医不汗解，而反下之，致里虚邪陷，遂入太阴，因尔腹满时痛，故曰属太阴也。然终是太阳之邪未解，故仍以桂枝汤解之。加芍药者，因误下伤脾，故多用之以收敛阴气也。

汪云：如腹满痛甚者，其人胃家本实。虽因太阳病误下，热邪传入太阴，然太阴之邪，已归阳明而入于腑，此非里虚痛，乃里实痛也。

成注云：大实大满，自可下除之，故加大黄以下里实。其仍用桂枝汤者，以太阳之邪犹未尽故也。

程云：因而二字，宜玩。太阴为太阳累及耳，非传邪也。

《内台方议》曰：表邪未罢，若便下之，则虚其中，邪气反入里。若脉虚弱，因而腹满时痛者，乃脾虚也，不可再下。与桂枝加芍药汤，以止其痛。若脉沉实，大实满痛，以手按之不止者，乃胃实也，宜再下。与桂枝汤以和表，加芍药、大黄以攻其里。

桂枝加芍药汤方《玉函》“加”上有“倍”字

桂枝三两，去皮　**芍药**六两　**甘草**二两，炙　**大枣**十二枚，擘

生姜二两，切

上五味，以水七升，煮取三升，去滓，温分三服。本云桂枝汤，今加芍药。温分，《千金翼》作“分温”。

桂枝加大黄汤方

桂枝三两，去皮　**大黄**二两。《玉函》作“三两”，成本作“一两”　**芍药**六两　**生姜**三两，切　**甘草**二两，炙　**大枣**十二枚，擘

上六味，以水七升，煮取三升，去滓，温服一升，日三服。

柯云：腹满为太阴、阳明俱有之证，然位同而职异。太阴主出，太阴病则腐秽气凝不利，腹满而时痛。阳明主内，阳明病则腐秽燥结不行，故大实而痛。是知大实痛是阳明病，而非太阴病矣。仲景因表证未解，阳邪已陷入太阴，故倍芍药，以益脾调中，而除腹满之时痛，此用阴和阳法也。若表邪未解，而阳邪陷入阳明，则加大黄，以润胃通结，而除其大实之痛，此双解表里也。凡妄下，必伤胃之气液。胃气虚则阳邪袭阴，故转属太阴。胃液涸则两阳相搏，故转属阳明。属太阴，则腹满时痛而不实，阴道虚也。属阳明则腹满大实而痛，阳道实也。满而时痛，是下利之兆。大实而痛，是燥屎之征。故倍加芍药，小变建中之剂。少加大黄，微示调胃之方也。

汪云：案，桂枝加大黄汤，仲景虽入太阴例，实则治太阳、阳明之药也，与大柴胡汤治少阳阳明证义同。

钱云：考汉之一两，即宋之二钱七分也。以水七升，而煮至三升，分作三次服之，只温服一升。案，李时珍云，古之一升，今之二合半，约即今之一饭瓯也。大黄不满一钱，亦可谓用之缓而下之微矣。

丹云：案，方氏云：曰桂枝加，则以本方加也。而用芍药六两，水七升，不合数，皆后人之苟用者。此说非也。《总病论》曰：小建中汤，不用饴糖，芍药为君，止痛复利邪故也。《圣济

总录》芍药汤，治产后血气攻心，腹痛，即桂枝加芍药汤，无生姜、大枣。《圣惠方》赤芍药散，治小儿初生及一年内儿，多惊啼不休，或不得眠卧，时时肚胀，有似鬼神所为，即桂枝加大黄汤，去姜枣，加白术、五味。

太阴为病，脉弱，其人续自便利，设当行大黄、芍药者，宜减之，以其人胃气弱，易动故也。原注：下利者，先煎芍药三沸。成本无“下利云云”九字注文。

程云：前条之行大黄、芍药者，以其病为太阳误下之病。自有浮脉验之，非太阴为病也。若太阳自家为病，则脉不浮而弱矣。纵有腹满、大实痛等证，其来路自是不同。中气虚寒，必无阳结之虑。目前虽不便利，续自便利，只好静以俟之。大黄、芍药之宜行者，减之，况其不宜行者乎？诚恐胃阳伤动，则洞泄不止，而心下痞硬之证成。虽复从事于温，所失良多矣。胃气弱，对脉弱言；易动，对续自便利言。太阴者，至阴也，全凭胃气鼓动，为之生化。胃阳不衰，脾阴自无邪入，故从太阴为病，指出胃气弱来。

锡云：曰便利，其非大实痛可知也。曰设当行，其不当行可知也。总之，伤寒无分六经，一切皆以胃气为本。

印云：案，本经，凡下后，皆去芍药，为苦泄也。

丹云：案，锡驹云：续者，大便陆续而利出也。汪氏云：大便必接续自利而通。盖续者，谓虽今不便利，而续必便利之义，非自利陆续频并之谓。程汪为得。

铁樵按：太阴指腹言，故开卷第一节，即言太阴之为病，腹满。所谓腹，其部位以脐为主，脐以下是少阴部位。又所谓腹，并非指腹膜，乃该肠胃而言。古人皆云太阴指脾，若泥定一脾字，便生出无数疑团。说来好听，终竟不能明了，而临诊时不免有模糊影响之弊矣。须知阳明与太阴，只辨一条寒热、虚实。虚者从太阴治，实者从阳明治；热者从阳明治，寒者从太阴治。故二八二节，自利不渴者，属太阴，脏寒当温，宜四逆；二八四节，大实痛者，加大黄，最是显明。故喜多村谓：实则阳明，虚则太阴。自利者，肠寒而利也。《阳明篇》之燥屎，肠热而燥也。《阳明篇》定义为胃家实，固是指胃。《太阴篇》第一语即曰，腹满而吐，吐亦指胃也。故知阳明与太阴，病位悉同，并无分别，所当辨者，寒热虚实而已。注家释二八二节，必定要说其人平素脾阳不足；释二八四节，必定要说热邪因误下传入太阴。然太阴之邪已归阳明，而入于腑云云，皆是凭空添无数缴绕，不可为训。

现在西人谓伤寒是肠炎，亦可以为佐证。西法无所谓寒热，矢燥、谵语之阳明证是肠炎，腹满自利之太阴证亦是肠炎，以彼从病灶定名，故云尔也。

或问：西医谓伤寒是肠炎，果病如其名乎？曰病如其名，病灶果在肠乎？曰：然。然则无所谓六经中法。以六经为治，得毋与病之真相不吻合乎？答曰：此为一最有价值之问题。今人多不省，尽人皆云中法与西法不同，又不能言其所以不同之故。天下真理只有一个，病是一个病，何得有两个法？西法与中法，既然不同，西法是，即中法非；中法是，即西法非。今就药效观之，西法治伤寒结果不良，可谓西法非是。中法治伤寒未能十全，而较西法为良，可谓中法比较近是。仲景法治伤寒，未能十全，《温病条辨》法亦偶有一二愈者，是仲景固比较近是，而吴鞠通、王孟英辈亦有一二是处，此为近来中医界普通心理。其实如此说法，去事实甚远。须知西法是，仲景法是，王孟英、吴鞠通辈非是。

仲景之六经，处处从病能着笔，彰彰事实不容非议，安得不是？西法用生理学、医化学、诊断学各方面精密考察，然后断定，安得不是？若王孟英、吴鞠通辈，既未懂得《内经》，又未懂得《伤寒》，当时又无西法可供参考，而彼等好名心胜，本其想当然之见解，图幸遂其盗名欺世之私心，妄引《内经》，既毫无心得，推崇仲景，完全搔不着痒处。其技术之拙劣，情有可原，其用心之卑劣，是曰可杀。彼等安得有丝毫是处？

中西二种学说，既属皆是，何以病位不同乎？应之曰：伤寒本是体温反射为病，其发热即是体温反射之故。体温所以起反射，其目的在驱逐外袭之寒。治法因势利导，去其目的，则反射之动作自止。故第一步，当发汗。然单纯发汗则无用，必须视其副因。所谓副因，寒热虚实是也。故有麻黄、桂枝、葛根、芩连、青龙之辨。仲景之大本领，虽不全在此等处，而此数种方法，却不可谓非仲景之大本领。因用此法，则伤寒之病，至多一候即截然而止，不复进行。嗣后种种危险病状，皆不复见，实有曲突徙薪之功。西人不知此，见其壮热，以冰冰之。不效，亦未尝不用发汗药。如《医学史》所言，希柏克来时代尚温保法。所谓温保，即是发汗之意。然单纯发汗，不兼顾副因，仍是不效。晚近验得血中有杆菌，以杀菌药治之，仍复不效，于是谓伤寒病无特效药。而医师之治此病，惟注意饮食、清洁空气等调护方面，可谓极其能事，病则听其自然进行。凡伤寒，不经误治，无有不传阳明者。传阳明，即是肠胃方面事矣。又热病每多与食积为缘，故既见腑证之后，下之即愈。西人复不知太阳证未罢，不可下之理，诊得胃中有积，即与泻药。此为下之不当、下之太早。太早则传太阴，太阴亦肠胃方面事矣。积数十百次经验，什九病灶在肠，因定伤寒病为肠炎。此其定名，原自不误，惟病之经过传变，不如仲景所言之详。又西人所谓特效药，往往不离物质。仲景之治伤寒，则能利用体功反射之理，以祛病毒，顺自然而不逆自然。此所以收效多而结果良佳。国人事事效法西洋，吾则谓有许多事西洋人亦当效法中国，治伤寒乃许多事中之一事也。

辨少阴病脉证并治第一

少阴之为病，脉微细，但欲寐也。

《鉴》云：少阴肾经，阴盛之脏也。少阴[1]受邪，则阳气微，故脉微细也。卫气行阳则寤，行阴则寐。少阴受邪则阴盛，而行阴者多，故但欲寐也。此少阴病之提纲。后凡称少阴病者，皆指此脉证而言也。

程云：前太阴，后厥阴，俱不出脉象，以少阴一经可以该[2]之也。少阴病六七日前，多与人以不觉，但起病喜厚衣近火，善瞌睡。凡后面亡阳、发躁诸剧证，便伏于此处矣，最要提防。

丹云：案，《太阳中篇》三十七条云：太阳病，十日以去，脉浮细而嗜卧者，外已解也。此当以脉浮沉而别阴阳也。

铁樵按：阴虚火旺者，恒苦竟夜不得寐。阴盛阳衰者，无昼夜但欲寐。阴虚火旺之不寐，并非精神有余，不欲寐，乃五内燥扰不宁，虽疲甚而苦于不能成寐。阴盛阳衰之但欲寐，亦非如多血肥人，头才着枕即鼾声雷动之谓，乃外感之寒胜，本身阳气微，神志若明若昧，呼之则精神略振，须臾又惝恍不清。此之谓但欲寐，病入少阴，无有不如此者。故《少阴篇》首节标此三字。然阳明症亦有迷睡，须不得误认，故又出脉微细三字。然仅据脉微细、但欲寐两语，即足以认识少阴证，则少阴证亦不为难识。天下宁有此容易事？果如此容易，医亦不足学矣。

然则奈何曰，仲景之意不如此也？盖谓少阴之见证，可于但欲寐知之。然仅据此三字，不足辨证，更须辨神、辨色与夫声音、热度、津液等等。凡见不足者，方是少阴，见有余者，则非

---

① 阴：原作“阳”，据《伤寒论辑义》改。

② 该：原作“误”，据《伤寒论辑义》改。

少阴。有余不足之辨别，最大而最要者在脉，故举脉以该其余。汉文简单，当然不能如鄙人著讲义之杂沓肤浅。故读古书，贵在别有会心也。惟其如此，所以此处“脉微细”三字，不必泥定，后文有脉浮、脉紧、脉数、脉涩，皆是少阴，非少阴证必须脉微细也。注家不明此意，先执定脉微细三字，嗣后凡遇各种脉，与此条不合者，皆须曲为解释，真有著败絮行荆棘中之苦。

少阴病，欲吐不吐，心烦，但欲寐，五六日，自利而渴者，属少阴也。虚，故引水自救。若小便色白者，少阴病形悉具，小便白者，以下焦虚，有寒，不能制水，故令色白也。“具”下“小便白”，《玉函》作“所以然”三字。“水”，《玉函》作“溲”。

程云：人身阴阳中分，下半身属阴，上半身属阳。阴盛于下，则阳扰于上，欲吐不吐，心烦。证尚模糊，以但欲寐征之，则知下焦寒，而胸中之阳被壅。治之不急，延至五六日，下寒甚而闭脏彻矣，故下利，上热甚而津液亡矣，故渴。虚故引水自救，非徒释“渴”字，指出一“虚”字来，明其别于三阳证之实邪作渴也。然则此证也，自利为本病，溺白正以征其寒。故不但烦与渴以寒断，即从烦渴而悉及少阴之热证，非戴阳即格阳，无不可以寒断，而从温治。肾水欠温则不能纳气，气不归元逆于膈上，故欲吐不吐。肾气动膈，故心烦也。

汪云：此与热邪之但欲寐不同，其寐必不昏浊，其呼吸必促而细也。

常器之云：可四逆汤，又甘草干姜汤。愚以五六日之前，宜四逆汤加生姜二两，五六日后，宜茯苓四逆汤。

魏云：引水自救，以理论之，虽渴未必能多饮水，或多饮多尿、尿色淡白，则少阴肾脏为真寒，附子汤主之。少阴肾脏为病，内素寒者十之六七，外寒乘入者十之三四。无内寒则不能召外寒。君子平日宁可不以命门之火为宝，而用啬道乎？

舒云：《经络考》云，舌下有二隐窍，名曰廉泉，运动开张，津液涌出。然必藉肾中真阳为之熏腾，乃是以上供。若寒邪侵到少阴，则真阳受困，津液不得上潮，故口渴。与三阳经之邪热烁干津液者，大相反也。

铁樵按：此节自利而渴句，与首节脉微细句，立于同等地位，乃平行的，非相属的。即脉微细，但欲寐，属少阴，若不见脉微细，其人自利而渴，但欲寐，亦属少阴。此即吾所谓但欲寐之外，见不足者，乃少阴也。故仲景自下注脚，以“虚”字释“渴”字。既云“虚”，非不足而何？小便白，疑“白”字当作“清”字解。魏荔桐释作尿色淡白，是清而不黄赤之谓。就经验上言，溲清是下焦无热，与经文下焦虚寒义合。若溲白如乳汁，反是热矣。舒氏说廉泉肾阳等语，与拙说肾腺病连带唾腺，意颇相合，已散见以前各讲义中，兹不赘。

病人脉阴阳俱紧，反汗出者，亡阳也，此属少阴，法当咽痛而复吐利。“亡”，《脉经》作“无”。

方云：阴阳俱紧，伤寒也。伤寒不当有汗，故谓汗为反出。

周云：案，脉至阴阳俱紧，阴寒极矣。寒邪入里，岂能有汗？乃反汗出者，则是真阳素亏，无阳以固其外，遂致腠理疏泄，不发热而汗自出也。此属少阴，正用四逆急温之时，庶几真阳骤回，里证不作。否则阴邪上逆，则为咽痛、为吐，阴寒下泄而复为利，种种危候不一而足也。

魏云：利者，少阴本证。吐而咽痛，则孤阳飞越，欲自上脱也。可不急回其阳，镇奠其肾阴虚寒，以救欲亡之阳乎？真武、四逆、附子等汤，斟酌用之可也。

丹云：案，亡阳之“亡”，程氏、魏氏为出亡之亡，以训无阳之解。然《太阳上篇》桂枝二越婢一汤条，有“无阳”字。此条“亡”字，《脉经》作“无”字，则必不出亡之义也。柯云：上焦从火化而咽痛呕吐，下焦从阴虚而下利不止也，宜八味肾气丸主之。

丹按：柯氏所论，于杂病往往有如此者，此条证决非肾气丸所主也。

铁樵按：亡与无通，此条当作亡阳解。《脉经》不足据。后二九一条作无阳解，于义较妥。又亡阳者，乃汗自出，遍身清润之谓，脉不当紧而常弱。今脉紧，紧即不当清润，故云反亡阳，亦是不足。详此条意义，并无但欲寐在内。盖谓脉紧而自汗，不得误认为太阳证，故云此属少阴。谓虽不“但欲寐”，亦属少阴也。审是，读者真不可死煞句下。少阴咽痛，喉头不红肿，痛如刀割者，是脉阴阳俱紧，反汗出者，法当咽痛。欲辨咽痛是否属少阴，只以脉紧汗出为标准，不必问若何痛法。

论咽痛不确，当云咽腺病之故，亦许红肿，亦不必如刀割。

少阴病，咳而下利、谵语者，被火气劫故也，小便必难，以强责少阴汗也。“以”，《玉函》作“为”。

锡云：此三节俱论少阴不可发汗。《平脉篇》云：肾气微，少精血，奔气促迫，上入胸膈。是咳者，少阴精血少，奔气上逆也。下利者，少阴肾气微，津液下注也。复以火劫其汗，则少阴精气妄泄，神气浮越，水不胜火则发谵语。故曰谵语者，被火气劫故也。然不特谵语，小便必难，以强责少阴肾脏之精而为汗，竭其津液之源故也。

将宾候曰：少阴下利极多，何曾皆是被火？且被火未必下利，惟谵语乃是被火。经云：被火者，必谵语。故咳而下利、谵语者，当分看为是。

程云：少阴病，咳而下利，真武中有此证。

方云：强责，谓过求也。

丹云：案，汪引《补亡论》云：常器之用救逆汤、猪苓汤、五苓散以通小便。《金鉴》云：白虎、猪苓二汤择而用之可耳。并误也。盖因喻氏热邪挟火力之解，而袭其弊耳。当是茯苓四逆证矣。

少阴病，脉细沉数，病为在里，不可发汗。

程云：何谓之里，少阴病脉沉是也。毋论沉细、沉数，俱是脏阴受邪，与表阳是无相干，法当固密肾根为主。其不可发汗，从脉上断，非从证上断，麻黄附子细辛汤，不可恃为常法也。

薛慎庵曰：人知数为热，不知沉细中见数，为寒甚。真阴寒证，脉常有一息七八至者，尽概此一“数”字中，但按之无力而散耳，宜深察也。

丹云：案，此条方喻诸家以热邪入里为解，乃与经旨乖矣。

少阴病，脉微，不可发汗，亡阳故也。阳已虚，尺脉弱涩者，复不可下之。“亡”，《脉经》《千金翼》作“无”。钱云：“亡”，音“无”。

钱云：微者，细小软弱，似有若无之称也。脉微，则阳气大虚，卫阳衰弱，故不可发汗，以更竭其阳。以汗虽阴液，为阳气所蒸而为汗，汗泄而阳气亦泄矣。今阳气已虚，故曰亡阳故也。若阳已虚，而其尺脉又弱涩者，如命门之真火衰微，肾家之津液不足。不惟不可发汗，复不可下之，又竭其阴精阳气也。此条本为少阴禁汗、禁下而设，故不言治，然温经补阳之附子汤之类，即其治也。

程云：拈出尺脉弱涩字，则少阴之有大承气汤证，其尺必强脉而滑，已伏见于此处矣。

汪云：《补亡论》并宜附子汤，以补阳气、散阴邪、助营血也。

周云：不可汗，用四逆加人参汤。不可下者，用蜜煎导。

少阴病，脉紧，至七八日，自下利，脉暴微，手足反温，脉紧反去者，为欲解也。虽烦下利，必自愈。

钱云：脉紧见于太阳，则发热恶寒，而为寒邪在表；见于少阴，则无热恶寒，而为寒邪在里。至七八日，则阴阳相持已久，而始下利，则阳气耐久，足以自守矣。虽至下利，而以绞索之紧，忽变而为轻细软弱之微脉。微则恐又为上文不可发汗之亡阳脉矣。为之如何？不知少阴病，其脉自微，方可谓之无阳。若以寒邪极盛之紧脉，忽见暴微，则峭紧化而为微缓矣，乃寒邪弛缓之兆也[1]。曰手足反温，则知脉紧下利之时，手足已寒。若寒邪不解，则手足不当温，脉紧不当去。因脉本不微，而忽见暴微，故手足得温，脉紧得去。是以谓之反也。反温、反去，寒气已弛，故为欲解也。虽其人心烦，然烦属阳，而为暖气已回，故阴寒之利必自愈也。

少阴病，下利。若利自止，恶寒而蜷卧，手足温者，可治。柯本删“下利”二字。蜷，方本作“倦”。

程云：少阴病，下利而利自止，则阴寒亦得下祛，而又不至于脱。虽有恶寒蜷卧不善之证，但使手足温者，阳气有挽回之机。虽前此失之于温，今尚可温而[2]救失也。

钱云：大凡热者偃卧而手足弛散，寒则蜷卧而手足敛缩。下文恶寒蜷卧而手足逆冷者，即为真阳败绝而成不治矣。若手足温，则知阳气未败，尚能温暖四肢，故曰可治。

汪云：温经散寒，宜四逆汤主之。

《活人书》释音曰：蜷，具员切，蜷跼不伸也。

少阴病，恶寒而蜷，时自烦，欲去衣被者，可治。《千金翼》作“不可治”。

钱云：但恶寒而不发热，为寒邪所中也。蜷卧，蜷曲而卧，诸寒收引，恶寒之甚也。

程云：少阴病不必尽下利也，只恶寒而蜷，已知入脏深矣。烦而去衣被，阳势尚肯力争也。而得之时与欲，又非虚阳暴脱者

---

① “则峭紧化…弛缓之兆也”：此句《伤寒论辑义》作“则紧峭化而为宽缓矣，乃寒邪弛解之兆也”。

② 而：原作“潜”，据《伤寒论辑义》改。

比。虽前此失之于温，今尚可温而救失也。喻云：后条云，不烦而躁者死，对看便知。

丹云：案，《总病论》、《活人书》并云宜大柴胡汤，可疑。

少阴中风，脉阳微阴浮者，为欲愈。

钱云：太阳中风，阳浮而阴弱，盖以浮候、沉候分阴阳也。此所谓阳微阴浮者，是以寸口尺中分阴阳也。若以浮沉二候分阴阳，则沉候岂有浮脉邪？此不辨自明也。夫少阴中风者，风邪中少阴之经也。脉法浮则为风，风为阳邪，中则伤卫，卫受风邪，则寸口阳脉当浮。今阳脉已微，则知风邪欲解。邪入少阴，唯恐尺部脉沉，沉则邪气入里。今阳脉反浮，则邪不入里，故为欲愈也。

少阴病，欲解时，从子至寅上。“至”，《玉函》作“尽”，无“上”字。

汪云：阳生于子，子为一阳，丑为二阳，寅为三阳。少阴解于此者，阴得阳则解也。

喻云：各经皆解于所王之时，如少阴独解于阳生之时，阳进则阴退，阳长则阴消，正所谓阴得阳则解也。即是推之，而少阴所重在真阳，不可识乎？

第十九期

辨少阴病脉证并治第二

少阴病，吐利，手足不逆冷，反发热者，不死，脉不至者，原注：“至”，一作“足”。**灸少阴七壮。**《脉经》《千金翼》“吐”上有“其人”二字。《千金翼》，“至”作“足”。

程云：少阴病，吐而且利，里阴胜矣。以胃阳不衰，故手足不逆冷。夫手足逆冷之发热，为肾阳外脱。手足不逆冷之发热，为卫阳外持。前不发热，今反发热，自非死候。人多以其脉之不至而委弃之，失仁人之心与术矣。不知脉之不至由吐利，而阴阳不相接续，非脉绝之比。灸少阴七壮，治从急也。嗣是而用药，自当从事于温。

魏云：灸其少阴本穴七壮者，就其经行之道路，扶其阳气，使宣通，则吐利不止自止，脉不至亦必至矣。七壮，必非一穴。凡少阴之经，起止循行之处，皆可灸也。仍须温中扶阳，又不待言。

汪云：常器之云，是少阴太溪二穴，在内踝后，跟骨动脉陷中。庞安常云：发热谓其身发热也。经曰：肾之原出于太溪。药力尚缓，惟急灸其原，以温其脏，犹可挽其危也。

丹云：案，《活人书》亦云太溪穴。

铁樵按：此条当云，少阴病，吐利，手足逆冷，脉不至者，灸少阴七壮。手足不逆冷，反发热者，不死。注家循文敷衍，甚不妥当。盖手足不逆冷，体温能达四末。体温既能达四末，脉无不至者。其有体温能达四末，而脉不至者，阳明腑证脉伏者有之。既非少阴，亦无可灸之理。且此下一条，一身手足尽热，为热在膀胱，断定便血。岂便血亦可灸乎？二九二及二九三条，手足温，可治。手足温，虽自利不死。皆不云灸。程注自“非死候”之下，接“人多以其脉之不至，委而去之”，如此勉强自圆其说，恐彼执笔时左支右绌，不免汗出也。自余诸家所释，无一稍稍合理者，甚奇。

少阴病，八九日，一身手足尽热者，以热在膀胱，必便血也。

钱云：大凡寒邪入少阴，必恶寒、逆冷。故以反发热者，为阳回阴解而不死。此因邪气入少阴，至八九日之久。一身手足尽热者，盖以足少阴肾邪，传归足太阳膀胱也。肾与膀胱，一表一里，乃脏邪传腑，为自阴还阳。以太阳主表，故一身手足尽热也。热邪在膀胱，迫血妄行，故必便血也。“必便血”三字，前注家俱谓必出一阴之窍。方、喻并同。恐热邪虽在膀胱，而血未必从小便出也。

丹云：案，汪引常器之云：可桃仁承气汤、芍药地黄汤，愚以还宜芍药地黄汤。柯氏云：轻则猪苓汤，重则黄连阿胶汤。盖柯说为的对矣。

铁樵按：以热在膀胱必便血句，当存疑。因手足尽热，何以热在膀胱？其理不可晓。且于经验上亦未值此种病。此两者俱无，便无从强释。钱氏谓，虽热邪在膀胱，恐血未必从小便出，是钱氏亦未曾见此种病也。

少阴病，但厥无汗，而强发之，必动其血，未知从何道出，或从口鼻，或从目出者，是名下厥上竭，为难治。成本无“者”字。

锡云：此论少阴生阳衰于下，而真阴竭于上也。少阴病，但厥无汗者，阳气微也。夫汗虽血液，皆由阳气之熏蒸宣发而出也。今少阴生阳衰微，不能蒸发，故无汗。强发之，不能作汗，反动其经隧[1]之血，从空窍而出也。然未知从何道之窍而出。少阴之脉，循喉咙，挟舌本，系目系，故或从口鼻，或从目出。阳气厥于下，而阴血竭于上，少阴阴阳气血俱伤矣，故为难治。

程云：难治者，下厥非温不可，而上竭则不能用温，故为逆中之逆耳。

丹云：按汪氏云，案：此条仲景但云难治，其非必死之证明矣。《补亡论》常器之云：可芍药地黄汤。成氏、方氏、喻氏、魏氏、《金鉴》并以此条证为热厥。盖袭常氏之谬耳。又云：案，喻氏云：后人随文读去，总置不讲。不知下厥者，阴气厥于下也；上竭者，阴血竭于上也。盖气与血两相维附，气不得血，则败而无统，血不得气，则凝而不流。故阴火动而阴气不得不上奔，阴气上奔而阴血不得不从之上溢而竭矣。血既上溢，其随血之气散于胸中，不得复反于本位，则下厥矣。阴既逆于下，势必龙雷之火应之，血不尽竭不止也。仲景所以断为难治者，非直不治也。吾为大辟其扃[2]，则以健脾中之阳气为第一义。健脾之阳，一举有三善。一者，脾中之阳气旺，而龙雷之火潜伏也；一者，脾中之阳气旺，而胸中窒塞为太空不留纤翳也；一者脾中之阳气旺，而饮食运化精微，复生其竭之血也。出《医门法律》。以此推之，下厥上竭，唯景岳六味回阳饮，滋阴回阳两全，以为合剂矣。

铁樵按：荣与卫，皆行躯体表层。平时赖以润泽肌肤，是荣，热时疏泄体温而出汗，汗亦是此荣。血稀薄则荣多，血干厚则荣少。古人谓夺血为汗，又云，阴液不能作汗，皆指荣言。厥谓手足逆冷。头脑昏瞀，乃血不能养神经。因有此病症，厥且无汗，可知血干荣少。此时犹强责其汗，惟有血管破裂，故动血可

---

① 隧：原作“遂”，据文义改。

② 扃（jiōng）：从外面关门的门闩。

必。口鼻与目，皆黏膜最薄之处。弦急而绝，其绝处必其纤维较脆弱处。今强责少阴汗，其出血之处，自当在口鼻与目。如此误治，有死而已，不止难治。未知从何道出句，疑衍。难治，似当作“不治”解。

少阴病，恶寒，身蜷而利，手足逆冷者，不治。

钱云：前恶寒而蜷，因有烦而欲去衣被之证，为阳气犹在，故为可治。又下利自止，恶寒而蜷，以手足温者，亦为阳气未败，而亦曰可治。此条恶寒身蜷而利，且手足逆冷，则四肢之阳气已败，故不温；又无烦与欲去衣被之阳气尚存，况下利又不能止，是为阳气已竭，故为不治。虽有附子汤及四逆、白通等法，恐亦不能挽回既绝之阳矣。

舒云：案，此证尚未至汗出息高，犹可为治，急投四逆汤加人参，或者不死。

少阴病，吐利、躁烦，四逆者死。

喻云：上吐下利，因至烦躁，则阴阳扰乱，而竭绝可虞。更加四肢逆冷，是中州之土先败。上下交征，中气立断，故主死也。使早用温中之法，宁至此乎？

张云：此条与吴茱萸汤一条不殊，何彼可治，而此不可治耶？必是已用温中诸汤不愈，转加躁烦，死故主耳。

《总病论》曰：与吴茱萸汤，宜细审其死生也。

舒氏云：案，此条与后吴茱萸汤证无异，彼证未言死，此证胡为乎不主吴茱萸汤，而断之曰死，是何理也？于中疑有缺文。

少阴病，下利止而头眩，时时自冒者死。

钱云：前条利自止，而手足温，则为可治。此则下利止，而头眩。头眩者，头目眩晕也。且时时自冒，冒者，蒙冒昏晕也。虚阳上冒于巅顶，则阳已离根而上脱。下利无因而自止，则阴寒凝闭而下竭。于此可见阳回之利止，则可治；阳脱之利止，则必死矣。正所谓有阳气则生，无阳气则死也。然既曰“死证”，则头眩自冒之外，或更有恶寒、四逆等证，及可死之脉，未可知也，但未备言之耳。

少阴病，四逆、恶寒而身蜷，脉不至，不烦而躁者死。原注：一作“吐利而躁逆者死”。

钱云：恶寒、身蜷而利、手足逆冷者，固为不治，此条但不利耳。上文吐利、烦躁、四逆者死，此虽不吐利，而已不见阳烦，但见阴躁，则有阴无阳矣，其为死证无疑，况又脉不至乎。前已有脉不至者，固反发热，故云不死。又有脉不出者，虽里寒，而犹有外热，身反不恶寒而面赤，其阳气未绝，故有通脉四逆汤之治。此则皆现阴极无阳之证，且不烦而躁，并虚阳上逆之烦，亦不可得矣，宁有不死者乎？

铁樵按：以上四条死证，皆是事实。虽用药甚当，亦终必死。

烦，如畏光、恶声。躁，为手足无措。不烦，无热。而躁，无阴液。

少阴病，六七日，息高者死。

程云：夫肺主气，而肾为生气之源。盖呼吸之门也，关系人之生死者最钜。息高者，生气已绝于下，而不复纳，故游息仅呼于上，而无所吸也。死虽成于六七日之后，而机自兆于六七日之前。既值少阴受病，何不预为固护、预为提防？迄今真阳涣散，走而莫追，谁任杀人之咎？

铁樵按：此条是由肾传肺。息高是由肾传肺之候。

少阴病，脉微细沉，但欲卧，汗出不烦，自欲吐，至五六日自利，复烦躁，不得卧寐者死。

程云：今时论治者，不至于恶寒蜷卧，四肢逆冷等证叠见，则不敢温，不知证已到此。温之何及？况诸证有至死不一见者，则盍于本论中之要旨，一一申详之。少阴病，脉必沉而微细，论中首揭此，盖已示人以可温之脉矣。少阴病但欲卧，论中又已示人以可温之证矣。汗出，在阳经，不可温；在少阴，宜急温。论中又切示人以亡阳之故矣。况复有不烦自欲吐，阴邪上逆之证乎？则真武、四逆，诚不啻三年之艾矣。乃不知预绸缪，延缓致五六日，前欲吐，今且利矣；前不烦，今烦且躁矣；前欲卧，今不得卧矣。阳虚扰乱，阴盛转加，焉有不死者乎？原文繁冗，今采《金鉴》所改。

柯云：六经中，独少阴历言死证，他经无死证，甚者但曰难治耳。知少阴病是生死关。

丹云：案，他经亦有死证，但不如此经之多端也。

铁樵按：自利烦躁是肾绝。

少阴病，始得之，反发热，脉沉者，麻黄细辛附子汤主之。《千金翼》"脉"下，更有"反"字。成本、《玉函》作"麻黄附子细辛汤"。

钱云：此言少阴之表证也。曰始得之者，言少阴初感之邪也。始得之，而即称少阴病，则知非阳经传邪，亦非直入中脏，乃本经之自感也。始得之而发热，在阳经则常事耳，然脉沉，则已属阴寒。篇首云：无热而恶寒者，发于阴也。发于阴而又发热，是不当发之热，故云反也。察其发热，则寒邪在表；诊其脉沉，则阴寒在里。表者，足太阳膀胱也；里者，足少阴肾也。肾与膀胱，一表一里，而为一合，表里兼治。

程云：脉沉者，由其人肾经素寒，虽表中阳邪，而里阳不能协应，故沉而不能浮也。周云：少阴与太阳，相为表里，故言少阴表证，即太阳也。

麻黄细辛附子汤方

麻黄二两，去节　**细辛**二两　**附子**一枚，炮，去皮，破八片

上三味，以水一斗，先煮麻黄，减二升，去上沫，内诸药，煮取三升，去滓，温服一升，日三服。《千金翼》"一斗"作"二斗"；"二升"作"一升"。成本脱"诸"字。

钱云：麻黄发太阳之汗，以解其在表之寒邪；以附子温少阴之里，以补其命门之真阳；又以细辛之气温味辛，专走少阴者，以助其辛温发散。三者合用，补散兼施，虽发微汗，无损于阳气矣，故为温经散寒之神剂云。

《伤寒琐言》曰：赵嗣真曰，仲景《太阳篇》云，病发热头痛，脉反沉，身体疼痛，当救其里，宜四逆汤；《少阴篇》云，少阴病，始得之，反发热，脉沉者，麻黄附子细辛汤。均是发热脉沉，以其头痛，故属太阳。阳证脉当浮，而反不能浮者，以里久虚寒，正气衰微，又身体疼痛，故宜救里，使正气内强，逼邪外出，而干姜、附子，亦能出汗而散。假令里不虚寒而脉浮，则正属太阳麻黄证矣。均是脉沉发热，以无头痛，故名少阴病。阴病当无热，今反热，寒邪在表，未全传里，但皮肤郁闭为热，故用麻黄、细辛，以发表热，附子以温少阴之经。假使寒邪入里，外必无热，当见吐利、厥逆等证，而正属少阴四逆汤证矣。由此观之，表邪浮浅，发热之反犹轻；正气衰微，脉沉之反为重。此四逆汤，不为不重于麻黄附子细辛矣。又可见熟附配麻黄，发中有补；生附配干姜，补中有发。仲景之旨微矣。

《十便良方》《指迷方》附子细辛汤，头痛者，谓痛连脑户，或但头①阁与眉相引，如②风所吹，如水所湿，遇风寒则极，常欲得热物熨。此由风寒客于足太阳经，随经入脑，搏于正气，其脉微弦而紧，谓之风冷头痛。于本方，加用川芎、生姜。

《医贯》曰：有头痛连脑者，此系少阴伤寒，宜本方，不可不知。

《医经会解》曰：若少阴证，脉沉欲寐，始得之，发热肢厥，无汗，为表病里和，当用正方，缓以汗之。若见二便闭涩，

---

① 头：《伤寒论辑义》作“额”。

② 如：“如”下原有“之”字，据《伤寒论辑义》删。

若泻赤水，谓之有表复有里，宜去麻黄，名附子细辛汤，仍随各脏见证加药。房欲后伤寒者，多患前证。

《张氏医通》曰：暴哑声不出，咽痛异常，卒然而起，或欲咳而不能咳，或无痰，或清痰上溢，脉多弦紧，或数疾无伦，此大寒犯肾也。麻黄附子细辛汤温之，并以蜜制附子噙之，慎不可轻用寒凉之剂。又云，脚气冷痹，恶风者，非术、附、麻黄并用，必不能开，麻黄附子细辛汤，加桂枝、白术。

铁樵按：以上文为例，则知用麻黄之证，为荣气未竭，可以急救之候。此证江浙绝少，两湖常见。古人以南北为言，其说非是。鄙意以为是水土有厚薄之故，即所谓海洋国与大陆国之辨。以浙江与湖南一比较，则有显然不可诬者。杭、嘉、湖、宁、绍、台各区域，河岸与水平相去不过数尺；而湖南、衡阳、湘潭间，湘江岸高数十丈，地层土色历历可辨。此与疾病用药断非无关系者。

本方麻黄、细辛各二两，照王朴庄所考定者，每古量一两，当今量七分六厘，是麻黄、细辛各得钱半。此断非江浙人所能任者，而在湖南实不足为异，方中用麻黄三钱，细辛钱半，乃习见不鲜之事。故今之儒医，读古书用经方，往往用药奇重，以《伤寒论》之药量，施之江浙人之病者，皆妄也。《伤寒大白》不知此，故谓仲景方只能用之北方，欲将长沙移至黄河以北，几何不令人齿冷？而水土厚薄之故，卒鲜有注意者。鄙意麻黄附子细辛汤、麻黄附子甘草汤，在两湖确有此等病，在江浙可谓竟无此等病。所以然之故，土厚固然，水亦不同。湘沅襄河及长江上游，其水均从万山中来，挟有阴寒之气。湖北竹山谷城等处，山居之人多患喉瘿；湖南非辣椒、苦瓜，不足以燥脾胃；四川医生用药动以两计。皆因此故。吾侪但精研病理，心知其故，自能因物付物，因方为珪，遇圆成璧。执中无权，造为曲说，拘墟之见，不足与言医也。

此当与二八八条参看。不可发汗，是指麻桂二方。此用细辛，与单纯太阳不同，用附所以守内也。

少阳病，得之二三日，麻黄附子甘草汤，微发汗，以二三日无里①证，故微发汗也。《玉函》《全书》“证”上有“里”字。方本以下，并同《函》。盖原文系于遗脱，当补入焉。

周云：按，此条当与前条合看，补出“无里证”三字，知前条原无吐利、躁渴里证也。前条已有“反发热”三字，而此条专言“无里证”，知此条亦有发热表证也。少阴证见，当用附子；太阳热见，可用麻黄，已为定法，但易细辛以甘草，其义安在？只因得之二三日，津液渐耗，比始得者不同，故去细辛之辛散，益以甘草之甘和。相机施治，分毫不爽耳。

程云：既云微发汗矣，仍用“以”字、“故”字，推原之，足见郑重之意。

柯云：要知此条是微恶寒，微发热，故微发汗也。

《鉴》云：此二证皆未曰无汗，非仲景略之也。以阴不得有汗，不须言也。

麻黄附子甘草汤方

麻黄二两，去节　**甘草**二两，炙　**附子**一枚，炮，去皮，破八片

上三味，以水七升，先煮麻黄，一两沸，去上沫，内诸药，煮取三升，去滓，温服一升，日三服。《玉函》《千金翼》三升作“二升半”，一升作“八合”。

周云：但言无里证，则有反发热之表在，可知矣。易细辛以甘草者，因二三日其势缓，故甘草亦取其缓也。设兼见呕利一二里证，专主救里，在太阳已然，况少阴乎？

---

① 里：《伤寒论辑义》无此字。

铁樵按[①]：以二三日无里证，故微发汗。本文意义自明，惟江浙不常见此种。循绎经文措词，是集惯用附子处所之事，当然非可漫然效颦。

少阴病，得之二三日以上，心中烦，不得卧，黄连阿胶汤主之。《千金翼》“卧”下有“者”字，《外台》同。

成云：《脉经》曰，风伤阳，寒伤阴。少阴受病，则得之于寒。二三日以上，寒极变热之时，热烦于内，心中烦不得卧也。与黄连阿胶汤，扶阴散热。

知云：二三日，邪在少阴。四五日，已转属阳明。故无呕利、厥逆诸证。而心烦不得卧者，是阳明之热，内扰少阴，故不欲寐也。当以解热滋阴[②]为主治也。

周云：气并于阴，则寐，故少阴多寐[③]。今反不得卧，明是热邪入里劫阴，故使心烦，遂不卧也。二三日以上，该以后之日而言之也。舒云：外邪挟火而动者，心烦不眠，肌肤熯燥，神气衰减，小便短而咽中干。法主黄连阿胶汤，分解其热，润泽其枯。此条挈证未全，疑有缺文。

黄连阿胶汤方

黄连四两　**黄芩**二两。成本《玉函》《千金翼》《外台》作“一两”　**芍药**二两　**鸡子黄**三枚　**阿胶**三两。一云“三挺”。《千金翼》作“三挺”。《外台》作“三片”

上五味，以水六升，先煮三物，取二升，去滓，纳胶烊尽，小冷，纳鸡子黄，搅令相得。温服七合，日三服。水六升，成本《玉函》作“五升”。

---

① 铁樵按：原脱，据文义补。

② 阴：原脱，据《伤寒论辑义》补。

③ 故少阴多寐：原脱，据《伤寒论辑义》补。

柯云：此少阴之泻心汤也。凡泻心，必藉连芩而导引，有阴阳之别。病在三阳，胃中不和而心下痞硬者，虚则加参，甘补之，实则加大黄下之。病在少阴，而心中烦不得卧者，既不得用参甘以助阳，亦不得用大黄以伤胃也。故用芩连以直折心火；用阿胶以补肾阴；鸡子黄佐芩连，于泻心中补心血；芍药佐阿胶，于补阴中敛阴气。斯则心肾交合，水升火降，是以扶阴泻阳之方，而变为滋阴和阳之剂也。

吴云：此汤本治少阴温热之证。以其阳邪暴虐，伤犯真阴，故二三日以上，便见心烦不得卧。所以始病之际，即用芩连大寒之药，兼芍药、阿胶、鸡子黄，以滋养阴血也。然伤寒六七日后，热传少阴，伤其阴血者，亦可取用。与阳明腑实用承气汤法，虽虚实补泻悬殊，而祛热救阴之意则一耳。《肘后方》：时气差后，虚烦不得眠，眼中疼痛，懊侬，黄连四两，芍药二两，黄芩一两，阿胶三小挺，水六升，煮取三升，分三服，亦可内鸡子黄二枚。

少阴病，得之一二日，口中和，其背恶寒者，当灸之，附子汤主之。《脉经》无“附子汤主之”五字。

魏云：少阴病三字中，该脉沉细而微之诊。见但欲寐之证，却不发热，而单背恶寒，此少阴里证之确据也。

成云：少阴客热，则口燥舌干而渴。口中和者，不苦不燥，是无热也。背为阳，背寒恶者，阳气弱，阴气胜也。经曰：无热恶寒者，发于阴也。灸之，助阳消阴。与附子汤，温经散寒。

王云：背恶寒者，阴寒气盛。此条是也。又或阳气内陷，有背恶寒者。经所谓伤寒无大热，口燥渴，心烦，背微恶寒，白虎加人参汤主之是也。一为阴寒气盛，一为阳气内陷，当于口中润燥辨之。

汪氏云：《补亡论》常器之云，当灸膈俞、关元穴，背俞第三行。案，第三行者，当是膈关，非膈俞也。《图经》云：膈关二穴，在第七椎下，两旁相去各三寸陷中，正坐取之，足太阳气脉所发，专治背恶寒，脊强俯仰难，可灸五壮。盖少阴中寒，必由太阳而入，故宜灸其穴也。又关元一穴，在腹部中行，脐下三寸，足三阴、任脉之会。灸之者，是温其里，以助其元气也。

钱氏云：灸之，谓灸少阴之脉穴，如涌泉、然谷、太溪、复溜、阴谷等井荥俞经合，即“三部九候论”之所谓下部地，足少阴也。

王注云：谓肾脉在足内踝后跟骨上陷中，太溪之分，动脉应手者是也。灸之者，所以温少阴之经也。

附子汤方

附子二枚，炮，去皮，破八片。成本、方本诸本，脱“炮”字，只志聪、锡驹本有“炮”字　**茯苓**三两　**人参**二两　**白术**四两　**芍药**三两

上五味，以水八升，煮取三升，去滓，温服一升，日三服。

柯云：此太温太补之方，乃正治伤热之药，为少阴固本御邪第一之剂也，与真武汤似同而实异。倍术附，去姜加参，是温补以壮元阳。真武汤，还是温散，而利胃水也。

汪云：武陵陈氏曰，四逆诸方皆有附子，于此独名附子汤，其义重在附子，他方皆附子一枚，此方两枚，可见也。附子之用不多，则其力岂能兼散表里之寒哉？邪之所凑，其气必虚，参、术、茯苓皆甘温，益气以补卫气之虚，辛热与温补相合，则气可益，而邪可散矣。既用附子之辛烈，而又用芍药者，以敛阴气，使卫中之邪，不遽全进于阴耳。《千金方》附子汤，治湿痹缓风，身体疼痛，如欲折，肉如锥刺刀割，于本方，加桂心、甘草。

丹云：案，此据下条证转用者。

少阴病，身体痛，手足寒，骨节痛，脉沉者，附子汤主之。《玉函》注：“沉”，一作“微”。

钱云：身体骨节痛，乃太阳寒伤营之表证也。然在太阳，则脉紧，而无手足寒之证，故有麻黄汤发汗之治。此以脉沉而手足寒，则知寒邪过盛，阳气不流，营阴滞涩，故身体骨节皆痛耳。且四肢为诸阳之本，阳虚不能充实于四肢，所以手足寒。此皆沉脉之见证也，故以附子汤主之，以温补其虚寒也。即此推之，《太阳篇》之发汗病不解，虚故也，以芍药甘草附子汤；及发汗后，身疼痛，脉沉迟者，桂枝加芍药生姜人参新加汤主之者，皆汗多亡阳，阴盛阳虚之证，即此义也。

少阴病，下利便脓血者，桃花汤主之。方本，“利”作“痢”。注云：古利无“疒”。“疒”，后人所加。

成云：阳病下利，便脓血者，协热也。少阴病，下利便脓血者，下焦不约而里寒也，与桃花汤，固下散寒。

汪云：此条乃少阴中寒，即成下利之证。下利便脓血，协热者多。今言少阴病下利，必脉微细，但欲寐，而复下利也。下利日久，至便脓血，乃里寒而滑脱也。

钱云：见少阴证而下利，为阴寒之邪在里，湿滞下焦，大肠受伤，故皮拆①血滞，变为脓血，滑利下脱，故以温中固脱之桃花汤主之。

丹云：案，此条证，喻氏、柯氏、魏氏、周氏、《金鉴》，并为传经热邪之所致，大乖经旨。钱氏辨之详矣，见下条注。柯氏以症治疏略，删去。

桃花汤方

赤石脂一斤。一半全用，一半筛末　**干姜**一两　**粳米**一升

上三味，以水七升，煮米令熟，去滓，温服七合，内赤石脂

---

① 拆：原作“折”，据《伤寒论辑义》改。拆，同“拆”，裂开；绽开。

末方寸匕，日三服。若一服愈，余勿服。《金匮》《千金翼》“温”下无“服”字。《千金翼》“去”上有“汤成”二字。

成云：涩可去脱，赤石脂之涩，以固肠胃。辛以散之，干姜之辛，以散里寒。粳米之甘，以补正气。

印云：石脂色如桃花，故名桃花汤，或曰即桃花石。

吴云：服时又必加末方寸匕，留滞以沾肠胃也。

丹云：案，柯氏云：名桃花者，春和之义，非徒以色言耳。王子接云：桃花汤，非名其色也。肾脏阳虚用之，一若寒谷有阳和之致，故名。二说并凿矣。

《金匮要略》：下利便脓血者，桃花汤主之。《医方集解》昂案：此症成氏以为寒，而吴鹤皋、王肯堂皆以为热。窃谓便脓血者，固多属热，然岂无下焦虚寒，肠胃不固，而亦便脓血者乎？若以此为传经热邪，仲景当用寒剂，以彻其热，而反用石脂固涩之药，使热闭于内，而不得泄，岂非关门养盗、自贻伊戚也耶？观仲景之治协热利，如甘草泻心、生姜泻心、白头翁等汤，皆用芩、连、黄柏；而治下焦虚寒下利者，用赤石脂禹余粮汤。比类以观，斯可见矣。此症乃因虚以见寒，非大寒者，故不必用热药，惟用甘辛温之剂，以镇固之耳。《本草》言石脂性温，能益气调中固下，未闻寒能损胃也。《肘后方》：疗伤寒，若下脓血者，赤石脂汤方，赤石脂二两，碎；干姜二两，切；附子一两，炮，破，上三味，以水五升，煮取三升，去滓，温分三服。脐下痛者，加当归一两，芍药二两，用水六升。

《千金方》：桃花圆，治下冷脐下搅痛，干姜、赤石脂各十两，上二味，蜜丸如豌豆，服十丸，日三服，加至二十丸。《和剂局方》：桃花圆，治肠胃虚弱，冷气乘之，脐腹搅痛，下利纯白，或冷热相搏，赤白相杂，肠滑不禁，日夜无度。方同上，只面和为丸为异。《千金翼》：干姜丸，主胃中冷，不能食，或食已不消方。干姜十两，赤石脂六两，上捣筛为末，炼蜜为丸如梧子，服十丸，日三。《外台秘要》：崔氏疗伤寒后赤白滞下无数，阮氏桃华汤方，赤石脂八两，冷多白滞者，加四两，粳米一升，干姜四两，冷多白滞者，加四两，切，上三味，以水一斗，煮米熟，汤成去滓，服一升。不差，复作。热多则带赤，冷多则带白。

铁樵按：桃花汤之用，在兜塞。兜塞云者，谓滑脱之利，肛门不能自禁者，此汤可以兜塞。准此推论，桃花汤乃治久利，非治暴利，暴利无滑脱者。便脓血，即后世所谓痢疾。如注家所言，似乎少阴便脓血，是伤寒中有此一种病候，与痢疾为两件事者，其说最是误人。钱说，谓大肠受伤，皮拆血滞，更与肠穿孔无别。成注，阳证便脓血为协热，阴证便脓血为里寒，与桃花汤固下散寒云云，亦尚与实际未能吻合。后之学者，读此等注释，总不能胸中了了，言下无疑。今就吾经验所得，迳直爽快说，俾后人有所遵循，旧说当用快刀切乱麻手段，扫而空之，庶几省却无数纠葛。然犹存旧说而不废者，恐吾万一自以为是，有谬误而不自知。不废旧说，所以资比较，明是非。著书体例，自古如此也。拙说如下。

肠风便血，其血有厚，有薄，有鲜红，有带紫，亦有枯黑如焦炭者，凡此等皆属肠壁出血。但虽属肠壁出血，并非壁膜破裂，乃肠壁上患外疡，如鼠乳状物，其中通血管，其顶有孔，血满则放射如注，血竭则暂时闭塞。故患此者，恒数月或数十日一发。此疮以地位所在而异其病名，在肛门者曰外痔，在直肠者曰内痔，在大小肠者曰肠风。其血皆不胶黏。痢疾之为病，乃肠壁之油膜，随粪而下。其原因为气不能举，气不能举，大肠、直肠皆肥肿，肛门则窒，努力迫之使下。初起，粪与油膜中黏液并下，既而粪反不下，专下黏液。故肠部疞痛而里急后重。所下色白如涕者，油膜分泌之黏液也，其有红白并下者，微丝血管中渗出之血与黏液混合也。无论红白，皆胶黏如涕，即《伤寒论》

所谓脓血也。

此病初起，属有余、属热、属阳，白头翁最效。川连、黄柏所以解热，亦所以燥湿，秦皮所以止痛，白头翁因气下坠，举之使上升也。继而正气渐衰，则为不足、为虚、为阴寒证，为滑脱，桃花汤最效。赤石脂固涩，使不滑脱；干姜祛寒，即所以止泻；粳米所以存谷气也。于此有一事当知者，滑脱之证，就今日经验言之，多胶黏黄液，色透明如玻璃，虽桃花汤可救，然既辨明为真确之阴证，当与附子并服，否则不效。又当注意其血色、呼吸、目光、脉象种种，无败象者，方可救十之七八，否则不治。即无败象，既见滑脱，即是败证，亦难十全。此则与仲景所言不同。又滑脱虽略差，若见黑粪，其中有星星血点者，即是肠穿孔，例在不救。其有非胶黏之鲜血并下者，尤其是肠穿孔确证，虽其他现象甚好，亦死。此则为桃花汤后一步事，为《伤寒论》所未言者，皆初学所不可不知者也。

少阴病，二三日至四五日，腹痛，小便不利，下利不止，便脓血者，桃花汤主之。《全书》“痛”作“满”。“止”下，《玉函》有“而”字。

成云：二三日以至四五日，寒邪入里深也。腹痛者，里寒也。小便不利者，水谷不别也。下利不止，便脓血者，肠胃虚弱，下焦不固也。与桃花汤，固肠止利也。

钱云：二三日至四五日，阴邪在里，气滞肠间，故腹痛也。下焦无火，气化不行，故小便不利。且下利不止，则小便随大便而频去，不得潴蓄于膀胱，而小便不得分利也。下利不止，气虚不固，而大肠滑脱也。便脓血者，邪在下焦，气滞不流，而大肠伤损也。此属阴寒虚利，故以涩滑固脱，温中补虚之桃花汤主之。

汪云：少阴里寒，便脓血，所下之物，其色必黯而不鲜，乃肾受寒湿之邪。水谷之津液为其凝泣，酝酿于肠胃之中，而为脓血。非若火性急速而色鲜明。盖冰伏已久，其色黯黑，其气不臭，其人必脉微细，神气静而腹不甚痛，喜就温暖，欲得手按之，腹痛即止，斯为少阴寒利之微。

丹云：案，钱氏云：腹痛，小便不利，下利不止，便脓血者，痢疾也。自成氏以来，凡注皆为里寒，惟《尚论》为少阴热邪。若果热邪填塞胃中，如何可用干姜之辛热以散之，似属背理。恐指为寒邪者，未为大误；指为热邪者，反贻误后人不少矣。若以干姜为误，其误当责之立法之仲景矣。但观痢证，有用大黄、黄连而愈者，有用干姜、肉果、人参、附子而愈者，皆非明证邪？此论可谓能得经旨矣。《千金》诸书所用，亦皆不过治寒以热之意尔。况《名医别录》赤石脂，酸辛大温，无毒，治肠澼，下利赤白，亦复一证矣。

少阴病，下利便脓血者，可刺。

钱云：邪入少阴而下利，则下焦壅滞而不流行，气血腐化而为脓血，故可刺之，以泄其邪，通行其脉络，则其病可已。不曰刺何经穴者，盖刺少阴之井荥俞经合也。其所以不言者，以良工必知之熟矣，故不必赘也。

张云：先下利日久，而后便脓血，则从桃花汤。若不先下利，而下利便脓血，则可刺经穴。若刺经穴不愈，则当从事白头翁汤。设更咽干、心烦，不得眠，则又须黄连阿胶汤，为合法也。

汪云：《补亡论》常器之云，可刺幽门、交信。

丹云：此条证与“少阴病八九日，一身手足尽热者，以热在膀胱，必便血也”正相同，乃是热迫血分而便脓血者。钱注为是。方氏则为里寒滑脱证，汪氏则亦改“刺”字作“灸”字。并误矣。

少阴病，吐利，手足逆冷，烦躁欲死者，吴茱萸汤主之。

“利”下，《玉函》有“而”字。“逆”，成本作“厥”。诸本同，惟志聪、《金鉴》作“逆”。

钱云：吐利，阴证之本证也。或但吐，或但利者，犹可。若寒邪伤胃，上逆而吐，下攻而利，乃至手足厥冷。盖四肢皆禀气于胃，而为诸阳之本。阴邪纵肆，胃阳衰败而不守，阴阳不相顺接而厥逆。阳受阴迫而烦，阴盛格阳而躁，且烦躁甚而至于欲死。故用吴茱萸之辛苦温热，以泄其厥气之逆，而温中散寒。盖茱萸气辛味辣，性热而臭臊，气味皆厚，为厥阴之专药。然温中解寒，又为三阴并用之药。更以甘和补气之人参，以补吐利虚损之胃气。又宣之以辛散止呕之生姜，和之以甘缓益脾之大枣，为阴经急救之方也。

喻云：吐利厥冷，而至于烦躁欲死，肾中之阴气上逆，将成危候，故用吴茱萸，以下其逆气；而用人参、姜、枣以厚土，则阴气不复上干矣。

丹云：吴茱萸汤之用有三。阳明食谷欲呕用之；少阴吐利用之；厥阴干呕吐涎沫者亦用之。要皆以呕吐逆气为主，与四逆汤之吐利、厥逆自异。

铁樵按：吴茱萸乃肝胃药，故阳明、厥阴皆用之。吴茱萸之功效，专能止呕。其止呕之理由，能使胃气上逆者下降，肝气拂郁者条达。至论其真相，当纯粹是医化学作用。肝郁则失职，胆汁分泌少，郁逆能复常，则胆汁分泌多，胃得胆汁，则消化良而气不上逆，故呕止。本条之四逆、烦躁、吐利，只是一寒字。寒在中脘，上吐者，下必利，中权失职故也。然此是脾胃病因寒而躁，是阴躁，阴躁却是少阴。

少阴病，下利，咽痛，胸满，心烦，猪肤汤主之。“烦”下，成本有“者”字。

程云：下利虽是阴邪，咽痛实为急候。况兼胸满、心烦，谁不曰急则治标哉？然究其由来，实是阴中阳乏，液从下溜而不能上蒸，故有此。只宜猪肤汤，润以滋其土，而苦寒在所禁也。虽是润剂，却加白粉。少阴所重者，趺阳也。

丹云：此条证，成氏以降诸家，并以为阳经传入之热邪，特柯氏与程氏同义。若果为热邪，则宜用苦寒清热之品，明是不过阴证治标之药耳。

猪肤汤方

猪肤一斤

上一味，以水一斗，煮取五升，去滓，加白蜜一升，白粉五合，熬香，和令相得，温分六服。成本《玉函》脱“令”字。

周云：猪肤，王以为猪皮，吴以为燖猪时刮下黑肤。二说不同。考《礼运疏》云：革，肤内厚皮也；肤，革外厚皮也。由斯以言，则吴说为是。洵是浅肤之义。丹云：此说出于《本草纲目》引汪机《会编》。

钱云：猪肤一味，方中向未注明。如吴绶谓燖猪时刮下黑肤也。方有执谓，既谓肤，当以燖猪时，所起之皮外毛根之薄肤为是。王好古以为猪皮。

《尚论》云：若以为燖猪皮外毛根薄肤，则签劣无力，且与熬香之说不符。但以外皮去其内层之肥白为是。若果以燖猪时毛根薄肤，则薄过于纸，且与垢腻同下，熬之有何香味？以意度之，必是毛根深入之皮，尚可称肤。试观刮去毛根薄肤，毛断处，毛根尚存皮内，所谓皮之去内层，极为允当。盖以猪为北方之水畜，肤近毛根，取其色黑而走肾滋肾。

吴云：猪肤，但当取厚皮，汤泡去肥白油，刮取皮上一层白腻者，为是。

徐云：白粉，白末①粉。

舒云：取猪皮一斤，内去油，外去毛，刮净白者。

丹云：猪肤，诸说纷纷，未知孰是。《活人指掌》猪肤，诸

① 末：《伤寒论辑义》作“米”。

家所论不同。庞安时云：去膜，如此论之，即猪膊膏也。肤上安得有膜？或有用猪皮者，兼《本草》中不载猪肤，但云燖猪汤解诸毒，疑可用焦猪皮上黑肤也。所以言肤者，肌肤之义。《礼·内则》麋肤鱼醢，注：肤，切肉也。贾疏不太明，亦他书无所考。《外台》深师贴喉膏，《集验》乌扇膏，并用猪膏脂，治喉痛。则姑用皮上白腻者，于理为是。当博考。

《活人指掌》：英粉、白粉，即米粉也。

丹云：钱氏以白粉为粟米粉，非也。

《张氏医通》：徐君育素禀阴虚多火，且有脾约便血证。十月间患冬温，发热咽痛，里医用麻仁、杏仁、半夏、枳橘之属，遂喘逆倚息，不得卧，声飒如哑，头面赤热，手足逆冷，右手寸关虚大微数。此热伤手太阴气分也。与萎蕤、甘草等药不应，为制猪肤汤一瓯，令隔汤顿热，不时挑服，三日声清，终剂而痛如失。

《本经逢原》：猪肤者，皮上白膏是也，取其咸寒入肾，用以调阴散热。故仲景治少阴病，下利咽痛，胸满心烦，有猪肤汤。予尝用之，其效最捷。

铁樵按：此条实所未达。心烦下痢亦是寒证。心烦下利而咽痛，则上下气乱也。阳衰于下，阴涸于上，故咽痛，与猩红热咽痛迥然不同，用附桂必效。猪肤性味如何既未达，亦未用过，不敢妄说。各注互歧，皆臆说。《医通》一案，又非少阴咽痛，皆不可为训。不如阙疑。

少阴病，二三日，咽痛者，可与甘草汤。不差，与桔梗汤。成本《玉函》“差”下有“者”字。

程云：若咽痛而不兼下利，则自无胸满心烦之证，虽不由于肾寒上逆，然只热客少阴之标，而无关脏本。若寒则犯本，不可用也，只宜甘草缓之。不差者，经气阻而不通也，加桔梗以开之。

喻嘉言曰：此在二三日，他证未具，故用之。若五六日，则少阴之下利、呕逆诸证蜂起，此法并未可用矣。

甘草汤方

甘草二两

上一味，以水三升，煮取一升半，去滓，温服七合，日二服。二服，《外台》作“三服”。

桔梗汤方

桔梗一两　**甘草**二两。《外台》作“三两”

上二味，以水三升，煮取一升，去滓，温分再服。“温分”，成本《玉函》《千金翼》作“分温”。

汪云：经中客热，故咽痛，用甘草汤者，甘以发其热，缓其痛也。服汤后不差者，与桔梗汤，即于甘草汤内加桔梗，以开提其邪，邪散则少阴之气自和矣。

钱云：桔梗乃苦桔梗，非甜桔梗也。

徐云：甘草一味单行，最能和阴，而清冲任之热。每见生便痈者，骤煎四两，顿服，立愈。则其能清少阴客热可知，所以为咽痛专方也。

锡云：聂干庵曰，后人以甘桔通治咽喉诸病，本诸于此。

志聪云：按本论汤方，甘草俱炙，炙则助脾土而守中。惟此生用，生则和经脉而流通。学者不可以其近而忽之也。

丹云：单味甘草汤，功用颇多。《玉函经》治小儿撮口发噤，用生甘草二钱半，水一盏，煎六分，温服，令吐痰涎，后以乳汁，点儿口中。《千金方》甘草汤，治肺痿涎唾多，心中温温液液者。又凡服汤，呕逆不入腹者，先以甘草三两，水三升，煮取二升，服之得吐。但服之不吐益佳，消息定，然后服余汤即流利，更不吐也。此类不遑枚举也。

《金匮要略》：咳而胸满，振寒，脉数，咽干不渴，时出浊唾腥臭，久久吐脓如米粥者，为肺痈，桔梗汤主之。即本方。《肘后方》：喉痹，传用神效方，桔梗、甘草，炙，各一两，上二味，切，以水一升，煮取服即消，有脓即出。《圣惠方》：治喉痹肿痛，饮食不下，宜服此方。桔梗一两，去芦头，甘草一两，生用，上件药，都剉，以水二大盏，煎至一大盏，去滓，分为二服。服后有脓出，即消。《和剂局方》：如圣汤，治风热毒气，上攻咽喉，咽痛喉痹，肿塞妨闷，及肺壅咳嗽，咯唾脓血，胸满振寒，咽干不渴，时出浊沫，气息腥臭，久久吐脓，状如米粥。又治伤寒咽痛。即本方。

《圣济总录》：散毒汤，治喉痹肿塞，用桔梗、甘草各二两。又桔梗汤，治咽喉生疮疼痛。于本方加恶实，微炒，各一两，竹叶十片。《小儿方诀》：甘桔散，治涎热，咽喉不利，甘草，炒，二两，桔梗一两，米泔浸一宿，焙干用，上为末，每服大二钱，水一盏，入阿胶半片，炮过，煎至五分，食后温服。《三因方》：荆芥汤，治风热肺壅，咽喉肿痛，语声不出，喉中如有物哽，咽之则痛甚。于桔梗汤内加荆芥穗。《济生》名三神汤。《直指》：保安炙甘草方，痈疽漏疮，通用神妙。粉草，以山泉溪涧长流水一小碗，徐蘸水，漫火炙，水尽为度，秤一两，上剉粗末，用醇酒三碗，煎二碗，空心随意温服。最活血消毒。又诸痈疽、大便秘方，甘草，生，一两，上剉碎，井水浓煎，入酒调服，能疏导恶物。又乳痈初肿方，甘草，生，二钱；炙，二钱。粗末，分两次，新水煎服，即令人吮乳。又生姜甘桔汤，治痈疽诸发，毒气上冲，咽喉胸膈，窒塞不利，于本方内加生姜。

《御药院方》：甘桔汤，治胸中结气，咽喉不利，下一切气。于本方，加杏仁二两。《经验秘方》：治喉咽郁结，声音不闻，大名安提举神效方。于梗桔汤内加诃子，各等分，生熟亦各半，为细末，食后沸汤调服，又名铁叫子如圣汤。《施圆端效方》：

橘甘汤，治咽喉噎塞堵闭，咳咯脓或血，于桔梗汤内加橘皮、半夏、生姜，水煎服。《备预百要方》：喉闭，饮食不通，欲死方，即桔梗汤。兼治马喉痹。马项长，故凡痹，在项内不见处，深肿连吻，壮热吐气数者，是也。

《医垒元戎》：仲景甘桔汤例，仁宗御名如圣汤，治少阴咽痛，炙甘草一两，桔梗三两，上粗末，水煎，加生姜煎亦可。一法加诃子皮二钱，煎去渣，饮清，名诃子散，治失音无声。如咳逆上气者，加陈皮；如涎嗽者，加知母、贝母；如酒毒者，加葛根；如少气者，加人参、麦门冬；如唾脓血者，加紫菀；如疫毒肿者，加黍黏子、大黄；如咳渴者，加五味子；如呕者，加生姜、半夏；如目赤者，加栀子、大黄；如胸膈不利者，加枳壳；如不得眠者，加栀子；如心胸痞者，加枳实；如肤痛者，加黄芪；如面目肿者，加茯苓；如咽痛者，加黍黏子、竹茹；如肺痿者，加阿胶，能续气；如发狂者，加防风、荆芥；如声不出者，加半夏。

《薛氏医案》：武选汪用之，饮食起居失宜，咳嗽、吐痰，用化痰发散之药。时仲夏，脉洪数而无力，胸满面赤，吐痰腥臭，汗出不止。余曰：水泛为痰之证，而用前剂，是谓重亡津液，得非肺痈乎？不信，仍服前药。翌日，果吐脓，脉数左寸右寸为甚，始信。用桔梗汤一剂，脓数顿止，再剂全止，面色顿白，仍以忧惶。余曰，此证面白脉涩，不治自愈。又用前药一剂，佐以六味丸，治之而愈。

铁樵按：既是少阴咽痛，当有少阴见证。如云冠以“少阴病”三字，即有蜷卧、但欲寐、脉微细诸见症在，则甘草、桔梗恐无济于事。疑原文有脱漏。就学理言之，咽痛而属之少阴者，以少阴之经，行经咽喉之故。足少阴直者，属肾贯肝膈，入肺，循喉头，挟舌本。手少阴支者，从心系上喉，系瞳子。肾病属寒，心病属热，故凡病见阴虚而热诸证象，咽痛而目眊者，知其为手少阴咽痛。见阳虚而寒诸证象，咽痛而舌强者，知其为足少阴咽痛。寒当温，热当凉，如此方头头是道。今原文咽痛之外，仅有“少阴病”三字，教人何所遵循？各注无一不模棱，无语非曲说。此亦可见自古无有能通下半部《伤寒》者。准以上文，脉阴阳俱紧，反汗出，恶寒者，亡阳也，法当咽痛，而复吐利，属寒证，当四逆、通脉等。若少阴虚证咽病者，是喉蛾，当补。若太阳、阳明合病，是风热，当麻杏石甘。流行性猩红热，亦当麻杏石甘，兼透发，使温毒有出路。桔梗只是副药，不可据以为法。

少阴病，咽中伤生疮，不能言语，声不出者，苦酒汤主之。

钱云：前人以一咽疮，而有治法三等之不同，遂至议论纷出。不知其一条咽痛，少阴之邪气轻微，故但以甘桔和之而已。其一条，因经邪未解，痛在咽中，痰热锁闭，故以半夏开豁，桂枝解散。此条则咽已生疮，语言不能，声音不出，邪已深入，阴火已炽，咽已损伤，不必治表，和之无益，故用苦酒汤，以半夏豁其咽之不利，鸡子白以润咽滑窍且能清气除伏热，皆用开豁润利、收敛下降而已。因终是阴经伏热，虽阴火上逆，决不敢以寒凉用事也。

汪云：或问，仲景言咽痛，咽以咽物，于喉何与？而云语声不出邪？余答云，喉与咽相附，仲景言少阴病热咽痛，而喉咙即在其中。

苦酒汤方

半夏洗，破如枣核，十四枚。《玉函》成本“核”下有“大”字。《神巧万全方》：七个，洗，切，破作十四片　**鸡子**一枚，去黄，内上苦酒，着鸡子壳中。《玉函》无“上”字，“着”作“于”。《千金翼》“上”下有“好”字

上二味，内半夏，着苦酒中，以鸡子壳，置刀环中，安火

上，令三沸，去滓，少少含咽之。不差，更作三剂。《玉函》无“着”字。成本《玉函》“环”作“钚”。少少，《玉函》作“细”一字。《玉函》无“三剂”二字。《千金翼》“剂”下有“愈”字。《全书》“剂”下有“服之”二字。置刀环中，《圣济总录》作“放剪刀环中”。

钱云：半夏，开上焦痰热之结邪；卵白，清气治伏热；苦酒味酸，使阴中热淫之气敛降。今之优人，每遇声哑，即以鸡子白咽之，声音即出，亦此方之遗意也。

《鉴》云：半夏涤涎，蛋清敛疮，苦酒消肿，则咽清而声出也。

丹云：《活人书》苦酒，米醋是也。盖原于《本草》陶注。王氏云：案，苦酒，《本草》注曰醯。而成氏复云苦酒之酸，余则以为名义俱乖。安知酒之味苦者，不可以已咽痛耶？考《本草》，醋也，醯也，苦酒也，并为一物。陶云：以有苦味，俗呼苦酒。不知王氏何据有此说？又案，王氏云：上苦酒。“上”字无着落矣，宜较正之。不知“上”是上好之谓。《千金翼》作“上好苦酒”可见耳。

《外台秘要》《古今录验》：鸡子汤，疗喉痹方，半夏末，方寸匕，上一味，开鸡子头，去中黄白，盛淳苦酒，令小满，内半夏末着中，搅令和鸡子，着刀子环令稳，炭上令沸，药成置杯中，及暖稍咽之，但肿即减。《肘后》文仲同，此与仲景苦酒汤同，半夏不可作末，剖之可也。《圣惠方》：治咽喉中如有物，咽唾不得，宜服此方。半夏一七枚，破，如棋子大，汤洗七遍，去滑，上以鸡子一枚，打破其头，出黄白，内半夏，并入醋于壳中，令满，微火煎，去半夏，候冷，饮之即愈。《圣济总录》：治狗咽，鸡子法，半夏一钱末，姜汁搜为饼子，焙干，研细，鸡子一枚，上二味，先开鸡子头，去黄，又盛苦酒一半，入半夏末壳中，搅令匀，安鸡子，坐于灰火中，慢煎沸熟，取出，后稍冷，就壳，分三服。

铁樵按：咽中生疮，声不出，自形能言之，参以新生理，确是少阴病。因扁桃腺、肾腺相通，声之出，由于声带。声带所以能发声，必藉扁桃腺分泌液汁润之之故。润之则响，失润则枯。观方用鸡子、半夏，亦是润之之意，可以知之。观于患湿病者，往往涎多而口反渴，肌肤湿疮浸淫，筋脉反见劲强，则知腺体失职，便一身之燥湿不能互化。今喉疮，音哑，是必声带虽枯，痰涎反盛，亦一燥湿不能互化之局。故既用鸡子润其燥，复用半夏化其痰。诸家释半夏，未能搔着痒处。至于用苦酒，亦自有说。观于肺虚咳嗽之用五味子，即可知苦酒酸敛，大有妙用。此病上海甚少，吾于七八年前两次用此方皆效，惜当时未留底稿，详细病情今已忘之，不敢妄言，以取罪戾，故特详言其理。此中曲折，断非读死书者所能了解也。

少阴病，咽中痛，半夏散及汤主之。《外台》“咽中”作“咽喉”。

《鉴》云：少阴病，咽痛者，谓或左或右，一处痛也。咽中痛者，谓咽中皆痛也，较之咽痛而有甚焉，甚则涎缠于咽中，故主以半夏散，散风邪，以逐涎也。

半夏散及汤方

半夏洗　**桂枝**去皮　**甘草**炙

上三味，等分，分别捣筛，已合治之，白饮和服方寸匕，日三服。若不能散服者，以水一升，煎七沸，内散两方寸匕，更煮三沸，下火，令小冷，少少咽之。半夏有毒，不当散服。“上”，成本作“已上”两字；《玉函》作“一二”二字；《全书》作“一两”二字。更煮，《玉函》、成本作“更煎”。《玉函》、成本无“半夏有毒，不当散服”八字。

钱云：咽中痛，则阳邪较重，故以半夏之辛滑，以利咽喉，而开其黏饮，仍用桂枝，以解卫分之风邪，又以甘草和之。

《活人书》曰：半夏桂枝甘草汤，治伏气之病，谓非时有暴寒中人，伏气于少阴经，始不觉病，旬月乃发。脉便微弱，法先咽痛，似伤寒，非咽痹之病，次必下利。始用半夏桂枝甘草汤主之，次四逆散主之。此病只三日便差，古方谓之肾伤寒也。即本方作汤，入生姜四片，煎服。

铁樵按：此亦腺体失职，因而多痰。仅用半夏治痰，并非甚重要之方法。不过有可用此方之一证耳。观方中用桂枝、甘草，并无少阴药意，不必少阴证，但喉间多痰涎者亦可用之。

少阴病，下利，白通汤主之。

钱云：下利已多，皆属寒在少阴，下焦清阳不升，胃中阳气不守之病，而未有用白通汤者。此条但云下利，而用白通汤者，以上有“少阴病”三字，则知有脉微细、但欲寐、手足厥之少阴证。观下文，下利脉微，方与白通汤则知之矣。利不止，而厥逆无脉，又加猪胆、人尿，则尤知非平常下利矣。盖白通汤，即四逆汤，而以葱易甘草。甘草所以缓阴之逆气，和姜附而调护中州。葱则辛滑行气，可以通行阳气而解散寒邪。二者相较，一缓一速，故其治亦颇有缓急之殊也。

丹云：柯氏以此条症治疏略，删去。

白通汤方

葱白四茎　**干姜**一两　**附子**一枚，生，去皮，破八片。成本、《玉函》生下有“用”字

上三味，以水三升，煮取一升，去滓，分温再服。

方云：用葱白而曰白通者，通其阳，则阴自消也。《肘后方》：白通汤，疗伤寒，泄利不已，口渴不得下食，虚而烦方，即本方，用葱白十四茎，干姜半两，更有甘草半两，炙。方后云：渴微呕，心下停水者，一方加犀角半两，大良。

少阴病，下利，脉微者，与白通汤。利不止，厥逆无脉，干

呕烦者，白通加猪胆汁汤主之。服汤，脉暴出者死，微续者生。

印云：少阴病，下利，阴寒在下也。脉微，邪在下，而生阳气微也。故当用白通汤，接在表在上之阳以下济。如利不止，阴气泄而欲下脱矣。干呕而烦，阳无所附而欲上脱矣。厥逆无脉，阴阳之气不相交接矣。是当用白通汤，以通阳；加水畜之胆，引阴中之阳气，以上升；取人尿之能行故道，导阳气以下接，阴阳和而阳气复矣。

方云：暴出，烛欲烬而焰烈也；微续，真阳回而渐复也。

《伤寒类方》曰：暴出，乃药力所迫，药力尽则气仍绝；微续，乃正气自复，故可生也。前云，其脉即出者愈，此云暴出者死。盖暴出与即出不同。暴出，一时出尽；即出，言服药后少顷，徐徐微续也。须善会之。

白通加猪胆汁汤方

葱白四茎　**干姜**一两　**附子**一枚，生，去皮，破八片。“生”下，宗印及锡驹本有“用”字，是　**人尿**五合　**猪胆汁**一合

上五味，以水三升，煮取一升，去滓，内胆汁、人尿，和令相得，分温再服。若无胆，亦可用。成本，“上”作“已上”二字，五味作“三味”。并非也。

志云：始焉下利，继则利不止。始焉脉微，继则厥逆无脉，更兼干呕心烦者，乃阴阳水火并竭，不相交济，故以白通加猪胆汁汤。夫猪，乃水畜，胆具精汁，可以滋少阴而济其烦呕。人尿，乃入胃之饮，水精四布，五经并行，可以资中土而和其厥逆。中土相济，则烦呕自除。

汪云：案，方后云：若无胆亦可用，则知所重在人尿。方当名白通加人尿汤，始妥。

铁樵按：白通汤与白通加猪胆汁汤，皆与厥阴相通。说详《厥阴篇》。人尿、猪胆汁，为物不同，其用则同，皆取其降也。

胃之所以能消化，赖有胆汁输入。人之所以异于禽兽者，在知识，不在躯体。若论躯体，同是血肉，相去甚微，故猪胆入药，可以降胃气。然则不但猪胆，鸡与牛之胆，似亦在可用之列。人尿之理，详《杂病栏·吐血讲义》中。

心房力量能及远，则微续；范围窄，则暴出。微丝血管中血已死，则暴出，此种爪下必紫。

少阴病，二三日不已，至四五日，腹痛，小便不利，四肢沉重疼痛，自下利者，此为有水气，其人或咳，或小便利，或下利，或呕者，真武汤主之。自下利，《玉函》作“而利”，“利”下无“者”字，“小便利”作“小便自利”。《千金》及《翼》“真武汤”作“玄武汤”。

《鉴》云：论中心下有水气，发热有汗，烦渴引饮，小便不利者，属太阳中风，五苓散证也。发热无汗，干呕不渴，小便不利者，属太阳伤寒，小青龙汤证也。今少阴病，二三日不已，至四五日，腹痛下利，阴寒深矣。设小便利，是纯寒而无水，乃附子汤证也。今小便不利，或咳或呕，此为阴寒兼有水气之证。故水寒之气，外攻于表，则四肢沉重疼痛；内盛于里，则腹痛自利也；水气停于上焦胸肺，则咳喘而不能卧；停于中焦胃腑，则呕而或下利；停于下焦膀胱，则小便不利，而或少腹满。种种诸证，总不外乎阴寒之水。而不用五苓者，以非表热之饮也。不用小青龙者，以非表寒之饮也。故惟主以真武汤，温寒以制水也。

汪云：或下利者，谓前自下利，系二三日之证。此必是前未尝下利，指四五日后始下利者而言。

真武汤方

茯苓三两　**芍药**三两　**白术**二两。《外台》作“三两”　**生姜**三两，切　**附子**一枚，炮，去皮，破八片

上五味，以水八升，煮取三升，去滓，温服七合，日三服。

若咳者，加五味子半升，细辛一两，干姜一两；若小便利者，去茯苓；若下利者，去芍药，加干姜二两；若呕者，去附子，加生姜足前为半斤。《外台》“五味”下有“切”字。成本“细辛”下无“一两”二字，“干姜”下有“各”字。《千金翼》“半斤”下有“利不止，便脓血者，宜桃花汤”十一字。

张云：此方本治少阴病水饮内结，所以首推术、附兼茯苓、生姜之运脾渗水为务。此人所易明也。至用芍药之微旨，非圣人不能。盖此证虽曰少阴本病，而实缘水饮内结，所以腹痛自利，四肢疼重而小便反不利也。若极虚极寒，则小便必清白无禁矣，安有反不利之理哉？则知其人不但真阳不足，真阴亦已素亏。若不用芍药固护其阴，岂能胜附子之雄烈乎？即如附子汤、桂枝加附子汤、芍药甘草附子汤，皆芍药与附子并用，其温经护营之法，与保阴回阳不殊。后世用药，获仲景心法者几人哉？

知云：白通、通脉、真武皆为少阴下利而设。白通、四逆，附子皆生用，惟真武一证熟用者。盖附子生用则温经散寒，炮熟则温中去饮。白通诸汤以通阳为重，真武汤以益阳为先，故用药有轻重之殊。干姜能佐生附以温经，生姜能资熟附以散饮也。

钱云：加减法为后世俗医所增。察其文理纰缪，恶其紫之乱朱，故逐一指摘其误，使学者有所别识云。今以文繁，不录于斯。汪氏引武陵陈氏亦云，加减法，系后人所附，而非仲景原文矣。

王氏《易简方》：此药不惟阴证伤寒可服，若虚劳人憎寒壮热，咳嗽下利，皆宜服之。因易名固阳汤，增损一如前法。今人每见寒热，多用地黄、当归、鹿茸辈，补益精血。殊不知此等药味多甘，却欲恋膈，若脾胃大段充实，服之方能滋养，然犹恐因时致伤胃气。胃为仓廪之官，受纳水谷之所，五脏皆取气于胃。所谓精气血气，皆由谷气而生，若用地黄等药，未见其生血，谷气已先有所损矣。孙兆谓补肾不如补脾，正谓是也。故莫若以固阳汤，调其寒热，不致伤脾，饮食不减，则气血自生矣。

《直指方》：治少阴肾证，水饮与里寒合而作嗽，腹痛下利，于本方加干姜、细辛、五味子。凡年高气弱久嗽通用，仍间服养正丹。《医史》朱右撰撄宁生传云：宋可与妾，暑月身冷自汗，口干烦躁，欲卧泥水中。伯仁诊其脉，浮而数，沉之豁然虚散。曰：《素问》云脉至而从，按之不鼓，诸阳皆然。此为阴盛隔阳，得之饮食生冷，坐卧风露。煎真武汤，冷饮之。一进汗止，再进烦躁去，三进平复如初。余子元病恶寒战栗，持捉不定，两手皆冷汗浸淫，虽厚衣炽火不能解。伯仁即与真武汤，凡用附子六枚。一日病者忽出，人怪之，病者曰，吾不恶寒，即无事矣。或以问伯仁。伯仁曰：其脉两手皆沉微，余无表里证，此体虚受寒，亡阳之极也。初皮表气隧为寒邪壅遏，阳不得伸而然也。是故血隧热壅，须用硝黄；气隧寒壅，须用桂附。阴阳之用不同者，无形有形之异也。

铁樵按：真武证为习见之病，真武汤亦习用之药。证之实验，“或小便利”句，必误。盖真武逐水，断无小便自利而可用此方之理。但观《玉函》亦作“小便自利”，则知讹误已久，后人无有敢持异议者。吾非敢冒不韪而武断，特根据病能，药效以纠正之，圣人复起不能夺也。凡真武证，小便频数短赤，得汤则变为清长，经多次经验皆如此故也。通常以小便短赤为热，何得予姜附则有他种当用姜附之证据之故？舌苔亦然。是则活法在人，详言之累牍不能尽且繁复，读者苟能汇通全部讲义，自能领会。

又用芍药，亦不如张氏之说。凡复方，皆有刚柔交互作用。舒驰远不知此理，疑桂枝汤中不当有芍药，正与张氏一般见识。注中真阴亦素亏句，最不妥当。《内经》阳破阴消，本是连串说下，原无阳虚阴不虚之理。但真阴若素亏，便成阴虚而热之局，岂但不是真武证，并且不能服附子。所以然之故，阳回阴不能副也。若详细言之，亦累牍不能尽，且未必说得明白，全在读者自己领会。所谓能与人规矩，不能示人巧。

少阴病，下利清谷，里寒外热，手足厥逆，脉微欲绝，身反不恶寒，其人面色赤，或腹痛，或干呕，或咽痛，或利止、脉不出者，通脉四逆汤主之。成本、《玉函》“色赤”作“赤色”。“止”下，《玉函》有“而”字。

成云：下利清谷，手足厥逆，脉微欲绝，为里寒。身热不恶寒，面色赤，为外热。此阴甚于内，格阳于外，不相通也。与通脉四逆汤，散阴通阳。

汪云：武陵陈氏云，里寒外热者，寒甚于里，有阴无阳。而无根失守之火，浮离于外也。与通脉四逆汤，以温里散寒。

林云：格，拒格也，亦曰隔阳，阴阳隔离也。又曰戴阳，浮于上如戴也。夫真寒入里，阴气未有不盛者，然其剧不过阳愈微，阴愈盛耳。

通脉四逆汤方

甘草二两，炙。《全书》作“三两” **附子**大者一枚，生用，去皮，破八片 **干姜**三两。强人可四两

上三味，以水三升，煮取一升二合，去滓，分温再服。其脉即出者愈。面色赤者，加葱九茎；腹中痛者，去葱，加芍药二两；呕者，加生姜二两；咽痛者，去芍药，加桔梗一两；利止脉不出者，去桔梗，加人参二两。病皆与方相应者，乃服之。《千金翼》“葱”下有“白”字。《玉函》作“桔梗二两”。《全书》作“人参一两”。成本《玉函》无“病皆”以下十字。《玉函》无“去葱去芍药去桔梗”八字。《千金翼》“乃”“服”间有“加减”二字。汪氏云：去葱去芍药去桔梗，此系衍文。

汪云：武陵陈氏云，通脉四逆，即四逆汤也。其异于四逆者，附子云大，甘草、干姜之分两加重。然有何大异，而加通脉以别之？曰四逆汤者，治四肢逆也。论曰，阴阳之气，不相顺

接，便为厥，厥者，阳气虚也。故以四逆益真阳，使其气相顺接，而厥逆愈矣。至于里寒之甚者，不独气不相顺接，并脉亦不相顺接，其证更剧。故用四逆汤，而制大其剂，如是则能通脉矣。同一药耳，加重则其治不同，命名亦别。方亦灵怪矣哉。

钱云：加减法，揣其词义浅陋，料非仲景本意。何也？原文中，已先具诸或有之证，然后出方立治。则一通脉四逆汤，其证皆可该矣。岂庸续用加减邪？况其立意庸恶陋劣，要皆出于鄙俗之辈。未敢竟削，姑存之以备识者之鉴云。

汪氏云：据《条辨》，云通脉者，加葱之谓，其言甚合制方之意。况上证云，脉微欲绝云云，其人面赤色。其文一直贯上，则葱宜加入方中，不当附于方后。虽通脉之力不全在葱，实赖葱为引，而效始神。方中无葱者，乃传写之漏，不得名通脉也。

钱氏云：以四逆汤，而倍加干姜，其助阳之力或较胜。然既增通脉二字，当自不同。恐是已加葱白，以通阳气，有白通之义，故有是名。疑是久远差讹，或编次之失，致原方中脱落，未可知也。

丹云：二氏之说，未知果是否，姑附存干斯。

铁樵按：加葱说是。

少阴病，四逆，其人或咳或悸，或小便不利，或腹中痛，或泄利下重者，四逆散主之。

锡云：凡少阴病四逆，俱属阳气虚寒。然亦有阳气内郁，不得外达而四逆者，又宜四逆散主之。枳实，胃家之宣品，所以宣通胃络；芍药，疏泄经络之血脉；甘草调中，柴胡启达阳气于外行，阳气通而四肢温矣。

魏士千曰：泄利下重者，里急后重也。其非下利清谷明矣。

《鉴》云：四逆，虽阴盛不能外温，然亦有阳为阴郁，不得宣达，而令四肢逆冷者。但四逆而无诸寒热证，是既无可温之寒，又无可下之热，惟宜疏畅其阳，故用四逆散主之。

钱云：少阴病者，即前所谓脉微细、但欲寐之少阴病也。成氏云：四逆，四肢不温也。其说似与厥冷有异，然论中或云厥，或云厥逆，或云四逆，或云厥冷，或云手足寒，或云手足厥寒，皆指手足厥冷而言也。

丹云：成氏、周氏、魏氏，并以此条证为传经邪气之热厥。钱氏指摘其非，是矣。

四逆散方

甘草炙　**枳实**破，水渍，炙干　**柴胡**　**芍药**

上四味，各十分，捣筛，白饮和服方寸匕，日三服。咳者，加五味子、干姜各五分，并主下利；悸者，加桂枝五分；小便不利者，加茯苓五分；腹中痛者，加附子一枚，炮令坼；泄利下重者，先以水五升，煮薤白三升，煮取三升，去滓，以散三方寸匕，内汤中，煮取一升半，分温再服。

丹云：此方虽云治少阴，实阳明少阳药也。

柯云：加味俱用五分，而附子一枚，薤白三升，何多寡不同若是？不能不疑于叔和编集之误耳。

钱云：详推后加减法。凡原文中每具诸或有之证者，皆有之，如小柴胡汤、小青龙汤、真武汤、通脉四逆汤、四逆散皆是也。愚窃揆之以理，恐未必皆出于仲景。

程云：四逆散一证，寒热未经详定，姑依小柴胡例，从事和解。然黄芩已经革去，而使人知少阴之有火，诚人身之至宝，而不可须臾失也。

《医学入门》：祝仲宁，号橘泉，四明人，治周身百节痛，及胸腹胀满，目闭肢厥，爪甲青黑。医以伤寒治之，七日昏沉，弗效。公曰，此得之怒火，与痰相搏。与四逆散，加芩连，泻三焦火而愈。

丹云：此案本出《程篁[1]墩文集·橘泉翁传》，但不著四逆散之名，云与柴胡、枳壳、芍药、芩连，泻三焦火，明日而省，久之愈。

铁樵按：王朴庄注伤寒，于本条下，引东晋崔行功，用此方治伤寒甚效。众医效之，一时枳实为之增价云云。伤寒确有与此方相需甚殷之症，惟本条原文无有“少阴病四逆”五字，此外皆或然证，与方不相涉。方中四味，均与少阴无涉，是讹误，不辨自明。

此方之效，只有一味柴胡。疑挈症中，当有呕吐字。既以四逆命名，当有附子。

少阴病，下利六七日，咳而呕渴，心烦不得眠者，猪苓汤主之。《千金翼》“下利”作“不利”。

锡云：少阴病，下利六七日，阴尽出阳之期也。

《鉴》云：凡少阴下利清谷，咳呕不渴，属寒饮也。今少阴病，六七日，下利黏秽，咳而呕渴，烦不得眠，是少阴热饮为病也。饮热相搏，上攻则咳，中攻则呕，下攻则利。热耗津液，故渴；热扰于心，故烦、不得眠。宜猪苓汤，利水滋燥，饮热之证，皆可愈矣。

汪云：此方乃治阳明病，热渴引饮，小便不利之剂。此条病亦借用之，何也？盖阳明病，发热，渴欲饮水，小便不利者，乃水热相结而不行。兹者少阴病，下利，咳而呕渴，心烦不得眠者，亦水热搏结而不行也。病名虽异，而病源则同，故仲景同用猪苓汤主之。不过是清热利水，兼润燥滋阴之义。

丹云：此条视之黄连阿胶汤证，乃有咳呕渴，及小便不利，而大便下利之诸证，所以不同也。又案，前条云，少阴病欲吐不吐，心烦但欲寐，五六日，自利而渴者，属少阴也，虚故引水自

① 篁：原作“皇”，据《伤寒论辑义》改。

救。若小便色白者，少阴病形悉具，小便白者，以下焦虚有寒，不能制水，故令色白也。可知此条下利、呕渴、心烦同证，而有不得眠及不白之异，乃是寒热分别处。

少阴病，得之二三日，口燥咽干者，急下之，宜大承气汤。

钱云：此条得病才二三日，即口燥咽干，而成急下之证者，乃少阴之变，非少阴之常也。然但口燥咽干，未必即是急下之证，亦必有胃实之证，实热之脉。其见证虽少阴，而有邪气复归阳明，即所谓阳明中土，万物所归，无所复传，为胃家实之证据，方可急下，而用大承气汤也。其所以急下之者，恐入阴之证，阳气渐亡，胃腑败腐，必至厥、躁、呃逆，变证蜂起，则无及矣，故不得不急也。

舒云：少阴挟火之证，复转阳明，而口燥咽干之外，必更有阳明胃实证据兼见，否则大承气汤不可用也。

少阴病，自利清水，色纯青，心下必痛，口干燥者，可下之，宜大承气汤。原注：一法用大柴胡。自利，《玉函》《脉经》作“下利”。“可”字，成本《玉函》作“急”，是也。“宜”下，《脉经》有“大柴胡汤”四字，“宜”作“属”，“大承气”下，有“证”字。

钱云：此亦少阴之变例也。自利，寒邪在里也。自利清水，即所谓清水完谷。此则并无完谷，而只利清水，其色且纯青矣。清水固属寒邪，而青则又寒色也，故属少阴。成氏及方注皆以为肝色，误矣。若证只如此，其为四逆汤证无疑。不谓胃中清水，虽自利而去其谷食之渣滓，热邪尚留于胃，所以心下按之必痛。且口中干燥，则知邪气虽入少阴，而阳明实热尚在，非但少阴证也。其热邪炽盛，迫胁胃中之津液下奔，下焦寒甚，故皆清水，而色纯青也。阳邪暴迫，上则胃中之津液，下则肾家之真阴，皆可立尽，故当急下之也。

《名医类案》曰：孙兆治东华门窦太郎，患伤寒，经十余日，口燥舌干而渴，心中疼，自利清水。众医皆相守，但调理耳，汗下皆所不敢。窦氏亲故相谓曰：伤寒邪气，害人性命甚速，安可以不次之疾，投不明之医乎？召孙至曰：明日即已不可下，今日正当下。遂投小承气汤。大便通得睡，明日平复。众人皆曰：此证因何下之而愈？孙曰：读书不精，徒有书尔。口燥舌干而渴，岂非少阴证耶？少阴证固不可下，岂不闻少阴一证，自利清水，心下痛，下之而愈。仲景之书，明有此说也。众皆钦服。

少阴病，六七日，腹胀，不大便者，急下之，宜大承气汤。
“胀“字，《玉函》《脉经》《千金》及《翼》作“满”。

钱云：少阴病而至六七日，邪入已深。然少阴每多自利，而反腹胀不大便者，此少阴之邪，复还阳明也。所谓阳明中土，万物所归，无所复传之地，故当急下。与《阳明篇》腹满痛者急下之，无异也。以阴经之邪，而能复归阳明之腑者，即《灵枢·邪气脏腑病形篇》所谓，邪入于阴经，其脏气实，邪气入而不能容，故还之于腑。中阳则溜于经，中阴则溜于腑之义也。然必验其舌，察其脉，有不得不下之势，方以大承气下之耳。

舒云：少阴复转阳明之证，腹胀不大便者，然必兼见舌苔干燥，恶热饮冷，方为实证。

铁樵按：自三二五至此三条，均不可为训。冠以少阴阴证，而用大承气，病是少阴，药是阳明。注家虽疑之，不敢非之，曲为之说。本文又极简单，无可依据。乃依据注家之曲说，于是矛盾百出，而少阴病乃不可识矣。例如动者为阳证，静者为阴证。病至极危急之时，口不能言，脉不可见，如拙著《药盦医案》中吴小姐医案，大承气证也。当时详细诊察，仅凭一动字用药。我因动而辨为阳证，故毅然用承气而不疑。假使病人静而不动，用承气祸不旋踵，将认此种病为少阴证乎？假使认此种病为少阴，不能不断言其定名之误，因有动为阳证一语为前提之故。又注家皆言每条冠以“少阴证“三字，便有但欲寐、脉沉细在内。

今欲用大承气于此等见证，则何以自解于阳明腑证？如云少阴亦有大实证，则何以自解于篇首提纲？

又如《药盦医案》中嘉兴刘小姐医案，病二十余日，不能言，不能动。初与附子一钱，热增高至百零五度零六，脉数而乱，不能言动如故。继予附子三钱，热退至百零一度。其后半个月不更衣，以半硫丸下之而愈。所凭者亦只一静字。其后之温下，已是溜腑之局。假使用大承气，则何堪设想矣？故鄙意少阴病而云急下之，宜大承气，简直不通之论。仲景于阳明证用大承气，先之以调胃，继之以小承气。转矢气者可下，否则不可下；矢燥者可下，先硬后溏者不可下。有许多审慎之表示。今于少阴证，仅云急下之，宜大承气，毋乃太简乎？故仅仅以阳明腑证为比例，于辞气间求之，已可知此三条之不可为训。五谷不熟，不如荑稗①。读《伤寒论》而盲从注家之言，可以杀人如草，反不如向《验方新编》《汤头歌诀》中讨生活者。

此条按语甚有价值。

少阴病，脉沉者，急温之，宜四逆汤。

汪云：少阴病，本脉微细，但欲寐。今者轻取之，微脉不见；重取之，细脉几亡，伏匿而至于沉。此寒邪深中于里，殆将入脏，温之不容以不急也。少迟则恶寒身蜷，吐则躁烦，不得卧寐，手足逆冷，脉不至等死证立至矣。四逆汤之用，其可缓乎？

成云：既吐且利，小便复利，而大汗出，下利清谷，内寒外热，脉微欲绝者，不云急温。此少阴病脉沉，而云急温者。彼虽寒甚，然而证已形见于外，治之则有成法。此初头脉沉，未有形证，不知邪气所之，将发何病，是急与四逆汤温之。

少阴病，饮食入口则吐，心中温温欲吐，复不能吐，始得之，手足寒，脉弦迟者，此胸中实，不可下也，当吐也。若膈上

---

① 荑稗（yí bài）：荑、稗为二草名，似禾，实比穀小，亦可食。

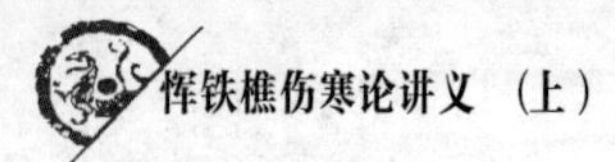

有寒饮，干呕者，不可吐也，当温之，宜四逆汤。“心中温温”，《玉函》作“心下温温”，《千金》作“心中愠愠”。“当”，《玉涵》成本作“急”。非也。

《鉴》云：饮食入口即吐，且心中温温欲吐，复不能吐，恶心不已，非少阴寒虚吐也，乃胸实吐也，故始得之，脉弦迟。弦者，饮也；迟者，寒也。而手足寒者，乃胸中阳气为寒饮所阻，不能通于四肢也。寒实在胸，当因而越之，故不可下也。若膈上有寒饮，但干呕有声，而无物出，此为少阴寒虚之饮，非胸中寒实之饮也，故不可吐，惟急温之。宜四逆汤，或理中汤加丁香、吴茱萸亦可也。

程云：“温温”字，与下文寒饮字对。欲吐复不能吐，与下文干呕字对。干，空也。饮食入口即吐，业已吐讫矣，仍复温温欲吐，复不能吐。此非关后入之饮食，吐之未尽，而胸中另有物，为之格拒也。胸中实者，寒物窒塞于胸中，则阳气不得阳气宣越。所以脉弦迟，而非微细者比。手足寒，而非四逆者比。但从吐治，一吐而得通。若膈上有寒饮，干呕者，虚寒从下上，而阻留其饮于胸中，究非胸中之病也，直从四逆汤，急温其下矣。

柯云：当吐之，宜瓜蒂散。

铁樵按：食入即吐，手足寒，其人王部必青，其为日必浅。此证于小孩常遇之，大都一吐即愈。所谓胸中实，不可下，即《幼科讲义》中热向内攻之谓。惟其热向内攻，故手指尖微厥，而胸中格拒，妄与攻下，即内陷矣。《幼科讲义》中苦口戒用回春丹、抱龙丸诸药，即以此故。故曰：胸中实，不可下也。本论谓胸中寒，口中和，热向内攻者，其舌必见热象。若膈上有寒饮而干呕，其舌必润。

少阴病，下利，脉微涩，呕而汗出，必数更衣，反少者，当温其上，灸之。原注：《脉经》云，灸厥阴，可五十壮。

钱云：阳气衰少则脉微，寒邪在经则脉涩。阴邪下走则利，上逆则呕也。肾脏之真阳衰微，不能升越而为卫气。卫气不密，故汗出也。必数更衣，反少者，即里急后重之谓也。乃下焦阳虚，清阳不能升举。少阴寒甚，阴气内迫而下攻也。阳气陷入阴中，阴阳两相牵制，致阴邪欲下走而不得，故数更衣。阳气虽不得上行，犹能提吸，而使之反少也。当温其上，前注皆谓灸顶上之百会穴，以升其阳。或曰，仲景无明文，未可强解，以意测之，非必巅顶，然后谓之上也。盖胃在肾之上，当以补暖升阳之药温其胃，且灸之，则清阳升而浊阴降，水谷分消，而下利自止矣。灸之者，少阴之脉穴，或更灸胃之三脘也，即前所谓当灸之，附子汤主之之法。

舒云：此证阳虚气墜，阴弱津衰，故数更衣，而出弓反少也。更衣者，古人如厕，大便必更衣。出弓者，矢去也。曾医一妇人，腹中急痛，恶寒厥逆，呕而下利，脉见微涩。予以四逆汤投之，无效。其夫告曰，昨夜依然作泄无度，然多空坐，醡[1]胀异常，尤可奇者，前阴醡出一物，大如柚子，想是尿脬。老妇尚可生乎？予即商之仲远，仲远踌躇曰：是证不可温其下，以逼迫其阴，当用灸法温其上，以升其阳而病自愈。予然其言而依其法，用生姜一片，贴头顶百会穴上，灸艾火三壮，其脬即收。仍服四逆汤，加芪、术，一剂而愈。

丹云：温其上，灸之，义未详。

方氏云：上，谓顶百会是也。

汪氏云：百会，治小儿脱肛久不差。此证亦灸之者，升举其阳也。喻氏、程氏、柯氏、《金鉴》皆从方说为解。特志聪、锡驹并云：温其上，助上焦之阳，与钱所援或曰之说略同。汪氏又引常器之云，灸太冲。郭白云云：灸太溪。《脉经》云：灸厥阴

---

① 醡：古同“榨”。

俞。俱误也。

铁樵按：既云当温其上，又云灸之，则其病为下陷无疑。所谓数更衣，反少者，当是后重。凡阳邪亲上，阴邪亲下。观肝阳上燔者，头眩目赤，热全在上，而气上冲，则知阴邪固结者，寒全在下，而气下坠。灸其上，举陷之意，则谓是百会穴，当未为大误。此病现在上海未曾经见。舒氏医案甚好，可供参证。反复综观各条及经验，凡后重，皆不可温。此条主温其上，是当证之事实。

第二十期

辨厥阴病脉证并治

厥阴之为病，消渴，气上撞心，心中疼热，饥而不欲食，食则吐蛔，下之，利不止。《玉函》“食则”上，有“甚者”二字。利不止，作“不肯止”。《脉经》《千金翼》并同。无“食则”之“食”。

程云：厥阴者，两阴交尽，阴之极也。极则逆，逆固厥，其病多自下而上。所以厥阴受寒，则雷龙之火逆而上奔，撞心而动心火。心火受触，则上焦俱扰，是以消渴而心烦疼，胃虚而不能食也，食则吐蛔，则胃中自冷可知。以此句结前证，见为厥阴自病之寒，非传热也。且以见乌梅丸为厥阴之主方，不但治蛔宜之。盖肝脉中行，通心肺，上巅，故无自见之证，见之中上二焦。其厥利发热，则厥阴之本证。胃虚脏寒，下之，则上热未除，下寒益甚，故利不止。

钱云：邪入厥阴，则阴邪自下，迫阳于上，故气上撞心，心中疼热而消渴也。消渴者，饮水多而渴不止也。阴中之阳，受迫而在上，故消渴而胃觉饥。然终是阴邪，所以不欲食。客热尚不杀谷，况阴邪乎？即使强食，阴邪不能腐化，湿热郁蒸，顷刻化而为蛔，随热气之上逆，故吐蛔也。若不知，而以苦寒误下之，则胃阳败绝，真阳下脱，故利不知也。

舒云：案，此条阴阳杂错之证也。消渴者，膈有热也。厥阴邪气上逆，故上撞心。疼热者，热甚也。心中疼热，阳热在上也。饥而不欲食者，阴寒在胃也。强与之食，亦不能纳，食必与蛔俱出，故食则吐蛔也。此证上热下寒。若因上热误下之，则上热未必即去，而下寒必更加甚，故利不止也。

张云：张卿子曰，尝见厥阴消渴数证，舌尽红赤，厥冷，脉微，渴甚，服白虎、黄连等汤皆不救。盖厥阴消渴，皆是寒热错杂之邪，非纯阳亢热之证，岂白虎、黄连等药，所能治乎？

《鉴》云：此条总言厥阴为病之大纲也。厥阴者，为阴尽阳生之脏，与少阳为表里者也。邪至其经，从阴化寒，从阳化热。故其为病，阴阳错杂，寒热混淆也。

杨氏《活人总括》云：张氏有言，厥阴为病，消渴，气上冲心，饥不欲食，食即吐蛔。吐蛔既出于胃冷，设有消渴之证，何哉？盖热在上焦，而中焦下焦，虚寒无热耳。设或大便硬结，是亦蕴毒使然，又不可指为燥粪。但用生料理中汤，加大黄，入蜜，以利之，白术、干姜，所以辅大黄也。案：《六书》加味理中饮，本于此说，当考①。

铁樵按：谓厥阴病是寒热错杂之证，自是不误。因厥阴主方是乌梅丸，乌梅丸之药味，寒热并用者也。然本篇可疑处较他篇为多，可取法处较他篇为少。愚有心得，与经文绝不类，颇以杂经叛道为嫌。然治病则奇效，其方法均从《千金》《内经》得来，是虽与《伤寒论》不同，于中医学未为魔道。窃疑《伤寒论·厥阴篇》原文散失者多，已全非仲景书真面目，故用以治病，十九无效。而厥阴之真意义，遂无人得知。病人之患厥阴证者，有死而已。吾既有所得，若复秘之，于心未安，且吾之得此，亦有缘法，非徒勤求古训。假使不公布，不知更须几何年方能明白，则吾罪大矣。兹仍照前例逐节加按语，未能完全之处，限于能力，若有机缘，他日再呈成之。

详本节心中疼热，饥而不欲食，是病在胃；下之利不止，是病在肠。肠胃病不属之阳明，不属之太阴者，以其病之兼风化

---

① 当考：原作“考当”，据《伤寒论辑义》互乙。

也。《伤寒论》之六经，太阳兼寒化，阳明兼燥化，太阴兼湿化，少阳兼火化，少阴兼热化，厥阴兼风化。寒化故恶寒；燥化故渴，不恶寒但恶热；湿化故腹满；火化故口苦咽干。少阴之热化是虚热，故多从治；厥阴之风化是内风，非外风，故阴阳不相顺接。饥而不能食，利而不得止，皆阴阳不相顺接故也。若何是阴阳不相顺接，说在下文。

厥阴中风，脉微浮，为欲愈。不浮，为未愈。《玉函》《千金翼》"脉"上，有"其"字。

《鉴》云：厥阴中风，该伤寒而言也。脉微，厥阴脉也。浮，表阳脉也。厥阴之病，既得阳浮之脉，是其邪已还于表，故为欲愈也。不浮则沉，沉，里阴脉也，是其邪仍在于里，故为未愈也。

锡云：王良能曰，阳病得阴脉者死。不浮，未必即是阴脉，故只未愈。不曰沉，而曰不浮，下字极活。

张云：案，仲景三阴，皆有中风。然但言欲愈之脉，而未及于证治者，以风为阳邪，阴经之中，得风气流动，反为欲愈之机。

铁樵按："中风"二字是术语，与《太阳篇》中风二字同一意义，盖发热而有汗之谓也。厥阴中风，犹言厥阴证，发热、有汗、脉微浮为病有向外之机转，是不相顺接者有变为顺接之倾向，故为欲愈，反是为不欲愈。

厥阴病，欲解时，从丑至卯上。《玉函》《千金翼》作"从丑尽卯"。

锡云：少阳旺于寅卯。从丑至卯，阴尽而阳生也。厥阴病解于此时者，中见少阳之化也。徐旭升曰：三阳解时，在三阳旺时而解。伤寒以生阳为主也。

厥阴病，渴欲饮水者，少少与之愈。《玉函》《千金翼》"愈"上有"即"字。喻本、程本、钱本、魏本，并无"渴"字。

程云：厥阴之见上热，由阴极于下，而阳阻于上，阴阳不相顺接使然，非少阴水来克火，亡阳于外者比。寒凉不可犯下焦，而不妨济上焦。欲饮水者，少少与之，使阳神得以下通，而复不犯及中下二焦，亦阴阳交接之一法也。

丹云：成氏以降，以渴欲饮水，为阳回气暖，欲解之佳兆。殊不知消渴乃厥阴中之一证。特柯氏注云：水能生木，能制火，故厥阴消渴最宜之。是也。盖曰，愈者，非厥阴病愈之义，仅是渴之一证，得水而愈也。汪氏引武陵陈氏，辨篇首消渴，与此条之消渴不同，竟不免牵强耳。

诸四逆厥者，不可下之，虚家亦然。

锡云：诸病而凡四逆厥者，俱属阴寒之证，故不可下。然不特厥逆为不可下，即凡属虚家，而不厥逆者，亦不可也。

张均卫曰：虚家伤寒，未必尽皆厥逆。恐只知厥逆为不可下，而不知虚家虽不厥逆，亦不可下，故并及之。汪云：仲景于后条虽云，热厥者应下之，然方其逆厥之时，下之一法，不轻试也。诸字，是该下文诸厥之条而言。虚家亦然者，言人于未病之前，气血本虚也。

丹云：《玉函》从此条以下至篇末，别为一篇，题曰《辨厥利呕哕病形证治第十》。

伤寒，先厥后发热，而利者，必自止，见厥复利。

成云：阴气胜则厥逆而利，阳气复则发热，利必自止。见厥则阴气还胜，而复利也。

张云：伤寒，先厥，后发热而利，言伤寒表证罢，先见厥利而后发热，非阴证始病，便见厥利也。先厥后发热，而利必自止，乃厥阴之常候。下文见厥复利，乃预为防变之辞。设厥利止，而热不已，反见咽痛喉痹，或例脓血，又为阳热有余之证矣。

铁樵按：张注是也。冠以“伤寒”字，是言厥阴证从传变来。先厥后发热而利，是因厥而利，非因热而利。厥而利，当观热之先后。假使热在后，虽利必自止也。与三三二条合观，则知厥为病进，热为病退。厥则热在里，其脉沉甚则至于伏，故云热深厥深。热则病向外，其脉浮，故云浮为欲愈，不浮为未愈。

伤寒，始发热六日，厥反九日而利。凡厥利者，当不能食，今反能食者，恐为除中。原注：一云消中。**食以索饼，不发热者，知胃气尚在，必愈。恐暴热来出而复去也。后日脉之，其热续在者，期之旦日夜半愈。所以然者，本发热六日，厥反九日，复发热三日，并前六日，亦为九日，与厥相应，故期之旦日夜半愈。后三日脉之，而脉数，其热不罢者，此为热气有余，必发痈脓也**。“食以索饼”，《千金翼》作“食之黍饼”。“后日脉之”，成本、《玉函》作“后三日脉之”。《玉函》无“所以然”以下三十八字。

钱云：自始发热，至夜半愈，是上半截原文。所以然者，至必发痈脓止，乃仲景自为注脚也。但厥反九日而利句下，疑脱“复发热三日，利止”七字。不然，如何下文有恐暴热来出而复去二句。且所以然句下云，发热六日，厥反九日，复发热三日，并前六日，亦为九日。是明明说出，其为脱落无疑矣。然何以知其为复发热利止乎？上条云，先厥后发热，利必自止。况自食索饼后，并不言利，是以知其复发而利止也。言始初邪入厥阴，而发热者六日，热后厥者九日，是发热止六日，而厥反九日，厥多于热者三日矣，故寒邪在里而下利也。厥后复发热三日，利必自止。大凡厥冷下利者，因寒邪伤胃，脾不能散精，以达于四肢。四肢不能禀气于胃而厥。厥则中气已寒，当不能食，今反能食者，似乎胃气已回。但恐为下文之除中，则胃阳欲绝，中气将除，胃中垂绝之虚阳复焰，暂开而将必复闭，未可知也。姑且食以索饼。索饼者，疑即今之条子面及馓子之类，取其易化也。食后不停滞而发热，则知已能消谷，胃气无损而尚在，其病为必愈也。何也？恐其后发之暴热暂来，出而复去故也。食后三日脉之，而厥后之热续在者，即期之明日夜半愈。所以然者，以其本发热六日，厥反九日，计后三日，续发之热又三日，并前六日，亦为九日，是与厥相应，为阴阳相均，胜复之气当和。故期之旦日夜半，阴极阳回之候，其病当愈。所谓厥阴欲解时，自丑至卯上也。所谓后三日脉之，其热续在，为阴阳相当而愈，则其热当止矣。若脉仍数，而其热不罢者，此为热气有余，阳邪太过，随其蕴蓄之处，必发痈脓也。

汪云：即来复骤去者，此胃中真气得食，而尽泄于外，即名除中，而必死矣。魏云：食索饼以试之。若发热者，何以知其胃气亡？则此热，乃暴来出而复去之热也。即如脉暴出者，知其必死之义也。阴已盛极于内，孤阳外走，出而离阴，忽得暴热，此顷而不救之证也。凡仲景言曰，皆约略之辞。如此九日之说，亦未可拘。总以热与厥，较其平均耳。如热七八日，厥七八日，亦可；热五六日，厥五六日，俱可。不过较量其阴阳盛衰，非定谓必热九日，厥九日，方可验准也。

柯云：发痈肿，是阳邪溢于形身，俗所云伤寒留毒者，是也。

丹云：《金鉴》云，不发热之“不”字，当是“若”字。若是“不”字，即是除中，何以下接恐暴热来出而复去之文也。盖二“恐”字，皆疑为除中而下之。若是发热，则不可更言恐暴热来出而复去也。此说不可从。丹又云：方云，索当作素，谓以素常所食之饼饵饲之。一说，无肉曰素。志聪云：索饼，麦饼也。此说非也。

刘熙《释名》云：饼，并也，溲面使合并也。蒸饼、汤饼、蝎饼、髓饼、金饼、索饼之属，皆随形而名之。《缃素杂记》云：凡以面为食，具皆谓之饼。清·来集之《倘湖樵书》云：今俗以麦面之线索而长者，曰面；其圆块而扁者，曰饼。考之古人，则皆谓饼之。汉·张仲景《伤寒论》云：食以索饼。饼而云索，乃面耳。此汉人以面为饼之一证也。知是钱氏为条子面者，确有依据也。

铁樵按：此条文字冗长，而语气不相续。钱氏补“复发热三日利止”七字，亦仅就文字上推测，似乎有此七字较顺，然可疑处正多。食以索饼句，简直无此情理。胃气尚在与否，不能假色脉以断之，乃乞灵于索饼之试验，尤无理之甚者。恐暴热句，与上文不相接，谓是提笔，属之下文，亦复不类。此外不可解处尚多，犹之读模糊之碑帖，字迹且不明了，无论意义。然若对于字句之支离灭裂不求其解，第就大段求其神理，却有可以领会之处。仲景之意，盖谓厥与热日数恒相当。若厥多于热，则病危；然若热多于厥，则作痈脓。凡厥且利者，例不能食。若能食者，为除中。食以索饼句固误，证以此，下一条不发热句亦误。盖胃中寒为除中原因，但当问胃寒与否，与发热无干也。以上所述，为本节意义之可知者。至于厥与热何故相当？自有其理，下文详之。

伤寒脉迟，六七日，而反与黄芩汤彻其热。脉迟为寒，今与黄芩汤，复除其热，腹中应冷，当不能食，今反能食，此名除中，必死。“今与”，《玉函》作“而与”。“此名”，《玉函》《千金翼》作“此为”。钱曰：彻，读为撤。

汪云：脉迟为寒，不待智者而后知也。六七日，反与黄芩汤者，必其病初起，便发厥而利。至六七日，阳气回复，乃乍发热。而利未止之时，粗工不知，但见其发热下利，误认以为太少合病，因与黄芩汤彻其热。彻，即除也。又脉迟云云者，是申明除其热之误也。

成云：除，去也。中，胃气也。言邪气太甚，除去胃气。胃欲引食自救，故暴能食也。

柯云：除中，则中空无阳，反见善食之状。俗云，食禄将尽者，是也。程云：对上文看，则食入必发热可知矣，必见下利、厥逆、发躁等证而死。上条脉数，此条脉迟，是题中二眼目。

丹云：《金鉴》云，“伤寒脉迟六七日”之下，当有“厥而下利”四字。若无此四字，则非除中证矣。有此四字，始与下文反与黄芩汤之义相属。此说颇有理。然而汪氏太明备，不必补“厥而下利“四字，而义自通矣。

伤寒，先厥后发热，下利必自止，而反汗出，咽中痛者，其喉为痹，发热无汗，而利必自止。若不止，必便脓血。便脓血者，其喉不痹。

汪云：先厥后发热，下利必自止。阳回变热，热邪太过，而反汗出，咽中痛者，此热伤上焦气分也。其喉为痹。痹者，闭也。此以解咽中痛甚，其喉必闭而不通，以厥阴经循喉咙之后，上入颃颡故也。又热邪太过，无汗而利不止，便脓血者，此热伤下焦血分也。热邪泄于下，则不干于上，故云其喉不痹。或问，中寒之邪，缘何变热？余答云，元气有余之人，寒邪不能深入，才着肌表，即便发热，此伤寒也；元气不足之人，寒邪直中阴经，不能发热，此中寒也。寒中厥阴，为阴之极阴，极则阳生，故发热。然亦当视其人之元气何如。若发热则自愈者，元气虽不足，不至太虚，故得愈也。元气太虚之人，不能发热，但厥而至于死者，此真阳脱也。有发热而仍厥者，此阳气虽复而不及，全赖热药以扶之也。有发热而至于喉痹、便脓血，如上证者，此阳气虽复而太过，其力不能胜邪热，全赖凉药以平之也。余疑此条证，或于发厥之时，过服热药，而至于此。学者临证，宜细辨之。

丹云：汪云，常器之曰：喉痹，可桔梗汤；便脓血，可桃花汤。然桃花汤内有干姜，过于辛热，不可用也。如黄芩汤，可借用之。张云：便脓血者，白头翁汤。未知何是。

铁樵按：厥阴与少阳同，皆自下而上，第一节气上撞心，即是此节喉痹之理。便脓血，气下陷，下陷即不上冲，故喉不痹。

试就本节一为推敲病之形能，可以证明喉头、扁桃腺与汗腺有关系之说；厥而下利，可以证明神经与肠有关系之说；厥阴为肝经乃涉及神经系之病也。

伤寒一二日至四五日，厥者必发热。前热者，后必厥。厥深者，热亦深；厥微者，热亦微。厥应下之，而反发汗者，必口伤烂赤。“四五日”下，成本、《玉函》有“而”字。

程云：伤寒，毋论一二日至四五日而见厥者，必从发热得之。热在前，厥在后，此为热厥。不但此也，他证发热时不复厥，发厥时不复热，阴阳互为胜复也。唯此证，孤阳操其胜势，厥自厥，热仍热，厥深则发热亦深，厥微则发热亦微。而发热中，兼夹烦渴、不下利之里证，总由阳陷于内，菀其阴于外，而不相接也。须用破阳行阴之法，下其热，而使阴气得伸，逆者顺矣。不知此，而反发汗，是徒从一二日及发热起见，认为表寒故也。不知热得辛温，而助其升散，厥与热两不除，而早口伤烂赤矣。

喻云：前云诸四逆厥者，不可下矣，此云厥应下之者，其辨甚微。盖先四逆而后厥，与先发热而后厥者，其来迥异。故彼云不可下，此云应下之也。以其热深厥深，当用苦寒之药，清解其在里之热。即名为下，如下利谵语，但用小承气汤止耳，从未闻有峻下之法也。若不用苦寒，反用辛甘发汗，宁不引热势上攻？口伤烂赤，与喉痹互意。

丹云：喻注云，先四逆而后厥，则似以四逆与厥，分为二证。钱氏于四逆散注，辨厥、四逆同一义。极是，当参考。丹又云：汪云，此条系《阳明篇》错简。此说非也。此证固是阳明胃家实。然以其厥者，与厥阴之厥相似，故揭于此篇，与下白虎汤条同意。

铁樵按：厥字，不止一种意义。指尖凉谓之微厥，则厥之甚者自然是四逆。四逆当温者，与厥阴之四逆不同，可别之为少阴之四逆，与厥阴之四逆。少阴之四逆，亡阳为之主因，其脉必沉微而弱，其肤腠必有冷汗。何以故？因阴争于内，阳扰于外，构成阳破阴消之局。四末离中央较远，体温不能输送至于其地，故手冷过肘、脚冷过膝。此种病若就生理可见者言之，是心房弛张无力，血行不能及远，故爪下恒见紫色。西医认此为心房衰弱，其治法用强心剂，然结果多不良，因能识生理之浅层，未能识生理之深层也。《内经》以阴阳为说曰：阳者卫外，阴者内守而起亟。此究有若何之意义乎？综观经文所言，如云大块无所凭，大气举之；云藏德不止，故不下；云阳破阴消，阴藏阳密。此其所言实是爱力，故其论脏腑之关系，曰内外雌雄相输应。可谓明明说出爱力生于热力。故四逆于外者，责其内之无热，而以姜附主治。此实能识生理之深层，故其效捷于影响。

至于厥阴之四肢冷，非里面无热之谓，乃热向内攻之谓。阳明证有指尖微厥者，其心下必温温欲吐，乃是热向内攻。已于《幼科讲义》中详言之矣。少阳证，寒热往来，当其寒时，亦肢冷、爪下泛紫色，亦是热向内攻。少阳证之所以寒热往来，简单言之，邪正互相格拒，互为低昂之故。阳明、少阳、厥阴病各不同，若论厥逆，则同为热向内攻。就中少阳与厥阴最为相似，因同是邪正格拒，互为低昂也。惟其是邪正互为低昂，故先厥者，必发热；前热者，后必厥。厥深者，热亦深；厥微者，热亦微。假使厥不复热，成一往不返之局，则其人已死，不名为厥矣。生气未尽，照例不死。故见厥时，其后之发热可以预必。

阳明与少阳，异者为其不寒热往来；少阳与厥阴，异者因有虚实之辨。所谓三阳皆实，三阴皆虚。少阴之四逆，脉微多汗；厥阴之四逆，脉沉不汗也，汗之而必口伤烂赤者。厥阴主肝，其专责是调节遍身之血，厥阴病则血无不病。本患荣枯血少，复强责其汗，则津液枯竭，腺体起异常变化，肝胆皆上逆，故病征独见于咽喉口舌。惟云厥当下之，却有义疑。

详"厥"字之意义，四逆谓之厥，猝然不省人事亦谓之厥。《内经》所谓厥巅疾，所谓下厥上冒，皆属此种。凡如此之厥，有可以攻下之理；若热向内攻之厥，无可以攻下之理。何以故？厥之所以能复，因正气能抗病。热深厥深者，病气胜而正气负也。厥止发热者，病气负而正气伸也。惟其是正气得伸，故先厥后发热。日数相应者，知其病之将愈。既如此，则扶正达邪之不暇，奈何下之？下之，比之下井投石，正虚邪陷矣。若云是下厥上冒之厥，亦非仅仅攻下，可以济事者。且与热深厥深是两种病，岂得混为一谈？此条文气确是《伤寒论》原文，且言病理处均极正当明白。惟此下字，不可解，亦不可为训。今之婴儿发热、手足微厥，经儿科用攻下，致内陷不救者，习见不鲜。即使此条真为仲景原文，亦当存疑。

厥当下之，甚确。始吾治脑症有不愈者，往往由急性变成慢性，竟无办法。后用治脑之药，外加用瓜蒂散，病儿大便畅下，其病霍然。然后悟厥之原因由于积者，非下不可，徒治脑，是头痛医头。壬申九月，铁注。

伤寒病，厥五日，热亦五日。设六日当复厥，不厥者自愈。厥终不过五日。以热五日，故知自愈。

《鉴》云：伤寒邪传厥阴，阴阳错杂为病。若阳交于阴，是阴中有阳，则不厥冷；阴交于阳，是阳中有阴，则不发热。惟阴盛不交于阳，阴自为阴，则厥冷也；阳亢不交于阴，阳自为阳，则发热也。盖厥热相胜则逆，逆则病进；厥热相平则顺，顺则病愈。今厥与热日相等，气自平，故知阴阳和，而病自愈也。

喻云："厥终不过五日"以下三句，即上句注脚。

程云：云自愈者，见厥热已平，其他些少之别证，举不足言矣。

魏云：厥热各五日，皆设以为验之辞，俱不可以日拘。如算法设为问答，以明其数，使人得较量其亏盈也。厥之本于肝，忽发热发厥，亦犹少阳往来寒热之义也。阳经病本于腑，病浅在表；阴经病本于脏，病深在里。此所以为时之久暂不同也。观于疟证之一日、间日、三日，发之迟速不同，则少阳之往来寒热，厥阴之忽热、忽厥，皆肝经脏之本然也。

铁樵按：似当作热终不过五日，以厥五日，故知自愈。因此条之主意只在说明热与厥相当，热之日数如其厥之日数。

凡厥者，阴阳气不相顺接，便为厥。厥者，手足逆冷者是也。成本、《玉函》“冷者”之“者”，无。

魏云：凡厥者，其间为寒为热不一，总由肝脏受病，而筋脉隧道同受其患。非阴盛而阳衰，阳为寒邪所陷，则阳盛而阴衰，阴为热邪所阻。二气之正，必不相顺接交通。寒可致厥，热亦可致厥也。言凡厥者，见人遇厥，当详谛其热因、寒因，而不可概论混施也。夫厥之为病，何状？手足逆冷，是为厥也。在阴经诸证，原以手足温冷分寒热。今凡厥，俱为手足逆冷，则是俱为寒，而非热矣。不知大寒似热，大热似寒，在少阴已然。至厥阴之厥证，阴阳凡不顺接，皆厥也，又岂可概言寒邪反混施也？此仲景就厥阴病中，厥之一证，令人详分寒热，便于立法以出治也。

铁樵按：阴阳不相顺接，是古人从病能体会而得。自今日言之，直是神经变硬之渐。惟其是神经变硬，故泄泻无度，或便脓血，而其机之初见者，则在厥之见症。

伤寒，脉微而厥，至七八日，肤冷，其人躁，无暂安时者，此为脏厥，非蛔厥也。蛔厥者，其人当吐蛔。令病者静，而复时烦者，此为脏寒。蛔上入其膈，故烦。须臾复止，得食而呕，又烦者，蛔闻食臭出，其人当自吐蛔。蛔厥者，乌梅丸主之，又主久利。“非蛔厥也“，成本作“非为蛔厥也”。王肯堂校本、《千金翼》作“死”一字。“令病者”，《玉函》作“今病者”。成本、《玉函》“时烦”下，无“者”字，“上入”下，无“其”字。“又主久利”四字，《玉函》

无，《千金翼》为细注。

《鉴》云：伤寒脉微而厥，厥阴脉证也。至七八日不回，手足厥冷，而更通身肤冷，躁无暂安之时者，此为厥阴阳虚，阴盛之脏厥，非阴阳错杂之蛔厥也。若蛔厥者，其人当吐蛔。今病者静，而复时烦，不似脏之躁无暂安时，知蛔上膈之上也，故其烦须臾复止也。得食而吐，又烦者，是蛔闻食臭而出，故又烦也。得食，蛔动而呕，蛔因呕吐而出，故曰其人当自吐蛔也。蛔厥，主以乌梅丸，又主久利者，以此药性味，酸苦辛温，寒热并用，能解阴阳错杂，寒热混淆之邪也。

喻云：脉微而厥，则阳气衰微可知。然定其为脏厥、蛔厥也。惟肤冷，而躁无暂安时，乃为脏厥。用四逆汤及灸法，其厥不回者死。柯云：脏厥、蛔厥，细辨在烦躁。脏寒，则躁而不烦；内热，则烦而不躁。其人静而时烦，与躁而无暂安者，迥殊矣。此与气上撞心，心中疼热，饥不能食，食即吐厥者，互文以见意也。看厥阴诸证，与本方相符。下之利不止，与又主久利句合。则乌梅丸，为厥阴主方，非只为蛔厥之剂矣。

魏云：此为脏寒，此“脏”字即指胃。《内经》十二脏，并腑以言脏也。其蛔因胃虚寒，浮游于上，故有易吐之势。丹云：《金鉴》云，“此为脏寒”之“此”字，当是“非”字。若是“此”字，即是脏厥，与辨蛔厥之义不属。此说误矣。盖此证膈热胃寒，蛔避寒就温，故上入其膈也。若果非脏寒，则乌梅丸中，宜不用附子、干姜、桂枝、蜀椒之辛热。柯氏亦误作非脏寒。抑何不思之甚也。《总病论》：脏厥，宜四逆汤辈，极冷服之。

乌梅丸方

乌梅三百枚。成本：枚作“个”　**细辛**六两　**干姜**十两　**黄连**十六两。成本作“一斤”，《千金》作“十两”　**当归**四两　**附子**六两，炮，去皮。方、周、魏、吴，并作“六枚”。成本，此与桂枝，并脱“去皮”字　**蜀椒**四两，去汗　**桂枝**去皮，六两　**人参**六两　**黄柏**六两。《千金》云：一方用“麦柏”

上十味，异捣筛，合治之，以苦酒渍乌梅一宿，去核，蒸之五斗米下，饭熟，捣成泥，和药令相得，内臼中。与蜜杵二千下，丸如梧桐子大。先食饮服十丸，日三服。稍加至二十丸。禁生冷、滑物、臭食等。成本，“丸“字并作“员”。“渍“，志聪、锡驹作“浸”。《千金》“五斗米”，作“五升米”；“泥”作“埿”；“和药”作“盘中搅”三字。“饭熟”下，《玉函》有“取”字，“臭食”作“食臭”。

吴云：此方主胃气虚，而寒热错杂之邪，积于胸中，所以蛔不安，而时时上攻，故仍用寒热错杂之味治之。方中乌梅之酸以安胃；蜀椒之辛以泄滞；连柏之苦以降气。盖蛔闻酸则定，见辛则伏，遇苦则降。其他参、归，以补气血之虚寒；姜附以温胃中之寒饮。若无饮，则不呕逆，蛔亦不上矣。辛桂以祛陷内之寒邪。若无寒邪，虽有寒饮，亦不致呕逆。若不呕逆，则胃气纵虚，亦不致蛔厥。

程云：名曰安蛔，实是安胃，故并主久利。见阴阳不相顺接，厥而下利之证，皆可以此方括之也。

《内台方议》云：蛔厥者，乃多死也。其人阳气虚微，正元衰败，则饮食之物不化精，反化而为蛔虫也。蛔为阴虫，故知阳微而阴胜。阴胜则四肢多厥也。若病者时烦时静，得食而呕，或口常吐苦水，时又吐蛔者，乃蛔证也。又腹痛，脉反浮大者，亦蛔证也。有此当急治，不治杀人。故用乌梅为君，其味酸能胜蛔；以川椒、细辛为臣，辛以杀虫；以干姜、桂枝、附子为佐，以胜寒气而温其中；以黄连、黄柏之苦以安蛔；以人参、当归之甘而补缓其中，各为使。且此蛔虫为患，为难比寸白等，剧用下杀之剂，故得胜利之方也。《千金方》：治冷痢久下，乌梅圆。即本方。

伤寒，热少微厥，指原注：一作稍。**头寒，嘿嘿不欲食，烦躁数日，小便利，色白者，此热除也。欲得食，其病为愈。若厥而呕，胸胁烦满者，其后必便血。**成本、《玉函》“微厥”作“厥微”。《千金翼》“指头”作“梢头”。

程云：热既少厥微，而仅指头寒，虽属热厥之轻者，然热与厥并现，实与厥微热亦微者，同为热厥之例。故阴阳胜复，难以揣摩。但以嘿嘿不欲食，烦躁，定为阳胜。不欲食，似属寒。以烦躁，知其热。小便利，色白，欲得食，定为阴复。盖阴阳不甚，在热厥上显出者，如此证。热虽少，而厥则不仅指头寒，且不但嘿嘿不欲食，而加之呕；不但烦躁，而加之胸胁满，则自是厥深、热亦深之证也。微阴当不能自复，必须下之，而以破阳行阴为事矣。苟不知此，而议救于便血之后，不已晚乎？此条下半截曰小便利、色白，则上半截小便短、色赤可知，是题中二眼目。嘿嘿不欲食，欲得食，是二眼目。胸胁满、烦躁，与热除，是二眼目。热字，包有烦躁等证，非专指发热之热也。

汪云：《补亡论》郭白云云，热不除而便血，可犀角地黄汤。

柯云：此少阳半表半里证。微者，小柴胡和之；深者，大柴胡下之。

丹云：以上二说，恐与经旨畔矣。

铁樵按：此节是热微厥微。程注当，柯喻二说亦当，并不与经旨相畔。小便色白，即是色清，并非白如米泔。厥阴是肝经，胸胁是肝经之部位，厥呕、烦满，是肝热之病症。便血当是尿血，以对于小便利、色白说。盖病退，则小便利色白；病进，则尿血也。

病者，手足厥冷，言我不结胸，小腹满，按之痛者，此冷结在膀胱关元也。

《鉴》云：病者，手足厥冷，言我不结胸，是谓大腹不满，而惟小腹满，按之痛也。论中①有小腹满，痛按之，小便自利者，是血结膀胱证。小便不利者，是水结膀胱证。手足热，小便赤涩者，是热结膀胱证。此则手足冷、小便数而白，知是冷结膀胱证也。

程云：发厥虽不结胸，而小腹满，实作痛结，则似乎可下。然下焦之结多冷，不比上焦之结多热也。况手足冷、上焦不结，惟结膀胱关元之处，故曰冷结也。

钱云：关元者，任脉穴也，在脐下三寸，亦穴之在小腹者，总指小腹满痛而言，故谓冷结在膀胱关元也。

柯云：当知结胸证，有热厥者。

汪云：《补亡论》庞安时云，宜灸关元穴。据《图经》云：关元一穴，系腹部中行，在脐下三寸，足三阴、任脉之会，治脐下疞痛，灸之良，可百壮。愚以灸关元，而膀胱之冷结自解矣。

丹云：《总病论》删“言我不结胸”五字，似是。《伤寒蕴要》云：小腹，下焦所治，当膀胱上口，主分别清浊，或用真武汤。

铁樵按：冷结膀胱句，冷字有疑义，当是热字。冷为虚热，为实，实者拒按，虚则不拒按。且就病能言之，亦是热结，惟其热结，所以手足厥冷。若寒在小腹，痛而不拒按，且下利矣。膀胱关元，泛指地位，言其是三阴任脉之会。有血结者，其病是癥瘕慢性。吾曾值此症，治以温药，兼用柴胡、鳖甲而愈。则冷结云者，实是血结。《金鉴》、程氏之说，皆可商矣。

伤寒，发热四日，厥反三日，复热四日，厥少热多者，其病当愈。四日至七日，热不除者，必便脓血。《玉函》无两“者”字，便作“清”。成本无上“者”字；“热不除者”下，有“其后”二字。

《鉴》云：伤寒邪在厥阴，阳邪则发热，阴邪则厥寒，阴阳

① 中：原脱，据《伤寒论辑义》补。

错杂，互相胜复，故或厥或热也。伤寒，发热四日，厥亦四日，是相胜也。今厥反三日，复热四日，是热多厥少，阳胜阴退，故其病当愈也。当愈不愈，热仍不止，则热郁于阴，其后必便脓血也。

汪云：《补亡论》常器之云，可桃花汤。误矣。愚以仲景黄芩汤，可借用之。

丹云：未知是否。

铁樵按：先厥后热，病向外达，故厥热日数相当，其病自愈。若热过当，是则便脓血矣。便脓血即是痢，是转属病，当白头翁汤。黄芩汤非其治，无效。桃花汤可治脏厥之利，不能治热陷下利。丹氏亦未能根本解决，故有黄芩汤之说。

伤寒，厥四日，热反三日，复厥五日，其病为进。寒多热少，阳气退，故为进也。喻本、程本、魏本、《金鉴》并接前条为一条。

方云：此反上条而言。进，加重也。

程云：厥阴少阳，一脏一腑。少阳在三阳为尽，阳尽则阴生，故有寒热之往来；厥阴在三阴为尽，阴尽则阳生，故有厥热之胜复。凡遇此证，不必论其来自三阳，起自三阴，只论厥与热之多少。热多厥少，知为阳胜，阳胜病当愈；厥多热少，知为阴胜，阴胜病日进。热在后而不退，则为阳过胜，过胜而阴不能复，遂有便血诸热证；厥在后而不退，则为阴过胜，过胜而阳不能复，遂有亡阳诸死证。所以调停二者，治法须合乎阴阳进退之机，阳胜宜下，阴胜宜温，若不图之于早，坐令阴竭阳亡，其死必矣。

汪云：《补亡论》常器之云，可四逆汤。待其热退寒进，厥不复热者，始可用之。

铁樵按：阳胜宜下，阴胜宜温，两语似是而非。待其热退寒进，厥不复热时，始可用四逆汤。真是梦话。因不知热厥与脏厥之理，故有此等谬说。

伤寒六七日，脉微，手足厥冷，烦躁，灸厥阴，厥不还者死。“脉”上，《玉函》《千金翼》有“其”字。“微”，《千金翼》作“数”。

《鉴》云：此详申厥阴脏厥之重证也。伤寒六七日，脉微，手足厥冷，烦躁者，是厥阴阴邪之重病也。若不图之于早，为阴消阳长之计，必至于阴气寖寖而盛。厥冷日深，烦躁日甚，虽用茱萸、附子、四逆等汤，恐缓不及事，惟当灸厥阴，以通其阳。如手足厥冷，过时不还，是阳已亡也，故死。程云：脉微厥冷而烦躁，是即前条中所引脏厥之证，六七日前无是也。汪云：烦躁者，阳虚而争，乃脏中之真阳欲脱，而神气为之浮越，故作烦躁。常器之云：可灸太冲穴。以太冲二穴，为足厥阴脉之所注。穴在足大指下后二寸，或一寸半陷中，可灸三壮。武陵陈氏云：灸厥阴，如关元、气海之类。宗印云：此当灸厥阴之荥穴、会穴，行间、章门是也，关元、百会亦可。丹云：今验气海、关元为得矣。

铁樵按：此条是脏厥证，兼见少阴亡阳证。必有汗，脉微，不当躁，脉微而躁，是阴躁，其里无热，故知当阳亡于外而有汗。此下一条亦脏厥。脉微、不当躁两句，似尚中肯。

伤寒发热，下利厥逆，躁不得卧者死。

喻云：厥证但发热则不死，以发热则邪出于表，而里证自除，下利自止也。若反下利、厥逆，烦躁有加，则其发热又为阳气外散之候，阴阳两绝，亦主死也。

伤寒发热，下利至甚，厥不止者死。《玉函》无此条。

成云：《金匮要略》曰：六腑气绝于外者，手足寒；五脏气绝于内者，利下不禁。伤寒发热，为邪气独甚，下利至甚，厥不止，为脏腑气绝，故死。

钱云：发热则阳气已回，利当自止，而反下利至甚，厥冷不止者，是阴气盛极于里，逼阳外出，乃虚阳浮越于外之热，非阳回之发热，故必死矣。

铁樵按：此条是纯厥阴证，神经变硬，胃肠全无固摄力，故洞泄无度，厥不复还。

伤寒，六七日不利，便发热而利，其人汗出不止者死。有阴无阳故也。《玉函》“不利”作“不便利”，“便”字作“忽”。

魏云：伤寒六七日不下利，此必见[1]阳微之证于他端也，而人不反觉，遂延误其扶阳之方。其人忽而发热，利行汗出，且不止，则孤阳为盛阴所逼，自内而出亡于外，为汗、为热，自上而随阴下泄为利。顷刻之间，阳不守其宅，阴自独于里，有阴无阳而死。倘早为图，维何致噬脐莫追乎？

锡云：王元成曰，厥阴病，发热不死。此三节，发热亦死者，首节在躁不得卧；次节在厥不止；三节在汗出不止。

铁樵按：汗出不止，利不止，皆是神经变硬。所谓阴阳不相顺接，利在肠，汗在汗腺。

伤寒五六日，不结胸，腹濡，脉虚，复厥者，不可下。此亡血，下之死。成本、《玉函》“亡”上有“为”字。《千金翼》作“不可下之，下之亡血死”。

程云：诸四逆厥之不可下者，已条而析之矣，更得言夫虚家亦然之故。伤寒五六日，外无阳证，内无胸腹证，脉虚复厥，则虚寒二字，人人知之。谁复下者，误在肝虚则躁而有闭证，寒能涩血故也。故曰此为亡血，下之死。方云：亡与无通。钱本改原文作“无血”。《金鉴》云：结胸二字，当是“大便”二字。不结胸，腹濡，脉虚复厥，皆无可下之理。而曰不可下，何所谓邪？丹云：以上数说，不可从。程注，觉允当矣。

铁樵按：此条亦文字不顺，病理不合。热厥之证，无可下之理，前已详辨之。此处忽着一不可下，似乎有意掩着。盖此处云

---

① 见：原脱，据《伤寒论辑义》补。

不可下，若曰其他厥逆固当下也。岂知仲景所谓不可下，必庸手认为可下，而其病实不可下者，方以不可下戒之。若尽人知为不可下，则不须多此告诫也。故腹濡、脉虚而议下，无此理。腹濡脉虚之下，赘不可下，尤无此理。且仅云腹濡脉虚，亦岂是亡血之证？疑此等处皆彼江南诸师秘仲景书者为之，非原文也。

此按可商。厥阴因食积致厥者，有可下之理。肝脏为病，与血亦有密切关系。惟本篇本文各节，都未能充分明了，存此按亦无妨。

发热而厥，七日下利者，为难治。“发”上，《玉函》《千金翼》有“伤寒”二字。

钱云：厥多而寒盛于里，复至下利，则腔腹之内，脏腑经络，纯是阴邪，全无阳气，虽真武、四逆、白通等温经复阳之法，恐亦未能挽回阳气，故曰难治。

志云：上文五节，言热、言厥、言下利，或病五六日，或病六七日。此节乃通承上文死证之意而言。发热而厥，至七日而犹然下利者，病虽未死，亦为难治。上文言死证之已见，此言未死之先机。

伤寒脉促，手足厥逆，可灸之。原注：“促”，一作纵。成本、《玉函》“逆”下有“者”字。

喻云：伤寒脉促，则阳气跼蹐①可知，更加手足厥逆，其阳气必为阴所格拒而不能返，故宜灸，以通其阳也。丹云：汪引常器之云，灸太冲穴。未知是否。

伤寒，脉滑而厥者，里有热，白虎汤主之。成本、《玉函》“热”下有“也”字。

钱云：滑者，动数流利之象，无沉细微涩之形，故为阳脉。乃伤寒郁热之邪在里，阻绝阳气，不得畅达于四肢而厥，所谓厥

---

① 跼蹐（júji）：畏缩恐惧的样子。

深热亦深也。

《鉴》云：伤寒，脉微细，身无热，小便清白而厥者，是寒虚厥也，当温之；脉乍紧，身无热，胸满而烦厥者，是寒实厥也，当吐之。脉实，大小便闭，腹满硬痛而厥者，热实厥也，当下之。今脉滑而厥，滑为阳脉，里热可知，是热厥也。然内无腹满痛、不大便之证，是虽有热而里未实，不可下而可清，故以白虎汤主之。

印云：此章因厥故，复列于“厥阴篇”中，亦非厥阴之本病也。

《活人书》云：热厥者，初中病，必身热、头痛外，别有阳证，至二三日，乃经四五日，方发厥。其热厥者，厥至半日却身热，盖热气深则方能发厥，须在二三日后也。若微厥，即发热者，热微故也。其脉虽沉伏，按之而滑，为里有热。其人或畏热，或饮水，或扬手掷足，烦躁，不得眠，大便秘，小便赤，外证多昏愦者，知其热厥，白虎汤。又有下证悉具，而见四逆者，是失下后，血气不通，四肢便厥，医人不识，却疑是阴厥，复进热药，祸如反掌。大抵热厥，须脉沉伏而滑，头上有汗，其手虽冷，时复指爪温，须便用承气汤下之，不可拘忌也。

铁樵按：脉微而厥，为里寒；脉滑而厥，为里热。故三六五条主灸，此主白虎。

手足厥寒，脉细欲绝者，当归四逆汤主之。《玉函》《千金翼》作“脉为之细绝”，无“者”字。

钱云：四肢为诸阳之本，邪入阴经，致手足厥而寒冷，则真阳衰弱可知，其脉微细欲绝者，《素问·脉要精微论》云，脉者，血之府也。盖气非血不附，血非气不行，阳气既已虚衰，阴血自不能充实，当以四逆汤，温复其真阳，而加当归，以荣养其阴血。故以当归四逆汤主之。

当归四逆汤方

当归三两　**桂枝**三两，去皮　**芍药**三两　**细辛**三两。《玉函》作“一两”　**甘草**二两，炙　**通草**二两　**大枣**二十五枚，擘。一法：十二枚。枚，成本作“个”

上七味，以水八升，煮取三升，去滓，温服一升，日三服。

钱云：手足厥寒，即四逆也，故当用四逆汤。而脉细欲绝，乃阳衰而血脉伏也，故加当归，是以名之曰当归四逆汤也。不谓方名虽曰四逆，而方中并无姜附，不知何以挽回阳气，是以不能无疑也。恐是历年久远，散失遗亡，讹舛于后人之手，未可知也。从来注《伤寒》家，皆委曲顺解，曾不省察其理，亦何异于成氏之随文顺释乎？

柯云：此条证为在里，当是四逆本方加当归，如茯苓四逆之例。若反用桂枝汤攻表，误矣。既名四逆汤，岂得无姜附？

若其人内有久寒者，宜当归四逆加吴茱萸生姜汤。

钱云：此承上文言。手足厥寒，脉细欲绝，固当以当归四逆治之矣。若其人平素内有久寒者，而又为客寒所中，其涸阴沍寒，难于解散，故更加吴茱萸之性燥苦热，及生姜之辛热以泄之，而又以清酒扶助其阳气，流通其血脉也。

当归四逆加吴茱萸生姜汤方

当归三两　**芍药**二两，炙。《玉函》作“三两”　**通草**二两。《玉函》作“三两”　**桂枝**三两，去皮　**细辛**三两　**生姜**半斤，切。《千金翼》作“八两”。方、周、钱、《鉴》作“三两”　**茱萸**二斤。《玉函》《千金翼》作“吴茱萸二两”。方、周、钱、《鉴》作“半斤”　**大枣**二十五枚，擘

上九味，以水六升，清酒六升，和煮取五升，去滓，温分五服。原注：一方水酒各四升。《玉函》《千金翼》并用水酒各四升。

柯云：此本是四逆，与吴茱萸相合，偶而合方也①。吴茱萸配附子，生姜佐干姜，久寒始去。

《严氏济生方》：通脉四逆汤，治霍乱多寒，肉冷脉绝。即本方加附子。

大汗出，热不去，内拘急，四肢疼，又下利厥逆而恶寒者，四逆汤主之。《千金翼》无“内”字，“又”作“若”。

《鉴》云：通身大汗出，热当去矣，热仍不去，而无他证，则为邪未尽而不解也。今大汗出，热不去，而更见拘急肢疼，且下利、厥逆而恶寒，是阳亡于表，寒盛于里也，故主四逆汤，温经以胜寒，回阳而敛汗也。

汪云：内拘急，此寒气深入于里，寒主收引，当是腹以内拘急。

丹云：方氏云，内拘急，四肢疼者，亡津液而骨气不利也。乃以内拘急，为手足拘急，然“内”字不妥帖。

大汗，若大下利而厥冷者，四逆汤主之。《玉函》《千金翼》“汗”下有“出”字。

钱云：上条大汗出，而热不去；此条大汗出，而不言热，是无热矣。或曰，上文下利厥逆而恶寒，且多内拘急、四肢疼之证，此条亦大下利、厥冷，而不恶寒。其不言热，乃阳气犹未飞越于外，得毋较前为稍轻乎？曰无热则阳气更微，大下利则阴邪更盛，故亦以四逆汤主之。

丹云：《玉函经》此下有两条。曰表热里寒者，脉虽沉而迟，手足微厥，下利清谷，此里寒也；所以阴证亦有发热者，此表热也。曰表寒里热者，脉必滑，身厥舌干也。所以少阴恶寒而蜷，此表寒也；时时自烦，不欲厚衣，此里热也。

---

① 偶而合方也：《伤寒论辑义》作“而为偶方也”。

病人手足厥冷，脉乍紧者，邪结在胸中，心下满而烦，饥不能食者，病在胸中，当须吐之，宜瓜蒂散。《辨可吐篇》："乍紧"作"乍结"。成本、《玉函》"心"下作"心中"。

印云：曰病人者，非厥阴之为病，而亦非外受之寒邪也，以手足厥冷，故列于《厥阴篇》中。

《鉴》云：病人手足厥冷，若脉微而细，是寒虚也。寒虚者可温可补。今脉乍紧劲，是寒实也。寒实者，宜温宜吐也。时烦吐蛔，饥不能食，是病在胸中也。寒饮实邪，壅塞胸中，则胸中阳气为邪所遏，不能外达四肢，是以手足厥冷，胸满而烦，饥不能食也。当吐之，宜瓜蒂散，涌其在上之邪，则满可消而厥可回矣。

伤寒，厥而心下悸，宜先治水，当服茯苓甘草汤，却治其厥。不尔，水渍入胃，必作利也。成本、《玉函》"悸"下，有"者"字。"服"《玉函》作"与"。

钱云：《金匮》云，水停心下，甚者则悸。《太阳篇》中有饮水多者，心下必悸。此二语虽皆仲景本文，然此条并不言饮水。盖以伤寒见厥，则阴寒在里，里寒则胃气不行，水液不布，必停蓄于心下，阻绝气道，所以筑筑然而悸动，故宜先治其水，当服茯苓甘草汤，以渗利之，然后却与治厥之药。不尔，则水液既不流行，必渐渍入胃，寒厥之邪在里，胃阳不守，必下走而作利也。

《鉴》云：《伤寒·太阳篇》汗出，表未和，小便不利。此条伤寒表未解，厥而心下悸。二证皆用茯苓甘草汤者，盖因二者见证虽不同，而里无热、表未和，停水则同也。故一用之谐和荣卫以利水，一用之解表通阳以利水，无不可也。此证虽不曰小便不利，而小便不利之意自在。若小便利，则水不停而厥悸，属阴寒矣，岂宜发表利水耶？

汪云：郭雍云，以四逆汤治厥。

《金鉴》云："厥而心下悸者"之下，当有"以饮水多"四字。若无此四字，乃阴盛之悸，非停水之悸矣，何以即知是水，而曰宜先治水耶?

丹云：此说近是。汪氏、周氏以此条证为热厥兼水。误矣。

伤寒六七日，大下后，寸脉沉而迟，手足厥逆，下部脉不至，喉咽不利，唾脓血，泄利不止者，为难治，麻黄升麻汤主之。《玉函》无"而"字，"喉咽"作"咽喉"，成本同。《千金翼》无"寸"字。

柯云：寸脉沉迟，气口脉平矣。下部脉不至，根本已绝矣。六腑气绝于外者，手足寒；五脏气绝于内者，利下不禁。喉咽不利，水谷之道绝矣。汁液不化，而成脓血。下濡而上逆，此为下厥上竭，阴阳离决之候，生气将绝于内也。麻黄升麻汤，其方味数多而分两轻，重汗散而畏温补，乃后世粗工之伎，必非仲景方也。此证此脉，急用参附以回阳，尚恐不救，以治阳实之品，治亡阳之证，是操戈下石矣，敢望其汗出而愈哉？绝汗出而死，是为可必。仍附其方，以俟识者。

麻黄升麻汤方

麻黄二两半，去节　**升麻**一两一分　**当归**一两一分。《玉函》，升麻、当归各一两六铢。《千金翼》同　**知母**十八铢　**黄芩**十八铢　**萎蕤**十八铢。一作菖蒲　**芍药**六铢　**天门冬**六铢，去心。《玉函》《千金翼》作"麦门冬"　**桂枝**六铢　**茯苓**六铢　**甘草**六铢，炙　**石膏**六铢，碎，绵裹　**白术**六铢　**干姜**六铢

上十四味，以水一斗，先煮麻黄一两沸，去上沫，内诸药，煮取三升，去滓，分温三服。相去如炊三斗米顷，令尽，汗出愈。

丹云：此条证方不对。注家皆以为阴阳错杂之证，回护调停，为之诠释。而柯氏断然为非仲景真方，可谓千古卓见矣。兹

不敢繁引诸说云。又案：《外台》引《小品》载本方，方后云，此张仲景《伤寒论》方。

《伤寒选录》云：此药之大者。若瘟毒瘴利，表里不分，毒邪沉炽，或咳、或脓、或血者，宜前药。

伤寒四五日，腹中痛，若转气下趣少腹者，此欲自利也。“此”，《玉函》作“为”。“趣”，《正脉》本作“趋”，诸本同，唯方本作“趣”。

钱云：伤寒四五日，邪气入里，传阴之时也。腹中痛，寒邪入里，胃寒而太阴脾土病也。转气下趋少腹者，言寒邪盛而胃阳不守，水谷不别，声响下奔，故为欲作自利也。

周云：愚按腹中痛，又何以知是虚寒？若火痛，必自下逆攻而上。若热痛，必胸结烦满而实。故下气转趋，知为寒、欲利无疑也。

伤寒本自寒下，医复吐下之，寒格，更逆吐下，若食入口即吐，干姜黄芩黄连人参汤主之。“复吐下之”，《玉函》《千金翼》《全书》作“复吐之”。《玉函》无“若”字；“即吐”，作“即出者”。《千金翼》“寒格”上有“而”字。

王云：案，本自寒下，恐是本自吐下，玩“复”字可见。盖胃寒则吐，下寒则利。胃寒者不宜吐，医反吐之，则伤胃气，遂成寒格。下文文气不贯，当有阙文。

《金鉴》云：经论中并无寒下之病，亦无寒下之文。玩本条下文，寒格更逆吐下，可知寒下之“下”字，当是“格”字，文义始属。注家皆释胃寒下利，不但文义不属，且与芩连之药不合。

丹云：柯本删“更逆吐下”四字。要之此条，必有误脱。

干姜黄芩黄连人参汤方

干姜　黄芩　黄连　人参各三两

上四味，以水六升，煮取二升，去滓，分温再服。

柯云：伤寒吐下后，食入口即吐，此寒邪格热于上焦也。虽不硬痞，而病本于心，故用泻心之半，调其寒热，以至和平。去生姜、半夏者，心下无水气也。不用甘草、大枣者，呕不宜甘也。

《鉴》云：朝食暮吐，脾寒格也。食入即吐，胃热格也。寒格，当以理中汤，温其太阴；加丁香，降其寒逆可也。热格，当用干姜、人参安胃，黄连、黄芩降胃火也。

丹云：《金匮》食已即吐者，大黄甘草汤主之。《金鉴》注文与此条意同。《保幼大全》四味人参汤，治伤寒脉迟，胃冷呕吐。即本方。

下利，有微热而渴，脉弱者，令自愈。“令”，成本作“今”，《玉函》无。

程云：下利脉绝者死，脉实者亦死。必何如而脉与证合也？缘厥阴下利，为阴寒胜。微热而渴，则阳热复也。脉弱，知邪已退，而经气虚耳，故令自愈。

钱云：脉弱者，方见其里气本然之虚。无热气太过，作痈脓、便脓血及喉痹口伤烂赤之变。故可不治，令其自愈也。若或治之，或反见偏胜耳。

丹云：汪氏、魏氏、周氏，以此条证为传经热利，误矣。《溯洄集》云：六经病篇，必非叔和所能赞辞也。但厥阴经中下利、呕哕诸条，却是叔和因其有厥逆而附，遂并无厥逆而同类者，亦附之耳。

下利，脉数，有微热，汗出，令自愈。设复紧，为未解。原注：一云，设脉浮复紧。《千金翼》有作“若”。“令”，成本作“今”，《玉函》《千金翼》作“者”。

成云：下利，阴病也。脉数，阳脉也。阴病见阳脉者生，微热汗出，阳气得通也，利必自愈。诸紧为寒，设复脉紧，阴气犹胜，故云未解。

下利，手足厥冷，无脉者，灸之。不温，若脉不还，反微喘者死。《玉函》“若”作“而”。

钱云：阴寒下利，而手足厥冷，至于无脉，是真阳已竭，已成死证，故虽灸之，亦不温也。若脉不还，反见微喘，乃阳气已绝，其未尽之虚阳，随呼吸而上脱，其气有出无入，故似喘非喘而死矣。

汪云：喘，非灸所致。阳气不因灸复，则绝证以次第而至。《尚论篇》云：孤阳随火气上逆而脱。误矣。此条仲景不言当灸何穴，常器之云，当灸关元、气海二穴。

少阴负趺阳者，为顺也。原本及《千金翼》、志聪本、锡驹本，接前条。今据成本及《玉函》分为别条。

钱云：少阴负趺阳句，疑有脱字，不然何至词不达义邪？前注皆以少阴为水，趺阳为土，恐土不能制水，得以泛溢而为呕吐下利。予其权于土，土强则水有制，而平成可几。案：此喻注，盖本成注，方意亦同。愚恐犹未合于至理。夫少阴，肾也。水中有火，先天之阳也。趺阳，胃脉也。火生之土，后天之阳也。此承上文下利而言。凡少阴证中，诸阳虚阴盛之证，而至于下利及利清谷之证，皆由寒邪太盛。非惟少阴命门真火衰微，且火不能生土，中焦胃脘之阳不守，故亦败泄而为下利。少阴脉虽微细欲绝，而为阴寒所胜，则为少阴之真阳负矣。若趺阳脉尚无亏损，则是先天之阳虽为寒邪之所郁伏，而后天胃脘之阳尚在，为真阳犹未磨灭。所谓有胃气者生，故为顺也。若趺阳亦负，则为无胃气而死矣。

丹云：此条未妥帖。钱注稍觉稳当。柯氏删之，盖有所见也。

铁樵按：《阳明篇》互相克贼，名曰负也，是钱注所本从。柯氏删去，亦未尝不可。究竟不甚可解。又《厥阴篇》与前文多有反复痕迹。本条之外，如烦躁下利各条，与《太阳篇》中脏结证亦近似，皆不无错简伪脱在内。

下利，寸脉反浮数，尺中自涩者，必清脓血。

成云：下利者，脉当沉而迟，反浮数者，里有热也。涩为无血，尺中自涩者，肠胃血散也，随利下必便脓血。清，与圊通。《脉经》曰：清者，厕也。按：《脉经》引《四时经》注。

汪云：热利而得数脉，非反也，得浮脉则为反矣。兹者寸反浮数，此在里之邪热，不少敛也。尺中涩者，阴虚也，阳邪乘阴分之虚，则其血必瘀，而为脓血。

常器之云：宜桃花汤。误矣。愚意云，宜以仲景黄芩汤代之。

丹云：柯氏以此条属白头翁汤部，似是。王云黄连阿胶汤，亦得。

下利清谷，不可攻表，汗出必胀满。“表”上，《玉函》有“其”字。

成云：下利者，脾胃虚也。胃为津液之主，发汗亡津液，则胃气愈虚，必胀满。程云：下利清谷，此为里虚，反攻其表，则汗出而阳从外泄，浊阴得内填，胀满所由来也。汗剂，所以发邪阳之在表也。表若无邪，必拔及里阳而外泄，遂生内寒。

汪云：郭白云云，宜通脉四逆汤。

铁樵按：程注说生内寒之理，甚精。

里阳外泄，遂生内寒。形能妙悟。自汗不止而胀满者，同此理。

下利，脉沉弦者，下重也。脉大者，为未止。脉微弱数者，为欲自止，虽发热不死。“也”字，《玉函》无，《千金翼》作“其”。

汪云：此辨热利之脉也。脉沉弦者，沉主里，弦主急，故为里急后重，如滞下之证也。脉大者，邪热甚也。经云，大则病进，故为利未止也。脉微弱数者，此阳邪之热已退，真阴之气将复，故为利自止也。下利一候，大忌发热。兹者脉微弱而带数，所存邪气有限，故虽发热，不至死耳。

《鉴》云：由此可知，滞下脉大、身热者必死也。

舒云：按厥阴下利，法当分辨阴阳，确有所据，对证用药，无不立应。但言脉者，玄渺难凭，吾不敢从。

下利，脉沉而迟，其人面少赤，身有微热，下利清谷者，必郁冒汗出而解，病人必微厥。所以然者，其面戴阳，下虚故也。

汪云：下利，脉沉而迟，里寒也。所下者清谷，里寒甚也。面少赤，身微热，下焦虚寒，无根失守之火，浮于上，越于表也。以少赤微热之故，其人阳气虽虚，犹能与阴寒相争，必作郁冒汗出而解。郁冒者，头目之际郁然昏冒，乃真阳之气能胜寒邪，里阳回而表和顺，故能解也。病人必微厥者，此指未汗出郁冒之时而言。面戴阳，系下虚，此申言面少赤之故。下虚，即下焦元气虚。按：仲景虽云汗出而解，然于未解之时，当用何药？郭白云云：不解，宜通脉四逆汤。

张云：太阳、阳明并病，面色缘缘正赤者，为阳气怫郁，宜解其表。此下利，脉沉迟，而面见少赤，身见微热，乃阴寒格阴于外，则外微热，格阳于上则面少赤。仲景以为下虚者，谓下无其阳，而反在外在上，故云虚也。虚阳至于外越上出，危候已彰。或其人阳尚有根，或用温药，以胜阴助阳，阳得复反，而与阴争，差可恃以无恐。盖阳返虽阴不能格，然阴尚盛，亦未肯降，必郁冒少顷，然后阳胜而阴出为汗，邪从外解，自不下利矣。

《伤寒绪论》云：戴阳者，面赤如微酣之状。阴证冷极，发躁面赤，脉沉细，为浮火上冲，水极似火也。凡下元虚惫之人，阳浮于上，与在表之邪相合，则为戴阳。阳已戴于头面而不知者，更行发散，则孤阳飞越，危殆立至矣。大抵阳邪在表之怫郁，必面合赤色而手足自温，若阴证，虚阳上泛而戴阳，面虽赤，足胫必冷，不可但见面赤，便以为热也。

下利，脉数而渴者，今自愈。设不差，必清脓血，以有热故也。《玉函》《千金翼》“脉”下，有“反”字。“今”，《全书》作“令”，魏本、程本同。

周云：下利脉数而渴，邪虽未尽，而数为热征，则亦阳气自复之候，而无利久入阴之虞，亦可自愈。而不愈者，必热势向盛，此不但利不止，而必至圊脓血耳。以此推之，则其脉必数而有力者也。

汪云：此条仲景无治法，《补亡论》常器之云，可黄芩汤。王云，黄连汤。《金匮直解》云：脉数而渴，则寒邪去而利当止。经曰，若脉数不解，而下不止，必挟热而便脓血。此有热陷于下焦，使血流腐而为脓也。

下利后，脉绝，手足厥冷，晬时脉还、手足温者生，脉不还者死。《玉函》“脉”上有“其”字，无“冷”字；“生”下无”脉“字。“不还”下有“不温“二字。《千金》同。

成云：晬时，周时也。

钱云：寒邪下利，而六脉已绝，手足厥冷，万无更生之理。而仲景犹云周时脉还，手足温者生，何也？夫利有新久，若久利脉绝而至手足厥冷，则阳气以渐而虚，直至水穷山尽，阳气磨灭殆尽，脉气方绝，岂有复还之时？惟暴注下泄，忽得之骤利，而厥冷脉绝者，则真阳未至陡绝，一时为暴寒所中，致厥利脉伏。真阳未至陡绝，故阳气尚有还期。此条乃寒中厥阴，非久利也，故云晬时脉还，手足温者生。若脉不见还，是孤阳已绝而死也。

柯云：此不呕不烦，不须反佐，而服白通，外灸少阴及丹田、气海，或可救于万一。

伤寒下利，日十余行，脉反实者死。《千金翼》“脉”上，有“其人”二字。

成云：下利者，里虚也，脉当微弱，反实者，病胜脏也，故死。《难经》曰：脉不应病，病不应脉，是为死病。

钱云：所谓实者，乃阴寒不利，真阳已败，中气已伤，胃阳绝而真脏脉现也。

印云：以上十章论，下利有表里阴阳、寒热气血、邪正虚实，而为审辨之法，故不立方。

丹云：汪氏以此条证为热利之死证，恐不然也。

下利清谷，里寒外热，汗出而厥者，通脉四逆汤主之。

锡云：夫谷入于胃，藉中土之气，变化而黄，以成糟粕，犹奉心化赤而为血之义也。若寒伤厥、少二阴，则阴寒气甚，谷虽入胃，不能变化其精微，蒸津液而泌糟粕，清浊不分，完谷而出，故下利清谷也。在少阴则下利清谷，里寒外热，手足厥逆，脉微欲绝，身反不恶寒。在厥阴则下利清谷，里寒外热，汗出而厥。俱宜通脉四逆汤，启生阳之气，而通心主之脉也。

汪云：下利清谷，为里寒也；外热为身微厥，兼之汗出，此真阳之气外走而欲脱也。前条汗出为欲解，此条汗出而反厥，乃阳气大虚也。与通脉四逆汤，以温经固表，通内外阳气。

丹云：吴人驹云，有协热下利者，亦完谷不化，乃邪热不杀谷，其别在脉之阴阳虚实之不同。今验之，小儿此最多。

热利下重者，白头翁汤主之。

《鉴》云：热利下重，乃火郁湿蒸，秽气奔逼广肠，魄门重滞而难出，即《内经》所云暴注下迫者是也。《金匮直解》云：热利下重，则热客于肠胃，非寒不足以除热，非苦不足以坚下焦，故加一“热”字，别已上之寒利。

白头翁汤方

白头翁二两。《金匮》《全书》、方、魏、钱、《鉴》并作“三两”

黄柏三两　**黄连**三两　**秦皮**三两

上四味，以水七升，煮取二升，去滓，温服一升。不愈，更

服一升。

《鉴》云：白头翁，《神农本经》言其能逐血，止腹痛，陶弘景谓其能止毒痢，故以治厥阴热痢。黄连苦寒，能清湿热，厚肠胃。黄柏泻下焦之火。秦皮亦属苦寒，治下痢崩带，取其收涩也。

下利，腹胀满，身体疼痛者，先温其里，乃攻其表，温里宜四逆汤，攻表宜桂枝汤。成本脱二“宜”字。

喻云：此与《太阳中篇》下利身疼，用先里后表之法大同。彼因误下而致下利，此因下利而致腹胀。总以温里为急者，见晛曰消之义也。身疼痛有里有表，必清便已调，其痛仍不减，方属于表。太阳条中已悉，故此不赘。

铁樵按：腹胀满而下利，当即是后重。后重主白头翁，是不可温。胀满下利，亦非四逆。清谷不后重，方是四逆。

下利，欲饮水者，以有热故也，白头翁汤主之。“以”，《玉函》《千金翼》作“为”，无“故”字。

钱云：此又申上文热利之见证，以证其为果有热者，必若此治法也。夫渴与不渴，乃有热无热之大分别也。里无热邪，口必不渴。设或口干，乃下焦无火，气液不得蒸腾，致口无津液耳。然虽渴亦不能多饮，若胃果热燥，自当渴欲饮水，此必然之理也，宁有里无热邪而能饮水者乎？仲景恐人之不能辨也，故又设此条以晓之曰：下利，渴欲饮水者，以有热故也，白头翁汤主之。

下利，谵语者，有燥屎也，宜小承气汤。《千金翼》“利”下，有“而”字，“者”作“为”，无“也”字。

《鉴》云：下利里虚，谵语里实。若脉滑大，证见里急，知其中必有宿食也。其下利之物，又必稠黏臭秽，知热与宿食合而为之也，此可决其有燥屎也，宜以小承气汤下之。于此推之，可知燥屎不在大便硬与不硬，而在里之急与不急、便之臭与不臭也。

汪云：下利者，肠胃之疾也。若谵语则胃家实，与厥阴无与，乃肠中有燥屎，不得下也。治宜小承气汤者，此半利半结，只须缓以攻之也。或问，既下利矣，则热气得以下泄，何由而致谵语有燥屎也？答曰：此系阳明腑实大热之证，胃中糟粕，为邪所壅，留着于内。其未成硬者，或时得下；其已成硬者，终不得出，则燥屎为下利之根。燥屎不得出，则邪热上乘于心，所以谵语。要之，此证须以手按脐腹，当必坚痛，方为有燥屎之征。

丹云：《少阴篇》云，少阴病，自利清水，色纯青，心下必痛，口干燥者，急下之，宜大承气汤。《辨可下篇》云，下利，心下硬者，急下之，宜大承气汤；下利，脉迟而滑者，内实也，宜大承气汤；下利，不欲食者，有宿食故也，当下之，宜大承气汤。并与此条证同。

下利后，更烦，按之心下濡者，为虚烦也，宜栀子豉汤。

方云：更烦，言本有烦，不为利除，而转甚也。

柯云：虚烦，对实热而言，是空虚之虚，不是虚弱之虚。《鉴》云：林澜曰，此利后余热之证也。曰下利后而利止者，必非虚寒之烦也，乃热遗于胸中也。按之心下濡，虽热而非实热，故用此以清其虚烦。

呕家，有痈脓者，不可治呕，脓尽自愈。

《鉴》云：心烦而呕者，内热之呕也；渴而饮水呕者，停水之呕也。今呕而有脓者，此必内有痈脓，故曰不可治，但俟呕脓尽自愈也。盖痈脓腐秽，欲去而呕，故不当治。若治其呕，反逆其机，热邪内壅，阻其出路，使无所泄，必致他变，故不可治呕，脓尽则热随脓去，而呕自止矣。郑重光曰：邪热上逆，结为内痈，肺胃之痈是也。

呕而脉弱，小便复利，身有微热，见厥者，难治，四逆汤主之。

成云：呕而脉弱，为邪气传里。呕则气上逆，而小便当不利。小便复利者，里虚也。身有微热，见厥者，阴胜阳也，为难治，与四逆汤温里助阳。

汪云：案，诸条厥利证，皆大便利。此条以呕为主病，独小便利而见厥，前后不能关锁。用四逆汤，以附子散寒下逆气，助命门之火，上以除呕，下以止小便，外以回厥逆也。

干呕，吐涎沫，头痛者，吴茱萸汤主之。“沫”下，《玉函》《千金翼》有“而复”二字。方本、喻本脱“头痛”字。

张云：凡用吴茱萸汤有三证。一为阳明食谷欲呕；一为少阴吐利，手足厥冷，烦躁欲死；此则干呕，吐涎沫，头痛。经络证候各殊，而治则一者，总之下焦浊阴之气，上乘于胸中清阳之界，真气反郁在下，不得安其本位，有时欲上不能，但冲动浊气，所以干呕，吐涎沫也。头痛者，厥阴之经与督脉会于巅也。食谷欲呕者，浊气在上也；吐利者，清气在下也；手足厥冷者，阴寒内盛也；烦躁欲死者，虚阳扰乱也。故主吴茱萸汤，茱萸专主开豁胸中逆气，兼人参、姜、枣以助胃中之清阳，共襄祛浊之功，由是清阳得以上升，而浊阴自必下降矣。

锡云：成氏云，呕者，有声者也；吐者，吐出其物也，故有干呕而无干吐。今干呕、吐涎沫者，涎沫随呕而吐出也。

钱云：涎沫者，黏饮白沫也。

丹云：柯氏云，干呕、吐涎是二证，不是并见，可谓执拘矣。舒氏云：此条多一“干”字，即吐涎沫，何为干呕？当是呕吐涎沫。盖为阴邪协肝气上逆，则呕吐涎沫。此与柯说同。《金匮要略》：呕而胸满者，茱萸汤主之。

呕而发热者，小柴胡汤主之。

成云：经曰，呕而发热者，柴胡证具。钱云：邪在厥阴，惟恐其厥逆下利。若见呕而发热，是厥阴与少阳脏腑相连，乃脏邪还腑，自阴出阳，无阴邪变逆之患矣，故当从少阳法治之，而以小柴胡汤，和解其半表半里之邪也。

伤寒，大吐大下之，极虚，复极汗者，其人外气怫郁，复与之水，以发其汗，因得哕。所以然者，胃中寒冷故也。成本、《玉函》“极汗”下有“出”字，“其人”上有“以”字。

钱云：伤寒而大吐大下，则胃中阳气极虚矣。复极汗出者，非又汗之而极出也。因大吐大下之后，真阳已虚，卫外之阳不能固密，所以复极汗出，乃阳虚而汗出也。愚医尚未达其义，以其人外气怫郁，本是虚阳外越，疑是表邪未解，复与之暖水，以发其汗，因而得哕。哕者，呃逆也。其所以哕者，盖因吐下后，阳气极虚，胃中寒冷，不能运行其水耳。水壅胃中，中气遏绝，气逆而作呃逆也。治法当拟用五苓散、理中汤，甚者四逆汤可耳。

宗印云：此章与《辨脉篇》之医不知，而反饮冷水，令人汗出，水得寒气，冷必相搏，其人即䭇，大意相同。

程云：点出胃中寒冷字，是亦吴茱萸汤之治也。汪云：理中汤亦可借用之。《活人书》云：橘皮干姜汤、羌活附子散、半夏生姜汤、退阴散。

伤寒，哕而腹满，视其前后，知何部不利，利之即愈。《玉函》“视”作“问”，成本“即”作“则”。

锡云：伤寒至哕，非中土败绝，即胃中寒冷。然亦有里实不通，气不得下泄，反上逆而为哕者。《玉机真脏论》曰：脉盛，皮热，腹胀，前后不通，闷瞀，此谓五实。身汗得后利，则实者活。今哕而腹满，前后不利，五实中之二实也，实者泻之。前后，大小便也。视其前后二部之中，何部不利，利之则气得通，下泄而不上逆，哕即愈矣。夫以至虚至寒之哕证，而亦有实者存焉，则凡系实热之证，而亦有虚者在焉。医者能审其寒热、虚实，而为之温凉、补泻于其间，则人无夭札之患矣。

汪云：常器之云，前部不利猪苓汤，后部不利调胃承气汤。愚以须小承气汤利之。

丹云：常氏原于《活人》，盖前部不利五苓散、猪苓汤，后部不利宜三承气。撰而用之，仲景不载主方，意在于此耶。

铁樵按：呃逆为病，旧说颇庞杂，大都用丁香、柿蒂。不效，则改而他图，致温凉杂投，往往不救。其症结在病理不明，胸无主宰，故不免于尝试。然以病人供吾试验，医者能无内疚？况病理不明，虽试验不能有所发明，则将终身在试验之中矣。兹就鄙人研求所得者言之，以资学者之探讨。

此病共有三种。其一，因寒而呃；其二，因食而呃；其三，因燥而呃。致其所以呃之原理，西国人谓是横隔膜痉挛，其说当确。盖人之呼吸，肺叶弛张于上，横膈膜低昂于下，如鼓气之风箱然，故横膈膜痉挛，则肺呼吸为之停止。然就形能言之，不但横膈膜能作痉挛，即食管亦能痉挛。前述三者之外，更有两种呃逆。其小孩往往因大笑，冷空气骤入气管，猝然不得中和，则作呃逆；其二，健体因食物太骤，而咽食道暴闭，亦作呃逆。此两种与大病之呃逆不同。笑而呃者，冷气中和则愈；噎而呃者，食下则愈。故因笑而呃者，以物取嚏则愈；因噎而呃者，饮汤则愈。不若大病之呃，恒互数昼夜不得息也。

至于大病之呃属寒者，即如本节所言之理由。胃中寒冷，精气虚竭，用丁香、柿蒂当效。不过丁香、柿蒂之外，当顾元气。其聚水者，更当利水。其因食而呃者，如此下一节云，视其前后何部不利，利之即愈。是有属食积，亦有属腹水者矣。当温者属虚，当利者属实。古人以有声、无声辨虚实，是辨法之一种，却不完全，当合色脉、病因，为综合的考虑，方为得也。

至于因燥而呃者，即饶有曲折。盖液体涸竭，肺叶与躯壳内壁相切处不利，体工起救济，则气聚于胸中，而横膈膜以下气少，横膈膜以上气多，欲中和而不得，斯痉挛作矣。凡如此者，其人恒仅能向一边侧卧。所以然之故，即因液少，肺叶相切处不利使然。吾治章椿伯先生呃逆，太炎先生之兄。用犀角、地黄，药入即止。杭州医界骇然，致开中医大会研究，亦未闻有何理由说出，惜乎医界中无一人肯下问者。一般医生，皆以为古人无有用此药治此病者，遂群相诧怪，其实崇古太过，未从原理探讨，故不能知也。

附：

伤寒后按第一期

2　太阳病，发热，汗出，恶风，脉缓者，名为中风。

4　若发汗已，身灼热者，名曰风温。风温为病，脉阴阳俱浮，自汗出，身重多眠，鼻息必鼾，语言难出。若被下者，小便不利，直视失溲；若被火者，微发黄色，剧则为惊痫，时瘛疭；若火熏之，一逆尚引日，再逆促命期。

13　太阳中风，阳浮而阴弱。阳浮者，热自发；阴弱者，汗自出。啬啬恶寒，淅淅恶风，翕翕发热，鼻鸣干呕者，桂枝汤主之。

14　太阳病，头痛，发热，汗出，恶风，桂枝汤主之。

15　太阳病，项背强几几，反汗出恶风者，桂枝加葛根汤主之。

22　太阳病，发汗，遂漏不止，其人恶风，小便难，四肢微急，难以屈伸者，桂枝加附子汤主之。

附子是三阴证药，何以此处忽着此味？曰：因坏病也。发汗，热当退，今漏不止，是汗之不得当，不能去病，反令增病，故云坏病。小便难，夺汗无溲也。四肢微急，难以屈伸，液体骤竭而动经也。阳亡于外，则生内寒，故用附子，即十七节“知犯何逆，随症治之”也。

27　服桂枝汤，大汗出，脉洪大者，与桂枝汤如前法；若形似疟，一日再发者，汗出必解，宜桂枝二麻黄一汤。

按：现在上海所见伤寒系风温，多如此之症。与葛根、荆、防，即大汗，却汗出不解，再汗之则虚；予桂枝则衄、谵语、白㾦相继而作。既虚之后，用钗斛、鲜生地、紫雪丹等有可愈者。

按：此等病，最易误引本条，其实非是，当是本论之文太简。前此吾常疑伤寒、温病、湿温异治，故不能依据此条。乃近来所见，并非暑湿之证，亦复如此，细心考察，竟有多种。有停食在胃，寒热弛张，予以消导解肌，其积从胃入肠，渐渐向下，则寒热起伏之时间渐渐缩短，积尽，寒热清楚，此一种也。有因起病时值房室而然者，其小腹辄痛，余症皆属伤寒系风温，而热则如疟，此二种也。都不可汗、不可温、不可攻下，弗创其脏气，渐渐消导，兼用解肌，外治温其小腹，五六日可愈，否则必危。寻思热之所以弛张，当是涉及神经之故，所以其病阵发。神经属肝，实则从胆治，虚则从肝治，皆少阳、厥阴证也，是当遵本论不可汗下之训，而本条当在阙疑之列。凡有积，汗之则矢燥，而积未入肠，例不许攻下，病涉少阴则更不可强责其汗，未成腑证，更无可下之理。此不可汗下之理也。

31　伤寒脉浮，自汗出，小便数，心烦，微恶寒，脚挛急，反与桂枝汤，欲攻其表，此误也。得之便厥，咽中干，烦躁，吐逆者，作甘草干姜汤与之，以复其阳。若厥愈、足温者，更作芍药甘草汤与之，其脚即伸。若胃气不和，谵语者，少与调胃承气汤。若重发汗，复加烧针者，四逆汤主之。

心烦，微恶寒，脚挛急，乃因汗出多，阳亡于外，攻表，虚虚之势太骤，故厥。审其为阳虚于外而生内寒，则当温里。故必见烦躁吐逆而复咽痛，然后与以甘草干姜。云厥愈足温，即对上文烦躁吐逆咽痛说。盖烦躁吐逆咽痛时，手足皆厥也。厥回足温，中已有阳，脚之挛急乃荣少耳，故宜芍药甘草。云胃不和谵语，是无烦躁吐利咽痛诸症。其所以谵语者，因夺汗矢燥之故，当调胃承气。若重发汗，复加烧针，则其误已甚，亡阳证毕见，已在言外，故主四逆。《辑义》中按语可商。

35　太阳病，桂枝证，医反下之，利遂不止，脉促者，表未解也。喘而汗出者，葛根黄芩黄连汤主之。

喘而不汗属肺，故主麻杏；喘而汗出属胃，故主本方。喘是肺家事，汗出而喘是热伤寒之热，属胃。因胃热，肺不得安而喘，须不是肺热。

40　太阳中风，脉浮紧，发热恶寒，身疼痛，不汗出而烦躁者，大青龙汤主之。若脉微弱，汗出恶风者，不可服之。服之则厥逆，筋惕肉瞤，此为逆也。

筋惕肉瞤是神经系病。身疼与恶寒，皆感觉神经。汗之有无，汗腺与分泌神经主之。四肢微急，难以屈伸，则关运动神经。本条与二十二条合看，可以悟病之形能，并明白麻桂之药效。

50　二阳并病，太阳初得病时，发其汗，汗先出不彻，因转属阳明，续自微汗出，不恶寒。若太阳病证不罢者，不可下，下之为逆，如此可小发汗。设面色缘缘正赤者，阳气怫郁在表，当解之、熏之。若发汗不彻，不足言阳气沸郁不得越，当汗不汗，其人躁烦，不知痛处，乍在腹中，乍在四肢，按之不可得，其人短气，但坐，以汗出不彻故也，更发汗则愈。何以知汗出不彻？以脉涩故知也。

汗出不彻，躁烦，不知痛处而短气，现在却不经见。躁烦是阳明经病，短气当是喘之微者，属太阳，不是因虚而短气，故可汗。

51　脉浮数者，法当汗出而愈，若下之，身重心悸者，不可发汗，当自汗出乃解。所以然者，尺中脉微，此里虚，须表里实，津液自和，便自汗出愈。

“须表里实”两句，示人绝妙治法。有脏气内伤，败证悉见，仅予老山霍斛，竟得庆更生者，即是表里得实之故。

52　脉浮紧者，法当身疼痛，宜以汗解之。假令尺中迟者，

不可发汗。何以知然？以荣气不足，血少故也。

53　脉浮者，病在表，可发汗，宜麻黄汤。

54　脉浮而数者，可发汗，宜麻黄汤。

55　病常自汗出者，此为荣气和。荣气和者，外不谐，以卫气不共荣气和谐故尔。以荣行脉中，卫行脉外，复发其汗，荣卫和则愈，宜桂枝汤。

此因桂枝刺激汗腺分泌神经之故，其余数节意义自明。

56　病人脏无他病，时发热，自汗出而不愈者，此卫气不和也。先其时发汗则愈，宜桂枝汤。

62　下之后，复发汗，必振寒，脉微细。所以然者，内外俱虚故也。下之后，复发汗，昼日烦躁，不得眠，夜而安静，不呕不渴，无表证，脉沉微，身无大热者，干姜附子汤主之。

钱氏《伤寒溯源集》云：有阴逼阳浮，口燥面赤之渴，与水不能饮者，为真寒。诸家释昼日烦躁不得眠，为虚阳外扰之假热。柯氏释身无大热为表阳将去。今所见者与此异，大都亡阳之证。昼日安静，入夜烦躁不得眠，盖阴胜无阳，入夜益甚，是当存疑。又，《卫生宝鉴》身冷，脉沉数，烦躁不饮水，名阴盛格阳，主姜附加参，可参考。

发汗后，身疼痛，脉沉迟者，桂枝加芍药、生姜各一两，人参三两新加汤主之。

《辑义》按云：本方主实表，又云脉但沉微不细，是未起反应。今按方中生姜、桂枝均含刺激性。是脉沉微，是虚无弹力，此后一步是硬也。

65　发汗后，不可更行桂枝汤。汗出而喘，无大热者，可与麻黄杏仁甘草石膏汤。

本条前按谓“有汗无用麻黄”理，疑当作“不汗而喘”，是则然矣。第一二句亦复可疑，发汗后不可与桂枝，当有其故。今一串说下，似有阙文。

66　发汗过多，其人叉手自冒心，心下悸，欲得按者，桂枝甘草汤主之。

所谓自冒，即神气不安详之谓，凡神情瑟瑟然，惊顾愕眙而多言者是也。自冒皆内部受创，药不对症，复悍而骤，则常见自冒或呃逆。近值两人，其一仅仅自冒，药后得愈。其一自冒、呃逆，且利不止，后者竟不救。当时未敢用姜附，因其人口苦，然脉则沉，用姜、附、丁香，是否能愈，固未敢断言，然总近理。为之耿耿不怡者数日。

67　发汗后，其人脐下悸者，欲作奔豚，茯苓桂枝甘草大枣汤主之。

按：此亦阳虚生内寒。故魏氏云：阳既上浮，阴即下动。脐下为少阴部位，发汗可以致此变，故修园谓“太阳底面即少阴”。记得验方治奔豚用肉桂，即此理也。

68　发汗后，腹胀满者，厚朴生姜半夏甘草人参汤主之。

前条是少阴，此条是太阳，相次比列，令人明了。此下苓桂术甘证，又此两条之类似证。

69　伤寒若吐若下后，心下逆满，气上冲胸，起则头眩，脉沉紧，发汗则动经，身为振振摇者，茯苓桂枝白术甘草汤主之。

心下悸，欲得按，桂枝甘草；脐下悸，欲作奔豚，苓桂枣甘。本心下逆满，气上冲胸，发汗动经，身振振摇，苓桂术甘；心下悸，身瞤动，振振欲擗地，真武。病症相似，方药相似；地位不同，药之变化随之；虚实不同，变化随之。欲得按是虚，故主甘草。脐下为肾之领域，病属肾腑膀胱，故主茯苓。心下逆满，气上冲，即是奔豚。盖将作奔豚，在脐下时是悸；既成奔豚，上逆至胸中时则为逆满。此逆满是客气，因发汗太多，液体奔集，以为救济，故满。其来源自下而上，故云逆满。惟其是客气，故但治水，虚则攻泻宜斟酌，故不云泻心。振振摇，是上下气压不匀之故。欲擗地，是振振摇之甚者，其意义为欲得固着之物以自依傍。盖精气皆聚于上，其下虚甚，故苓术芍之外，更加附子。观振振摇、振欲擗地之文，旧本两条必相次而列，其后章节乱耳。苓桂术甘条，不禁人用附。苓桂枣甘条，不禁人用术。桂枝甘草条，不禁人用苓。相次而列，示人以四个阶级，四种方法，消息微甚，侔色揣称，则病无遁情，箭不虚发。发汗过多，虚其太阳，即是少阴，故叉手自冒心，并非太阳证。以后三节皆然，不过有微甚耳。旧说必逐节自为说，则本书精义全失。挈症文字，只觉其简，而用药方法，无可遵循，于是持《伤寒论》杀人矣。

70　发汗后，病不解，反恶寒者，虚故也，芍药甘草附子汤主之。

71　发汗若下之，病仍不解，烦躁者，茯苓四逆汤主之。

72　发汗后，恶寒者，虚故也；不恶寒，但热者，实也。当和胃气，与调胃承气汤。

73　太阳病，发汗后，大汗出，胃中干，烦躁不得眠，欲得饮水者，少少与饮之，令胃气和则愈。若脉浮，小便不利，微热，消渴者，五苓散主之。

发汗后反恶寒，是一面出汗，一面恶寒，其阳已虚，故救以附子。恶寒汗出之外加一烦躁，阳虚当静，阴竭则躁，此是阴躁，故救以四逆。汗后不恶寒，则阳不虚，恶热则阳盛而热，夺汗则矢燥，故主调胃。若恶热之外更加一烦躁，则知因汗多，胃中干而然，是阳躁，不是阴躁。阴躁，肾阴竭也。胃干是小事，重者白虎，虚者人参白虎，尚有表邪者桂枝白虎，轻者饮水即得，饮水亦是白虎，故云少少与饮之。消渴则饮水太多，溲不利则无去路，恐其成为水逆，故主五苓。如此读《伤寒》，有明白如话之乐。或问：阴躁当是肾无阳，何以云阴竭？且无阳故用附子补阳，若阴竭当用养阴药。曰：当云阴竭病。本是阳虚于外，阳亡则生内寒，然生内寒是第二步事。阳虚恶寒而见烦躁，是腺体所造之内分泌均化为汗，脏气骤感枯涸，故躁烦；若吐利并作，则不止躁烦。阴阳本同出异名，今云阴竭，救以姜附，是从治，并非姜附能救阴。姜附能回阳，表阳不外亡，斯内阴不涸竭；若救以阴药，表阳之亡自若，脏气逆而干呕，阴药不但无补，亦不能受。由是可知，姜附并不能直接救肾阴，其回阳亦非姜附能增加人身之阳，不过服此后反应是热，反应仍赖体工之自然力。是姜附能收拨乱反正之功，乃体工自然力为之。近人不知此理，用附子动辄一两八钱，真伧父也。

74　发汗已，脉浮数，烦渴者，五苓散主之。

75　伤寒汗出而渴者，五苓散主之；不渴者，茯苓甘草汤主之。

上两条说，详《辑义》按。

78　发汗后，饮水多，必喘，以水灌之，亦喘。

76　发汗后，水药不得入口者，为逆。若更发汗，必吐下不止。

此即吾前文所谓“不止躁烦”。

80　发汗吐下后，虚烦不得眠。若剧者，必反复颠倒懊侬，栀子豉汤主之；若少气者，栀子甘草豉汤主之；若呕者，栀子生姜豉汤主之。

81　发汗若下之而烦躁，胸中窒者，栀子豉汤主之。

86　太阳病发汗，汗出不解，其人仍发热，心下悸，头眩，身瞤动，振振欲擗地者，真武汤主之。

伤寒后按第二期

87　咽喉干燥者，不可发汗。此条《辑义》中按语好。

88　淋家不可发汗，发汗必便血。按语亦好。

89　疮家虽身疼痛，不可发汗，汗出则痓。

90　衄家不可发汗，汗出必额上陷，脉急紧，直视不能眴。

以上数条按语都好，此条尤有价值，宜参看熟玩之。

91　亡血家，不可发汗，汗出则寒栗而振。

92　汗家重发汗，必恍惚心乱，小便已，阴疼，与禹余①粮丸。丸，可疑，当阙。

93　病人有寒，复发汗，胃中冷，必吐蛔。

发汗，轻则能使里热外散，重则阳亡而生内寒，故著“复”字。“必吐蛔”句，亦当阙疑。

94　本发汗而复下之，此为逆也；若先发汗，治不为逆；本先下之而反汗之，为逆；若先下之，治不为逆。

当汗而下，则正虚邪陷；当下而汗，则夺液矢燥。

97　太阳病，先下而不愈，因复发汗，以此表里俱虚，其人因致冒，冒家汗出自愈。所以然者，汗出表和故也。里未和，然后复下之。

98　太阳病未解，脉阴阳俱停，必先振栗，汗出而解。但阳脉微者，先汗出而解；但阴脉微者，下之而解。若欲下之，宜调胃承气汤。

《辑义》中此节下按语甚有价值。太阳病，发热汗出者，此为荣弱卫强，故使汗出。欲救邪风者，宜桂枝汤。此条下按语及

---

① 余：原作“能”，据《伤寒论》改。

函授学员陈幼勤来函，均有价值可诵。

107　凡柴胡汤病证而下之，若柴胡证不罢者，复与柴胡汤，必蒸蒸而振，却复发热汗出而解。

此条与下条大柴胡并列，当本是大柴胡证，不疏解少阳，故柴胡证仍在，因经下后，故战汗。

116　太阳病二日，反躁，凡熨其背，而大汗出，大热入胃，胃中水竭，躁烦，必发谵语。十余日，振栗，自下利者，此为欲解也。故其汗从腰以下不得汗，欲小便不得，反呕，欲失溲，足下恶风，大便硬，小便当数而反不数及不多；大便已，头卓然而痛，其人足心必热，谷气下流故也。

此条文气不贯，当然讹字极多。所可知者，太阳病若熨背为治，则大汗出而热入胃，胃中水竭，是本身之液体与外治之热力交换地位。“足下恶风”似与“足心必热”为对待文字，其余都不可晓。此下一节与此节有互发处。

117　太阳病中风，以火劫发汗，邪风被火热，血气流溢，失其常度，两阳相熏灼，其身发黄。阳盛则欲衄，阴虚小便难，阴阳俱虚竭，身体则枯燥。但头汗出，剂颈而还，腹满微喘，口干咽烂，久则谵语，甚者致哕，手足躁扰，捻衣摸床，小便利者，其人可治。

理由详按语。循释全节，恐竟无小便得利之理，如云末二语直接“其身发黄”，亦说不过去。上节是胃液与熨热互换地位，致胃干躁烦；此节是火热逼血妄行，致发黄。气血上壅而喘，气压不匀而哕，神经痉挛而谵语捻衣，本论中无药可治，此种病惟大剂犀角地黄可救耳，故末二语甚可疑。此下一一八节“伤寒脉浮，医以火迫劫之，亡阳，必惊狂卧起不安者，桂枝去芍药加蜀漆、牡蛎、龙骨救逆汤主之”亦与此节为类似，症方亦未必能治。

119　形作伤寒，其脉不弦紧而弱，弱者必渴，被火必谵语，

弱者发热脉浮，解之当汗出愈。

弱脉无必渴理，且非汗出可愈，讹误显然。

120　太阳病，以火熏之，不得汗，其人必躁，到经不解，必清血，名为火邪。

所以清血，因不得汗，火邪无出路，逼血妄行，而所以不得汗，因以火攻热，即下节所谓实以虚治，上行衄血，下行圊血，不圊不衄，则腰以下重而痹。合数节观之，则易解。

141　太阳病脉浮而动数，浮则为风，数则为热，动则为痛，数则为虚，头痛发热，微盗汗出，而反恶寒者，表未解也。医反下之，动数变迟，膈内拒痛，胃中空虚，客气动膈，短气躁烦，心中懊憹，阳气内陷，心下因硬，则为结胸，大陷胸汤主之。若不结胸，但头汗出，余处无汗，剂颈而还，小便不利，身必发黄。

凡云客气，皆本身体工救济之反应，不是外邪。若因外邪而痞满者，谓之胸中有邪气，故上句云胃中空虚。空虚而下之，内部骤被创，体工乃急起救济，其势暴，故胸骤窒；被创而痛，故短气；因是虚，虚故躁烦懊憹并见。重心变更，本在表而今在里，集表之体温返而救里，是为阳气内陷，此时气血外邪咸奔凑于胸中，心下因硬。注家释客气为外邪，可商。

143　伤寒十余日，热结在里，复往来寒热者，与大柴胡汤。但结胸无大热者，此为水结在胸胁也，但头微汗出者，大陷胸汤主之。

头汗主陷胸，则头汗不是虚，陷胸治结胸，非虚证也。此种实证头汗，是腑气不通。若见虚象，气急而但头汗出，便是少阴头汗出，内肾受伤故也。故以蒸发为说，界限不清楚，令人茫无标准，云阴不得有汗，则非是。疑经文有讹误也。

144　太阳病，重发汗，而复下之，不大便五六日，舌上燥而渴，日晡所小有潮热，从心下至小腹，硬满而痛，不可近者，

大陷胸汤主之。

因发汗而知矢燥，因潮热而证知矢燥之确，复出硬满痛地位证知是大陷胸。

148　病在阳，应以汗解之，反以冷水潠之，若灌之，其热被劫不得去，弥更益烦，肉上起粟，意欲得水，反不渴者，服文蛤散。若不差者，与五苓散。

肤粟则汗腺失职，故不能汗，复不溲，故救以桂枝茯苓。

150　太阳与少阳并病，头项强痛，或眩冒，时如结胸，心下痞硬者，当刺大椎第一间、肺俞、肝俞，慎不可发汗，发汗则谵语。脉弦五日，谵语不止，当刺期门。

眩冒如结胸，心下痞硬，皆少阳证，此种病所以不可发汗，因其与神经系关系太密，容易转属脑症。

155　伤寒五六日，已发汗而复下之，胸胁满，微结，小便不利，渴而不呕，但头汗出，往来寒热，心烦者，此为未解也，柴胡桂枝干姜汤主之。

此上一条见证略同，为支节烦疼，微呕，心下支结，主柴胡桂枝。支结当即是胁满微结，故同主柴胡。头汗是因结胸之故，柴胡因结而用，不因头汗而用。

156　伤寒五六日，头汗出，微恶寒，手足冷，心下满，口不欲食，大便硬，脉细者，此为阳微结，必有表，复有里也。脉沉，亦在里也。汗出为阳微，假令纯阴结，不得复有外证，悉入在里，此为半在里半在外也。脉虽沉紧，不得为少阴病。所以然者，阴不得有汗，今头汗出，故知非少阴也，可与小柴胡汤。设不了了者，得屎而解。

本条主意只在说明半在表半在里。手足冷，微恶寒，只是热向内攻，里热外寒；心下满，不欲食，大便硬，脉沉紧，只是微结之症。惟其微结，所以头汗；亦正惟但头汗，所以表不得解，而有微恶寒之表证。此种脉沉是因结而沉，不是因虚而沉，尤其不是虚而神经硬之沉紧。若是少阴证，其初一步当脉沉微，但欲寐而恶寒；若四逆亡阳，决不大便硬；若头汗如珠，汗出发润，是少阴末传之死证，与此迥殊。今此头汗只是因微结之故，别无虚象，不是阴证，故云是阳微结。最足令人迷惑者在“阴不得有汗，今头汗出，非少阴”三句，此三句是否仲景原文，不得而知。全段夹此数语，似乎文笔太拙劣。病理则照今兹所解者，已丝毫无疑义。此病得柴胡而大便，当是事实，以柴胡疏解少阳，往往表里并解故也。《辑义》中按语虽甚自负，其实未说得莹澈。当以此为准。

157　伤寒五六日，呕而发热者，柴胡汤证具，而以他药下之，柴胡证仍在者，复与柴胡汤。此虽已下之，不为逆，必蒸蒸而振，却发热汗出而解。若心下满而硬者，此为结胸也，大陷胸汤主之；但满而不痛者，此为痞，柴胡不中与之，宜半夏泻心汤。

蒸蒸而振，发热汗出是战汗，假使不以他药下之，不必战汗。下之虽不为逆，毕竟非其治，故有此变相之解。热汗，下之何以不为逆？以柴胡证仍在，未陷故也。心下满硬，必但头汗出，泻心不用表药，只是客气。

159　太阳中风，下利，呕逆，表解者，乃可攻之。其人漐漐汗出，发作有时，头痛，心下痞硬满，引胁下痛，干呕，短气，汗出，不恶寒者，此表解里未和也，十枣汤主之。

漐漐汗出，发作有时，是可以攻里之证；汗出不恶寒，是表解之证；下利呕逆，是中焦窒塞，体工欲迫而去之，苦于未能，故呕且利，去其窒塞，是予体工自然救济以助力，故非下不可，特必表解然后可以下之。如何是表解里未和，因指出漐漐汗出与汗出不恶寒。其头痛、心下痞硬满、引胁下痛、干呕、短气是指出窒塞之地位，在上中焦。大戟、芫花是利水之品，故注家以水与饮为说，此本与即药知病之例合。惟既漐漐汗出，则水从皮毛外渗，下利则水从肠部下行，且发作有时即是潮热，可以测知，其中无水，此则甚可疑。今可知者，三物等分，用半钱匙，分量甚轻。甘遂质重，等分以铢两计，钱匙以体积计，则半钱匙中所容之甘遂尤较少。凡停积在胸脘间者，皆当以此为法，若在肠则不适用也。吾侪读《伤寒》，当明其理，师其意，全书之方都不可泥，不独十枣、陷胸不许孟浪尝试也。所谓停积在胸脘，皆当以此为法者，谓胸脘之攻药，宜锐而少，十枣陷胸是也。在肠部之攻药，宜重而多，三承气是也，当于诸下证篇再详之。

160　太阳病，医发汗，遂发热恶寒，因复下之，心下痞，表里俱虚，阴阳气并竭，无阳则阴独，复加烧针，因胸烦，面色青黄，肤瞤者，难治。今色微黄，手足温者，易愈。

《辑义》中注既未妥，按亦可商。太阳病先发汗后下之，次序并未颠倒，而病不愈者，必是分际不合。漐漐汗出可以病不解，汗出不彻可以病不解，皆所谓分际也。汗后发热恶寒，便是未能恰如分际而表不解。复下之而痞，即因表不解之故。云表里俱虚，则知是汗之过当，并非不及。下之又复过当，所以表里俱虚。虚其表亡阳，则生内寒。被下而痞，是客气聚膈，体工之能救济者只是客气，此时所呈之病状为阴证，故云无阳阴独（注家以阴阳对待言之，要寻无阳阴独之证，遂愈说愈远）。阴证有许多讲究，不是徒温可以济事者，若加烧针，耗其仅有之血液，热入则胸烦，热向里攻则面色阴青，血干而妄行，胆汁和入以为代价，则青而黄，浅在神经先枯燥，故肤瞤。如此则脏气乱，故难治。末二语用“今”字，不用“若”字，似当时有如此病案，因而推论其难治之症者。

162　心下痞，而复恶寒汗出者，附子泻心汤主之。

此条“心下痞，而复恶寒汗出”，为用附子之一例，可与一五六条阳微结对勘。

164　伤寒汗出，解之后，胃中不和，心下痞硬，干噫，食

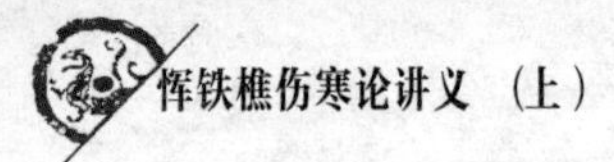

臭，胁下有水气，腹中雷鸣下利者，生姜泻心汤主之。

何以知胁下有水气，曰按之而响者是也，其余皆自觉证。施氏《续易简方》谓：生姜泻心汤宜食复。观挈症是胃虚热而肠寒，生姜协芩连参草是治胃虚热，干姜是治肠寒。盖肠胃寒热失其平衡，不能互相协调，在上则干噫食臭，在下则雷鸣自利，扭转其寒热，使仍归协调，则诸恙自差，水气亦除。此自是一种形能。云食复，仅从干噫食品臭着眼，不足为治病标准也。肠所以寒，即因汗解之故，然则竟不是食复。此下一节甘草泻心汤，症同药同，仅生姜一味出入。假使不从形能着眼，即不可解。黄连汤亦然。

168　伤寒发汗，若吐若下，解后，心下痞硬，噫气不除者，旋覆代赭汤主之。

一六五条云：但以胃中虚，客气上逆，故使硬。诸泻心症之痞，皆是此理，皆是客气，其病殆皆得之汗吐下过当。吐则虚其胃，汗则寒其肠，下则引客气上逆。泻心治痞，不离人参，为其虚也；不离姜，为其寒也。虚多加甘草，呕多加生姜，寒而汗出者加附子，痞不甚而肠实为甚者，用大黄、黄连，皆本此意，以为消息。本条云“心下痞硬”，疑仍有川连，其代赭石当是能使上逆之气下行，意不在镇压，故量独轻。《寓意草》治格食效者，当仍在理中，所谓肠胃不相协调，扭转其枢机也。否则代赭二匙，与呕何与？

167　伤寒吐下后发汗，虚烦，脉甚微。八九日，心下痞硬，胁下痛，气上冲咽喉，眩冒，经脉动惕者，久而成痿。

汗吐下之流弊，已逐节说明。然汗甚而肠寒，吐甚而胃虚，下甚而气逆，皆直接流弊。若筋脉动惕，久且成痿，是间接流弊，准之振振摇，振振欲擗地。仲景之意，当是苓桂术甘与真武主治。

169　下后不可更行桂枝汤。若汗出而喘，无大热者，可与

麻黄杏子甘草石膏汤。

此条与汗后不可更行桂枝汤同，亦误。无汗而喘，方是麻黄。

171　伤寒大下后，复发汗，心下痞，恶寒者，表未解也，不可攻痞，当先解表，表解乃可攻痞。解表宜桂枝汤，攻痞宜大黄黄连泻心汤。

本条病理可参观《辑义》按。

172　伤寒发热，汗出不解，心中痞硬，呕吐而下利者，大柴胡汤主之。

汗出殆与利相应，皆因痞之故。痞而呕是柴胡，痞呕而利是大柴胡。余详《辑义》按。

伤寒后按第三期

182　风湿相搏，骨节疼烦，掣痛，不得屈伸，近之则痛剧，汗出短气，小便不利，恶风不欲去衣，或身微肿者，甘草附子汤主之。

似不当汗出，因汗出则湿有出路，不至痛且肿。然方用桂枝甘草，正所以治汗出恶风者，或者剂颈而还之汗，故不去病。

185　问曰，病有太阳阳明，有正阳阳明，有少阳阳明，何谓也？答曰：太阳阳明者，脾约是也；正阳阳明者，胃家实是也；少阳阳明者，发汗，利小便已，胃中燥烦实，大便难是也。

发汗利小便，则胃肠燥、大便难，回肠间有燥屎，则手足漐漐汗出。小便本日三四行，今日再行，则知其矢不久自出。亡阳而生内寒，则自利而干呕，干姜、附子温其里，则利止而汗敛。表解里未和者，但头汗出、胁下痛、呕者，但头汗出、烧针迫血妄行、发黄者，汗齐颈而还皆所谓形能，为解剖所不能见，亦即仲景大本领所在。又，三个阳明分法，毕竟无理。脾约是本来液少，胃燥是发汗夺液，胃实是热结于里。脾约之为病，阴亏肝王者多有之，是当名少阳阳明；发汗利小便，是太阳经腑事，则当名太阳阳明。准此，原文其有讹误乎？

187　问曰，何缘得阳明病？答曰，太阳病，若发汗，若下，若利小便，此亡津液，胃中干燥，因转属阳明。不更衣，内实，大便难者，此名阳明也。

188　问曰，阳明病，外症云何？答曰，身热，汗自出，不恶寒，反恶热也。

胃家不实，不身热，自汗出而恶热，是即所谓正阳阳明。

189　问曰，病有得之一日，不发热而恶寒者，何也？答曰，

虽觉之一日，恶寒将自罢，即自汗出而恶热也。

191　本太阳病，发其汗，汗先出不彻，因转属阳明也。

汗出不彻，转属阳明，与“发汗、利小便，胃中燥烦实，大便难”是两条路。前者因汗出不彻，太阳之邪不解，由外内传化燥而为阳明；后者太阳之邪已解，因汗出复利小便，致夺液矢燥。化燥转属有许多讲究，夺汗矢燥只是腑证。

192　伤寒发热无汗，呕不能食，而反汗出濈濈然者，是转属阳明也。

此释转属之病状。

195　伤寒转系阳明者，其人濈然微汗出也。

198　阳明病，若中寒者，不能食，小便不利，手足濈然汗出者，此欲作固瘕，必大便初硬后溏，所以然者，以胃中冷，水谷不别故也。

濈然汗出是微汗，漐漐汗出则汗多。手足汗与肠部有特殊关系，大承气证云“手足漐漐汗出，其矢已燥”，与此是两个阶级。此条主意在阳明病不能食，虽手足汗出，不可攻。所以知其必先硬后溏者，以小便不利；所以小便不利，则因胃中寒，水谷不分。然则胃寒小便不利，胃热小便得利是一条公例。

199　阳明病，初欲食，小便反小利，大便自调，其人骨节疼，翕翕如有热状，奄然发狂，濈然汗出而解者，此水不胜谷气，与汗共并，脉紧则愈。

能食为胃气有权，小便当利，故云“反小利”。“水不胜谷气”两句，详《辑义》新增眉评，末句当阙。

203　阳明病，法多汗，反无汗，其身如虫行皮中状者，此以久虚故也。

阳明病无汗，常有之事，如虫行皮中却不经见。《辑义》按以内风为说，谓“虚”字不确，亦尚有理。

208　阳明病，被火，额上微汗出，而小便不利者，必发黄。

209　阳明病，脉浮而紧者，必潮热，发作有时，但浮者，必盗汗出。

以上两节，原理不甚可晓，所可知者，阳明热证，更用火劫，以热攻热，等于两阳相熏灼。凡以寒治寒，以热治热，照例不去病而益病。不得汗、不得溲者，无液可以为汗、为溲。且脏气乱，其额上微汗出者，汗出腰以下不得汗，汗出齐胸而还、齐颈而还，但头汗出，皆属热郁。而额上微汗为甚，仅此一处见汗，余处都已失职，虽热不得疏泄，惟有熏灼而已。脏气既乱，液体枯竭，胆汁代偿，所以发黄。热皆亲上，故病在身半以上，此种出汗范围愈小则其病愈剧。若少阴证，则因虚不能摄而涣汗。病在下则见之于上，故亦头汗，甚则肌肤津而四逆，此与热郁之汗、与厥，皆相反，出汗之范围愈大，病乃愈剧。若妄用大剂附子、硫黄致汗出发润，则必兼喘且肿，脏器坏故也，是则其尤甚者。二零九节，仅据脉为说，不甚可靠。

211　阳明病，本自汗出，医更重发汗，病已瘥，尚微烦不了了者，此必大便硬故也。

以亡津液，胃中干燥，故令大便硬。当问其小便日几行，若本小便日三四行，今日再行，故知大便不久出。今为小便数少，以津液当还入胃中，故知不久必大便也。本文极清楚，病理已详前，兹不赘。

217　阳明病，脉迟，虽汗出，不恶寒者，其身必重，短气，腹满而喘，有潮热者，此外欲解，可攻里也。手足濈然汗出者，此大便已硬也，大承气汤主之；若汗多，微发热，恶寒者，外未解也，其热不潮，未可与承气汤；若腹大满不通者，可与小承气汤，微和胃气，勿令至大泄下。

此脉迟与汗无关，与积有关，身重亦是积，不是湿。汗出不恶寒，对下“恶寒”说，辨其为外解与否而已。

220　发汗多，若重发汗者，亡其阳。谵语，脉短者，死；

脉自和者，不死。

脉短，当是起落不宽、数甚之谓，因汗多夺液血干之故。若作长短之短解，不合理，亦未见过。凡脉微而乱者，气必急，心肺常相协调，病则并病故也。大汗下后见此者，确是必死证。

222　阳明病，其人多汗，以津液外出，胃中燥，大便必硬，硬则谵语，小承气汤主之。若一服，谵语止者，更莫复服。

225　阳明病，下血谵语者，此为热入血室。但头汗出者，刺期门，随其实而泻之，濈然汗出则愈。

血室并非脏器之名，既非子宫，亦非卵巢，乃指小腹、子宫之附属脉络。此与肝通，刺期门者，泻肝也。详“随其实而泻之”两语。热入血室，经络兴奋是为实。血室实，肝亦实，故泻肝为治。凡可泻者，皆实证。虚为脏病，实为腑病。然则刺期门，是泻胆，所谓少阳病也。由此推之，“但头汗出”是少阳郁热之故，“濈然汗出”是对“但头汗出”说，少阳郁热得疏泄，则遍身汗出也。

226　汗出谵语者，以有燥屎在胃中，此为风也。须下者，过经乃可下之。下之若早，语言必乱，以表虚里实故也。下之愈，宜大承气汤。

“风”字不伦，当是“实”字。

227　伤寒四五日，脉沉而喘满，沉为在里，而反发其汗，津液越出，大便为难，表虚里实，久则谵语。

此与上条相发。

228　三阳合病，腹满身重，难以转侧，口不仁，面垢，谵语，遗尿。发汗则谵语，下之则额上生汗，手足逆冷。若自汗出者，白虎汤主之。

当从《玉函》，则“谵语”下有“甚”字，“发汗”至“逆冷”十六字，是说不可汗、不可下。“额上生汗，手足逆冷”乃下之太暴，骤起之反应，不当执此八字拟议治法。

231　阳明病，汗出多而渴者，不可与猪苓汤，以汗多胃中燥，猪苓汤复利其小便故也。

《太阳篇》中五苓散亦是阳明，云渴者与五苓散，渴则引饮，不消水，则聚水而悸，故非五苓表里分解不可。汗多则消水，故不可分利。

235　阳明病，下之，其外有热，手足温，不结胸，心中懊侬，饥不能食，但头汗出者，栀子豉汤主之。

饥是热，不能食是客气，以故懊侬。虽不结胸，是将作痞，以故但头汗出。

237　阳明病，不大便而呕，胁下硬满，舌上白苔者，可与小柴胡汤。上焦得通，津液得下，胃气因和，身濈然汗出而解。

“濈然汗出”对“但头汗出”说，本条无“但头汗”，省文也。云“上焦得通，津液得下，胃气因和”，可知上焦①不通，津液不下，胃气不和，是“但头汗出”所以然之故。

239　阳明病，自汗出，若发汗，小便自利者，此为津液内竭，虽硬不可攻之，当须自欲大便，宜蜜煎导而通之。若土瓜根及大猪胆汁，皆可为导。

240　阳明病，脉迟，汗出多，微恶寒者，表未解也，可发汗，宜桂枝汤。

241　阳明病，脉浮，无汗而喘者，发汗而愈，宜麻黄汤。

此是寒邪在肺。

242　阳明病，发热汗出者，此为热越，不能发黄也。但头汗出，身无汗，剂颈而还，小便不利，渴引水浆者，此为瘀热在里，身必发黄，茵陈蒿汤主之。

关键只在汗出剂颈而还，仍是上焦不通，津液不下，胃气不和，瘀热在里，胆汁代偿。

---

① 焦：原作“津”，据文义改。

246　病人烦热，汗出则解，又如疟状，日晡所发热者，属阳明也。脉实者宜下之，脉浮虚者宜发汗。下之与大承气汤，发汗宜桂枝汤。

按：桂枝发汗，实是止汗。潮热属实，下之乃解。脉浮虚主桂枝，当有桂枝证，如汗出、形寒、舌润、口淡、热不清。

250　太阳病，寸缓关浮尺弱，其人发热汗出，复恶寒，不呕，但心下痞者，此以医下之也。若不下，其人复不恶寒而渴，此转属阳明也。小便数者，大便必硬，不更衣十日，无所苦也。渴欲饮水，少少与之，但以法救之。渴者，宜五苓散。

此节似是而非处太多，语无重心，讹误必多，大旨亦无甚奥义，可姑置之。

251　脉阳微而汗出少者，为自和也；汗出多者，为太过。阳脉实，因发其汗出多者，亦为太过。太过者，为阳绝于里，亡津液，大便因硬也。

254　太阳病三日，发汗不解，蒸蒸发热者，属胃也，调胃承气汤主之。

256　太阳病，若吐若下若发汗后，微烦，小便数，大便因硬者，与小承气汤和之愈。

270　伤寒，脉弦细，头痛发热者，属少阳。少阳不可发汗，发汗则谵语。此属胃，胃和则愈；胃不和，烦而悸。

此属胃句，似与上文不接，或有阙文。循绎此条，仲景已明白告人肝胃相连。头痛，因胃气上逆，逆则血菀①于上，筋脉兴奋脉当洪，涉及神经，当洪而弦。然伤寒惟涉及太阳者始无汗，若阳明则本多汗。少阳阳明并病者，因含有神经性之故，其热阵发，与汗为颉颃。因常常出汗，头复剧痛，故脉弦而细。所谓属

① 血菀：病证名。“菀”同“郁”。指血液郁积。《素问·生气通天论》：“阳气者，大怒则形气绝，而血菀于上，使人薄厥。”

少阳者，必口苦咽干，胁痛呕逆，热有起伏，汗出作阵，如此是太阳已罢，不可汗也。举“头痛、发热、脉弦细”，则一切少阳证皆该括，可以不必条举。太阳已罢，不可发汗，云“胃和则愈”，明不可下也。肝胆胃气皆逆，血菀于上，外邪传里。阳明应之，因而发热；少阳应之，因而阵热阵汗，此所谓少阳阳明合病之局，此时其积不在肠，而在胃。第一道消化未竟，照例胃下口不许通过，如其下之，惟有宣告此路不通，而呕逆益甚；肝胆应之，胁痛益甚。种种上逆之症，皆因药而加重，不烦且悸何待？前此一条耳无闻不可吐下，后此一条吐下为坏病，苟通余此说，其含义可以彻底明了，洞若观火。

272　三阳合病，脉浮大，上关上，但欲眠睡，目合则汗。

目合则汗是盗汗，固然是热，亦是虚，入之少阳篇不可解，注家拟小柴胡尤不妥，当本论中甘麦大枣是其治也。少阳篇有盗汗、耳聋两症，均是大虚之候，不是少阳。初学无经验，往往根据本论以为是仲景之言，误事不小，是当更正。根据事实以正古书，执柯伐柯其则不远。不顾事实，抬出仲景以为高压，无有是处。

279　太阴病，脉浮者，可发汗，宜桂枝汤。

此发汗，仍是因太阳未罢而汗，必须有太阳证，不得仅据脉浮。须知不当汗而汗，能生内寒，在上则呕逆，在下则泄泻，为太阴所忌也。

286　病人脉阴阳俱紧，反汗出者，亡阳也，此属少阴，法当咽痛而复吐利。

辨是否少阴咽痛，以脉紧汗出为准。脉紧汗出，为阴阳不相顺接，吐利为内寒，汗出为亡阳，是厥少并见之症。少阴病兼见厥阴证，本是通例。如此而咽痛，当用四逆汤，且须生附子，与阳明咽痛之当用石膏者恰相反。

288　少阴病，脉细沉数，病为在里，不可发汗。

289　少阴病，脉微，不可发汗，亡阳故也。阳已虚，尺脉弱者，复不可下之。

在里则发汗无益，虚则汗下都非。少阴本易亡阳，汗法在所当禁，是当以证为准。里有里证，虚有虚证，仅凭脉则疑似之间，易误会。

304　少阴病，脉微细沉，但欲卧，汗出不烦，自欲吐，至五六日，自利，复烦躁，不得卧寐者，死。

初起但欲寐，不烦，是有阴无阳，欲吐是阴盛，汗出是阳亡，自利是阴扰于内，复烦躁是阴阳并竭，此时当然不得卧寐，且不得卧寐之外必兼见直视自冒。

306　少阴病，得之二三日，麻黄附子甘草汤，微发汗。

以二三日无里证，故微发汗也。此节可谓无理，疑有讹脱。

329　少阴病，下利，脉微涩，呕而汗出，必数更衣。反少者，当温其上，灸之。

呕而汗出，必数更衣，仍是吐利亡阳。反少者，注家释为后重。循绎文气，恐亦有讹脱。

356　伤寒，六七日不利，便发热而利，其人汗出不止者，死。有阴无阳故也。

是亦汗与利相应，此种当以涣汗、自汗当之。心房肥大症亦有汗出不止者，亦是死证，其理同也。

357　大汗出，热不去，内拘急，四肢疼，又下利厥逆，而恶寒者，四逆汤主之。

358　大汗，若大下利而厥冷者，四逆汤主之。

以上两条，只是一条，是亡阳之甚者。

365　下利，脉数，有微热，汗出令自愈。设复紧，为未解。

此即胜负、顺逆之说。

369　下利清谷，不可攻表。汗出必胀满。

371　下利，脉沉而迟，其人面少赤，身有微热，下利清谷

者，必郁冒汗出而解。病人必微厥，所以然者，其面戴阳，下虚故也。

“必郁冒”句似接不上，当有治法乃可下。虚而戴阳，郁冒，容有其事，汗出而解，不可必也。

375　下利清谷，里寒外热，汗出而厥者，通脉四逆汤主之。

与上列 371 条合看，尚有些意味。然总不可，必须有待于实验。

403　伤寒，大吐大下之，极虚，复极汗者，其人外气拂郁，复与之水以发其汗，因得哕，所以然者，胃中寒冷故也。

观文气，外气拂郁是闭汗，与水则发之大骤，故哕。有寒热关系，亦有物理关系。所谓物理关系，气压不中和也。

方名索引

八画

九画

十画

十一画

十二画以上

《供应链集成服务——物产中大集团的探索与实践》编委会